新世纪全国高等医药院校规划教材

中西医结合精神病学

（供中西医结合专业用）

主　编　张宏耕（湖南中医学院、湖南省脑科医院）

副主编　（以姓氏笔画为序）

　　　　刘　泰（广西中医学院）

　　　　肖代齐（湖北中医学院）

中国中医药出版社

·北　京·

图书在版编目（CIP）数据

中西医结合精神病学/张宏耕主编 . −北京：中国中医药出版社，2005.10（2023.6 重印）
新世纪全国高等医药院校规划教材
ISBN 978-7-80156-704-8

Ⅰ. 中… Ⅱ. 张… Ⅲ. 精神病 − 中西医结合疗法 − 医学院校 − 教材 Ⅳ. R749.05

中国版本图书馆 CIP 数据核字（2005）第 031642 号

中 国 中 医 药 出 版 社 出 版
北京经济技术开发区科创十三街 31 号院二区 8 号楼
邮政编码：100176
传真：64405721
河北品睿印刷有限公司印刷
各地新华书店经销

*

开本 850×1168 1/16 印张 21.25 字数 512 千字
2005 年 10 月第 1 版 2023 年 6 月第 5 次印刷
书号 ISBN 978-7-80156-704-8

*

定价：69.00 元
网址 WWW. CPTCM. COM

全国高等医药院校中西医结合专业教材建设
专家指导委员会

新世纪全国高等医药院校规划教材
《中西医结合精神病学》编委会

前 言

中西医结合是我国医药卫生事业的重要组成部分，通过中西医的优势互补，许多疾病，尤其是一些疑难疾病的诊治取得了突破性进展，已成为我国乃至世界临床医学中不可取代的重要力量。人们越来越认识到中西医结合治疗的优势，越来越倾向于中西医结合诊疗疾病，由此中西医结合的队伍越来越壮大，不少高等医药院校（包括高等中医药院校和高等医学院校），适应社会需求，及时开设了中西医结合临床医学专业、中西医结合专业、中西医结合系、中西医结合学院，使中西医结合高等教育迅速在全国展开，有些院校的中西医结合专业还被省、市、地区评为当地"热门专业"。但中西医结合专业教材却明显滞后于中西医结合专业教育的发展，各院校使用的多是自编或几个院校协编的教材，缺乏公认性、权威性。教材的问题已成为中西医结合专业亟待解决的大问题。为此，国家中医药管理局委托中国中西医结合学会、全国中医药高等教育学会规划、组织编写了高等医药院校中西医结合专业第一版本科教材，即"新世纪全国高等医药院校中西医结合专业规划教材"。

本套教材在国家中医药管理局的指导下，中国中西医结合学会、全国中医药高等教育学会及全国高等中医药教材建设研究会通过大量调研工作，根据目前中西医结合专业"两个基础、一个临床"的教学模式（两个基础：中医基础、西医基础；一个临床：中西医结合临床），首先重点系统规划了急需的中西医结合临床教材。并组织全国开设中西医结合专业或中西医结合培养方向的78所高等中医药院校、高等医学院校的专家编写而成。

为确保教材的科学性、先进性、公认性、权威性、教学适应性，确保教材质量，本套教材采用了"政府指导，学会主办，院校联办，出版社协办"的运作机制。即：教育部、国家中医药管理局宏观指导；中国中西医结合学会、全国中医药高等教育学会及全国高等中医药教材建设研究会调研、规划，制定编写人员遴选条件，遴选主编，组织全国开设本专业的高等医药院校专家共同编写，并审定教材和进行质量监控；全国开设中西医结合专业的高等中医药、医学院校，既是教材的使用单位，又是教材编写的主体，在研究会的组织下共同参加，联合编写；中国中医药出版社作为中医药行业的专业出版社，积极协助学会、研究会的组织编写出版工作，提供有关编写出版方面的服务，并提供资金方面的支持。这个"运行机制"，有机地结合了各方面的力量，有效地调动了各方面的积极性，畅通了教材编写出版的各个环节，保证了本套教材按时、按要求、按计划出版。

本套教材共16种，分别为：《中外医学史》《中西医结合医学导论》《中西医结合内科学》《中西医结合外科学》《中西医结合妇产科学》《中西医结合儿科学》《中西医结合眼科学》《中西医结合耳鼻咽喉科学》《中西医结合骨伤科学》《中西医结合危重病学》《中西医结合口腔科学》，以及《中西医结合传染病学》《中西医结合肿瘤病学》《中西医结合皮肤性病学》《中西医结合精神病学》《中西医结合肛肠病学》。

真诚感谢78所高等中医药院校、医药院校对本套教材的大力支持！真诚感谢所有参加本套教材编写专家的积极参与！由于他们的支持与参与，本套教材才能够按原定要求、预定计划出版，才能解决中西医结合专业教育中迫切需要解决的教材问题，才能保证和提高中西医结合教育的质量问题。真诚希望本套教材的出版，对我国中西医结合教育、中西医结合学科建设、中西医结合人才培养起到应有的积极作用。

由于首次规划、组织、编写中西医结合高等教育教材，由于78所中西医高等院校专家首次合作编写，本套教材在规划、组织、编写、出版等方面，都可能会有不尽如人意的地方，甚至错漏之处，敬请各院校教学人员多提宝贵意见，以便我们不断改进、不断提高教材质量。谨此，我们向编写、使用本套教材的全国中西医结合专家，向为了这套教材顺利编辑出版付出巨大心血的领导、专家委员会和各方面的朋友们致以真诚的感谢！

中国中西医结合学会

全国高等中医药教材建设研究会

2005 年 5 月

编写说明

进入 21 世纪以来，人类疾病谱和健康概念发生了很大的变化，与之相适应的生物－心理－社会医学模式，对医学教育和医疗服务模式提出了更高的要求，作为与现代医学模式有着密切关系的学科——精神病学，在医学教育中越来越受到重视。因此，精神病学教育是在校医学生和临床各科医生继续教育的重要课程。

根据教育部《关于"十五"期间普通高等教育教材建设与改革的意见》的精神，为适应我国高等医药院校中西医结合医学教育的发展，培养 21 世纪高素质创新人才的需要，受教育部委托，由国家中医药管理局统一规划、宏观指导，中国中西医结合学会、全国中医药高等教育学会教材建设研究会具体负责组织编写新世纪全国高等医药院校中西医结合规划教材第一版，其中包括《中西医结合精神病学》。

本教材分上下两篇，共 17 章。上篇主要内容是中西医结合精神病学基础知识，下篇主要内容按照病证结合的原则，阐述了中西医结合精神病学的临床知识。与中医教材、西医教材不同的是，该教材内容体现了中西医并重，突出中西医结合为特色。在生物－心理－社会医学模式指导下，既重视基础理论、基本知识、基本技能的培养，又尽量反映近年来国内外本学科的研究进展。本教材适合 5、7 年制高等医药院校中西医结合临床医学专业教学使用，同时也可作为中西医结合专业医师继续教育的教材。

本教材第一章、第七章、第十一章由张宏耕撰写，第二章由朱西杰撰写，第三章、第四章由汪斌撰写，第五章、第十三章由王国强、樊蔚虹撰写，第六章、第十章由周德生撰写，第八章、第九章由刘泰撰写，第十二章由胡随瑜撰写，第十四章由侯冬芬撰写，第十五章由杨卓欣撰写，第十六章、第十七章由肖代齐撰写。张宏耕负责教材的统稿，于海波对本教材校对做了大量的工作。在编写过程中得到了湖南中医学院及编者单位领导的关心和支持，何清湖教授、郝伟教授审阅本教材，并提出了具体修改意见，在此一并表示感谢。

由于中西医结合精神病学是一门新学科，其发展尚处于起步阶段，参考资料短缺，加之编写经验不足、时间紧、任务重，难免出现不妥，甚至错误，望专家、读者提出批评建议，以便再版时修正。

编者

2005.8

目 录

上篇 总 论

上篇 总论

第一章 绪 论

第一节 基本概念

中西医结合精神病学 (integral psychiatry combining traditional Chinese and western medicine) 是中西医结合临床医学的一个重要分支学科，是综合运用中西医学的理论与方法，以及中西医学互相交叉渗透产生的新理论与新方法，研究精神疾病的病因、发病机制、临床表现、疾病的发展规律以及治疗和预防康复的一门学科。

精神活动是大脑的正常机能，人的认知、思维、情感、意志、行为等精神活动是客观现实在人脑中的反映。精神活动在中医学中称之为"神"。中医的神有广义与狭义之分。广义的神，既是一切生理活动、心理活动的主宰，又包含了生命活动的外在体现。人体五脏功能的协调，精气血津液的储藏与输布、情志活动的调畅等，都必须依赖神的统率和调控。狭义的神，专指人的精神、意识、思维活动。中医把人对外界事物的应答反应的认知活动过程归纳为意、志、思、虑、智；产生的相应情绪体验或情绪反应归纳为喜、怒、忧、思、悲、恐、惊等七种情志活动。同时，中医又把神分为神、魂、魄、意、志，分别归藏于"五神脏"，尤以心和脑的功能最为重要，所以称之为"心神"或"脑神"。

正常的精神活动与病态精神活动之间其实没有绝对的分界线。所谓精神障碍 (mental disorder) 或精神疾病 (mental illness) 是指一类具有诊断意义，特征为情绪、认知、行为等方面的改变，伴有痛苦体验和/或功能损害的精神方面的问题。在中医学中称之为癫狂症、情志疾病等。

精神病学 (psychiatry) 又称之为精神医学，源自希腊语，有"心灵的治疗"之意。精神病学主要是研究精神疾病的病因、发病机制、临床表现、病程转归和预后、诊断与鉴别诊断，以及治疗和预防的一门临床学科。传统精神病学包括精神分裂症、心境障碍、神经症等疾病。前两者称之为重性精神病 (major psychosis)，后者称之为轻性精神病 (minor psychosis)。在传统中医学中并无精神病学一词，也未分化出这一专门学科，但历代医学著作中都有癫狂、情志疾病等专门篇章，治疗方法以其本身的理、法、方、药为特点。随着中医学对精神疾病研究和认识的进一步深入，在 20 世纪中叶，中医精神病学才逐步从中医内科学中分离出来，初步形成了中医临床学中的一门独立分支学科。所谓中医精神病学（psychiatry of traditional Chinese medicine）是指运用中医学的基本理论和中医临床思维方法来研究并阐明精神疾病的病因、病机、证候、诊断、辨证论治规律和转归以及预防、康复、调摄等问题的一门临床学科。

20 世纪 70 年代生物 - 心理 - 社会医学模式（biopsychosocial medical mode）的出现，促进了精神病学的研究领域，从传统的重性精神病向各种轻性精神障碍、心理问题、社会适应不良行为拓展，精神病学的概念已远远超出了传统精神病学的范围。因此，许多学者提出了用"精神医学"一词来替代"精神病学"更为确切。近 30 年来，又流行"精神卫生"或"心理卫生"（mental health）一词，其概念与"精神医学"一词基本相同，但包含有"提高人群心理素质，预防心理障碍"的内容。因此，中西医结合精神病学研究的范围也不应该仅仅局限在研究各类精神疾病的诊治，还应该包括探讨保障人们的心理健康，减少和预防各种心理和行为问题的发生。精神病学的发展对其他临床医学学科的影响愈来愈大。相反，其他科学的发展也将促进精神病学的进步。因此，精神病学是医学体系中不可缺少的一个重要组成部分。

中医精神病学与西医精神病学分属于两种不同的医学体系，但研究疾病的对象和治疗的目的是相同的，这是中西医结合的共同点。建立在中医学与西医学基础上的中西医结合精神病学，综合了中西医两种医学在理论与方法上的特点，运用现代科学技术，采取整体与局部、宏观与微观、功能与结构、动态与静态、临床辨证分型与实验室检查相结合等方法研究和诊治各种精神障碍，必然会进一步完善精神病学体系。随着研究的深入，精神病学的中西医结合新理论、新方法，将在临床得到更加普遍的推广和应用，促进人类进一步认识脑和精神现象，更好地解决临床精神疾病和心理行为问题。

第二节　中西医精神病学发展简史

一、西医精神病学发展简史

精神病学的发展在西方经历了一个漫长而曲折的过程，而现代精神病学只是近百年的事情。早在公元前 5 ~ 4 世纪，古希腊的医学家希波克拉底（Hipocrates，公元前 460 ~ 377），提出了脑是精神活动的器官，及精神病的体液病理学说。几乎同时代的人亚里士多德（Aristotle，公元前 384 ~ 322）则认为心脏是精神的发源地；也有人认为精神位于横膈、子宫等。至中世纪，神学和宗教替代了医学，精神病人被视为魔鬼附体，使精神病学的发展处于停滞甚至倒退状态。

18 世纪西欧精神病学的发展出现了重大转折。法国的比奈尔（Pinel，1754 ~ 1826 年）是第一个担任"疯人院"院长的医生，他把"疯人院"改变成为医院。从这时开始精神病才被看成是一种需要治疗的疾病。此后，比奈尔的学生 Esquirol 发现了错觉与幻觉的区别；德国医生 Griesinger（1817 ~ 1926 年）论述了精神失常是一种脑病的观点。

19 世纪中叶，随着欧洲工业的发展，科学技术的进步，精神病学的发展有了长足的进步。德国学者克雷丕林（E. Kraepelin，1856～1926 年）在长期临床观察的基础上，总结了前人的工作，提出了精神疾病的分类原则，第一次将早发性痴呆作为疾病单元进行描述，成为现代精神病学的奠基人；K. Schneider 提出了精神分裂症的特征性一级症状，这些观点在当前国际精神病学中仍有影响。以后的精神病学发展更加迅猛，奥地利学者弗洛伊德（S. Freud，1856～1939 年）创建了精神分析学说；俄国生理学家巴甫洛夫（Pavlovian，1849～1936 年）提出了条件反射学说；W. Mayer - Gross 提出了心理活动起主导作用的是意识，而不是无意识；德国学者 Jasper 提出了精神病理现象学理论，他们均从不同的角度来研究精神疾病。

20 世纪 30 年代，发明了电休克治疗、胰岛素休克治疗等方法；50 年代出现了一批化学治疗药物，这些发现被视为精神疾病的现代治疗。随着神经科学的深入研究，神经生化学、精神药理学、分子遗传学、影像学等研究方法，促进了生物精神病学的迅猛发展。社会科学中的人类学、社会学、社会心理学的研究深入，推动了社会精神病学的进步。社会精神病学主要研究社会、生态以及文化差异等因素对精神疾病和行为适应不良的影响，涵盖了精神疾病的流行病学、社区精神病学、职业精神病学、跨文化精神病学、司法精神病学等内容。

现代精神病学的研究范围在不断扩大，学科分支越来越细。重要分支还有医院精神病学（hospital psychiatry）、社区精神病学（community psychiatry）、会诊 - 联络精神病学（consul-tation - liaison psychiatry）；按照性别年龄层次又分为女性精神病学、儿童精神病学、青少年精神病学、成年精神病学、更年期和老年精神病学等。根据世界卫生组织的预测，精神病学及心理卫生将在新世纪中有较大的发展。

二、中医精神病学发展简史

精神病学的中医研究有着悠久的历史。早在殷代甲骨文中就有心疾、首疾、疑疾等疾病的记载，提示当时对精神疾病可能已有认识。

从春秋战国到秦汉时期的医学成就，为中医精神病学的发展奠定了基础。中国历史上第一部中医学专著《内经》中就有论述精神疾病的专门篇章《灵枢·癫狂》。在这部著作中已明确提到脑位于头颅中，脑的生成发育是"精成而脑髓生"，精神活动是脑的功能，并提出了精神病理的人格体质学说、情志与五脏相关理论等。在分类上将重性精神病划分为癫、狂两大类，同时记载了痫、奔豚、谵妄、善悲、善喜、善怒、善恐等多种精神疾病的病名和证名，并认识到发病原因与先天因素和外界因素相关（"人生而有病巅疾者……此得之在母腹中时"、"石药发瘨症，芳草发狂"）；治疗方面，介绍了"生铁落饮"方药和针刺等方法。这些理论和方法对后世中医精神病学的发展产生了深远的影响。

秦汉时期的中医学家和医学著作，不断补充和完善着中医精神病学的理论和实践。如《难经》中对癫狂进行鉴别，提到"重阳则狂，重阴则癫"。医学家张仲景在《伤寒论》中，记载了发热或传染病所致的多寐、烦躁、谵语、郑声、独语等病证，对这些病证的治疗和预后亦有较深的理解。《金匮要略》对奔豚、梅核气、脏躁、百合病、卑愫、狐惑及产后精神病等都有描述，并制订了相应的治疗方剂。

从魏晋至金元时期，中医精神病学得到了进一步发展。在病因学方面，葛洪在《肘后备急方》中，记载了"服莨菪令人狂"，并提出用"癫狂莨菪散"治疗精神疾病。刘完素在《内经》的基础上，进一步提出了癫狂病的"火热过亢"病因学说。张从正、朱丹溪二医家认为癫狂病的病机是"痰迷心窍"所致。

在分类学上，朱肱的《活人书》，将伤寒发狂分为"阳毒发狂"和"蓄血发狂"两类。李东垣将精神病人的语言障碍分为狂言、谵语、郑声三类。

病因方面，南宋陈无择的《三因极一病证方论》在病因上首分内因、外因、不内外因三类，对精神疾病的病因学分类具有指导作用。

症状学方面，医学家王叔和在《脉经》中分析了脉象与精神疾病的关系。隋代医学家巢元方在《诸病源候论》中对精神疾病的分类更详细，论述精神症状达四五十种之多。

治疗学方面，皇甫谧在《针灸甲乙经》中，有大量应用针灸治疗各种精神疾病的记载。唐代医学家孙思邈在《千金方》中介绍了许多针灸治疗精神疾病的穴位，首次记载了用药物进行睡眠疗法治疗精神疾病，并记录了我国历史上较早的精神疾病医案。唐代第一部官方药典《新修本草》，宋代编辑的《太平圣惠方》、《圣济总录》、《嘉祐本草》等分别收录了百余种治疗精神疾病的中药和方剂。朱丹溪还发明了"活套疗法"治疗精神疾病，类似于现代心理治疗。这些丰富的理论和实践经验至今仍对中医精神病学的发展有重大影响。

明清两代是中医精神病学的形成期。诸医家结合其临证心得，从气、血、痰、火等不同侧面发展和丰富了中医精神病学理论。李梴所著的《医学入门》，对月经期和产后精神病进行研究，提出了"血迷心窍"论。明代王肯堂在《证治准绳》中，列出了"神志门"篇，将精神疾病分为癫狂痫、烦躁、惊悸恐三大类，在癫狂痫下又将癫、狂、痫明确区分。明代杰出医药学家李时珍所著的《本草纲目》记载了治疗各种精神疾病的药物达百余种，并强调"脑为元神之腑"。张景岳在《景岳全书》中提出的痴呆症，类似于19世纪克雷丕林提出的早发性痴呆，但时间上却早了两个世纪。

清代医家陈士铎在《石室秘录》中对癫、狂、呆病、花癫等进行了较详细的描述，在治疗上注重化痰和健运脾胃。清代医家王清任总结了他对人体解剖的观察结果和临床验证，著成《医林改错》一书，明确指出了"灵机记性在脑，不在心"，精神疾病的病因病机是血瘀滞于脑，并创制了治疗方剂"癫狂梦醒汤"。《温病条辨》等专著，对传染病所致精神障碍均有较详细的论述；《古今图书集成医部全录》分类摘录了清代以前我国重要医籍中有关精神疾病的论述，均是研究精神疾病的重要文献资料。

从秦汉时期至18世纪，中医精神病学的发展一直走在世界的前列。20世纪中叶开始出版了"中医精神病学"专著，表明中医对精神疾病的认识更趋系统和完善。现代中医精神病学在继承历代医家的学术思想和医疗经验的同时，汲取了现代科学技术的新成就、新技术、新进展，逐步形成了独立的中医学科体系。

三、中西医结合精神病学的发展简史

精神病学的中西医结合是伴随着中西医结合医学的进步而发展的。16世纪中叶开始有西方医学传入中国。至17世纪中叶在中国近代医学史上开始产生中西医汇通思想，代表人物及著作有明代的方以智（1611~1671年）所著《物理小识》、《医学会通》等。在这些著作中不但介绍了西方医学的脑、脊髓、神经解剖知识，尤其介绍了"脑主记忆说"理论，

并指出"此论以肝、心、脑筋立论,是《灵》、《素》所未发,故存以备引触"。在这一时期,有汪昂(1615~1695年)的《本草备要》、王学叔(1728~1810年)《重庆堂随笔》等,均吸收了当时传入的西医知识。这一时期是中西医结合精神病学的萌芽阶段。

19世纪中叶至20世纪中叶,是中西医汇通派的形成时期。中西医汇通派的代表人物及著作有唐容川(1862~1918)的《中西医汇通医书五种》、朱沛文(19世纪中叶)的《华洋脏象约纂》、张锡纯(1860~1933)的《医学衷中参西录》等,在这些著作中均包含了中西医精神病学的汇通思想。

20世纪中叶至今,中西医结合精神病学开始逐步形成。60~70年代,中西医结合精神病学的研究,主要集中在文献整理和经验的总结,初步开展了精神疾病中西医结合的临床与实验研究。如病-证、证-效的相关性及病证结合的中医证治规律研究,同病异治、异病同治研究,以及针灸和电针治疗精神病的现代研究等。总结了一批对精神疾病有治疗作用的中药和方剂。这些研究为中西医结合精神病学的发展积累了丰富的经验。

20世纪80年代以来,中西医结合精神病学的临床与基础研究发展较快。研究者充分利用现代科技方法,开展了临床与实验相结合的研究,不断有新理论、新观点、新概念提出,如建立肝郁证的动物模型及肝郁证与神经-精神-内分泌-免疫功能关系的研究;精神分裂症、周期性精神病的血瘀学说与血液流变学的研究;精神分裂症中医辨证分型的生化研究;精神分裂症病人舌象、脉象与免疫功能关系的研究。抑郁症与肝气郁结的神经生化、免疫学及血液流变学的研究;精神分裂症阴性、阳性症状与中医癫病、狂病的相关性研究等,均取得了一定的成效。针灸与中药治疗精神疾病的实验研究取得了一定的进展,在此基础上研制的中药制剂在临床上取得了一定疗效。中西药结合治疗精神疾病,在提高疗效、减轻副反应方面的优势较为突出。应用针灸经络原理开发的新一代电针治疗仪、氦氖激光治疗仪等治疗方法,在临床上应用广泛。

20世纪90年代,我国成立了中国中西医结合学会精神病疾病专业委员会,并制订了精神分裂症、情感性精神病、神经症的中西医结合辨证分型标准;编制了中医五态人格量表和中医情绪量表。这些研究成果,为精神障碍病-证结合的临床诊断规范化、标准化提供了新的思路与方法;精神疾病的中医辨证分型的实验研究及临床诊断的实验指标的应用,为精神障碍的中西医结合诊断与疗效评估提供了客观依据。

中西医结合精神病学进一步发展的另一个标志是20世纪80年代以后,全国许多地方设立了中西医结合精神病医院,西医精神病医院开始设立中西医结合病房,大型综合中医院有中西医结合心理咨询室,或心身疾病、医学心理科等。在中西医结合临床医学著作中有中西医结合精神病学专章,并陆续有《中西医结合精神病学》、《中西医结合脑病学》等专著出版。这些都标志着中西医结合精神病学的理论、教学、临床体系已基本建立。

精神疾病的中西医结合的全面深入开展还是近50年,特别是近20年的事情,但在思路与方法学上有了较大进步。从辨病与辨证,到临床实践与基础理论的结合;从临床观察与实验研究的互相印证,发展到宏观辨证与微观辨证相结合,在多学科、多途径、多方法的研究基础上,形成了现今的中西医结合精神病学。尽管这一学科体系还不够完善,结合还处于起步阶段,但其成效已得到了医学界的认同。

第三节 中西医结合精神病学与相关学科

一、神经科学 （neuroscience）

神经科学是以研究神经生理和病理为特点的学科。意识、思维等精神现象，是脑的功能，是客观现实在人脑的反映。神经病学、神经病理学、精神病学都是研究大脑结构与功能异常学科。因此，神经科学与精神病学是联系最为密切的学科之一，若要进一步研究精神疾病的本质，尤其是精神疾病的物质基础，与神经科学的发展水平密切相关。

大脑结构与功能的完整是精神活动的物质基础。神经心理学研究表明：大脑各叶与心理现象及精神病理现象有密切的关系，如额叶损伤可使智力、记忆力及语言功能下降；顶叶损伤可引起感知觉障碍、体像障碍及空间定向障碍等；颞叶损伤常导致癫痫发作（多为精神运动性发作）；枕叶损伤可出现视野缺损、视物变形及幻视。研究还发现过去认为是功能性精神障碍的精神分裂症等也存在脑结构的异常。神经生物化学，特别是神经递质、神经肽类物质、某些内分泌激素及免疫功能改变在精神活动、精神病理中占有十分重要的位置，他们通过对大脑中枢神经元信息传递的媒介作用，影响人的精神与行为活动。

目前研究精神疾病与脑的关系包括神经解剖学、神经生理学、神经生化学及神经精神药理学；研究的方法有条件反射法、临床观察法、神经外科的方法、影像学的方法、电生理的方法、神经心理测量等。通过多学科、多角度、全方位研究脑与精神活动、精神疾病的关系，使生物精神病学的研究进展迅速。

中医对脑的认识由来已久。早在《内经》中已明确指出了脑神的形成是由先天之精为物质基础，而维持脑神的功能，依赖后天水谷精微的滋养，"故生之来谓之精，两精相搏谓之神。""故神者，水谷之精气也。"并认识到大脑是精神之处所，阐述了脑与感觉、知觉等精神活动的关系，如《素问·脉要精微论》说"头者，精明之府，头倾视深，精神将夺矣"；《灵枢·海论》曰"髓海有余，则轻劲多力，自过其度；髓海不足，则脑转耳鸣，胫痠眩冒，目无所见，懈怠安卧"。正如《类经》所释："五脏六腑之经气，皆上注升于头，以成七窍之用，故为精明之府。"明确指出了脑是精神、意识、思维、聪明之府。

后世医家进一步阐明了脑与精神的关系。唐代孙思邈在《千金方·灸例》中说："头者，身之元首，人神所注，气口精明，三百六十五络，皆上归于头"；宋代陈无择《三因极一病证方论》云："头者，诸阳之会，上当产于泥丸宫，百神所聚"；明代李时珍在《本草纲目》中也明确提到了"脑为元神之府"。清代王清任在《医林改错》中不但提出了"灵机记性在脑，不在心"，并设《脑髓说》论述视、听、嗅觉以及语言、记忆、思维与脑的关系。

20世纪90年代以来，中西医结合脑病学、中西医结合神经病学专著的陆续出版，较系统地整理和研究了中医学关于脑的理论及脑病的辨证论治规律，指出：精神活动是脑的功能；"心主神明"包含了大脑与大脑功能；脑功能的异常与其他脏腑、经络和脊髓之间存在着密切的关系；气血痰火及阴阳病理改变都可以影响正常脑功能，导致精神异常。另有外感六淫、内伤七情等导致的精神病理现象的论述，说明脑的功能与社会心理、环境等因素密切相关。中西医脑科学的迅速发展，有助于人们更加深入全面地了解脑的结构与功能，认识大脑与精神活动之间的关系，解析精神疾病产生的物质基础，促进中西医结合精神病学的发展。

二、医学心理学（medical psychology）

1852 年德国哲学家兼医学家 B. H. Lotze 撰写了世界上第一部以"医学心理学"命名的专著，从而奠定了医学心理学的基础。1879 年 W. Wandt 首次提出了用实验的方法研究人在医学过程中的心理问题，在德国建立了世界上第一个心理物理实验室。1896 年美国的 L. Witmer 首先将心理学知识和技术应用于临床实践，建立了第一个临床心理诊所。20 世纪初 S. Freud 的精神分析对精神病学和临床心理学都产生了重要影响。20 世纪 50 年代以后，医学心理学有了较大的发展，研究和应用领域不断扩大。行为医学的兴起对医学心理学的发展起到了促进作用。医学心理学的分支学科愈来愈细，如神经心理学、健康心理学、变态心理学及临床心理学等。

医学心理学是心理学与医学相结合的一门学科，是心理学的分支学科。它研究心理因素在疾病发生、发展过程中的作用，并应用心理学的技术与方法解决医学中关于健康和疾病本质的理论和实践问题。包括心理社会因素，如情绪、个性、行为，以及环境、文化因素在疾病中的作用；心身的相互作用；健康与病态心理；心理诊断与治疗技术在临床中的应用等。

中医心理学是中医学的主要内容之一。在历代中医著作中随处可见中医心理学的思想。中医心理学的理论雏形，在 2000 多年前的《内经》中就已经初步形成，并应用于临床的病因、病理、四诊、辨证、治疗和养生等各个环节。中医心理学的理论基础与阴阳整体论、水火五行论、心主神明论、脏象五志论和四象八卦论等理论学说有密切的关系，主要理论有七情学说、养心调神学说、阴阳人格体质学说等。中医心理学与中医精神病学之间存在着广泛的交叉和重叠。

中西医学心理学，都是心理学与医学相结合的一门学科，尽管中西医学理论存在差异，但它们都是以心理学的理论和方法来研究与医学有关的内容，因此医学心理学与精神病学之间存在着非常广泛和密切的联系。中西医学心理学是中西医结合精神病学的基础学科。在精神障碍的诊断和治疗中，应用各种心理测量对病人进行检查，或对病人开展各种心理治疗，是临床中西医结合精神病学的重要内容之一。

三、心身医学（psychosomatic medicine）

1918 年德国精神病学医生 Heinroth 最早提出了"心身的"一词；1922 年 Deutsch 提出了"心身医学"；而"心身疾病"的概念则始于 Halliday；20 世纪 30 年代心身医学踏上了科学化进程，产生了以 Alexander 为代表的心理动力学学派，即用潜意识的心理冲突解释某些躯体疾病的产生，提出了"器官象征性语言"的假说；以 Wolff 为代表的心理生理学派，认为情绪应激与心身疾病有关，在以后的研究中又注意到了社会环境因素引起的心理生理反应等。随着心理生理学、精神免疫与神经内分泌学、行为医学等学科的发展，心身医学的研究在不断地拓展和深入。

心身医学是研究精神与躯体相互关系的一门医学分支学科。主要研究对象是心身疾病（psychosomatic disease），即一组与精神紧张有关的躯体疾病。它研究的主要内容是心理社会因素与生理功能之间的关系；心理社会因素在疾病的产生、发展、治疗、预后中的作用；它提倡生物－心理－社会医学模式。它与精神医学及其他医学之间存在着相互交叉或重叠的关系，是一门边缘性医学科学。

中医学理论体系的主要特点之一是整体观念，即人体是一个有机整体，在生理上构成人体的各个组成部分，在结构与功能上是完全统一的，即五脏一体观；人的躯体与精神是相互依附、不可分割的整体，即形神一体观；人与自然环境的统一性，决定了自然环境对人体生理产生影响，社会环境对人体生理、心理亦产生影响。因此，在病理上不可忽视病变之脏腑经络对其他脏腑经络的影响；躯体的病变可引起精神异常，而精神情志的异常，也能引起躯体疾病；自然环境的变化时刻影响着人的生命活动（包括精神心理活动）和病理变化；社会环境的变更，对人体脏腑经络的生理机能、精神心理有较大的影响，从而损伤心身健康。在诊疗上，中医学强调局部与整体的辩证统一，从整体层次上对病变部分进行调节；重视调理精神神志在整个疾病治疗和康复中的作用；在疾病防治过程中，充分考虑自然环境与人体的关系、社会因素对人体身心的影响。在养生防病中顺应自然规律，遵循因时因地原则，尽量避免不利的社会因素对人的精神刺激，强调对维持身心健康的重要性。

心身医学与中医学的整体观念有许多共同语言，中医生物－心理－社会－环境医学模式与现代医学模式有异曲同工之妙。其发展，将促进精神病学的中西医结合走上一个新的台阶。

【复习思考题】

1. 中西医结合精神病学与中、西医精神病学比较有何特点？
2. 简述中西医结合精神病学与主要相关学科的关系。
3. 简述中西医结合精神病学及精神疾病的基本概念。

第二章
精神障碍的病因与分类

第一节 精神障碍的病因病机

精神障碍的病因学是寻求精神疾病发生原因的一门科学，它包括两方面内容：一是从机体生物学变化中寻求引起精神障碍的病因与发病机制的内部因素；另一方面是从心理社会及环境中寻求致病的外部因素。精神疾病的发生很少由单一因素引起，往往是诸多因素协同作用的结果。因此，内部与外部因素、远因与近因、主要与次要因素、原发因素与继发因素相互关系的研究，有助于深入了解各类精神障碍的发病机理。

精神障碍的病因大致可归纳为三大因素，即生物学因素，包括遗传、生物化学、神经病理、神经发育、神经内分泌等因素；心理学因素，包括心理发育、病前性格/人格因素；社会学因素，即生活事件、家庭因素等。研究的主要途径有：遗传学研究、生化研究、药理学研究、内分泌研究、神经病理学研究、脑影像学研究、神经电生理研究、心理学研究、行为学研究、社会学研究等。

精神疾病的中医病因病机特点：病因包括自然界的各种致病因素和机体的内部因素，如六淫以及疫疠之气、先天禀赋、七情变化、劳倦、饮食、芳草药石、中毒和外伤等各种致病因素均可导致阴阳、气血、痰火等病理变化，影响神明而产生精神障碍。在整个发病过程中，中医不但强调致病因素的重要性，同时强调是否发病还要取决于人体的机能状态（机体抗病能力的强弱或脏腑的虚实）、个体的先天因素的差异，并阐述了中医的人格素质，提出了阴阳二十五种人格素质的各自体型特征与发病的关系。

一、精神障碍的病因学

（一）生物学因素

精神疾病，特别是所谓功能性精神疾病的病因病理至今仍是一个谜。随着现代科学技术的应用，多学科的参与，有关生物学病因的研究较多，但至今仍无一个肯定的结论。现介绍几种主要病因（或易感因素）。

1. 遗传因素 所谓遗传因素是指遗传物质基础发生病理改变，从而引起疾病的作用。遗传因素在精神疾病发生中是较重要的因素之一。已有较多的证据表明部分精神疾病，如精神分裂症、心境障碍、癫痫性精神障碍、某些精神发育迟滞、人格障碍、某些神经症等有明显的遗传倾向。精神障碍的遗传学的研究内容包括家系调查、双生子和寄养子研究等。一般认为多数病因不明的精神疾病由多个基因共同作用所致，如精神分裂症、情感障碍、阿尔茨海默病等都属于这一类。部分单基因突变引起的先天代谢缺陷，或遗传性代谢病可引起精神发育迟滞及行为异常；染色体畸变在临床上可表现为躯体和精神障碍，如常染色体数目异常的 21 - 三体染色体异常引起的先天愚型、性染色体数目异常引起的 Turner 综合征、染色体结构异常导致的精神发育迟滞、儿童学习困难以及儿童行为障碍和儿童孤独症等。

　　虽然遗传因素对精神疾病的发生有重要作用，但决不能忽视环境因素的共同作用。不同个体精神障碍的病因中，两种因素所起的作用是不同的。如染色体畸变和先天性代谢疾病所致精神发育迟滞的病因中，遗传因素起决定作用，而心理因素所致精神障碍的主要病因，则主要是精神刺激通过对心理活动的直接影响而导致精神障碍。社会环境因素占主导作用的精神障碍还有急性应激性反应、创伤后应激障碍等。在不同的精神障碍中，遗传因素与环境因素各自所起的作用及相互作用是遗传学研究的重要目标。

　　2. 年龄及性别因素　人在不同的年龄阶段和在性别上的差异，不但生理功能有差异，心理特征也有不同，当然可以表现出对某些精神疾病的易患性。如儿童期由于大脑功能和心理发育未完善，特别容易受到损害，可出现精神发育障碍、情绪行为障碍。癔症、精神分裂症、心境障碍等，在青春期易于发病。人在中年期由于面临的各种压力较大，易引起心身疾病、抑郁障碍等。更年期的焦虑障碍、阿尔茨海默病等老年退行性疾病所致精神障碍都与年龄因素有关。女性特殊的生理特点，可产生一些与此有关的精神障碍，如月经周期性精神病、月经期情绪障碍、分娩可诱发某些精神障碍等。

　　3. 化学物质、感染及器官疾病

　　（1）化学物质：各种对中枢神经系统有害的物质都可引起精神障碍。常见成瘾物质如海洛因、苯丙胺、大麻；酒精；药物如阿托品、异烟肼、皮质激素类；工业毒物如苯、有机汞；有机磷农药；蕈类食物；一氧化碳中毒等。

　　（2）躯体感染：特别是中枢神经系统感染更易引起精神障碍。最常见的病原体有寄生虫、螺旋体、立克次体、细菌和病毒，如败血症、流行性感冒、伤寒或斑疹伤寒、脑炎等。这类病原体通过对中枢神经系统的侵害而引起精神障碍。

　　（3）器官疾病：颅脑损伤、脑血管病变、脑瘤等颅脑病变；各种原因引起的心、肝、肾功能不全，内分泌系统的垂体、甲状腺、性腺功能紊乱以及代谢性疾病等均可直接或间接地损害人脑的正常功能，引起精神障碍。

（二）心理社会因素

　　1. 素质因素　素质主要指一个人的人格与性格。素质因素是指决定疾病易感性的个体因素。个体素质是在遗传基础上的个体发育过程中，在外界环境中各种心理社会等因素影响下，逐步形成的个体特征。成年后，素质具有相对的稳定性。个体素质和人格特征与某些精神障碍有密切的关系，如孤僻内向的性格与精神分裂症的关系密切；敏感多疑又固执的性格与偏执性精神病的关系密切；过分认真，追求完美的性格与强迫症的关系密切；癔症性人格特征的人，容易患癔症等。

　　2. 心理应激　在心理学上，应激（stress）通常是对各种刺激的心理反应，而导致应激的各种刺激因素称之为应激源（stressor）。这些刺激因素可为躯体的、心理的或社会的，是各种精神疾病发生的直接因素，或间接的诱因。

自然灾害、社会性灾难或政治危机、战争等自然环境和社会环境的剧烈变化，可成为重大的精神刺激因素，引起心理和生理的应激反应，导致心身疾病、反应性精神障碍和行为障碍，可诱发包括精神分裂症、抑郁症在内的多种精神疾病。生活事件，如配偶、亲人的突然死亡，同事和上级及邻里的关系不和，工作受挫，同样可造成精神障碍的发生。家庭结构改变，如离婚、分居家庭，不仅对当事人有重大影响，对儿童的心身发展也有很大副作用；老年人老无所养或丧偶，往往感到孤独和无聊，无所寄托，会增加老年期精神障碍的发生。除外来生活事件影响外，内部需要得不到满足、动机行为在实践过程中受挫，也会产生应激反应；长期的应激可导致神经症、心身疾病的发生。

3. 社会因素 不良的社会因素对心理健康产生致病作用，或为致病因素发挥作用提供有利条件。社会环境和文化传统对躯体健康和心理健康可能产生重大影响，产生与民族文化、社会风俗、宗教信仰等文化背景有关的精神障碍，如"恐缩症"、"气功所致精神障碍"等；城市化、工业化、移民等社会变迁，以及战争、种族歧视、贫困、竞争等社会压力对精神障碍疾病谱的变化以及心理应激产生重大影响，与之有关的精神障碍，如物质依赖、老年性痴呆、应激障碍等发病率增加。同时社会支持系统，特别是人际关系对应激的有害影响的保护作用也愈来愈受到重视。

二、精神障碍的中医病因病机

中医认为人体是一个有机的整体，无论脏腑经络之间，还是气血津液等物质，都处在相互依存，相互转化，相互消长的动态变化中。同时人体还要与外界环境保持一种动态的平衡状态，以此维系人体正常的生理功能。如果某一环节出现变化，这一动态平衡即被打破，因此可出现一系列病理变化。外界不良刺激是人体发病的重要因素，但是否发病还取决于人体的禀赋素质，以及对外界环境的适应能力。中医认为精神障碍的常见病因病机有以下几个方面：

（一）病因

1. 七情内伤 七情即喜、怒、忧、思、悲、恐、惊，是机体对客观事物的刺激在情志方面的应答反应，属于正常的心理反应。只有在突然、剧烈或持久的情志刺激下，超出一定限度，失去正常的调节，才可导致机体的气血逆乱，阴阳失调，从而影响人的精神情志活动，出现精神情志异常，故又称之为七情过伤。

2. 六淫致病 六淫，即风、寒、暑、湿、燥、火（热）六种外感病邪的统称。六淫致病的共同特点是外感性、季节性、地域性、相兼性。六淫对精神疾病的发生，可以是直接原因，也可以是间接原因。六淫之论始于春秋，《左传》曰："阴淫寒疾，阳淫热疾，风淫末疾，雨淫腹疾，明淫心疾，晦淫惑疾……。"其所说"心疾"与"惑疾"都是与六淫有关的精神疾病。后世温病学派在风温、暑温、湿温中描述了谵语、狂乱、抽搐等神经精神症状均与外感因素有关。

3. 其他因素 是指介于内因与外因之间的致病因素，即先天因素、素质因素、饮食劳倦、虫毒所伤、跌仆损伤等。例如：先天禀赋不足，可以直接影响胎儿的生长和发育，出现五迟、五软，甚至造成癫痫、小儿痴呆等脑病。

总之，古代医家从内部因素和外部因素两方面对精神疾病的病因进行了较广泛的论述，对中医精神病的病因学研究有重要意义。

（二）病机

1. 阴阳失调　中医认为人是阴阳对立的统一体，必须保持阴阳相对平衡，才会"阴平阳秘，精神乃治"。由于某种因素导致机体阴阳平衡失调，就会造成不正常的病理现象，引发神明逆乱而发癫狂，即所谓"重阴者癫，重阳者狂"；"邪入于阳则狂，邪入于阴则癫"。

2. 脏腑失调　中医学将人的精神活动分为神、魂、魄、意、志五种，分别归属于"五神脏"。这种精神活动与五脏的关系为：肝藏血，血舍魂；脾藏营，营舍意；心藏脉，脉舍神；肺藏气，气舍魄；肾藏精，精舍志。因此各种原因导致的脏腑功能病变，均可引起精神症状。情绪活动与五脏的关系密切，当各种原因导致脏腑功能病变时，均可引起情志症状。

五脏还有化生和贮藏精、气、血、津液，濡养脑神的生理功能。脏腑功能失调导致的气血津精亏损，可致脑神失养，出现精神异常。

3. 痰迷心窍　痰饮为机体水液代谢障碍所产生的病理产物，致病具有广泛性，"百病皆由痰作祟"。脑为人体真气所聚之处，故痰饮极易凝滞于脑窍，或气郁痰结，阻滞脑络，可见癫证、痴呆、郁证。如痰迷心窍出现神志昏蒙，神志痴呆，举止失度，喃喃自语，或昏仆倒地，不省人事，喉中痰鸣；痰火扰神，则不寐多梦，甚则哭笑无常，狂越妄动而发癫狂；痰饮侵犯心肺，出现胸闷、心慌、心悸、坐卧不安等症；痰气交阻，凝结于喉，阻塞气道，出现咽部梗塞，吐之不出，咽之不下之梅核气。总之，痰饮致病，随气机犯逆于全身各处，停滞于脑窍而致精神神志失常，所以古有"无痰不作眩"、"怪病多生于痰"之说。

4. 火热过亢　《素问·至真要大论》中记载："诸躁狂越皆属于火"，确立了癫狂证由火热过亢引起的理论基础。火热之邪包括外感六淫之火，或六淫内侵所化之火，或饮食不节、七情内伤所化生火热。火热之性可分为实热、虚热、瘀热、郁火、五脏之火等。火热致精神疾病，均为热扰心神的结果。如刘完素认为："多喜则癫，多怒则狂。然喜为心志，故心热甚多喜而为癫；怒为肝志，火实克金不能平木，故肝实多怒而为狂。""骂詈不避亲疏，喜笑恙怒而为狂，本火热所生。"他特别强调狂证由火热引起，曰"今病阳盛阴虚则水弱火强，制金不能平木，而善去恶友，骂詈不避亲疏，喜笑恙怒而狂，本火热之所生也"。《伤寒论》则更具体地把伤寒高热引起的谵妄状态加以详细论述。

5. 气血失调　气与血是精神活动的物质基础，脑神的功能离不开气机调畅和心主血脉的濡养，故有"神为血气之性"的说法。《素问》曰"血气者，人之神"；"血脉和利，精神乃居"。气血功能失调的病理变化，易导致脑功能失调，精神情志的异常。气血失调可以表现为气滞血瘀、气血亏虚等。若气滞血瘀可使脑气凝滞，血流不畅，导致脑神功能失调，出现精神失常；气血亏虚不能上荣于脑，亦可使脑神失养，同样导致精神障碍。

综上所述，精神疾病的病因错综复杂，但最终都是导致正气损伤，正不胜邪；人体阴阳失调，气血失调，津液代谢失常或脏腑失衡，影响大脑而发病。

第二节　精神障碍的诊断分类

　　疾病分类在医学科学中遵循的基本原则是按照各个疾病的病因病理改变而进行诊断和分类。精神病学中，器质性精神障碍的诊断与分类，长期以来都遵循病因学分类方法，促进了对这类疾病病因的认识。但多数精神障碍的病因、发病机制不明，缺乏实验室诊断。大约只有10%左右的精神障碍有明确的病因、病理指征改变，而90%的病例都属于病因未明的精神障碍，称之为"功能性精神障碍"。长期以来精神障碍的分类和诊断标准难以统一，不同的医师对同一疾病的理解和认识又有差异，导致临床医师对同一病人的诊断一致性差，而诊断不一致使研究结果无法比较和难以解释，这一直是困扰功能性精神病研究的重要因素之一。因此，制定统一的精神障碍诊断分类标准具有重大意义。

　　当前，精神障碍的分类原则，一般是遵循病因病理学分类和症状学分类兼顾的原则。近30年来国际化、统一化方面有了很大的发展。目前，在我国影响较大的分类与诊断标准有国际疾病分类第10版（ICD-10）、美国精神障碍诊断与统计手册第4版（DSM-Ⅳ）及中国精神障碍分类与诊断标准第3版（CCMD-3）。中国精神障碍的分类与诊断标准第3版与国际分类诊断标准已基本接轨。

　　精神障碍诊断标准是将疾病的症状按照不同的组合，以条理化形式列出的一种标准化条目。诊断标准包括内涵标准和排除标准两个主要部分。内涵标准又包括症状学、病情严重程度、功能损害、病期、特定亚型、病因学等指标，其中症状学指标是最基本的，又分必备症状和伴随症状。我国目前诊断标准就是按照这种模式制订的。

　　多轴诊断是疾病诊断的另一种方式，即采取不同层面或维度来进行诊断。在DSM系统中，从DSM-Ⅲ开始使用多轴诊断，目前使用的DSM-Ⅳ共有5个轴，分别为：

　　轴Ⅰ：临床障碍，可能成为临床注意焦点的其他情况

　　轴Ⅱ：个性障碍，精神发育迟滞

　　轴Ⅲ：躯体情况

　　轴Ⅳ：社会心理和环境问题

　　轴Ⅴ：全面功能评估

　　轴Ⅰ用于记录除人格障碍和精神发育迟滞以外的各种障碍，也包括可能成为临床注意焦点的其他情况。轴Ⅱ记录人格障碍和精神发育迟滞以外，亦记录突出的适应不良的人格特征和防御机制。轴Ⅲ用于记录目前的躯体情况，它与认识和处理病人的精神障碍可能有关。轴Ⅳ用于报告心理社会和环境问题，它可能影响精神障碍（轴Ⅰ和轴Ⅱ）的诊断、处理和预后。轴Ⅴ用于医师对病人整个功能水平的判断。轴Ⅳ和轴Ⅴ为特殊的临床科研所设置，便于制定治疗计划和预测转归。

　　中医对精神疾病的分类，一直采用症状和病性分类法，尽管精神障碍病人的症状表现多种多样，但归纳起来主要有三大类：癫狂类、情志类、其他类。根据主要症状或具有内在联系的一组症状决定病名，如不寐、烦躁、郁病、狂病等；也有使用中医传统特色保留下来的病名，如酒厥、百合病、卑慄等。另外，还有根据精神障碍的病因进行分类的方法，如外感

类、内感类、先天类、药石中毒类、外伤类等。中医不但对疾病进行归类，而且辨证分型。辨病与辨证是中医学从不同角度对疾病本质进行认识的过程。不同精神疾病或疾病的不同阶段，在病因、病机与病位等方面各有差异，辨证是抓住疾病的主要矛盾，是进行治疗的依据。中医精神病学在长期的医疗实践中，形成了比较完整的分类方法与辨证论治体系。

中西医结合诊断分类大多采用西医辨病，中医辨证的病证结合诊断分类方法。病证结合的诊断分类方法，有利于中西医从不同角度认识疾病的本质，使诊断更为全面、准确，极大地提高了中西医结合诊断的一致性，使中西医结合诊断更加标准化、客观化、定量化，中西医治疗更具有针对性，全局性。精神障碍的中西医结合诊断分类，也是采用西医学对精神障碍的诊断标准来诊断疾病，然后对每个疾病进行辨证分型的原则。

一、精神障碍的分类

1. 国际疾病分类第 10 版（ICD－10）　　国际分类是指世界卫生组织编写的《疾病和有关健康问题的国际统计分类》，现在的版本是 1992 年第 10 版，其中第 5 章为"精神及行为障碍"，编码字母为 F，编码数从 00－99，第 1 位数为亚型，第 2 位数为个别疾病，各个疾病的分型编码则以小数点后数字表示。现将主要项目摘录如下：

　　F00－F09　器质性（包括症状性）精神障碍

　　F10－F19　使用精神活性物质所致的精神及行为障碍

　　F20－F29　精神分裂症、分裂型及妄想性障碍

　　F30－F39　心境（情感性）障碍

　　F40－F49　神经症性、应激性及躯体形式障碍

　　F50－F59　伴有生理障碍及躯体因素的行为综合征

　　F60－F69　成人的人格与行为障碍

　　F70－F79　精神发育迟滞

　　F80－F89　心理发育障碍

　　F90－F98　通常发生于儿童及少年期的行为及精神障碍

　　F99　待分类的精神障碍

2. 美国精神障碍诊断手册第 4 版（DSM－Ⅳ）　　精神病学领域诊断分歧由来已久，原因很多，直到 50 年前仍没有制定出每一个疾病的诊断标准。美国曾在 1980 年出版了《精神障碍诊断手册》第 3 版，使各种精神障碍有了诊断标准，极大提高了诊断的一致性。1994年出版了第 4 版（DSM－Ⅳ）。DSM 系统具有较大的影响，是制定 ICD－10 的参照标准。DSM－Ⅳ系统将精神障碍分为 17 大类：

　　（1）通常在儿童和少年期首次诊断的障碍

　　（2）谵妄、痴呆、遗忘及其他认知障碍

　　（3）由躯体情况引起、未在他处提及的精神障碍

　　（4）与成瘾物质使用有关的障碍

　　（5）精神分裂症及其他精神病性障碍

　　（6）心境障碍

　　（7）焦虑障碍

（8）躯体形式障碍

（9）做作性障碍

（10）分离性障碍

（11）性及性身份障碍

（12）进食障碍

（13）睡眠障碍

（14）未在他处分类的冲动控制障碍

（15）适应障碍

（16）人格障碍

（17）可能成为临床注意焦点的其他情况：影响医学情况的心理因素、药物引起的运动障碍、药物引起的其他障碍、亲友关系、与虐待或忽视有关的问题、可能成为临床焦点的补充情况

（18）补充编码

（19）多轴系统

3. 中国精神障碍分类与诊断标准第 3 版　我国 1981 年提出《中华医学会精神病分类 – 1981》方案，1989 年又修订出版了《中国精神疾病分类方案与诊断标准》第 2 版（CCMD – 2）。由于以上两种分类标准存在一些争议，以及与国际接轨的需要，1996～2000 年完成了第 3 版（CCMD – 3）的修定。基本框架和原则都遵从 ICD – 10，框架中只有儿童少年精神障碍的大类别有所不同，其余只对具体类别中的分类障碍有所增减。CCMD – 3 兼顾了症状学和病因、病理分类，诊断标准的主要内容包括内涵标准和排除标准两部分。内涵标准又包含症状学指标、病情严重程度指标、功能损害指标、病期指标、特定亚型指征、病因学指标等。症状学指标为最基本的内容，又有必备症状和伴随症状之分。排除标准指标为诊断某些疾病必须事先排除某些症状或疾病，按等级诊断的原则，明确划分不同精神疾病的区分界限，如诊断滥用必须排除依赖等。采用第 1 位编码，分为 10 大类，基本上反映了现代精神疾病的分类与诊断内容。中国精神障碍的分类与诊断标准第 3 版主要分类类型按编码 1 位数和 2 位数条目列举如下：

0　**器质性精神障碍**［F00 – F09，表示 ICD – 10 编码，以下均同］

　　00　阿尔茨海默病［F00］

　　01　脑血管病所致精神障碍［F01］

　　02　其他脑部疾病所致精神障碍［F02］

　　03　躯体疾病所致精神障碍［F02.8］

1　**精神活性物质所致精神障碍或非成瘾物质所致精神障碍**［F10 – F19；F55］

　　10　精神活性物质所致精神障碍［F10 – F19］

　　11　非成瘾物质所致精神障碍［F10］

2　**精神分裂症（分裂症）和其他精神病性障碍**［F20 – F29］

　　20　精神分裂症（分裂症）［F20］

　　21　偏执性精神障碍［F22］

　　22　急性短暂性精神病［F23］

92　其他心理卫生情况 ［F99］

99　待分类的其他精神障碍 ［F99］

二、精神障碍的中医分类

中医对精神疾病的认识，已有 2000 多年的历史，从远古时代殷墟甲骨文中就有散在的记载。成书于战国时期的《黄帝内经》把精神性疾病分为："狂疾"、"癫疾"、"痫癫"，"善惊"、"善恐"、"善喜"等。初步形成了癫狂学说、情志学说。《难经》在《内经》的基础上对癫狂证加以鉴别，后世医家对其症状特点进行了不同程度的补充。直到明代，王肯堂在《证治准绳》中才将精神疾病进行较详细的分类，书中指出："癫、痫、狂大相径庭，非名殊而实一之谓也。"并把精神疾病划分为三类：癫狂类、烦躁类、惊悸恐类；十五种：癫、狂、痫、烦、躁、谵语、循衣摸床、嬉笑不休、怒、善太息、悲、惊、恐、健忘、不得卧。后世医家经过不断补充，逐渐形成了有中医特色的精神疾病病因病机的分类方法。主要有以下几类：

1. 内伤类　主要是指心神、脑神病变，以及其他脏腑病变引发的精神障碍。其特点为发病前均有先兆症状，有明显的诱因，发病后有不同程度的神志异常，如癫病、狂病、癫狂病、痫、痴呆、百合病、失眠、健忘、脑鸣等疾病。另外，包括中风、厥证、神昏、心悸、眩晕、遗精、阳痿、脑瘘等引起的精神疾病。

2. 情志类　主要指以情志症状为主的精神疾病。该类疾病均有明显的情志诱因，临床以情感症状突出为特点，一般无器质性病变。如郁证、恐证、惊证、怒证、脏躁证、梅核气、气厥、卑慄、性冷等。

3. 先天类　主要指先天禀赋不足为主要原因的精神障碍。有明显的遗传因素，临床表现为发育迟缓，思维迟钝，痿软无力，神情呆滞，智能低下，突然惊醒，梦中哭泣，神志不安等症状。如五迟、五软、解颅、呆小症、夜惊、夜啼、小儿痴呆等。

4. 外感类　主要是指由六淫，以及伏气、疫疠之气侵入人体引起的精神障碍。具有外感症状及明显的季节性和传染性等特点。如伤寒、暑湿、暑厥、春温、山岚瘴气等引起的高热、神昏、惊厥、惊狂、谵语、郑声等神志异常变化。

5. 中毒类　主要指中毒及病毒侵入人体引起的精神障碍。特点是有明显的中毒病史，如芳草、药石、食物、狂犬病毒等。临床症状有神昏、谵语、惊厥、语无伦次等中毒性脑病症状，如酒厥、芳草药石发狂等。

6. 外伤类　指外伤性脑病引起的精神障碍，如打击、车祸、禽兽等各种损伤。该类疾病有明显的外伤史，神志异常随受伤的轻重和部位而异，精神症状随脑部损伤的程度而变化。临床以头痛、眩晕，或神昏、谵语、惊恐不安为特征。

7. 其他类　主要指一类与饮食、痨虫或寄生虫感染、劳逸有关的精神障碍。常见神劳、厌食、食㑊、脑瘘等。

三、精神障碍的常见中西医结合辨证分型

精神障碍中西医结合诊断分类，采用了"西医辨病，中医辨证"的病证结合方法诊断分类。它的特点是吸收了中医和西医各自的长处，把中西医诊断融于一体，为中西医结合治

疗，以及中西医结合的病证研究提供依据。辨证分型的标准化、客观化、定量化是精神疾病临床上中西医结合的一个可行途径，有利于探索中西医结合辨证论治的规律，为中西医结合研究提供良好工具。中国中西医结合学会精神疾病专业委员会以 CCMD－2 为依据，拟定了精神障碍的三大疾病的中西医结合分型诊断标准，即精神分裂症、躁郁症、神经症的辨证分型标准，于 1991 年修订后颁布。精神障碍的中西医结合辨证分型的内容有：西医的精神障碍病名、中医证型，每一个证型下设有精神症状、躯体症状，诊断每一证型的必备症状和达到诊断的症状条目数，西医诊断标准以 CCMD－2 为依据。简要介绍如下：

（一）精神分裂症

1. 痰火内扰型

（1）精神症状：①不协调性兴奋；②思维紊乱；③矛盾情感；④情绪易激惹；⑤注意涣散。

（2）躯体症状：①＊大便秘结、溲赤、面红目赤、喜冷饮；②舌红或绛、苔黄厚或黄腻；③脉滑数有力。

2. 痰湿内阻型

（1）精神症状：①思维散漫；②幻觉或妄想；③情感淡漠；④精神活动迟缓；⑤意志减退或接触不良。

（2）躯体症状：①心烦失眠、倦怠乏力、纳呆便溏；②＊舌体胖或有齿痕、舌苔白腻；③脉滑或沉缓。

3. 气滞血瘀型

（1）精神症状：①行为幼稚或愚蠢；②思维破裂；③幻觉、妄想；④情绪不稳；⑤兴奋躁动。

（2）躯体症状：①周身不适、肌肤粗糙、面色晦黯、痛经、闭经、经少色黯或有血块；②舌质紫或瘀黯、少苔、舌下静脉曲张瘀血；③脉涩或弦。

4. 阴虚火旺型

（1）精神症状：①病情迁延不愈或偶见冲动；②幻觉、妄想；③情感平淡偶伴激惹；④思维联想障碍；⑤孤独退缩。

（2）躯体症状：①大便干燥、小便短赤、颧红、口干少饮；②＊舌红无苔、或舌绛花剥苔；③脉细数。

5. 阳虚亏损型

（1）精神症状：①情感平淡；②懒散退缩；③思维贫乏或片断妄想；④意志减退；⑤寡言少动。

（2）躯体症状：①＊面色无华或萎黄、体虚乏力、形寒肢冷、食物不化；②舌质淡、苔薄白；③脉沉细弱。

6. 其他型 难以纳入以上各型者，可自行分型。

说明：①精神症状五项中，应具备其中两项；②躯体症状三项中，划"＊"号者为必备症状，并同时具备其余任何一项症状；③各项症状中具有其中一个症状即可；④各症状的解释按全国统编教材为准。

（二）情感性（心境）障碍

躁狂发作：

1. 肝胆郁热型

（1）精神症状：①＊情感高涨、易激惹；②思维联想迅速、言语明显增多；③夸大、自负；④精力充沛、动作增多或躁动不宁；⑤睡眠减少；⑥重者可有意识障碍。

（2）躯体症状：①大便干结；②小便黄；③＊舌质红、苔黄燥或黄腻；④脉弦洪数或弦滑数。

2. 热盛伤阴型

（1）精神症状：①＊情绪饱满；②言语增多；③动作增多，但疲惫；④注意力不集中、睡眠减少。

（2）躯体症状：①大便干；②体质较弱；③＊舌质红嫩、少苔；④脉弦细数或细数。

3. 其他型　不属于以上两型的躁狂发作（应注明具体辨证分型）。

抑郁发作：

1. 肝郁脾虚型

（1）精神症状：①多愁善虑；②＊情绪抑郁、悲观厌世；③失眠多梦；④善叹息；⑤动作减少或虚烦不宁。

（2）躯体症状：①＊两胁胀满；②腹胀痛泻；③身倦纳呆；④舌质淡红或淡白、苔薄白；⑤脉细数或沉细。

2. 肝郁气滞型

（1）精神症状：①＊情绪抑郁；②自杀观念或行为；③焦虑、烦躁；④思维迟缓；⑤运动减少或迟缓。

（2）躯体症状：①面色晦黯；②胁肋胀满；③妇女闭经；④＊舌质紫或瘀点、苔白；⑤脉弦数。

3. 心脾两虚型

（1）精神症状：①＊情绪低沉；②善悲易哭、嗜卧少动或倦怠乏力；③心悸易惊；④兴趣减低或缺乏。

（2）躯体症状：①＊面色淡白或萎黄；②食少、腹胀、便溏；③舌质胖淡或有齿痕；④脉沉细或细弱。

4. 肝肾阴虚型

（1）精神症状：①＊情绪低落、精神萎靡；②健忘少眠；③心烦易惊；④自罪自责。

（2）躯体症状：①颧红盗汗；②胁痛、腰膝酸软；③口干不思饮或便干；④＊舌红或绛有裂纹、苔薄白或无苔；⑤脉弦细数或细数。

5. 其他型　不属于以上四型的抑郁发作（应注明具体的辨证分型）。

说明：①本分型的每一证型的精神症状必须符合其中两项，躯体症状需符合两项；②有"＊"号者为必备症状。

（三）神经症

1. 肝郁化火型

（1）精神症状：①烦躁、紧张易激惹；②情感暴发，意识朦胧；③入睡困难，多噩梦、易醒；④肌肉紧张、麻木感。

（2）躯体症状：①头痛、头晕、面红、目赤、震颤；②口苦、咽干、胸胁胀痛、便秘；③舌边尖红、苔黄；④脉弦或弦数。

2. 肝郁脾虚型

（1）精神症状：①情绪低落、烦闷；②敏感多疑、注意力不集中、梅核气；③入睡困难；④强迫思虑、强迫行为。

（2）躯体症状：①纳差、便溏、头晕；②胸胁胀满、腹胀、月经不调；③舌质黯淡、舌苔白腻；④脉弦细。

3. 心脾两虚型

（1）精神症状：①易兴奋但易疲劳；②嗜睡、多梦；③健忘；④抑郁、焦虑不安。

（2）躯体症状：①心悸、乏力；②纳差、腹胀、便溏；③舌质淡、体胖、边尖有齿痕、苔薄；④脉沉细弱。

4. 肝肾阴虚型

（1）精神症状：①焦虑不安、惊恐、悲泣；②虚烦不眠、多梦、易醒；③健忘、敏感多疑；④肢体麻木感、抽搐、强迫思虑、强迫行为。

（2）躯体症状：①五心烦热、盗汗、耳鸣；②腰酸、腿软、遗精、月经不调；③舌红少津、少苔；④脉细数或沉细。

5. 脾肾阳虚型

（1）精神症状：①抑郁、少动；②喜卧、少眠；③胆怯、惊恐；④健忘。

（2）躯体症状：①形寒、畏冷、纳差、便溏；②性欲减退、月经不调；③舌淡、苔滑润；④脉沉迟弱。

6. 其他型　不属于以上五型的神经症（应注明具体的辨证分型）。

说明：本分型中，每一证型的躯体、精神症状必须具备两项以上者，方可纳入该型。

【复习思考题】

1. 精神障碍的致病因素中，中、西医认为有哪些主要因素？

2. 精神障碍中西医结合诊断分类的基本原则有哪些？

3. CCMD-3 中精神障碍的分类有哪些主要类型？

第三章
精神障碍的症状学

第一节　概　述

人的精神活动是一个极其复杂，相互联系又相互制约的过程。异常的精神活动通过人的外显行为如言谈、书写、表情、动作等表现出来。研究精神症状及其产生机制的科学称为精神障碍的症状学，又称精神病理学（psychopathology）。大多数精神疾病至今病因未明，缺乏有效的诊断性生物学指标，临床诊断主要是通过病史和精神检查来发现精神症状，进而综合分析、判断得出诊断结果。因此，精神障碍的症状学是精神病学的重要基础，掌握精神症状的特点是精神科医生的基本功，在临床工作中具有非常重要的意义。

每一个精神症状均有其明确的定义，基本特点为：①症状的出现不受病人的意志控制；②症状一旦出现，难以通过转移令其消失；③症状的内容与周围客观环境不相称；④症状会给病人带来不同程度的社会功能损害；④多数症状令病人有痛苦感。

精神症状的表现形式与内容常受到以下因素影响：①个体因素，如性别、年龄、文化程度、躯体状况以及人格特征等；②环境因素，如个人的生活经历、目前的社会地位、文化背景等。

在精神状况检查中，首先应确定存在哪些症状；其次，应了解症状的强度、持续时间的长短，并评定其严重程度；第三，应善于分析各个症状之间的关系，确定哪些症状是原发的，与病因直接相关，哪些症状是继发的，有可能与原发症状存在因果关系；第四，重视各症状之间的鉴别，减少疾病的误诊；第五，学会分析和探讨各种症状发生的诱因和/或原因，及影响因素，包括生物学和社会心理因素，以利于针对性地治疗。

中医对精神症状的认识由来已久。《内经》最早提出了癫狂症，并指出"重阴则癫，重阳则狂"的辨证思路。同时，记载了痫、奔豚、谵妄、善悲、善喜、善怒、善恐等多种病名。其后，历代医家又不断补充，仅在《诸病源候论》中对精神症状的描述就达四五十种之多。中医精神病症状学主要研究精神疾病的症状、证候与精神疾病的关系，并探讨其阴阳、脏腑、经络、气血津液等病理机制，是辨证论治的基础。

第二节　常见精神症状及其综合征

一、感知觉障碍

（一）感觉与感觉障碍

感觉（sensation）是客观刺激作用于感觉器官所产生对事物个别属性的反映，如形状、颜色、大小、重量和气味等。常见的感觉障碍有：

1. 感觉过敏（hyperesthesia）　是对外界一般强度的刺激感受性增高。例如神经症或感染后虚弱状态病人，对日常生活中的声音无法忍受，抱怨周围人说话声音太吵，关门声太响等。

2. 感觉减退（hypoesthesia）　是对外界一般强度的刺激感受性降低，即感觉阈值的增高。例如抑郁状态、木僵状态和意识障碍的病人对针刺感觉迟钝。神经系统疾病常有感觉减退。功能性精神疾病中的癔症等，其感觉减退不符合神经系统的解剖生理特点。

3. 感觉倒错（paraesthesia）　对外界刺激产生与正常人不同性质或相反的异常感觉。如寒冷刺激，病人感觉热，多见于癔症。

4. 内感性不适（体感异常，senestopathia）　躯体内部产生各种不舒适或难以忍受的异样感觉，如牵拉、挤压、游走、虫爬感等，但病人不能明确指出不适的部位。在不适感的基础上，可继发疑病观念，多见于精神分裂症、抑郁状态、神经症及颅脑外伤后精神障碍。

（二）知觉与知觉障碍

知觉（perception）是事物各种不同属性反映在大脑中的综合过程，并结合以往经验在大脑中形成的整体印象。正常情况下，感知觉印象与外界客观事物是一致的。常见的知觉障碍有：

1. 错觉（illusion）　是对客观事物歪曲的知觉。错觉可按不同的感官区分为错听、错视、错嗅、错味、错触等。临床上以错听与错视较多见。有时可见幻想性错觉，即对实际存在的事物，通过主观想像，错误地感知为与原事物完全不同的一种形象，内容与当时的幻想有关，当时即可意识到原事物是什么，如将天空中的云彩感知为仙女的形象。错觉可见于正常人、轻度意识障碍、癔症及精神分裂症病人。

2. 幻觉（hallucination）　一种虚幻的知觉。是指没有现实刺激作用于感官时所出现的知觉体验。按不同的感觉器官可分为幻听、幻视、幻嗅、幻味、幻触、性幻觉、内脏性幻觉及运动性幻觉。临床以幻听和幻视较多见。

（1）幻听（auditory hallucination）：幻听内容是多种多样的，声音的种类和性质不仅相同。最多见于言语性幻听，包括评论性幻听和命令性幻听。评论性幻听是病人听到有人在评论他的缺点和问题。命令性幻听是病人听到有人在命令他做某些事，如拒食、跳楼、殴打别人等，这些命令病人无法违抗而遵照执行，因此可产生危害自己及社会的行为。可见于多种精神病，尤其是精神分裂症。

（2）幻视（visual hallucination）：内容丰富多样，形象清晰、鲜明和具体，但有时也较模糊不清。幻视的形象比实物大的称视物显大性幻视，比实物小的为视物显小性幻视。幻视多见于意识障碍，但在意识清晰状态下，如精神分裂症也可见。另有情景性幻视，多见于感染性精神病，非情景性幻视多见于精神分裂症。

（3）幻嗅（olfactory hallucination）：内容多为一些使人不愉快的难闻气味，如腐烂食品、烧焦物品及化学药品等气味。幻嗅的内容常与其他幻觉或妄想关联。如病人坚信他所闻到的气味是坏人故意放的，从而加强迫害妄想的信念，病人可表现为掩鼻或拒食等相应的行为。颞叶损害时，幻嗅可为首发症状。

（4）幻味（gustatory hallucination）：病人尝到食物中有某些特殊或奇怪的味道，因而拒绝进食。常伴随其他幻觉及妄想一起出现。

（5）幻触（tactile hallucination）：可有麻木感、虫爬感、通电感、刀刺感等皮肤异样感觉。可见于精神分裂症、器质性精神障碍。

（6）内脏幻觉（visceral hallucination）：产生于某一固定的器官或躯体内部的异样感觉，如感到某内脏在扭转、断裂、穿孔，或感到昆虫在器官内爬行等。这种幻觉常与疑病妄想、虚无妄想有关。多见于精神分裂症、抑郁症等。

按幻觉的性质可分为真性幻觉与假性幻觉：①真性幻觉（genuine hallucination）：病人体验到幻觉内容是来自外在空间，如室内、院外，而且直接通过病人的感觉器官感知。幻觉的形象鲜明，与真实的事物完全相同。②假性幻觉（pseudo hallucination）：幻觉内容产生于病人的主观空间，如脑内、体内。其幻觉不通过病人的感觉器官而获得，所感知的事物不够鲜明生动。多见于精神分裂症。

另有一些特殊形式的幻觉：①机能性幻觉（functional hallucination）：当某一器官处于活动状态的同时出现涉及该器官的幻觉。其特征是幻觉（一般为幻听）和现实刺激同时出现，共同存在而又共同消失，但两者并不融合在一起（此点与错觉不同）。现实刺激的声音一般多是单调的声音，如钟声、流水声、脚步声及车轮滚动声等，病人在听到这些声音的同时，出现言语性幻听，其内容较单调、固定。主要见于精神分裂症。②反射性幻觉（reflex hallucination）：当某一感官受到现实刺激产生某种感觉体验时，另一感官即可出现幻觉。如当病人听到关门声，便看到一个人的形象。见于精神分裂症。

3. 感知综合障碍（psychosensory disturbance）　是病人对客观事物能感知，但对某些属性如形状、颜色、距离、空间位置等产生错误的感知。常见的感知综合障碍有：

（1）视物变形症（metamorphopsia）：病人感到某个外界事物的形象、大小、颜色以及体积的改变。看到外界事物形状增大，称视物显大症（macropsia）；变小的，称视物显小症（micropsia）。多见于癫痫和神经症。

（2）空间感知综合障碍：病人感到周围事物的距离发生改变，如事物变得接近了或远离了，多见于癫痫和神经症。

（3）时间感知综合障碍：病人感到时间过得很快，像飞逝一般；或感到时间变得很慢，像凝固了，停滞不前。

（4）环境感知综合障碍：病人感到周围的一切似乎都是不活动的，甚至是僵死似的；

或者相反，感到周围一切都在急剧地变化着；病人还可感觉周围事物变得不鲜明、模糊不清、缺乏真实感，称之为非真实感。多见于抑郁症、癫痫和神经症。

（5）体形感知综合障碍：病人感到自己的躯体，如四肢的长短、轻重、粗细、形态、颜色等发生了变化。如病人感到身体变得很轻，一阵风就能吹到天上；或手臂变得很长，一伸手似乎就可达到屋顶；或感到自己的脸变得十分丑陋，病人为此不断地照镜子，称窥镜症状。多见于精神分裂症、癫痫。

二、思维障碍

思维（thought）是人脑对客观事物间接概括的反映，是人类认识活动的最高形式。由感知所获材料，经过大脑的分析、比较、综合、抽象和概括而形成的概念，在概念的基础上进行判断和推理，整个过程称为思维。正常人的思维有以下几个特征：①目的性：思维指向一定的目的，解决某一问题；②连贯性：指思维过程中的概念前后衔接，相互联系；③逻辑性：指思维过程中符合思维逻辑规律，有一定的道理；④实践性：正确的思维能通过客观实践检验。常见的思维障碍有：

（一）思维联想过程障碍

1. 思维奔逸（flight of ideas）　一种兴奋性的思维联想障碍。指思维活动量的增多和快速转变。病人联想过程异常迅速，新的概念不断涌现，内容十分丰富。思维常随着周围环境变化而转变话题，称为随境转移（distractibility）。也可有音韵的联想称音联，或字意的联想称意联。多见于躁狂症病人。

2. 思维迟缓（inhibition of thought）　一种抑制性的思维联想障碍。以思维活动显著缓慢，联想困难，思考问题吃力，反应迟钝为主要特点。病人表现为言语缓慢、语量减少、语声甚低、反应迟缓。常见于抑郁症。

3. 思维贫乏（poverty of thought）　特点是联想数量减少、概念与词汇贫乏。病人表现为沉默少语，言语单调，自感"脑子空虚，没什么可想的，也没什么可说的"。可见于精神分裂症、脑器质性精神病。

4. 病理性赘述（circumstantiality）　是一种思路的障碍。病人思维活动停滞不前，迂回曲折，做不必要的、过分详尽的累赘描述，以至一些无意义的繁文细节掩盖了主要的内容。谈话速度缓慢但不离题，最后才能达到表述的目的。多见于脑器质性、癫痫性及老年性精神障碍。

（二）思维的连贯性障碍

1. 思维散漫（loosening of thought）　指思维联想松弛、内容散漫，对问题叙述不够中肯、不很切题、缺乏逻辑关系，因而对其语言的主题及用意都不易理解。多见于精神分裂症。

2. 思维破裂（splitting of thought）　病人在意识清楚的情况下，思维联想过程破裂，缺乏内在意义上的连贯性和应有的逻辑性。在病人的言谈或书写中，虽然单独一句话在结构和文法上正确，但主题与主题，甚至句与句之间缺乏内在意义上的联系，因而别人无法理解其意思。严重时言语支离破碎，个别词句之间也缺乏联系，称语词的杂拌（word salad），多见于精神分裂症。在意识障碍的背景下产生的语词的杂拌，称思维不连贯（incoherence of thought）。多见于感染、中毒、颅脑损伤引起的意识障碍，也可见于其他躯体疾病所致的精神障碍。

3. 思维云集（pressure of thought）**或强制性思维**（forced thinking） 指病人思维联想不受意愿的支配，强制性地涌现出大量无现实意义的联想，往往突然出现，迅速消失。多见于精神分裂症，也可见于流行性脑炎、颅脑损伤伴发的精神障碍。

（三）思维逻辑障碍

1. 病理象征性思维（symbolic thought） 是一种概念的偷换。以无关的具体概念来代表某一抽象概念，不经病人自己解释别人无法理解。如病人把一丝不挂，代表光明磊落。见于精神分裂症。

2. 语词新作（neologism） 将不同含意的概念或词融合、浓缩在一起，或作无关的拼凑，或自创文字、图形、符号，并赋予特殊的意义。如病人自创字"ㄐㄒ"，代表离婚。见于精神分裂症。

3. 逻辑倒错性思维（paralogic thinking） 指思维推理缺乏逻辑性，既无前提也无根据，或因果倒置，推理离奇古怪，不可理解。多见于精神分裂症，也可见于偏执性精神病及某些人格障碍。

4. 内向性思维（autistic thinking）**或非现实性思维**（unrealistic thinking） 指病人的思维与现实世界完全隔绝。见于精神分裂症。

（四）主观体验的思维障碍

1. 思维插入（thought insertion） 病人体验到异己的思维被强行挤入到自己的思想中。认为外来的思维采用雷达、传心术或其他方法从外界插入到头脑中，被插入的思想不是自己的。见于精神分裂症。

2. 思维被广播（thought broadcast）**或称思维传播**（thought sharing） 病人感到自己的思想一出现，即被人皆知，毫无秘密可言，称之为思维传播。病人认为自己的思想是被广播出去的，称之为思维被广播。见于精神分裂症。

3. 思维化声（thought hearing） 病人思考时体验到自己的思想同时变成了言语声，自己和他人均能听到，又称思维回响（thought echoing）和思维鸣响（audible thought）。多见于精神分裂症。

4. 思维被夺（thought deprivation）**或称思维中断**（thought blocking） 在病人没有预料到，而且当时思维通畅的情况下，体验到自己的思维突然中止，思维被外力抽走的感觉。病人对此并不感到焦虑。见于精神分裂症。

（五）思维内容障碍

1. 妄想（delusion） 是一种在病理基础上产生的歪曲信念、病态的推理和判断，它既没有事实根据，也不符合病人所受的教育水平，但病人坚信不移，无法说服，也不能以亲身体验和经历加以纠正。妄想是思维内容障碍中最常见、最重要的症状。

　　妄想的内容一般常与个人经历、社会及文化背景有关，常反映现实生活中的内容。如影响妄想的内容以神力、迷信的内容减少，取而代之的是现代科学仪器。如窃听器、激光、电波、人造卫星等。

　　妄想内容有的接近现实，有的荒谬离奇。按结构分为系统性和非系统性妄想。系统性妄想是指内容前后联系、结构严密、逻辑性较强的妄想，反之则为非系统性妄想。按照妄想的起源以及精神症状的特点分为原发性和继发性妄想两类。原发性妄想（primary delusion）是突然发生，内容不可理解，与既往经历/当前处境无关，也不是来源于其他异常心理活动的病理信念。主要见于精神分裂症。继发性妄想（secondary delusion）是原发性妄想基础上的妄想性推断，或继发于其他病理心理基础上的妄想。如继发于幻听，或躁狂状态时产生的夸大妄想，抑郁状态时产生的罪恶妄想等。

　　临床上常见的妄想如下：

　　（1）关系妄想（delusion of reference）：病人将环境中无关的事物都认为与己有关。如认为周围人的一举一动是故意刺激他；偶尔的一瞥是对他不怀好意；电视中的某句话是有意影射他、暗示他、故意讲给他听，并常与被害妄想交织在一起。见于精神分裂症等。

　　（2）被害妄想（delusion of persecution）：是最常见的一种妄想。病人坚信有人用某种方法伤害他、诋毁他的名誉、损伤他的身体或置他于死地。如认为饭里放毒、被人跟踪或监视等。病人受妄想的支配可拒食、控告、逃跑，或采取自卫、自伤、伤人等行为。常见于精神分裂症偏执型、偏执性精神病。

　　（3）影响妄想（delusion of influence）或被控制感：病人认为自己的精神活动（思维、情感及意志活动）都受外力支配、控制、操纵；或认为外力渗入或刺激自己的躯体，产生种种不舒服的感觉；甚至认为自己的内脏活动，如消化、血压、睡眠等也都是受外力的控制。病人对这种体验解释为受某种电波、激光、射线或特殊仪器的影响，故也称为物理影响妄想。多见于精神分裂症。

　　（4）夸大妄想（delusion of grandeur）：病人认为自己有非凡的才智、地位和权势，很多的发明创造和财富。如认为自己是伟大的发明家、科学家、国家领导人，全世界的财富和权力都由他一个人掌管。多见于躁狂症。另外，有夸大身份妄想，病人坚信自己是名人、富翁、有头衔的人，或是名人的后裔，或与有名望的人有关系。相信自己是从小被换来的，父母不是他的亲生父母，真正的父母是某位领袖或皇宫贵族等，可称之为非血统性妄想。可见于精神分裂症、躁狂症等。

　　（5）罪恶妄想（delusion of sin）：病人毫无根据地坚信自己犯了严重错误、不可宽恕的罪恶，应受严厉的惩罚，认为自己罪大恶极、死有余辜，以至坐以待毙或拒食、自伤、自杀，要求劳动改造重新做人，或请罪等手段以赎罪。常见于情感障碍的抑郁状态，也可见于精神分裂症。

　　（6）疑病妄想（hypochondriac delusion）：病人毫无根据地坚信自己患了某种严重的躯体疾病或不治之症，即使通过一系列详细检查和多次反复的医学验证都不能纠正。此类妄想可在幻触或内感性不适的基础上产生。如病人认为"自己脑子萎缩了、心脏停止跳动、肠子堵塞、血液停滞、内脏腐烂了"。多见于更年期精神障碍、精神分裂症。

（7）虚无妄想（nihilistic delusion）或否定妄想（delusion of negation）：病人认为一切都毁灭了、破坏了，什么都不存在了，以至外部世界及本人都不存在了；或认为自己体内什么都没有了，只有一个空虚的外壳。多见于更年期和老年期精神障碍及抑郁症。

（8）嫉妒妄想（delusion of jealousy）：病人坚信自己的配偶对自己不忠贞，而另有外遇的病态信念。可表现为对配偶的跟踪、盯梢、暗中检查配偶的内衣、床单，窥查配偶的提包、信件以寻觅其私通情人的证据。可见于精神分裂症、更年期精神障碍。

（9）钟情妄想（delusion of love）：病人坚信自己被某异性钟情，即使遭到对方严词拒绝，仍毫不置疑，而认为是对方在考验自己对爱情的忠诚，继续纠缠对方。多见于精神分裂症。

2. 超价观念（overvalued idea）　是被某种强烈情绪加强了的，并在意识中占主导地位的观念。这种观念一般是以某种事实作为基础，由于强烈情绪的存在，病人对某些事实做出超乎寻常的评价，并坚持这种观念，因而影响其行为。多见于人格障碍。

3. 强迫观念（obsessive idea）或称强迫思维　指某一思想的反复出现，伴有主观上的被迫感和痛苦感。明知这种观念或思想是不必要的，力图摆脱，但不可能，同时也不付诸行动。病人对某些事件的回忆或计数作为强迫观念的内容出现，称之为强迫性回忆或强迫性计数；或是探究某些明知毫无意义而又荒谬的问题，但不能加以控制，称为强迫性穷思竭虑。多见于强迫性神经症，也可见于精神分裂症。

三、注意障碍

注意（attention）是指个体的精神活动集中地指向于一定对象的过程。注意的指向性表现出人的心理活动有选择性和保持性特点。注意的集中性使注意的对象鲜明而清晰。注意过程与感知觉、记忆、思维和意识等活动密切相关。注意有被动注意和主动注意之分：主动注意又称随意注意，是由外界刺激引起的定向反射，主动注意是对既定目标的注意，与个人的思想、情感、兴趣和既往体验有关；被动注意也称作不随意注意，它是由外界刺激被动引起的注意，没有自觉的目标，不需任何努力就能实现。

临床上注意障碍可分为三个方面：①注意程度方面的障碍，有注意增强，或注意减退；②注意稳定性方面的障碍，有注意转移、注意涣散和注意固定；③注意集中性方面的障碍，有注意狭窄和注意缓慢。

1. 注意增强（hyperprosexia）　指主动注意的增强。一种是注意指向外在的某些事物，如妄想病人常围绕着他所怀疑的对象，注意其一举一动，以至微小的细节都不放过。另一种是指向病人本身的某些生理活动，过分地注意自身的健康状态，而不易转移其注意力。前者多见于精神分裂症，后者多见于神经症、更年期精神障碍。

2. 注意减退（hypoprosexia）　又称注意松懈、注意迟钝。指主动及被动注意的兴奋性减弱。多见于神经衰弱、脑器质性精神病，及伴有意识障碍的病人。

3. 注意转移（transference of attention）　指被动注意的兴奋性增强，但注意力不持久，注意的对象随环境的变化而不断转换。见于躁狂状态。

4. 注意涣散（aprosexia）　为主动注意的不易集中，注意稳定性分散所致，即注意力不集中。多见于神经衰弱。

5. 注意狭窄（narrowing of attention）　是指注意范围显著缩小，主动注意减弱。多见于朦胧状态及痴呆病人。

四、记忆障碍

记忆（memory）是对既往事物经验的重现。记忆是在感知觉、思维、情感、行为基础上建立起来的精神活动，包括识记、保持、再认或回忆三个基本过程。识记是事物或经验在脑子里留下痕迹的过程，是反复感知的过程；保持是使这些痕迹免于消失的过程；再认是现实刺激与以往痕迹的联系过程；回忆是痕迹的重新活跃或复现。识记是记忆保存的前提，再认和回忆是某种客体在记忆中保存下来的结果和显现。

记忆障碍可在记忆的不同过程中有不同的内容，但一般都是同时受损，只是严重程度不同。

1. 记忆量方面的障碍

（1）记忆增强（hypermnesia）：为病态的记忆增强。表现为病前不能够记忆且不重要的事都能回忆起来。常见于偏执状态和躁狂状态的病人。

（2）记忆减退（hypomnesia）：是指记忆的三个基本过程普遍减低。可有近记忆或远记忆减退。在正常人及神经衰弱病人中可见轻度记忆障碍、健忘。严重的记忆障碍见于脑器质损伤、痴呆病人。

（3）遗忘（amnesia）：回忆的丧失。病人对局限于某一事件，或某一时期内经历的遗忘。可有以下几种表现：①顺行性遗忘（anterograde amnesia），即回忆不起在疾病发生以后一段时间内所经历的事件。遗忘的时间和疾病同时开始，如脑震荡、脑挫伤后病人回忆不起受伤后一段时间内的事件。②逆行性遗忘（retrograde amnesia），即回忆不起疾病发生之前的某一阶段的事件。多见于脑卒中发作后，颅脑损伤伴有意识障碍时。③局限性遗忘（limited amnesia），指过去生活中的某一阶段的经历或事件不能回忆。如果这类被遗忘的经历或事件伴有沉痛的情感体验，或在内容和时间上与强烈的情感体验有联系，称之为心因性遗忘（psychogenic amnesia）。多见于癔症。

2. 记忆质方面的障碍

（1）错构症（paramnesia）：是指记忆的错误。是对过去曾经历过的事件，在发生的地点、情节，特别是在时间上出现错误回忆，并坚信不移。多见于酒精中毒性精神障碍、脑外伤性痴呆。

（2）虚构症（confabulation）：记忆错误的另一类型。病人以一段虚构的事实来填补他所遗忘的那段经历，其内容可很生动，带有荒谬色彩，常瞬间即忘。多见于酒精中毒性精神障碍、老年性精神病、麻痹性痴呆。

（3）潜隐记忆（kryptomnesia）：称歪曲记忆。病人对不同来源的记忆混淆不清、相互颠倒。如病人将自己实际体验过的事物回忆为是听到的，或看到过的，或读到过的；或是把别人经历过的事，回忆成本人实际发生过的事。

（4）似曾相识症和旧事如新症：病人体验新事物时，有一种似乎早已体验过的熟悉感。或病人将多次体验过的事物感到似乎从未体验到的生疏感。这两种记忆障碍与记忆过程的识记障碍有关。多见于癫痫病人。

五、智能障碍

智能（intelligence）是一个综合的精神活动功能。智能反映的是个体在认识活动方面的差异，是对既往获得的知识、经验的运用，并用以解决新问题、形成新概念的能力。智能包括观察力、记忆力、注意力、思维能力、想像能力等，它涉及感知、记忆、注意和思维等一系列认知过程。

一个人智力的高低可以从解决实际问题中反映出来。临床上可以通过一些简单的提问与操作了解病人的理解能力、分析概括能力、判断力、计算能力、一般常识的保持和记忆力等，从而对智能是否有损害，以及损害程度做出粗略判断。另外，通过智力测验方法得出一个智商值（intelligence quotient，IQ），对智能进行定量评价。正常人的 IQ 值为 90 以上，70～79 为边缘状态，69 以下为智力低下。

智能障碍是指智慧和能力的低下，在日常生活中可表现为学习、工作、生活和社会适应能力的异常。智能障碍主要有两类疾病，一类是精神发育迟滞，另一类是痴呆。

1. 精神发育迟滞（mental retardation）　是指先天，或围产期，或生长发育成熟之前（18 岁以前）大脑的发育由于各种致病因素，如遗传、感染、中毒、头部外伤、内分泌异常或缺氧等因素，使大脑发育不良或受阻碍，智能发育停留在一定的阶段。随年龄的增长其智能明显低于正常的同龄儿童。

2. 痴呆（dementia）　是由脑部疾病所致的综合征。常有慢性或进行性多种大脑高级皮层功能紊乱。病人在意识清楚的背景下出现记忆、计算、定向、思维、理解、学习能力、语言和判断功能的障碍。见于阿尔茨海默病、脑血管病，以及原发或继发的大脑损害性疾病。痴呆有全面性和局限性之分。

（1）全面性痴呆：又称弥漫性痴呆。产生于大脑弥漫的器质性损害基础上，影响到智能的各个方面。表现为智能明显减退，精神活动迟缓，定向力、自知力丧失，情感淡漠，常出现人格的改变。可见于老年性痴呆、麻痹性痴呆。

（2）局限性痴呆：或称部分性痴呆、病灶性痴呆。大脑的病变只侵犯脑的某些局限的部位，如侵犯大脑血管周围的组织等。病人只产生记忆力的减退、理解力削弱、分析综合困难等，但人格保持良好，并有一定的自知力，定向力完整，主动接触，情感活跃。当疾病发展严重时，也可演变为全面性痴呆，如脑动脉硬化性痴呆、脑外伤性痴呆。

此外，临床上可见一类与痴呆相似的表现，但实质上不属于真性痴呆，即所谓假性痴呆（pseudo dementia）。其特点是病人发病前有较明显的精神因素，起病较急，有特殊的非常明显的痴呆临床表现，但不同于真性痴呆，在躯体及神经系统无器质性病变，痴呆是可逆的，可完全恢复到正常状态。临床上可见的类型有刚塞综合征（Ganser snydrome），童样痴呆，抑郁性假性痴呆和癔症性遗忘症。多见于癔症及反应性精神障碍病人。

六、自知力障碍

自知力（insight）又称领悟力或内省力。是指病人对自身精神疾病的认识及判断能力。即病人能判断哪些是精神疾病的表现，并能分析精神症状。神经症病人主动就医，清楚叙述病情，为有自知力。精神病人一般均有不同程度的自知力缺失，因此不承认自己有病，不主动看病，拒绝治疗。在疾病的初期，部分精神病人可有自知力，但随着病情的发展，自知力逐渐丧失。当病情好转时，自知力可逐渐恢复。临床上将有无自知力，以及自知力恢复的程度，作为判断病情轻重和好转程度的重要标志。

七、定向力障碍

定向力（orientation）是对时间、地点、人物，以及对自身状态的判别能力。前者称周围环境定向力，后者称自我定向力（自己的姓名、年龄、职业等）。定向力障碍是意识障碍的一个重要标志，但不是唯一的标志，应结合其他临床表现综合判断。定向力障碍多见于躯体疾病，感染、中毒所致精神障碍，脑器质性精神障碍等。

双重定向（double orientation），即对周围环境的时间、地点、人物出现双重体验，其中一种体验是正确的，而另外一种体验与妄想有关，是妄想性的判断或解释。如病人声称自己是在医院，同时又说是在法院，这种表现常与妄想或其他的思维障碍有关。多见于精神分裂症。

八、情感障碍

情感（affect）是对客观事物的主观态度和相应的内心体验。如喜、怒、哀、乐等。情感和情绪（emotion）在精神医学中常作为同义词。心境（mood）是指一种持续的情绪状态。临床上常见的情感障碍有：

1. 情感高涨（elation） 是指情感活动明显增高。表现有不同程度的病态喜悦，与环境不相符的过分愉快、欢乐，如声调高亢，眉飞色舞，喜笑颜开，表情丰富，易引人发笑；有时盛气凌人，傲慢自负，常带有明显的夸大色彩。病人自我感觉良好，心情无比舒畅。以上表现常与外界环境协调，具有一定的感染力，易引起周围人的共鸣。见于躁狂症。

病人虽有幸福愉快的内心体验，面带笑容，但说不清高兴的原因，内容也较单调刻板，给人以呆傻、愚蠢的感觉，这种情绪称之为欣快（euphoria）。多见于麻痹性痴呆及其他脑器质性精神障碍。

2. 情感低落（depression） 是负性情感的增强。轻则表现情绪差，忧心忡忡，愁眉不展，唉声叹气。重则忧郁沮丧，毫无兴趣，外界的一切均不能引起兴趣，有度日如年，生不如死之感。常伴有思维迟缓，动作减少，自责自罪，悲观绝望，易出现自杀观念和行为。见于抑郁状态。

3. 焦虑（anxiety） 是过分担心发生威胁自身安全和/或其他不良后果的情绪状态。病人表现为无明确对象或与现实不相符的过分紧张、担心、恐惧，因而顾虑重重，以至搓手顿足、坐卧不安，有如大祸临头，惶惶不可终日。常伴有自主神经系统功能紊乱症状及疑病观念。多见于焦虑性神经症、更年期精神障碍。

4. 恐惧（phobia） 是指面临不利的或危险处境时出现的情绪反应。表现为紧张、害怕、提心吊胆。伴有明显的自主神经功能紊乱症状，如心悸、气急、出汗、四肢发抖，甚至大小便失禁等。恐惧常导致逃避。对特定事物的恐惧是恐惧症的主要症状。恐惧亦可见于儿童情绪障碍及其他精神疾病。

5. 易激惹（irritability） 是一种剧烈但持续时间较短的情感障碍。病人遇到刺激或不愉快的事，即便很轻微，也可产生剧烈的情感反应。病人极易生气、激动、愤怒，甚至大发雷霆，可伴有手抖、心跳加快等。常见于癔症、神经衰弱、脑器质性精神病、躁狂状态和某些躯体疾病。

6. 情感迟钝（emotional blunting） 指平时对病人能引起鲜明情感反应的刺激，此时却表现较平淡，并缺乏与之相应的内心体验。表现为细微的情感反应逐渐消失，病人变得对亲人不体贴，情感反应不鲜明。多见于精神分裂症及脑器质性精神病的早期，严重时发展为情感淡漠。

7. 情感淡漠（apathy） 是情感活动减退的表现。病人对外界任何刺激均缺乏相应的情感反应，对周围发生的事漠不关心，如生离死别、久别重逢等无动于衷。病人说话声调平淡，表情呆板，内心体验极为贫乏或缺如。可见于精神分裂症、器质性痴呆病人。

8. 情感倒错（parathymia） 病人的情感体验与当时外界刺激的性质不相符合。如听到令人高兴的事，反而表现为悲伤；谈及自己遭迫害，反而表现为愉快。多见于精神分裂症青春型。

9. 情感幼稚（emotional infantility） 指成人的情感反应如同小孩，既幼稚又缺乏理性控制；对事物反应迅速而强烈，没有节制和遮掩。见于癔症或痴呆病人。

九、意志行为障碍

意志（will）是指人们自觉地确定目标，并克服困难，用自己的行动去实现目标的心理过程。意志与认识活动、情感活动及行为紧密相连，相互影响。认识过程是意志的基础，而人的情感活动则可能成为意志行动的动力或阻力。在意志过程中，受意志支配和控制的行为称作意志行为。

简单的随意和不随意行动称为动作。有动机有目的地进行复杂随意运动，称为行为。动作行为障碍又称为精神运动性障碍。

（一）意志障碍

1. 意志增强（hyperbulia） 是指意志活动的增多。这类症状的产生常与其他精神活动有密切联系，或受其支配、影响，或以此为基础。如病人受迫害妄想的支配，反复上诉控告；在夸大妄想的影响下，夜以继日地从事无效的发明创造；有疑病妄想的病人，四处求医，要求解除病痛等。

2. 意志减退（hypobulia） 是指意志活动减少。因对周围一切事物无兴趣而不愿活动。对工作学习感到非常吃力，甚至不能进行，以至卧床不起。多见于抑郁症，精神分裂症。

3. 意志缺乏（abulia） 是指意志活动的缺乏。病人对任何活动缺乏动机、要求；行为孤僻退缩；生活处于被动状态，需人督促管理。严重时本能要求也没有。常与思维贫乏、情感淡漠同时出现。是精神分裂症的基本症状之一。

4. 意向倒错（parabulia） 意向要求与一般常情相违背，或为常人所不允许，以至某些活动和行为使人难以理解。如病人伤害自己的身体；吃正常人不吃或厌恶的东西（肥皂、脏土、草木、虫、粪便等）。这种行为有时可在某些幻觉或妄想支配下产生，病人往往对此做出一些荒谬的解释。多见于精神分裂症。

5. 矛盾意向（ambitendency）　对同一事物同时产生对立的、相互矛盾的意向和情感。病人对此不能意识到它们之间的矛盾性，因而也不能自动地纠正。见于精神分裂症。

（二）运动及行为障碍

1. 精神运动性兴奋　是指整个精神活动的普遍性增强。可涉及到精神活动的各个方面，分为协调与不协调精神运动性兴奋。由于疾病的不同可存在不同的表现。

（1）躁狂性兴奋（manic excitement）：病人兴奋时的动作及行为都有明确的目的、企图。病人表现情感高涨、联想加快、言语动作增多，随境转移。病人的精神活动在知、情、意三者之间，与周围环境之间能保持完整、协调和配合，故称之为协调性精神运动性兴奋。主要见于躁狂症。

（2）青春性兴奋（hebephrenic excitement）：病人兴奋时的动作、行为与精神活动之间的统一性和完整性遭到破坏。病人的动作和行为无明显的动机与目的，显得杂乱无章，不可理解，称之为不协调精神运动性兴奋。主要见于精神分裂症青春型。

（3）紧张性兴奋（catatonic excitement）：一种不协调精神运动性兴奋。兴奋常突然发生，强烈粗暴、冲动，显得杂乱而又单调刻板。常伴有无明显原因和目的性的攻击破坏行为，使人无法捉摸，难于防范。一般持续时间较短，常与紧张性木僵交替出现。主要见于精神分裂症紧张型。

（4）器质性兴奋（organic excitement）：兴奋时表现为动作行为杂乱，并带有冲动性，甚至可出现攻击行为。这类病人一般有不同程度的意识障碍，或人格改变，思维迟缓，情感脆弱，可出现欣快或强制性哭笑。见于脑器质性病变，如慢性脑外伤性精神障碍、麻痹性痴呆、老年性精神病。

2. 精神运动性抑制　指整个精神活动的抑制，表现为动作行为的明显减少。

（1）木僵（stupor）：一种较深的精神运动性抑制。病人动作行为明显减少或完全抑制，并经常保持一种固定姿势。严重的木僵称为僵住，病人不言、不动、不食，面部表情固定，大小便潴留，对刺激缺乏反应，如不予治疗可维持很长时间。轻度木僵称作亚木僵状态，表现为问之不答，唤之不动，表情呆滞，但在无人时能自动进食，能自动大小便。不同疾病所致木僵大致有四类。严重的木僵常见于精神分裂症紧张型，称之为紧张性木僵（catatonic stupor）。严重的抑郁症也可以引起木僵，一般程度较轻，病人可有情感活动表现，或简单回应，称之为抑郁性木僵（depressive stupor）。心因性木僵（psychogenic stupor）是在强烈的精神创伤下产生的一种反应状态。当外因消除后，木僵可消失，过后病人常不能完全回忆。器质性木僵（organic stupor）主要由于脑器质性疾病，如脑炎、脑外伤，或急性中毒后引起精神运动性抑制，出现不同程度的木僵，同时可伴有意识障碍及神经系统及躯体疾病的症状。

（2）蜡样屈曲（waxy flexibility）：是在木僵基础上产生的，病人的肢体可任人随意摆布，如抬高四肢或弯曲，即使是极不舒适的位置，病人可保持这种姿态很久而不动，像蜡人一样。如果抬高头好似枕着枕头的姿势很长时间不动，即所谓的空气枕头。此时病人意识清晰，对外界事物能感知，但不加以抗拒。当病人摆脱木僵状态后，均能回忆并可叙述当时的情况。见于精神分裂症紧张型。

（3）缄默症（mutism）：病人缄默不语，不回答问题，但有时可以用手示意。见于癔症及精神分裂症紧张型。

（4）违拗症（negativism）：有主动性违拗和被动性违拗之分。主动性违拗，即病人做出与对方要求相反的动作，如要求病人张口，反而紧紧地闭嘴；要他闭嘴时，却张开嘴。被动性违拗，即病人对别人的要求一概加以拒绝，不履行要求他做的任何事。多见于精神分裂症紧张型。

3. 其他特殊症状

（1）被动性服从（passive obedience）：病人被动地服从医生或任何人的要求和命令，甚至一些不愉快的、使他难受的动作也绝对服从。

（2）刻板动作（stereotyped act）：病人持续地、单调而重复地做一个动作，这种动作并没有任何意义及指向性。常与刻板语言同时出现。

（3）模仿动作（echopraxia）：病人毫无目的、毫无意义地模仿周围人的动作。常与模仿言语同时存在。

以上症状均常见于精神分裂症紧张型。

（4）作态（mannerism）：指病人做出奇特、愚蠢、幼稚的各种动作、姿势或表情，好像是故意装出来的。如病人用脚尖走路，进屋或起立时做二三次敬礼动作，一次次地绕着椅子走，用手做各种的手势。见于精神分裂症青春型。

（5）持续动作（persevered act）：要求病人做其他动作，病人仍重复做刚才做过的动作。常与持续言语同时出现。多见于脑器质性损害。

（6）强制性动作（forced act）：一种不属于自己的意愿且又不受自己支配，带有强制性的动作。病人没有摆脱的愿望，缺乏痛苦体验。见于精神分裂症。

（7）强迫性动作（compulsive act）：是违反病人意愿而反复出现的动作。病人知道这些动作没有必要，但摆脱不了。如刚关好门又三番五次地去检查，明知不对，却无法摆脱。见于强迫性神经症。

十、意识障碍

意识（consciousness）是指对自身状态和周围环境的识别和觉察能力。意识清晰是精神活动的背景及先决条件，只有在意识清晰的状态下，精神活动才可正常进行。

当意识障碍时精神活动普遍受到抑制，表现为：①对外界刺激反应减弱，知觉清晰度降低，思维迟缓；②注意力难以集中，记忆力减退；③定向障碍，包括时间、地点、人物、周围环境及自我定向障碍；④情感反应迟钝，行动缓慢；⑤起病急，症状持续时间短，一般为数小时到数天，且在一天内常有波动，病情缓解后对病中的经历常有部分或全部遗忘。

意识障碍可分为周围环境意识障碍和自我意识障碍两种。周围环境的意识障碍分为周围环境意识清晰程度的降低、意识范围缩小以及意识内容的改变，而这三方面又互相联系。

1. 意识清晰度降低为主的意识障碍

（1）嗜睡（drowsiness）：意识清晰度水平降低较轻。在安静环境下病人呈嗜睡状态，呼叫或推动病人肢体，可立即唤醒，也能正确地交谈，当刺激消失后又进入睡眠状态。此时吞咽、瞳孔、角膜等反射均存在。见于脑器质性疾病早期。

（2）意识混浊（clouding of consciousness）：又称反应迟钝状态。强烈的刺激才能引起病人的反应。病人表现为思维缓慢，注意力、记忆力、理解力等都有困难，表情迟钝，对时间、地点、人物可有定向障碍。此时病人吞咽、角膜、对光等反射尚存在。可出现原始性动作，如舔唇、伸舌、强握、吸吮等。多见于躯体疾病及脑器质性疾病急性期。

（3）昏睡（sopor）：意识清晰度水平较前者更低，周围环境及自我意识均丧失。在强烈疼痛的刺激下，如用手指压病人眶上缘内侧时，可引起面肌防御反射。此时病人角膜、睫毛等反射减弱，光反射、吞咽反射仍存在。可出现不自主运动及震颤。见于严重的脑部及躯体疾病。

（4）昏迷（coma）：意识完全丧失，对任何刺激都不产生反应。病人的吞咽、防御，甚至对光反射均可消失，可引出病理反射。多见于严重的脑部疾病及躯体疾病的垂危期。

2. 意识范围改变为主的意识障碍

（1）朦胧状态（twilight state）：其特点为意识范围缩小或狭窄，同时伴有意识清晰度水平降低。病人在此范围内，可有相对正常的感知觉，以及协调连贯的复杂行为。但对除此之外的事物都不能正确感知和判断。同时可有定向障碍、片断的幻觉、错觉、妄想以及相应的行为。常忽然发生，突然中止，事后部分遗忘。一般持续数分钟到数小时，持续数日者较少见。多见于癫痫性精神障碍、癔症。

（2）漫游性自动症（ambulatory automatism）：这是朦胧状态的一种特殊形式。其特点是不具有幻觉、妄想和情绪的改变。病人在意识障碍时可执行某种无目的性的、与当时环境不相适应的，甚至没有意义的动作。如在室内外毫无目的地徘徊；刻板地执行某些简单的日常活动，如开门、关门。其动作都为突然开始，持续短暂而又突然消失，事后遗忘。临床上较多见的有以下两种：①梦游症（somnambulism）：又称睡行症、夜游症。病人多在睡眠中或入睡1~2小时发作。病人未觉醒，却突然起床，刻板地执行某些简单的、无目的的动作，如在室内来回走动或从事一些简单活动，发作数分钟后病人又上床安静入睡，醒后完全遗忘。多见于癫痫，也可见于癔症及正常儿童。②神游症（fugue）：多于白天或晨起后突然发作。病人无目的地外出漫游，或到外地旅行，或进入陌生的住所，甚至进入禁区，并可将衣物金钱赠送他人。一般持续数小时或数日后突然清醒，对发作过程可部分回忆。多见于癫痫、反应状态、癔症及颅脑损伤后。

3. 意识内容改变为主的意识障碍

（1）梦样状态（oneiroid state）：意识清晰度降低，伴有梦样体验。病人反应迟钝而沉溺在幻想体验中，与周围环境丧失联系，但外表好像清醒。其内容多反映现实生活中的某些片断经历，与富有情感色彩的幻想相结合。病人往往为梦幻事件的参与者，可出现梦呓般的自语来反应体验中的情境；对幻觉内容有部分记忆；可持续数日或数月。可见于感染、中毒性精神障碍及癫痫。

（2）谵妄状态（delirium）：在意识清晰度降低的同时，产生大量的幻觉与错觉。幻觉以幻视多见。幻觉的内容多为生动、鲜明形象的恐怖情景，如看到昆虫、野兽，或是燃烧着的熊熊烈火等。病人多伴有紧张、恐惧情绪和相应的兴奋不安，行为冲动，出现不协调精神运动性兴奋。病人思维不连贯，理解困难，有时出现片断妄想。病人的定向力部分或全部丧失。症状昼轻夜重，持续时间可数小时至数日，恢复后有部分或全部遗忘。多见于躯体疾病、感染和中毒所致急性脑病综合征。

4. 自我意识障碍

（1）人格解体（depersonalization）：病人丧失了对自身行为的现实体验，或指对自己各种体验缺乏主观感觉。感到自己不是原来的自己，或自己已经不复存在，或感到自己的思想、情感变得不再是自己的了，或觉察不到自己精神活动或躯体的存在，丧失了"自我"的感觉。病人声称"我的脑子变得不是自己的了"、"我的精神和灵魂在世界上都已经不存在了"、"没有我了"等。抑郁状态时人格解体较固定而单一。常见精神分裂症、神经症。

（2）交替人格（alternating personality）：指同一病人在不同时间内可表现为两种完全不同的个性特征和内心体验，即两种不同的人格。在不同的时间内可交替出现。多见于癔症，有时见于精神分裂症。

（3）双重人格（double personality）和多重人格（multiple personality）：指病人在同一时间内表现为完全不同的两种人格。有的病人同时出现两种以上的人格，称为多重人格。多见于精神分裂症、癔症。

（4）人格转换（transformation of personatity）：指病人否认原来的自身，而自称是另一个人或动物，但没有相应的行为和言语的转变。人格转换是突然的，如称自己是已故的祖母，或是狐狸精。常见于癔症，也可见于精神分裂症。

十一、精神障碍的综合征

精神疾病的一些症状相伴出现，并互相联系、互相影响，这样一组症状被称为综合征或症状群。综合征中的每个症状之间存在一定的内在联系，如抑郁状态时由于情绪的低落，而导致思维迟缓，活动减少。这些症状可同时或先后出现，病愈时可先后消失或同时消失。综合征对确定诊断有很重要的意义。临床常见的综合征如下：

1. 幻觉妄想综合征　以幻觉为主，在幻觉的基础上产生妄想，如迫害妄想、影响妄想等。妄想一般无系统化倾向，幻觉和妄想密切结合，互相依存，互相影响。多见于精神分裂症。

2. 精神自动综合征　又称康金斯基综合征。是在意识清晰状态下产生的一组包括假性幻觉、被揭露感、强制性思维及系统化的被害妄想、影响妄想在内的症状群。突出的特点是病人所有病态体验为异己的，被外力控制的不自主感、被强加感。多见于精神分裂症。

3. 情感综合征　是以情感障碍为主的一组综合征。包括情感高涨、思维奔逸及精神运动性兴奋为主症的躁狂症状群。情感低落、思维迟缓及精神运动性抑制为主症的抑郁证候群。多见于心境障碍。

4. 紧张综合征　紧张性木僵与紧张性兴奋交替出现。可表现为木僵、违拗症、刻板言语及动作、模仿言语及动作、蜡样屈曲、缄默等症状。常见于精神分裂症紧张型。在抑郁症、反应状态，以及颅脑损伤伴发的精神障碍时也可见到此综合征。

5. 遗忘综合征　又称柯萨可夫综合征。其特点为一组独特的记忆障碍、近事遗忘、错构症、虚构症、顺行性和逆行性遗忘及定向力障碍。多见于慢性酒精中毒性精神障碍，颅脑损伤精神障碍及其他脑器质性精神障碍。

第三节 精神障碍的常见中医症状

精神疾病的诊断和辨证论治，皆从分析症状入手，其主症与具有特征的兼症、证候常常是重要的诊断线索。中医典籍中描述的常见症状如下：

1. 妄见妄闻 中医学描述为看到"五色神鬼"等，相当于西医的幻觉，如幻听、幻视。

2. 语言错乱 又称"语言颠倒"，《丹溪心法》简称"错语"。是指神志恍惚，语言前后颠倒错乱，或言后又自知讲错，但不能自主的一种症状。表现为言语无序、多言而慢、言语首尾不顾、妄言等。相当于西医的思维言语障碍。

3. 独语 指在神志清醒的情况下喃喃自语，讲话无对象，见人语止的症状。

4. 狂言 指言语粗鲁狂妄，失去理智控制。表现为言语增多，伴有夸大妄想。可见于精神分裂症、躁狂症、脑器质性精神障碍及某种变态人格。

5. 狂越 指举止狂乱不宁。表现为狂躁、行为紊乱，甚则谵妄等精神症状。

6. 狂妄 亦作"狂忘"。症见嬉笑不休、发狂、谵妄、妄见等。

7. 善喜 指未遇喜乐之事，病人却自觉很高兴，经常喜笑，有的能被他人理解，有的不能为他人理解。

8. 善悲 又称善悲易哭。是指未遇悲哀之事，却经常悲伤欲哭，不能自制而言。在抑郁状态中有善悲的表现。其情感基调低沉、灰暗，可以轻度心情不佳，从心烦意乱、苦恼、忧伤到悲观、绝望。

9. 善恐 又称恐惧。是指未遇恐惧之事而产生恐惧之感，终至神志不安，或如人将捕的症状。惊恐发作是严重的焦虑发作。

10. 善怒 又指急躁易怒。是指无故性情急躁，易于发怒，不能自制的症状。

11. 善惊 又称胆怯易惊。是指遇事容易惊吓，或经常无故自觉惊慌，心中惕惕不安。

12. 善忧思 又称忧虑。是指经常反复出现思虑绵绵，忧郁不解，闷闷不乐。

13. 烦躁 是指心烦与手足扰动不宁之谓。表现为心神不宁，坐立不安，易于激惹。

14. 惊悸 惊，仅是一个表现为紧张恐惧、夜不安寐等的证候，若加上心悸不宁等症状，则为惊悸。

15. 怔忡 自觉剧烈心跳的一种症状。病人自觉心中急剧跳动、惊惕不安，不能自主。可见于神经症病人。

16. 失志 指所欲不遂、痛悔过失所致心神不守、意志丧失之症。可归入中医情志病。

17. 神昏 是指神志昏乱或丧失，对外界刺激缺乏反应。《丹溪心法》称"昏不知人"、"昏迷"。

18. 谵语 是指以神志不清，胡言乱语为特征，常伴有情绪恐惧、兴奋激动等表现。

19. 郑声 是以神志昏沉，语言重复，语声低沉，言语不相接续为特征的一种症状。多见于疾病晚期，精神散乱的重危表现。

20. 痴呆 思维迟钝，情感行为呆滞的一组症状。轻者可见神情淡漠，寡言少语，善忘迟钝。重者终日不语，闭户独处，或喃喃自语，精神恍惚，言辞颠倒，不辨污秽，不欲食或不知饥饱。

21. 健忘 亦称"喜忘"、"多忘"、"善忘"。是指记忆力差，遇事易忘的症状。

22. 但欲寐 为一种朦胧迷糊，似睡非睡，似醒非醒的症状。为心肾气血虚衰的表现。

23. 失眠 又称不寐、不得眠等。是指经常性的不能获得正常睡眠的症状。常见于神经症、精神分裂症、躁郁症等。

24. 多梦 是指睡眠中出现梦幻纷纭的症状，且多为可惊可怖之事，白天则头昏神疲。正常人偶或得梦，醒来无不适者，不必介意，不属本节所论范围。

25. 梦魇 指噩梦离奇，或如有重物压身，常突然惊醒。

26. 梦惊 指梦中恐惧惊骇而突然惊醒。

27. 嗜睡 或称多寐。指病人不分昼夜，时时欲睡，实际入睡时间增加的症状。本症在《内经》中称为"好卧"、"嗜卧"、"善眠"、"安卧"。常见于多寐、痴呆、虚劳和其他脑部疾病。

28. 脑鸣 指头内如虫蛀鸣响。常伴耳鸣、目眩等症状。多因髓海虚衰，或因火郁，湿痰阻遏所致。本症可见于神经症或精神分裂症诸病。

29. 耳鸣 是指耳内鸣响的症状。可与脑鸣同时出现。

30. 五迟 指小儿发育迟缓的五种病证。表现为立迟、行迟、发迟、齿迟、语迟，同时伴有精神发育迟滞。

31. 五软 亦称"胎怯"。指婴幼儿期精神及躯体发育迟滞的病证。即小儿头软、颈软、手足软、肌肉软、口软等五种症状的总称。

32. 奔豚 亦称"贲豚"。指有气从少腹上冲胸脘、咽喉。发作时痛苦剧烈，或有腹痛，或往来寒热。病延日久，可见咳逆、骨痿、少气等症。见于神经症、更年期综合征等。

33. 失音 是指神清而声音嘶哑，甚至不能发出声音的症状，而非咽部疾病所致。常见于气厥、行经失音等疾病。

34. 梅核气 指咽喉部似有异物梗阻，咽之不下，咯之不出，但并不妨碍饮食进入。即西医描述的癔症球、癔症盏。它是由精神因素及癔症性格所引起，客观检查无器质性改变。

35. 郁冒 指邪气逆而上冲，眩晕昏冒之症。表现为郁闷头晕，甚则发生一时性昏厥，但很快可自行苏醒。

36. 谵妄 指乱语妄见。表现为意识模糊，胡言乱语，错觉幻觉，情绪失常的症状。可见于急性器质性精神病、感染性精神病。

37. 循衣摸床 为神志昏迷者以手抚物的表现。属热伤心神，主要见于各种热性病所致的意识障碍、谵妄状态等。

38. 卑惵 指惊惕不安、纳差、痞塞之症。

【复习思考题】

1. 试述错觉、幻觉和感知综合障碍的区别。
2. 简述思维联想过程障碍和连贯性障碍的主要症状及临床意义。
3. 简述妄想的定义及主要临床特征。
4. 试述常见情感障碍的症状种类及其概念。
5. 常见精神障碍的综合征有哪些?
6. 举例说明与情感有关的3～5种中医症状及主要表现。

第四章

精神障碍的检查和诊断

第一节 精神障碍的检查

一、病史采集

精神科病史主要来源于病人和知情者。知情者包括病人的配偶、父母、子女、兄弟姐妹及亲戚、朋友、同事、领导、同学、老师、邻居等了解情况的人。重性精神疾病的病史，主要由知情者提供。病史采集应尽量客观、全面和准确。采集病史往往需要不断补充，予以完善。

（一）病史的提供者

病人和知情者所述的情况、其他医院的就诊资料、有价值的书面资料，如病人的日记、信件等，都可以作为病史内容。

（二）病史采集的内容

1. 一般资料 病人的姓名、性别、年龄、籍贯、民族、婚姻状况、职业、文化程度、工作单位和家庭住址等。应对病史提供者及病史资料可靠性进行评估。

2. 现病史情况 是否存在肯定的发病原因或诱因，症状与生活事件、心理冲突、躯体疾病等有无关联。病人就诊的主要症状和发病时间、发病的形式（急性、亚急性、缓慢起病）。按症状出现的时间顺序详细了解症状的发生发展过程；区别不同症状的出现时间及表现的轻重缓急，症状之间的相互关系；了解病人社会功能和人格的变化；了解曾经进行过的诊治情况，包括诊断、治疗、疗效情况等。如病程较长，应特别强调最近一年或一个月内的症状表现。询问是否存在躯体情况，如拒食者有无脱水及电解质紊乱、有无营养不良；木僵病人有无褥疮；自杀行为后的外伤和内脏受损情况；药物治疗引起的不良反应等。

3. 既往病史 重点询问病人有无其他精神病史，神经系统疾病史，心身疾病史，中毒史，重要躯体疾病及重大手术史，颅脑外伤史，抽搐昏迷史，药物过敏史。酌情询问性病史。

4. 家族情况 重点了解家族中精神病史，包括精神病性障碍、人格障碍、癫痫、酒精及药物依赖、智力发育障碍、先天性疾病和重要躯体疾病者，以及自杀者。双亲早逝，应了解死因。此外，需了解父母是否近亲婚配、家庭关系是否融洽、父母的职业特点和经济状况等。

5. 个人情况 包括母孕期到当前的生活史，如母孕期情况、分娩过程、生长发育、人格发展，以及学习史、职业史、恋爱婚姻史、月经生育史、病前性格特点等。根据病人年龄的不同，了解内容应有所侧重。对于儿童和青少年，应重点询问母孕期和围产期情况，产程中有无窒息，生长发育过程，饮食、睡眠习惯，与人一般接触和行为特点，有无害羞、恐惧等表现，情绪是否稳定；婴幼儿时期有无寄养史以及与父母的关系；家庭环境包括物质和心理是否存在问题；对学习史的了解，除学习成绩外，有无在学校的不愉快经历；青春期的发育过程亦应了解。对于中、老年人，重点了解其职业状况、工作经历、人际关系、恋爱婚姻史、生育史、月经史，以及家庭关系和兴趣爱好等。

还要了解性发育史、性生活情况、病人对"性"的态度和感受等内容。了解这些情况对性生理、性心理障碍的诊断具有重要的意义。

（三）采集病史时的注意事项

1. 病史采集应及时，尽可能向不同的知情者采集病史，避免片面性。
2. 采集病史要客观，不要对病史提供者加以暗示。如发现提供者有隐瞒或夸张病史，应向提供者讲明病史真实的重要性，晓以利害关系。
3. 采集病史时，不对所涉及的内容作好与坏的价值观评价。
4. 对所采集内容的真实性和可靠性做出评价。

二、精神状况检查

精神状况检查，亦称精神现状检查，是以面谈为基础的一种特殊检查方法。精神检查可分定式检查与非定式检查两大类。定式检查是以各种临床量表为工具进行逐项检查和评分，它有相对固定的形式，具有标准化检查的特点和要求。非定式检查又称自由式检查，其形式较为灵活，格式不完全固定，不采用记分的形式，而以具体记录和描述为特点。

（一）精神状态检查的程序

1. 一般性接触 与病人见面时，首先自我介绍，与病人寒暄，并请病人作自我介绍。在谈话中，对病人的一般情况有一个基本的了解，如有无意识障碍、有无言语障碍、病人合作程度等，为进一步采取何种方式检查提供线索。

2. 开放性交谈 在建立初步良好的医患关系基础上，提出一些有关疾病和病情的开放性问题，如"你有什么不舒服吗?"、"你需要医生的帮助吗?"以启发病人较系统地谈出其病态内心体验的发生、发展过程和具体情节。在此检查阶段，医生除认真听取病人所谈内容，不时地进行一些点拨性插话外，应注意病人的言谈是否主动，音调、音速如何，并观察其表情和情绪变化，以及姿势和动作举止有无异常。通过开放性的交谈，基本上可以获得诊断所需要的资料，达到精神检查的目的。这是精神状态检查的重要阶段。

3. 询问性的交谈 根据病史提供的资料，在开放性交谈中发现问题，应按诊断要求或症状清单，由医生逐一询问。这是第二阶段检查的补充部分。通过此阶段检查可防止遗漏症状，亦能发现罕见症状。对于欠合作的病人或难以系统描述体验的病人，此种检查具有重要意义。

4. 结束检查 当所需资料基本获取后，或整个检查已持续了1小时，医生可以提出结束本次检查。每次精神状况检查结束前，应做一个简单小结，补充遗漏的重要问题。

（二）精神状态检查的内容

1. 一般表现

（1）外表与行为：包括病人的外貌、衣着、修饰、步态、姿势等，观察有无奇装异服或特殊打扮，年貌是否相符，是整洁还是邋遢，手势有无异常，面部表情等有何特点。

（2）意识状态：意识状态是否清晰，可以通过时间、地点、人物定向和认知活动检查来确定。

（3）接触情况：病人对交谈检查的态度积极主动还是消极被动，能否自发地描述其主要的病态体验，对检查者的询问态度是否警惕，有无防御心理，态度是否冷漠或无所谓。检查中有无易激惹、激越、讥讽等表现。

（4）日常生活：生活能否自理，饮食、睡眠及大小便有无异常，在病房参加集体活动及与病友接触情况如何等。

2. 认知活动

（1）感知觉障碍：包括感觉、知觉障碍。

（2）思维障碍：①言语障碍，包括语速、语量和发音障碍。病人有无失语、秽语、哑语、构音障碍。诱导病人自发语言，观察其有无言语障碍。②思维形式障碍，注意病人的思维是否具有目的性；思维有无逻辑性；思维是否连贯，交谈是否切题，有无离题、散漫，有无思维破裂、思维奔逸、思维中断、思维贫乏，概括能力如何等。③思维内容障碍，注意妄想的内容是否荒谬，妄想出现的时间、发生发展过程，妄想是原发还是继发，有无泛化，是否系统、固定，坚信程度如何，与其他症状和病人社会功能的关系。

还要检查病人有无主观体验的思维障碍，如思维插入、思维被广播、思维被洞悉、意志被控制等；是否存在援引观念、强迫观念、矛盾观念、疑病观念、恐怖感、自杀或杀人的先占观念、内向性思维、幻想症、语词新作等。

（3）记忆力障碍：包括远记忆、近记忆、瞬间记忆的检查。

（4）注意力障碍：注意是否集中，有无随境转移。

（5）智能障碍：包括一般常识、专业知识、计算力、理解力、分析综合、抽象概括及判断能力。

3. 情感活动　包括稳定和持续的情绪状态及其与思维、行为、外界环境的协调性。如情感高涨或低落、焦虑、病理性激情、情感淡漠、情感迟钝和情感倒错等。

4. 意志、动作和行为　包括意志、本能活动的减退或增强及精神运动性活动的水平。如兴奋、激越或迟滞、作态、扮相、刻板动作、违拗、模仿动作、蜡样屈曲等。

5. 自知力　包括能认识到自己有哪些躯体或精神问题及其异常表现，认识到有无治疗的需要等。

（三）对不合作病人的检查

1. 一般表现　包括意识状态，定向力；身体姿态与动作；饮食、大小便、睡眠情况；女病人能否主动料理经期卫生等日常生活情况。

2. 言语情况 兴奋病人的言语内容与连贯性。有无模仿言语，吐字是否清晰，音调的高低，是否有用手势或表情示意。缄默不语的病人是否能用文字表达，有无失语症。

3. 面部表情与情感反应 病人是否有呆板、欣快、忧郁、焦虑等表情。病人有无闭眼、凝视或警惕周围事物的变化。当询问病人有关内容时，有何情感流露。观察病人是否有精神恍惚、茫然及无目的动作等，这对判断意识障碍极为重要。

4. 动作和行为 包括有无本能活动亢进，有无蜡样屈曲，动作增多还是减少，有无刻板动作，有无冲动自伤、自杀行为，对指令的行为（如伸舌）是否服从等。观察病人是否有抗拒、违拗、躲避、攻击及被动服从等。还要注意病人对工作人员的接触与其他病人有无不同。

对于紧张症、缄默和遗忘症的病人，可以在催眠状态下进行交谈。如果病人表现意识模糊，应注意病人有无器质性问题。

三、躯体与特殊检查

许多躯体疾病会伴发精神症状，精神病人也会发生躯体疾病。因此，无论是在门诊还是在急诊，都应对病人进行全面详尽的躯体检查，对器质性精神障碍的诊断和鉴别诊断十分重要。只重视精神状态检查而忽略躯体检查往往会导致误诊。血常规、肝功能、胸部 X 线透视、心电图等应列入常规检查。根据病情需要，还可以选择相关实验检查，如基础代谢、空腹血糖、血药浓度测定等。

神经科与精神科是两个关系较为密切的学科，不少神经科疾病可伴有精神症状，反之亦然。因此，对精神病人进行仔细的神经系统检查实属必要。相关神经系统的实验检查包括脑脊液检查、头颅 X 片检查、脑电图检查等。现代技术不仅提供了大脑形态学的检查手段，也可以对大脑不同区域的功能活动水平进行检查。计算机断层扫描（CT）、磁共振成像（MRI）等可以了解大脑的结构改变，功能性核磁共振成像（fMRI）、单光子发射计算机断层成像（SPECT）、正电子发射断层成像（PET）可以使我们对脑组织的功能水平进行定性甚至定量分析。这都有助于我们进一步了解精神障碍的神经生理基础。

第二节 精神科常用心理测量

精神科量表是用于精神障碍的诊断、症状及疗效评定的心理测量工具。常用的有两类，即诊断量表和症状量表。按照评定者和量表的结构又可分为自评量表和他评量表，包括结构固定性量表和结构半固定性量表。

一、诊断量表

诊断量表是一种定式或半定式标准化检查工具。此种工具是由有临床经验的精神病专家在制定诊断标准的同时，为提高疾病诊断水平和可靠性，根据诊断要点和（或）诊断标准所编制的标准化精神检查工具和计算机诊断系统，用于临床诊断和研究。它包括一系列条目，每一条目代表一个症状或临床变量。它规定了检查程序、提问方式和评分标准，并附有本工具的词条解释。医生或研究者应严格按照规定进行询问和检查，遵循词条定义对所获结果进行评分编码，确定症状是否存在并判断其严重程度。诊断量表的应用，大大提高了临床诊断的一致性。目前常用的诊断性精神检查工具有复合性国际诊断交谈检查表（Composite International Diagnostic Interview – Core Version，CIDI）、神经精神病学临床评定表（Schedules for Clinical Assessment in Neuropsychiatry，SCAN）和精神障碍诊断量表（Diagnositic Seale for Mertal Disorders，DSMD）。前两者分别与现行的分类诊断标准 ICD – 10 和 DSM – Ⅳ相匹配。后者为我国编制，与 CCMD – 3 相匹配。

二、症状量表

精神症状评定量表是将量表评定的方法用于精神症状的评定。目前国内外较为通用的症状量表如下：

1. 临床总体印象量表（Clinical Global Impressions Scale，CGI）　属非定式检查工具，由医生根据临床经验对病情的严重程度、疗效与不良反应做出总体判断。适用于各种精神障碍的评估。

2. 简明精神病评定量表（Brief Psychiatric Rating Scale，BPRS）　是一种简便、全面、有效而又可靠的评估工具，能迅速评定精神病人的症状特点、病情严重程度和变化情况。适用于合作与不合作的功能性精神病人的评估，主要用于评定精神分裂症的治疗效果。

3. 阳性与阴性症状量表（Positive And Negative Symptoms Scale，PANSS）　在 BPRS 基础上发展而来，由阳性症状、阴性症状、一般精神病理症状及附加症状四个分量表组成。用于评定不同类型精神分裂症病人症状存在与否及其严重程度。

4. 汉米尔顿抑郁量表（Hamilton Rating Scale for Depression，HAMD）　包括 24 项症状，7 类因子组成。目的是评定抑郁症病人病情的严重程度及变化，评价抗抑郁药物的治疗效果。HAMD 是最早用于抑郁症评定的量表，目前国内外已广泛应用。

5. 汉米尔顿焦虑量表（Hamilton Rating scale for Anxiety，HAMA）　包括 14 个症状，由躯体性和精神性焦虑等两类因子组成。主要用于评定神经症及其他病人的焦虑症状。HAMA 可作为抗焦虑治疗的疗效评价工具。

6. 躁狂评定量表（Mania Rating Scale，MRS）　适用于评定躁狂症和分裂情感性精神障碍躁狂状态的病情严重程度及症状变化。

7. 不良反应症状量表（Treatment Emergence Symptoms Scale，TESS）　该量表为 WHO 协作研究中常用的一种不良反应量表。其功能是对精神药物的治疗安全性作全面评价，记录多个系统药物不良反应的症状。统计分析时应统计每项症状出现的频率（例次）及其严重程度，并对所表现的症状与药物之间的关系做出评价，同时记录所采取的措施。

8. 症状自评量表（Symptoms Checklist 90，SCL – 90）　此量表包括 90 个项目。可以全面评定受评者的精神状态，如思维、情感、行为、人际关系、生活习惯及精神病性症状等。有 9 个因子，包括躯体化、强迫症状、人际关系敏感、抑郁、焦虑、敌对、恐怖、偏执、精神病性因子。该量表被广泛用于评定不同群体的心理卫生水平，如老年痴呆病人家属的心理健康状况、考试应激对学生心理状态的影响等。

三、人格测定

精神科常用的人格测验工具为艾森克个性问卷（Eysenck Personality Questionnaire，EPQ）和明尼苏达多相个性调查表（Minnesota Multiphasic Personality Inventory，MMPI），是世界上应用最为广泛的心理测量量表。现将 MMPI 简介如下：

明尼苏达多相个性调查表（MMPI）共有 566 道题，13 个分量表，包括疑病（Hs）、抑郁（D）、癔症（Hy）、病态人格（Pd）、男性 – 女性倾向（Mf）、妄想（Pa）、精神衰弱（Pt）、精神分裂症（Sc）、轻躁狂（Ma）、社会内向（Si）等，既可以了解受评者的个性特征，也可以对精神科诊断起到一定的提示。

四、中医心理测验量表

1. 中医肝脏象情绪量表　有 24 个项目，采用自我评定的形式进行，各项目按其等级指标从无、轻度、中等、偏重到严重 5 级依次计 1～5 分。主要反映病人不同情绪状态及严重程度。分肝经、焦虑、抑郁三个因子，各因子的功能是：①肝经因子：评定病人由于肝失疏泄导致的躯体症状，包括头、面、咽喉、胸胁等部位，体现中医特有的辨证思维；②焦虑因子：评定病人的焦虑情绪，包括焦虑心境、紧张、害怕和焦虑引起的认知功能障碍；③抑郁因子：评定病人的抑郁情绪，包括抑郁心情、悲观、失败感、不满、自责、疲劳等。量表满分 120 分，划界分为 31 分。

2. 阴阳五态人格量表　根据《灵枢·通天》记载的"阴阳五态人"的人格分型而编制。主要反映人的自然禀赋不同，阴阳的盛衰有别，在气质、性格等方面的特征。量表分为五个维度，即太阴之人、少阴之人、太阳之人、少阳之人、阴阳和平之人。量表用于测查中医人格的气质类型。

第三节　精神障碍中医诊法的应用

精神障碍是一种常见的临床现象，中医采取望、闻、问、切"四诊"合参的方法对其进行诊察，以了解精神疾病的症状、体征，判断疾病的病因病机，为临床辨证论治提供可靠的依据。中医常用诊法如下：

一、问诊

问诊是医生通过对病人或陪诊者进行有目的地询问以了解病情的方法。由于精神疾病的特殊性，病人不能完全述说病情，因此必须向家属及最了解病人病情的人询问病情，为精神检查提供线索，为辨证论治提供依据。问诊可具体参照中医"十问歌"来进行。若询问一般情况，需了解性别、年龄、职业、性格等，例如：女性因气郁情伤，多致脏躁、梅核气、奔豚气等，男性则易出现狂躁等精神障碍。有些精神疾病则只见于男性或女性，如子痫、行经期精神异常等女性独有；遗精、阳痿为男性独有。五迟、五软、解颅见于小儿；老年性痴呆、更年期精神障碍等都有特定的年龄段。从事职业不同，精神疾病的表现也有不同。如长期接触毒气、毒液及化学物质者，多出现中毒性精神病；脑力劳动者所患脑病多虚；体力劳动者所患脑病多实。性格倔强，好谈喜笑，或稍不如意即发脾气者，易致阳亢；若性格孤僻，沉默寡言，多愁善感，心胸狭窄，则多为气机郁滞，或阴血耗损。

问诊的主要内容有主要症状及病程、现在症状，还包括询问起病原因、既往病史、个人史、家族史等，是中医辨证论治的主要依据之一。

二、望诊

望诊是医生运用视觉对人体外部情况进行有目的地观察，以了解健康状况，测知病情的方法。望诊主要包括望神、色、形、态、面部表情、举止、舌质和舌苔等内容。通过望神色形态等外在表现，了解病人精神障碍的神志、情志和行为特点；其中望舌象在精神疾病中占有重要地位，也是辨别疾病的性质，了解疾病部位，预测病变趋势，分析病情动态的重要依据。凡是兴奋躁动、冲动伤人毁物的病人，大多舌质红，苔黄厚腻，甚至灰黑苔。在病人精神症状平稳阶段，舌苔突然变黄，大便干燥，可预知为复发先兆，应及时清泻脏腑实热。接近正常舌苔时，可预知精神症状将日益好转。慢性久病之癫证，多舌淡红无苔，治疗较为棘手。

三、闻诊

闻诊是通过听声音和嗅气味两个方面来诊察疾病的方法。如通过闻病人的声音、语言等各种声响了解病人的思维言语障碍，情绪变化；闻病人体内所发出的各种气味、分泌物、排泄物等来判断病证性质、轻重及预后。

四、切诊

切诊包括脉诊和按诊，尤以脉诊更为重要。通过诊察病人的脉搏形态、脉率的快慢、脉位的深浅，可判断疾病的属性、病变的部位。如滑脉主痰浊内结、痰涎壅盛；弦滑之脉见于肝郁痰结之证；数脉主实证、阳证、热证，多见于心肝炽热、肝郁化火、肝胃实热、痰火内结等证；沉脉多见于久病病人，如癫证者心脾两虚或脾肾两虚；涩脉则多见于气滞血瘀证等。

第四节　精神障碍的诊断与辨证

一、精神障碍的西医诊断原则与方法

精神疾病的诊断主要依靠病史和检查所获的资料。首先根据病史和检查所见，归纳病人的症状，将相关症状类聚，得出证候群或症状谱。通过分析症状群的特点，获得症状学诊断。第二步结合发病有关因素和发病基础及疾病发展过程，遵循精神障碍分类学及诊断标准，进行疾病分类学诊断。在诊断过程中注意与具有类似临床表现的疾病进行鉴别。

1. 等级诊断　首先需要根据发病相关因素及临床特点，考虑或排除器质性精神障碍、药物或酒依赖；第二是根据是否存在精神病性症状，是否存在显著的情感高涨或低落，考虑或排除精神分裂症和心境障碍；第三，以上情况排除后，根据临床不同表现，考虑各种神经症、心理生理障碍和人格障碍等诊断。

2. 多轴诊断 70 年代国外推荐对精神科病人进行多轴诊断。近年来国内临床亦采纳使用，CCMD-3 的七轴诊断系统得到较广泛应用。其内容为：轴 1，精神障碍；轴 2，人格特征、人格障碍或人格改变；轴 3，躯体疾病；轴 4，疾病或障碍的相关因素；轴 5，最重要功能损害，目前功能损害与病前 2 年最佳功能水平；轴 6，现状总评；轴 7，诊断轴间的关系。如果病人有多个诊断，应按其重要性和紧迫性排出主次顺序，即把最严重和最重要的诊断放在首位。诊断中需要注意的是应把疾病作为一个动态发展的有机整体来考察。对家族史、个人史、人格特征、病因、症状和病程、家庭和环境、社会人际关系等进行综合分析，方能做出准确的判断。

二、精神障碍的中医辨证方法

对精神障碍的中医辨证可采用八纲辨证、脏腑辨证、卫气营血辨证等方法，以分辨各类疾病的病位、病性等，为临床诊疗精神疾病提供最基本的依据。

1. 八纲辨证 八纲辨证是中医辨证中最基本的方法，其中阴阳是辨证的总纲。一切疾病均可分为阴阳两个方面。阴阳的偏胜或偏衰所表现的精神证候不同。根据《内经》所谓"阳主动，阴主静"的论点，阳偏胜属于狂，阴偏胜属于癫。《脉经》也说"阴附阳则狂，阳附阴则癫"。举凡与"阴"属性相一致的证候，皆可称为阴证，如里证、寒证、虚证等，其临床表现可见善忧思、善恐、痴呆、语音低微、静而少言、面色苍白或黯淡、身蜷卧、气短乏力、萎靡不振、口淡不渴、小便清长、舌淡苔白、脉弱等。凡一切与"阳"属性相一致的证候皆可称为阳证，如表证、热证、实证等，其临床表现可有妄见妄闻、狂越、善怒、狂言、善喜、口渴喜冷饮、小便短赤、舌红苔黄、脉象有力等。表里是辨别疾病病位的纲领。寒热是辨别疾病性质的纲领。一般而言，寒证多见有面色苍白、恶寒喜暖、蜷卧喜静、手足厥冷、口淡不渴、痰涎清稀、小便清长、大便稀薄、舌淡苔白而润、脉迟无力等表现。热证临床多见恶热喜冷、口渴喜冷饮、面红目赤、烦躁不宁、痰黄粘稠、小便短赤、舌红苔黄、脉数有力等表现。虚实则是辨别疾病过程中邪正盛衰的纲领。凡机体功能减退，或维持生理功能活动的物质不足所引起的一系列证候，皆称之为虚证。其特点是：面色苍白或萎黄，精神萎靡，表情呆板，身疲乏力，嗜睡蜷卧，少气懒言，或形寒肢冷等。凡邪气实而正虚不明显者，皆称之为实证。其临床表现极不一致，常见的有发热烦躁、神昏谵语、声高息粗、便秘溺涩、舌苔黄厚、脉实有力等。

2. 脏腑辨证 脏腑辨证是根据脏腑的生理功能、病理表现，及四诊所搜集的资料进行分析、归纳，借以推究病机，判断病变的部位、性质及邪正盛衰情况的一种辨证方法。因此，脏腑辨证必须结合八纲、气血痰火津液等病因病机的辨证方法，才能全面反映疾病本质。中医的"神"有脑神、五神脏；情绪有喜怒忧思悲恐惊，皆与脏腑密切相关。因此，在精神疾病辨证中，脏腑辨证具有重要的地位。

3. 卫气营血辨证 卫气营血辨证主要适用于外感热病所致的精神障碍。分为卫分证、气分证、营分证、血分证等四类，用于说明疾病的病位、病性以及传变规律，并指导临床治疗。

此外，还可以根据具体情况采取其他辨证方法，如六经辨证、经络辨证等。

三、精神障碍的中西医结合诊断原则与方法

1. 辨病与辨证相结合　用西医的方法诊断精神疾病，用中医的方法辨证分型，即病证结合诊断方法。在诊断过程中，同一疾病可有不同的证型，不同疾病之间也有相同的证候，这就是所谓同病异证和异病同证。根据病证结合的方法诊断疾病，确定治疗方案，有益于较全面地掌握疾病规律，发挥中西医结合治疗的优势。

2. 整体与局部相结合　中医学理论体系的主要特点之一是整体观念。中医学认为，人体本身是一个有机的整体，五脏六腑在功能上是相互依存而又相互制约的，躯体与精神也是相互依附、不可分割的统一体。因此，在病理上不仅要特别重视脏腑经络之间的影响所产生的各种主症和变症，还要注意躯体病变与精神异常之间的转变关系。躯体的病变可引起精神异常，而情志的异常也能引起躯体疾病。局部与整体的辩证统一，强调局部病变从整体的层次上进行分析辨证，从生理－心理－社会多角度来诊治疾病，并非头痛医头，脚痛医脚。

3. 动态与静态相结合　疾病的诊断和证型是相对静态稳定的。但诊断的主次顺序，主要临床表现在疾病的全过程中并不是固定不变的。因此，医生应该根据具体病情变化、疾病不同阶段等特点进行诊断辨证，制订和修改治疗方案，调整治疗措施。如同一个病人，在入院时同时诊断为酒精中毒性精神障碍、人格障碍等，但中毒性精神症状控制后，临床主要矛盾转入人格障碍，治疗重点应以人格调整为主。同样的疾病，在不同阶段，其临床主症和中医证型不尽相同，如精神分裂症发病初期，以阳性症状为主，中医辨证为痰火内扰型，到后期则可能以阴性症状为主，中医辨证是阴虚火旺型或阴阳两虚型。因此，中西医治疗方案也要随机应变。这种动静结合的诊断与辨证方法是中西医结合诊断的一大特点。

4. 宏观与微观相结合　天人合一是中医认识疾病的宏观思想。人与自然环境是统一的，自然环境和社会环境对人的生理、心理都会产生重要影响。同时人体是一个相互影响，相互依存的有机整体，在生理和病理上相互影响。在任何一种精神疾病的诊断和辨证过程中，都应该从整体上充分考虑这些因素，同时还应该充分利用现代科学技术发展的成果，从微观上寻找疾病的病因病机及诊断辨证的直接证据，如各种生理生化检查、脑影像学检查等。宏观与微观相结合的方法有利于全面客观地诊断疾病。

第五节　精神科中西医结合病历书写

一、病历书写的基本要求

病历是病史和各项检查的资料记录，是医生对疾病诊断、治疗和预后估计的重要依据，也是临床实践的经验总结。应按以下要求进行书写：

1. 严谨的科学态度和认真负责的精神。
2. 内容完整、实事求是、有逻辑性和情节性、重点突出、主次分明、条理清楚。书写文笔通顺、简练，描述生动形象，字迹清楚，不得随意涂改。

3. 书写及时，按规定时间完成。

4. 病史及精神状态检查，尽可能使用病史报告人和病人的语言和实例加以整理、描述。应避免使用精神病学术语。

二、病历书写的主要内容

1. 一般资料　姓名、性别、年龄、籍贯、婚姻、民族、职业、单位、教育年限、宗教信仰、现住址、联系人及地址和联系电话、入院日期、供史日期、供史人姓名（与病人关系）及通讯处、病史可靠程度等。

2. 主诉　指起病时间、主要症状与病程。

3. 现病史　包括起病情况，病情演变，入院前诊治情况，需要特别防护的症状。

4. 既往史　包括过去精神病发作及诊疗情况，过去其他重要疾病发作及诊疗情况；体质及药物过敏情况。

5. 个人史　包括母亲妊娠、分娩情况，幼年发育情况；学校学习及工作情况；恋爱、婚姻情况；女病人的月经及生育情况；病前性格，包括爱好及不良嗜好等内容。

6. 家族史　包括父母二系三代中有无精神疾病、癫痫、遗传性疾病、智力发育障碍、先天疾病、重要躯体疾病和自杀者。此外，需了解父母是否近亲婚配；家庭关系是否融洽和经济状况等。

7. 体格检查　包括神经系统检查等。

8. 精神状态检查　包括一般表现，如外貌、体位、步态；意识状态和定向力；接触情况；对周围环境的态度；日常生活表现；感知觉；言语和思维活动；记忆力、注意力、智力；情感活动；意志、动作和行为；自知力等。

9. 中医望、闻、问、切

（1）问诊：参照"十问歌"的内容全面记录病人的精神和躯体症状，以此作为辨证论治的依据。

（2）望神色形态：包括神志、精神、情志、体态及气色。望舌象，即望舌苔（苔形、苔色、津液）、舌质（色泽、瘀点、瘀斑）、舌体（形、态）、舌底脉络。

（3）闻声息气味：包括语言、呼吸、咳喘、呕恶、喘息、呻吟、腹鸣及各种气味。

（4）切脉：以寸口脉为主，必要时切人迎、趺阳脉。两周岁以下小儿则观察指纹。

10. 实验室检查及特殊检查　常规理化检查，如血尿常规、肝功能、心电图、脑影像学检查；心理测验等。

11. 病历小结及分析　概述病史和检查资料，分析发病基础，提出诊断依据和鉴别诊断。

12. 诊断与鉴别诊断

（1）西医诊断：症状学诊断、疾病分类学诊断，酌情进行多轴诊断。

（2）中医诊断：病（症）名和证型。

13. 诊疗方案　包括西医诊疗方案和中医辨证施治。要求从四诊、病因病机、证候分析、治法、方药等方面进行书写。治法指具体的治疗方法。运用成方要写出方名及加减，自拟方可不写方名。

14. 其他

（1）预后估计。

（2）病历书写者签名及完成日期。

（3）上级医生的诊疗意见。

【复习思考题】

1. 如何进行精神状况检查？

2. 病史采集和精神状况检查包括哪些内容？

3. 试述两种中医心理测量量表的主要内容和临床意义。

4. 精神科如何应用中医诊法与辨证？

5. 试述精神障碍中西医结合诊断原则与方法。

第五章
精神障碍的治疗

第一节　概　述

　　精神疾病的治疗经历了漫长的历史过程，直至 20 世纪才有较大的发展。精神障碍治疗可概括为三个阶段：第一阶段是 20 世纪 30 年代的胰岛素休克治疗、电痉挛治疗、发烧疗法等称为"躯体治疗"（somatotherapy）；第二阶段是 20 世纪 50 年代氯丙嗪的问世，开创了现代精神药物治疗的新纪元；第三阶段是 20 世纪 80 年代新一代精神药物的不断开发和应用，使精神疾病的治疗现状有了较大改观。精神障碍的药物治疗学是临床医学领域内发展最为迅速的学科之一。目前，品种繁多、结构各异的各类新的精神药物正在不断开发上市。

　　中医治疗精神障碍在我国有 2000 多年历史，其基本方法是辨证论治。治疗精神病的原则包括：治病宜早，即在精神病的治疗过程中，应早期发现，早期治疗，避免病情恶化。分清标本缓急，根据病情的轻重缓急，急则治标，缓则治本。扶正祛邪，以辨证为依据，若为虚证则益气、养血、滋阴、助阳；属实证则清热泻火，化痰祛湿。脏腑补泻，即根据机体的内环境，平衡脏腑的机能状态，或补或泻。异法方宜，在治疗疾病的过程中应充分考虑个体差异，不同的地域和季节，尽量做到治疗个体化。中医治疗精神障碍的基本法则有：清热泻火法、活血化瘀法、涤痰开窍法、安神定志法、疏肝理气法、温阳醒脑法、益智健脑法等。此外，中医在长期的实践中还摸索出很多治疗精神疾病的单方、验方，以及针灸、推拿按摩、音乐和意疗等方法。

　　心理治疗的历史悠久。在 2000 多年以前，我国的古代医学书籍中就有很多关于心理治疗的精辟论述。如《黄帝内经》提出"告之以其败，语之以其善，导之以其所便，开之以其所苦"等心理治疗原则，就是要建立良好的医患关系，让病人了解病情，了解治疗过程以及治疗后的调整过程。现代心理治疗应用更为广泛，治疗方法更多，并趋向于综合心理治疗的应用，而不拘泥于某种单纯的理论、学派或方法。在所有疾病的治疗过程中，心理治疗占有很重要的地位，对于精神疾病病人的心理治疗尤为重要。一些非精神病性的精神障碍，如神经症、心理生理障碍、应激障碍；重性精神病，如精神分裂症和情感障碍的早期和恢复期等，心理治疗是主要的治疗手段之一。

　　其他治疗方法如电抽搐治疗、胰岛素治疗、工娱治疗等在精神障碍的治疗中也有较多的应用，而精神外科治疗则相对较少。

　　综观精神疾病治疗的发展历程，无论是治疗方法还是治疗的有效率或治愈率均在不断提高，特别是近 50 年来发展更快。虽然如此，精神科的治疗水平与其他临床医学学科相比仍显滞后。目前，精神疾病的病因病理均不十分清楚，治疗只是对症而非对因治疗。临床上常见的精神疾病，如精神分裂症、情感障碍等疗效仍不满意，复发率很高，对一部分病人的社会功能影响明显。那么，将西医学治疗的优势与中医学治疗精华相互结合，相互渗透，互为补充，势必会使精神疾病的治疗更上新的台阶。中西医结合治疗符合当前精神病的多因素致病学说，治疗谱更广，副作用更少，疗效更好。在疾病的不同时期采用不同的结合方法可提高临床疗效，增加治疗的依从性，减少复发率。应用中西医结合方法治疗精神病还可为进一步探讨该类疾病的病因病理提供依据。

第二节　西药治疗

精神障碍治疗药物（therapeutic drug for mental disorder）简称精神药物（psychotropic drug），是指对中枢神经有高度亲和力，能改善病人认知、情感和行为的药物。按其临床作用特点一般分为：①抗精神病药（antipsychotics or antipsychotic drugs）；②抗抑郁药（antidepressants）；③抗躁狂药（antimanic drugs）或心境稳定剂（mood stabilizers）；④抗焦虑药（anxiolytic drugs）。此外，还有精神振奋药（psychostimulants），脑代谢药物（nootropic drugs）。精神药物还可根据化学结构或药理作用不同分类。由于新药物的不断研究和开发，药物治疗谱系也有不断延伸的趋势，药物的适应证不再局限于上述分类。如一些焦虑障碍也列入了抗抑郁药物的适应证，新型抗精神病药作为情绪稳定剂治疗躁狂症等。

一、抗精神病药

抗精神病药既往又称之为强镇静剂或神经阻滞剂（neuroleptics），是指一类能够治疗或改善精神病性症状的药物。治疗范围包括精神分裂症，有精神病性症状的情感障碍和器质性精神障碍，其他精神性障碍，儿童精神障碍，分裂－情感性精神障碍等。

（一）分类

抗精神病药物的分类通常有两种：一种是按其临床特点分为传统（典型）和新型（非典型）抗精神病药物；传统抗精神病药物又称第一代抗精神病药物，可按临床作用特点分为低效价和高效价两种。氯丙嗪是低效价药物的代表，其镇静作用强，对肝脏和心血管毒副作用较大，抗胆碱能作用、锥外系副反应较轻，有效剂量高而效价低；氟哌啶醇是高效价药物的代表，镇静作用弱，对肝脏和心血管毒副作用较小，抗胆碱能作用、锥体外系副反应较重，有效剂量低而效价高。新型抗精神病药物又称第二代抗精神病药，其剂量通常较小，较少产生锥体外系症状和催乳素分泌升高，安全性较高。按药理作用可分为四类，即 5 - 羟色胺 - 多巴胺受体拮抗剂（serotonin - dopamine antagonists，SDAs）、多受体作用药（multi - acting receptor targeted agents，MARTAs）、选择性 D_2/D_3 受体拮抗剂、D_2 和 5 - HT_{1A} 受体部分激动剂和 5 - HT_{2A} 受体拮抗剂。

另一种分类是按其化学结构分为吩噻嗪类、硫杂蒽类、丁酰苯类、苯甲酰胺类、二苯二氮䓬类、其他类。常见抗精神病药物分类及治疗剂量如下（表 5 - 1）。

表 5 - 1　　　　　　　　　　**常用抗精神病药物分类、不良反应和治疗剂量范围**

分类及药名	镇静作用	直立性低血压	抗胆碱能作用	锥体外系反应	剂量范围（mg/日）
第一代抗精神病药物					
吩噻嗪类（phenothiazines）					
脂肪胺类（aliphatics）					
氯丙嗪（chlorpromazine）	高	高	中	中	200 ~ 800
哌啶类（piperidines）					
硫利达嗪（thioridazine）	高	高	高	低	200 ~ 600
哌嗪类（piperazines）					
奋乃静（perphenazine）	低	低	低	中	8 ~ 60
三氟拉嗪（trifluoperazine）	低	低	低	高	5 ~ 40
氟奋乃静（fluphenazine）	低	低	低	高	2 ~ 20
氟奋乃静癸酸酯（FD）	低	低	低	高	12.5 ~ 50/2 周
硫杂蒽类（thioxanthenes）					
氯哌噻吨（chlorprothixene）	高	高	中	中	50 ~ 400
替沃噻吨（thiothixene）	低	低	低	高	5 ~ 30
丁酰苯类（butyrophenones）					
氟哌啶醇（haloperidol）	低	低	低	高	6 ~ 20
氟哌啶醇癸酸酯（HD）	低	低	低	高	50 ~ 200/4 周
五氟利多（penfluridol）	低	低	低	高	20 ~ 100/周
苯甲酰胺类（benzamides）					
舒必利（sulpiride）	低	低	低	低	200 ~ 1000
第二代抗精神病药物					
苯异恶唑类（benzisoxazole）					
利培酮（risperidone）	低	中	低	中	2 ~ 6
苯异硫唑类（benzisothiazole）					
齐哌西酮（ziprasidone）	中	低	低	低	80 ~ 160
二苯二氮䓬类（dibenzodiazepines）					
氯氮平（clozapine）	高	高	高	低	100 ~ 450
奥氮平（olanzapine）	中	中	中	低	5 ~ 20
二苯硫氮䓬类（dibenzothiazepine）					
喹硫平（quetiapine）	高	高	低	低	300 ~ 800

（二）药理作用及机制

　　抗精神病药物对脑内多种神经递质受体有阻断作用，药理作用复杂而广泛。既有治疗作用，也有不良反应。

　　目前认为，抗精神病药的药理作用主要是通过阻断脑内多巴胺（主要是 D_2）和 5 - 羟色胺（主要是 5 - HT_{2A}）受体而实现。在脑内几条多巴胺通路中，影响中脑边缘系统和中脑皮质通路与抗精神病作用有关；影响下丘脑至结节漏斗通路与内分泌和代谢紊乱有关；影响黑质纹状体通路与锥体外系副反应有关。传统抗精神病药主要对 D_2、中枢肾上腺素能

（α_1）、胆碱能（M_1）和组胺（H_1）受体有阻断作用。新一代抗精神病药物对 D_2 和 5 - HT_{2A} 受体均有阻断作用，阻断 5 - HT_{2A} 受体能增强抗精神病作用，减少多巴胺受体阻断所产生的副作用。另外，抗精神病药物阻断 α_1 受体可产生镇静及直立性低血压、心动过速、性功能减退等；阻断 M_1 受体可产生抗胆碱能副反应，如口干、排尿困难、便秘、记忆力下降、视物不清等；阻断 H_1 受体可产生过度镇静和体重增加等副作用。

（三）临床应用

1. 适应证　抗精神病药物的临床应用主要是：①治疗精神分裂症和预防复发；②控制躁狂发作；③治疗分裂 - 情感性精神障碍；④控制其他具有精神病性症状的器质性和非器质性精神障碍。

2. 禁忌证　下列情况应禁用或慎用：①严重药物过敏史者禁用；②严重的心血管疾病、肾脏疾病、肝脏疾病及造血系统疾病者禁用；③严重感染、锥体外系疾病、重症肌无力、闭角型青光眼、甲状腺功能减退和肾上腺皮质功能减退者禁用；④妊娠早期、哺乳期妇女及年老体弱者慎用；⑤老人和儿童使用时应减量。

3. 药物选择　不同种类的抗精神病药物总体疗效相近似，但是药物的副作用相差很大。因此，临床选择药物时应充分考虑药物的副作用。兴奋躁动的病人宜使用镇静作用较强的药物，如氟哌啶醇、氯丙嗪或氯氮平等。阴性症状突出者宜选用新型抗精神病药物，如利培酮、喹硫平、奥氮平等。器质性精神障碍、老人和儿童可选用内脏毒副作用较小的抗精神病药物。如果病人对某种药物不能耐受或疗效差，应更换其他类型的抗精神病药物。多数病人宜口服药物，兴奋躁动或不合作的病人可采用针剂治疗。

4. 急性期治疗　急性期治疗包括首次起病或首次发作、复发和加剧的病人。在实施治疗前应把握适应证，并认真做好体格检查和相关辅助检查，包括心电图、脑电图、血常规和肝肾功能等，并向家属说明有关事项，争取配合。确实做好"三防"（防冲动、防消极行为、防单独外出）工作。如病情较重，兴奋躁动明显，不配合或拒绝治疗的病人，常常采用深部肌内注射，可每次用氟哌啶醇 5～10mg 或氯丙嗪 50～100mg，必要时可根据情况 6～8 小时重复使用 1 次。一般注射 30 分钟后开始产生镇静作用，维持 4～6 小时。由于此类药物刺激性大，几次注射后局部易产生硬结而疼痛，且影响吸收，当病情稍有改善后应改为口服用药。对极度兴奋躁动的病人，既往用氯丙嗪 100～200mg 静脉滴注，但常常引起心律失常和低血压等严重的副作用，而且疗效不佳，所以近年来已很少应用。肌注苯二氮䓬类药物对控制兴奋躁动有一定疗效，是合并新型抗精神病药物治疗急性期兴奋症状的趋势。

一般急性期治疗的 1～2 周内，将药物加至治疗剂量，用 2～4 周时间控制急性期症状。巩固治疗4～6 月后，逐步减少剂量，维持治疗。

5. 维持治疗　精神疾病是一种慢性疾病，且反复发作，需要长期维持治疗，预防复发。通过急性期治疗，精神症状得到控制，疾病逐渐缓解后，仍需较长时间的维持治疗，防止复发。对部分病情缓解不彻底，遗有残留症状者，长期治疗可进一步缓解病情。有资料表明，坚持 2 年时间的维持治疗可明显减少精神分裂症的复发率。

维持治疗的时间因个体情况而定。一般认为，首次发病的精神分裂症病人，病情缓解后的维持治疗时间应在 2 年以上；起病较急，缓解迅速而彻底的病人，维持治疗时间可适当缩短。对于缓解不完全或病情经常波动、反复发作的病人，维持治疗时间则更长。第一代抗精神病药维持治疗的剂量约为治疗剂量的 1/2 ~ 2/3，第二代抗精神病药（氯氮平除外）的维持治疗剂量较治疗剂量稍低，或同等剂量。维持治疗方法可改为每日服药 1 ~ 2 次，也可应用长效制剂维持治疗，如每周 1 次口服五氟利多 20 ~ 40mg 或每月 1 ~ 2 次肌内注射氟奋乃静葵酸酯 25 ~ 50mg。

（四）不良反应和处理

1. 精神方面的不良反应　很多抗精神病药物在治疗早期容易出现过度镇静，尤其是镇静作用较强的氯丙嗪和氯氮平。病人表现为反应较迟钝，表情较呆板，或嗜睡。通常会很快适应而消失，无需处理。稍重者可通过调节生活节奏来减轻。头晕多由直立性低血压引起，缓慢改变体位可减轻。一些抗精神病药物有轻度振奋激活作用，可引起激越或焦虑。

抗精神病药物一般不影响高级认知功能，是否引起抑郁目前有争议。由于精神分裂症在不同时期均可出现抑郁症状，自杀并不少见，故应高度重视。

2. 锥体外系不良反应（extrapyramidal symptoms，EPS）　这是抗精神病药物中最常见的副反应之一，临床上约有 1/3 的病人出现。锥体外系症状发生的频率及严重程度与药物种类有关。通常含氟类抗精神病药物，如氟哌啶醇、氟奋乃静、三氟拉嗪、五氟利多等较易发生，其他类药物，如喹硫平、氯氮平、奥氮平等相对较少。锥体外系不良反应包括以下四种表现：

（1）急性肌张力障碍（acute dystonia）：临床较为常见（发生率 2% ~ 21%），在药物治疗后不久即可发生。主要表现是局部肌张力增高，出现一些奇特而不能自控的姿态，包括脊柱侧弯、角弓反张、斜颈、张口或闭口困难、面部扭曲、扮鬼脸、眼上翻（又称动眼危象）等，病人因此而痛苦、焦虑和抑郁。上述症状应注意与脑炎、癫痫、破伤风、癔症等疾病鉴别，了解服药情况可帮助确诊，东莨菪碱 0.3mg 肌内注射可迅速缓解上述症状。亦可口服盐酸苯海索 2mg，每日 2 ~ 3 次。有时需减少药量或换用锥体外系副反应低的药物。

（2）静坐不能（akathisia）：临床较常见（发生率 20% 以上），多在用药后 1 ~ 2 周出现。病人表现为无法自控地来回走动或原地踏步、紧张焦虑、坐立不安，病人自述为"身不由己、控制不了"，严重者可出现抑郁或自杀。病人常能认识到这些静坐不能与服药有关，加之激越焦虑而不断纠缠医生。处理方法可用 β 受体阻滞剂，如普奈洛尔 10mg，每日 2 ~ 3 次；苯二氮䓬类药物，如地西泮 2.5 ~ 5mg，每日 2 ~ 3 次治疗。同时应减少抗精神病药物的用量或更换药物。

（3）类帕金森综合征（Parkinsonism）：多发生于用药后 4 ~ 6 周，发生率为 13% ~ 40%，老年病人更容易发生。主要临床特点有运动不能、肌张力增高、静止性震颤和自主神经功能紊乱。病人表现为活动减少，运动缓慢；肌肉僵硬，肢体被动活动时有抵抗感，动作不灵活、不协调，表情呆板似面具，行走呈前冲小步状态；双手有规则、有节律地来回抖动，频率较慢而幅度较大，有时也在下肢、下颌或口唇出现。严重者有吞咽困难、口齿不清、运动不能、流涎、多汗、皮脂溢出等，严重影响病人的日常生活，应及时治疗。处理方法为口服盐酸苯海索 2mg 或东莨菪碱 0.3mg，每日 2 ~ 3 次；严重者可先用 0.3mg 东莨菪碱肌内注射，后改用口服抗胆碱能药物。必要时应减量、换用或停止使用抗精神病药物。

（4）迟发性运动障碍（tardive dyskinesia，TD）：多见于持续用药几年以后出现，极少数可出现于用药数月后。在长期治疗者中发生率约为15%，用药时间越长，发生率越高。女性、老年和有脑器质性疾病的病人较多见。临床特点是不规则的、不自主的刻板式运动。症状具有波动性，情绪激动或紧张时加重，睡眠时消失。病人表现为不自主的吸吮、咀嚼、伸舌、鼓腮、歪颈、四肢和躯干的舞蹈样动作。迟发性运动障碍治疗很困难。因此，关键在于预防，尽早发现，及时处理。处理方法为减少原来抗精神病药物的用量或换用锥体外系副反应低的药物（如氯氮平），停用抗胆碱能药物，适当运用苯二氮䓬类药物，或异丙嗪。

3. 恶性症状群　是一种少见但很严重的副作用。其死亡率可高达20%～30%。用药剂量过大、加量过快、合并有躯体疾病者较易发生。临床特点有肌肉强直、意识障碍、高热、出汗、心动过速和血压下降等自主神经功能紊乱。实验室检查可有血清肌酸磷酸激酶升高。处理方法为停用抗精神病药物，避免使用抗胆碱能药物，对症和支持性治疗，包括降温、补液及维持水电解质平衡等。

4. 自主神经系统不良反应　抗精神病药物的外周抗胆碱能作用，可产生口干、便秘、多汗、视物模糊、小便潴留。尤其是抗精神病药物合并三环类抗抑郁剂，或与抗胆碱能药物合用时更容易出现，严重时表现为"胆碱能危象"（青光眼加剧、麻痹性肠梗阻、急性尿潴留）。一般应注意大小便情况，及时润肠通便。出现尿潴留及麻痹性肠梗阻时，应及时按相应疾病处理。

5. 心血管不良反应　常见不良反应有心动过速和直立性低血压。多出现于治疗的头几天，病人起立或起床时头昏目眩、眼前发黑、跌倒在地、血压下降、心跳加速等，这类副反应与增加药物剂量过快有关，肌内注射氯丙嗪也容易发生。处理直立性低血压应使患者平卧或足高头低卧位，严重时应补液并给予去甲肾上腺素或间羟胺升高血压。禁止使用肾上腺素。同时，应注意药物的加量要缓慢，并嘱病人改变体位不要过快。一些抗精神病药物可引起心电图的改变，如Q-T间期延长、T波改变和低平等，最常见于氯丙嗪、硫利哒嗪等。有Q-T间期延长的病人，应密切观察，必要时停药。

6. 代谢和内分泌不良反应　催乳素分泌增加最常见，对雌激素、睾酮、胰岛素代谢等亦有影响。病人可出现月经紊乱、停经、泌乳、乳房增大、性欲减退、血糖升高、肥胖等。

7. 血液系统不良反应　有些抗精神病药物能引起再生障碍性贫血、粒细胞下降或缺乏等，其中氯氮平发生率最高（0.1%～0.7%），严重者可危及生命。一旦出现粒细胞缺乏应立即停止使用抗精神病药物，预防感染并使用升白细胞药物。病人在治疗过程中应定期检查血象。

8. 皮肤和肝脏不良反应　所有抗精神病药物均可出现皮肤过敏反应，以氯丙嗪最为常见。病人表现为药疹、光敏性皮炎、接触性皮炎或剥脱性皮炎等，多发生在面部、四肢和躯干部位。如有药物过敏应及时停用原抗精神病药物，加用抗过敏药物治疗。

9. 致癫痫　大多数抗精神病药物能降低抽搐阈值，因而可诱发癫痫。较为常见的药物有硫利哒嗪、氯丙嗪、氯氮平，而奋乃静及氟哌啶醇相对较少。

10. 药物中毒　超剂量服用抗精神病药物会引起中毒。常见原因为自杀和误服。病人表现为不同程度的意识障碍，并可出现肌张力增高、抽搐或癫痫发作、低血压及心率失常。抢救的关键是反复洗胃。对症处理包括吸氧、补液、利尿、升血压、抗感染、维持电解质及酸碱平衡。

（五）药物间的交互作用

多数抗精神病药物在肝脏经过 P450 同工酶代谢，可增加三环类抗抑郁药物的血药浓度，增加抗胆碱能的副作用，诱发癫痫发作；可以反转肾上腺的作用而使血压下降；减低胍乙啶等药物的降血压作用；可增强 β 受体阻滞剂和利尿剂的降血压作用；加强中枢抑制剂的作用；增强抗凝药物的作用。抗酸药物可影响抗精神病药物的吸收；部分选择性 5－HT 再摄取抑制剂（氟西汀、帕罗西汀、氟伏沙明）可增加抗精神病药物的血药浓度。

（六）常用抗精神病药物介绍

1. 氯丙嗪 既往是最常用的抗精神病药物，但目前用量减少。该药镇静作用较强，快速控制兴奋躁动，抗幻觉妄想作用明显，但容易引起口干、便秘、心动过速、直立性低血压、锥体外系副反应及催乳素增高等。口服给药为主，也可以肌内或静脉注射给药。

2. 奋乃静 作用与氯丙嗪相似。镇静作用较弱，对内脏的副作用较小。主要副作用是锥体外系副反应。适用于伴有躯体疾病或老年病人。

3. 氟奋乃静 作用基本同奋乃静，但锥体外系副反应较重，临床上主要应用长效制剂维持治疗。

4. 硫利哒嗪 与氯丙嗪作用相似。特点是镇静作用较轻，具有一定的抗焦虑作用。该药锥体外系副反应较小，但口干明显，可引起心电图改变，服药期间应监测心电图的变化。

5. 氟哌啶醇 抗精神病作用较强，肌内注射能较快控制兴奋躁动症状。常用于精神科急症，亦适用伴有躯体疾病或老年病人；小剂量可用于治疗儿童抽动症或多动症。其主要副作用是锥体外系副反应明显。长效剂主要用来维持治疗。

6. 五氟利多 口服长效剂，持续作用时间可长达一周。抗精神病作用较强，锥体外系副反应较常见。临床常用于维持治疗。

7. 舒必利 具有较强的抗精神病作用，对幻觉、妄想、情感淡漠、退缩及紧张症状均有较好的疗效。有抗抑郁作用。该药易引起内分泌紊乱，如泌乳、闭经、性功能减退及体重增加等不良反应。可口服或静脉给药。

8. 氯氮平 是最早的非典型抗精神病药物，治疗精神分裂症疗效满意，对部分难治性病例有效。该药锥体外系副反应较少，但容易引起流涎、便秘、心动过速、血压下降、体重增加和癫痫发作等副作用。尤其易引起白细胞减少或粒细胞缺乏，应用时必须定期监测血象。

9. 利培酮 对精神分裂症阳性及阴性症状均有效，有改善认知功能作用。主要副作用有静坐不能、头晕、失眠及体重增加，锥体外系副反应较小。适用于急慢性病人使用。

10. 奥氮平 镇静作用较强，对阳性及阴性症状均有效，有改善认知功能作用。半衰期长，服药方便（每日 1 次），依从性好。锥体外系副反应少见。常见副反应有嗜睡、便秘及体重增加。

11. 喹硫平 有效剂量范围较宽，对阳性及阴性症状均有效，对情感症状也有一定疗效。几乎不引起锥体外系反应及迟发性运动障碍，对泌乳素影响小，治疗依从性较好。主要副作用是嗜睡、直立性低血压等。

二、抗抑郁药物

抗抑郁药物主要用于治疗各种抑郁性精神障碍及伴有抑郁症状的其他疾病。它不同于兴奋剂，不能提高正常人的情绪，只能改善或消除抑郁症病人的情绪低落，并防止复发。

（一）分类

抗抑郁药物根据其作用机制分为四类：①单胺氧化酶抑制剂（monoamine oxidase inhibitors，MAOIs）；②三环类抗抑郁药物（tricyclic antidepressants，TCAs）；③选择性5-羟色胺再摄取抑制剂（selective serotonin reuptake inhibitors SSRIs）；④其他类（表5-2）。

表5-2   常用抗抑郁药物的分类和剂量范围

分类	药名	剂量范围（mg/日）
三环类抗抑郁药（TCAs）	米帕明（imipramine）	50～250
	氯米帕明（clomipramine）	50～250
	阿米替林（amitriptyline）	50～250
	多塞平（doxepin）	50～250
	马普替林（maprotiline）	50～250
单胺氧化酶抑制剂（MAOIs）	吗氯贝胺（moclobemide）	150～600
选择性5-HT再摄取抑制剂（SSRIs）	氟西汀（fluoxetine）	20～60
	帕罗西汀（paroxetine）	20～60
	氟伏沙明（fluvoxamine）	50～300
	舍曲林（sertraline）	50～200
	西酞普兰（citalopram）	20～60
其他递质机制的抗抑郁药	曲唑酮（trazodone）	50～300
	奈法唑酮（nefazodone）	100～300
	米安色林（mianserin）	30～90
	米氮平（mirtazapine）	15～45
	文拉法辛（venlafaxine）	75～250
	安非他酮（bupropion）	300～450
	瑞波西汀（crebxetine）	4～8

（二）药理作用及机制

1. 抗抑郁作用   抗抑郁药物的作用机制尚未完全阐明。药理作用所涉及的神经递质较广，包括中枢和外周的去肾上腺素、5-羟色胺、组胺和乙酰胆碱等。目前认为有几个方面的影响：

（1）抑制去甲肾上腺素（NE）能和5-羟色胺（5-HT）能神经末梢对NE和5-HT

的再摄取，增加突触间隙的单胺类递质含量，如 TCAs 和 SSRIs。长期用药可降低受体的敏感性（受体下调作用），因而抗抑郁药物大多在治疗 2 周后才发生疗效。

（2）抑制单胺氧化酶、羟化酶活性，减少对单胺类神经递质的降解，从而使神经突触间隙单胺类递质的浓度增加，特别是 5－HT 和 NE，如 MAOIs 等。

2. 抗焦虑和抗强迫作用 目前认为抗焦虑、强迫作用与作用于 5－羟色胺受体有关。

3. 其他作用 由于抗抑郁药物对神经递质作用广泛，能阻断 M_1 受体、α_1 受体和 H_1 受体而产生许多不良反应，如口干、便秘、视物模糊、头晕、直立性低血压、镇静、嗜睡、体重增加等，从而限制其使用。

（三）单胺氧化酶抑制剂

单胺氧化酶抑制剂（MAOIs）分为两类。一类非选择性、非可逆性 MAOIs，其代表药物是苯乙肼。由于其与药物和食物的关系复杂，可能导致肝脏的毒性和高血压危象等严重不良反应，临床已不用。另一类可逆的、选择性较强的 MAOIs，如吗氯贝胺的不良反应相对较轻，已替代了传统的 MAOIs，临床上作为二线抗抑郁药。

1. 临床应用

（1）适应证：治疗各种抑郁症、惊恐障碍、社交恐怖症、神经性厌食和神经性贪食、创伤后应激障碍等。

（2）禁忌证：心血管疾病及肝、肾功能不全者忌用，治疗期间不宜进食含酪胺丰富的食品；甲状腺功能亢进和嗜铬细胞瘤病人禁用；禁与其他抗抑郁剂和哌啶类抗精神病药物合用。

2. 药物选择及用法 常用于治疗其他抗抑郁药物无效的病例、不典型抑郁症，以及难治性抑郁症；开始即可每日服 150~400mg，分 2~3 次服用。

3. 不良反应及其处理

（1）常见不良反应：有口干、便秘、恶心、头晕、头痛、失眠、视物模糊等，少数病人可出现排尿不畅、遗尿、肢体水肿等。

（2）高血压危象：食用含酪胺丰富的食物或合用其他抗抑郁药物（如氟西汀）更容易发生。病人可出现头痛、呕吐、心悸、烦躁不安、高热等，严重时可出现心律失常、意识障碍、肺水肿、脑出血，甚至死亡。处理：肌内或静脉注射酚妥拉明 5mg，也可用硝苯吡啶治疗。

（3）对肝脏的影响：少数病人服用后可引起谷丙转氨酶和谷草转氨酶升高。临床表现为过度疲乏和黄疸等症状，此时应及时检查肝功能。处理：减低药量及护肝治疗。

（4）5－HT 综合征：与 5－HT 再摄取抑制剂合用容易发生 5－HT 综合征。主要表现为坐立不安、高热、惊厥、意识障碍等。处理：立即停用所有精神药物，应用 5－HT 拮抗剂、普奈洛尔或赛庚啶治疗。

（四）三环类抗抑郁药物

三环类抗抑郁药物（TCAs）是因其化学结构均由两个苯环和一个咪嗪中央环构成而得

名。目前这类药仍是首选抗抑郁剂，临床应用广泛。其作用机理与抑制神经末梢 NE、5 - HT 再摄取有关。

1. 临床应用

（1）适应证：主要用于治疗各种抑郁障碍，包括重症抑郁、伴有躯体症状或精神病性症状的抑郁、不典型抑郁、恶劣心境、反应性抑郁和器质性抑郁等。也常用于治疗焦虑症、恐惧症、惊恐发作等焦虑障碍。此外，氯咪帕明还可用于治疗强迫症、贪食症、遗尿症等。

（2）禁忌证：对 TCAs 过敏、癫痫、青光眼、严重肝肾疾病、严重心血管疾病、妊娠早期、肠麻痹、前列腺肥大和尿潴留等病人禁用。不宜与抗胆碱能药和 MAOIs 合并使用。

2. 药物选择及用法　根据抑郁症伴随的不同症状，可选择不同的抗抑郁药物。如多塞平、阿米替林有较强的抗焦虑和镇静作用，适用于抑郁伴有焦虑或激越的病人；多塞平还可用于治疗慢性疼痛。氯米帕明具有抗强迫作用，也有较强的镇静作用，常用于伴有强迫症状的抑郁障碍和强迫症。

三环类抗抑郁药物的不良反应较重，和抗精神病药物一样，应采用逐渐加量的方法，1～2周内加至治疗量，门诊病人加量速度应适当减慢。TCAs 的半衰期较长，可每日服用 2 次，或每晚服用 1 次，以利睡眠，也可减轻白天的不良反应。

（1）阿米替林：镇静作用较强，适用于各种抑郁症、焦虑症。也可用于慢性疼痛、儿童遗尿症。起始剂量为每日 25～50mg，逐渐增加到有效剂量，每日分 2 次口服。

常见不良反应有口干、便秘、嗜睡、视物模糊、眩晕、排尿困难、心律失常等。少数病人有肝损害及直立性低血压。严重心血管疾病、前列腺肥大、尿潴留及青光眼病人忌用。

（2）氯米帕明：用于治疗各种抑郁症和抑郁症状、强迫症、恐惧症、各种焦虑、慢性疼痛和遗尿症等。口服从每日 25～50mg 开始，最大剂量不超过每日 250mg，分 2 次服用。老人应酌情减量。严重的病人可用静脉点滴。

不良反应有口干、便秘、眩晕、疲倦、视物模糊、直立性低血压、排尿困难等。少数有心律失常、谷丙转氨酶升高、过敏反应或诱发癫痫。禁忌证与阿米替林相同。

（3）多塞平：具有抗抑郁和抗焦虑作用。常用于治疗各类抑郁焦虑状态。开始每日剂量为 25～50mg，缓慢增加至治疗剂量每日 150～250mg，分次服用。

不良反应较轻，主要为嗜睡、口干、便秘、视物模糊等。排尿困难和青光眼病人忌用。

（4）马普替林：主要抑制 NE 再摄取。抗抑郁作用强，具有镇静作用和抗胆碱作用。适用于各种抑郁症及伴有焦虑的抑郁状态。口服剂量为每日 50～250mg，1 次服或分次服。起效较快（一般 5～7 天）。

不良反应较其他三环类抗抑郁药少而轻，而禁忌证相同。

3. 不良反应及其处理　三环类抗抑郁药的不良反应较广泛，发生率与药物剂量及躯体状况有关。一般不良反应程度轻，少数可因较重的药物不良反应而影响治疗。

（1）神经系统：可引起嗜睡，多数经减少药量，或改为每晚服药 1 次可改善。TCAs 类药物可诱发癫痫，既往有癫痫病史者更易出现，此时应停药或服抗癫痫药。个别服用 TCAs 后可产生认知方面的不良反应，可引起记忆损害，或意识障碍，尤以老年病人较易发生。处理：应及时换药和对症处理。

（2）抗胆碱能作用：是最常见的不良反应。出现时间较抗抑郁作用早，多数病人能耐受，但对合并有躯体疾病的病人可能产生危险。常见表现有口干、视物模糊、便秘等；严重的可发生口腔疾病，或引起麻痹性肠梗阻和尿潴留。窄角性青光眼及前列腺肥大病人禁用。其不良反应，轻者只有不适感，可随治疗时间的延续而耐受，或多饮水，使用生津止渴、润肠通便的中药能缓解症状；但严重者可危及生命，应及时停药，并对症处理。

（3）心血管系统：常见心动过速、直立性低血压、头昏甚至跌倒。奎尼丁样作用所致的传导阻滞是 TCAs 最危险的心血管不良反应。因此，在治疗过程中应进行仔细体格检查和心电图监测，以便及时发现问题。一旦发生此类不良反应，应立即停药，并对症处理。

（4）体重增加：可能与 TCAs 的抗组胺作用和 α 受体阻断作用有关。少数病人可出现面部或肢体浮肿，机理不明。处理：对浮肿的患者主要是控制盐的摄入，对体重增加可不予处理，随着治疗时间的增加或停止服药后可恢复。

（5）其他：不少抗抑郁药物可引起性功能障碍，表现为阳痿、早泄、射精障碍和性快感降低等，减药后可逐渐恢复。另外，抑郁症所致的性功能障碍随抑郁症状好转而改善，可供鉴别。少数病人因过敏可出现皮疹，一般较轻，对症处理后不影响治疗；严重过敏者应立即停药，不可再用。

（6）药物过量与中毒：抑郁症病人常有自杀倾向，过量服用此类药物自杀者并不少见。超量服用三环类抗抑郁药可发生严重的毒性反应，甚至危及生命，若一次服用的药量超过常规日剂量的 10 倍即可导致死亡。心脏毒性是最常见的死亡原因，药物中毒的临床表现有昏迷、惊厥、心律失常、低血压、肠麻痹、高热等。抢救措施包括洗胃、对症支持治疗、处理心律失常等。

（五）选择性 5 - HT 再摄取抑制剂

选择性 5 - HT 再摄取抑制剂（SSRIs）代表了精神药理学的一大进步。由于这类药物疗效与三环类相当，不良反应少而轻，安全性高，适应范围广，已经成为第一线抗抑郁药物。

1. 临床应用

（1）适应证：适用于治疗各种抑郁症状，包括：①主要用于抑郁症和双相情感障碍的抑郁发作；②各种焦虑障碍，如广泛性焦虑症、惊恐症、强迫症、社交恐怖症、创伤后应激障碍等；③伴有抑郁症状的精神疾病和躯体疾病、慢性疼痛、神经性贪食等。

（2）禁忌证：①禁止与 MAOIs 合用；②与锂盐合用可增加 5 - HT 的功能、与抗精神病药、TCAs 类药物及心血管药合用可增加药物血液浓度，联合用药时应注意不良反应的发生；③妊娠及哺乳期妇女慎用。

2. 药物选择及用法 常用 SSRIs 有 5 种：氟西汀、帕罗西汀、舍曲林、氟伏沙明、西酞普兰。SSRIs 类药物半衰期较长，用药方便，每日只需服用 1 次。起始剂量既是治疗剂量，也是维持治疗剂量。

（1）氟西汀：临床主要用于治疗抑郁症、强迫症和神经性贪食。对恶劣心境、惊恐发作、社交恐惧症等也有效。半衰期最长（常规剂量为 1～3 天），其活性代谢产物去甲基氟西汀的半衰期可达 7～15 天。起始剂量为每日 20mg，老人、儿童起始剂量以每日 10mg 为宜，早餐后一次口服；有效剂量范围为每日 10～60mg。治疗抑郁症多数为每日 20～40mg；治疗强迫症和神经性贪食症的剂量为每日 20～60mg。

胃肠道不良反应较常见，主要有恶心、口干、腹泻、厌食和消化不良。大部分病人可随着治疗延续而逐渐适应，无需特殊处理。症状较重者可降低起始剂量或进食后服药。少数病人可出现头痛、失眠、焦虑紧张、性欲减退（男性表现为阳痿或射精延迟，女性则为性高潮或快感缺乏）。一般认为不良反应随剂量的增加而增加；因该药对肝脏 CYP2D6 酶抑制作用较强，与其他 CYP2D6 酶代谢有关的药物合用时应谨慎；妊娠及哺乳期妇女慎用。

（2）帕罗西汀：对伴有焦虑的抑郁症较适合。广泛用于治疗各种抑郁和焦虑有关的障碍，如抑郁症、恶劣心境、强迫症、经前期紧张症、社交恐惧症、广泛性焦虑症和创伤后应激障碍等。一般初始剂量为每日 20mg。根据治疗效果，可以每周 10mg 的幅度递增。治疗强迫症的剂量偏高，多为每日 30～60mg；治疗抑郁症剂量多为每日 20～40mg；治疗各种焦虑障碍治疗时剂量相对较小。

嗜睡、失眠和乏力是最常见的中枢神经系统不良反应；胃肠道不良反应也较常见，包括恶心、口干和便秘；部分病人可产生性功能障碍。不良反应可通过减少用药剂量或设定间断停药日来减轻。其代谢产物没有活性，停药过快，容易产生停药反应。帕罗西汀与氟西汀一样对 CYP2D6 酶抑制作用较强，应注意药物之间的配伍。癫痫、妊娠及哺乳期妇女慎用。

（3）舍曲林：适应证和其他 SSRIs 类似，可用于治疗各种抑郁症、强迫症等。起始剂量为每日 50～100mg，以后逐渐加量，5～10 天后可增至治疗剂量。治疗强迫症和惊恐障碍的有效剂量较治疗抑郁症的平均剂量高。

常见不良反应有口干、恶心、头晕、厌食、腹泻及性功能障碍。癫痫、肝功能不全及妊娠和哺乳期妇女慎用。

（4）氟伏沙明：主要适用于各种抑郁症和强迫症。起始剂量为每日 50mg（儿童和老人减半），每日 1 次；随后逐渐增量，剂量超过每日 100mg，分 2 次服用。有效剂量常为每日 100～200mg，最大剂量为每日 300mg。

最常见不良反应为恶心、失眠、口干、头晕和便秘，发生性功能障碍较少。氟伏沙明对 CYP1A2 酶抑制作用较强，应注意相应药物之间的配伍。有癫痫、出血性疾病和肝肾功能不全者慎用。

（5）西酞普兰：主要用于治疗抑郁症、惊恐障碍等疾病。常用剂量为每日 20～40mg，最大剂量不超过每日 60mg。

常见的不良反应有恶心、头痛、出汗及睡眠障碍等。西酞普兰对 P450 酶影响较小，药物之间的配伍禁忌少。妊娠及哺乳期妇女慎用。

3. 不良反应及其处理

（1）胃肠道：较常见的不良反应包括口干、恶心、厌食、腹泻、体重改变等。

（2）中枢神经系统：常见不良反应如头痛、头晕、易激惹、焦虑、睡眠障碍、震颤和性功能障碍。

（3）其他：长期服药后突然停药可出现停药反应，如头晕、恶心或呕吐、疲乏、易激惹和睡眠障碍。因此，应缓慢逐步减量。部分药物具有镇静作用，病人可出现嗜睡。中枢 5-HT 综合征是最严重的不良反应，多发生在 MAOIs 类和 SSRIs 类合用时，虽然少见但可危及生命。临床表现有发热、意识障碍（谵妄）、惊厥、激惹、动作增多、腹痛、腹泻、心动过速、血压升高等，严重者可致休克，甚至死亡。因此，SSRIs 药物禁与 MAOIs 药物合用，即使 MAOIs 与 SSRIs 换用，至少应间隔 2 周时间。

SSRIs 引起的不良反应一般与用药剂量和时间有关。轻度不良反应可随用药时间延长而逐渐适应或消失。部分症状明显者可对症处理。发生 5 – HT 综合征，应立即停药，并按内科急诊处理。

（六）其他类抗抑郁药物

1. 曲唑酮、奈法唑酮　其抗抑郁机制未完全了解，目前认为该类药物既能抑制 5 – HT 的回收，又对组胺受体有阻断作用。具有抗焦虑和抗抑郁作用，镇静作用强。主要治疗伴有激越、焦虑或睡眠障碍的抑郁症。初始剂量为每日 100 ~ 150mg，分次服用，每 3 ~ 4 天后增加 50mg，最高剂量不超过每日 300mg。因其镇静作用强，晚间服药量可稍大些。

常见的不良反应是疲劳、困倦、头痛、头晕。少数病人可出现激动、低血压、阴茎异常勃起。对该药过敏、肝肾功能严重损害者禁用。不宜与酒精和 MAOIs 合并使用。

2. 米氮平　NE 和 5 – HT 双重作用的抗抑郁药物。其作用机制是对突触前 α_2 肾上腺素能受体的拮抗作用，增加 NE 神经和 5 – HT 神经的传导；还对 5 – HT$_2$ 和 H$_1$ 受体具有阻断作用。因此，他既有抗抑郁作用，又有抗焦虑作用和较强的镇静作用，但没有抗胆碱能作用。主要治疗抑郁症。半衰期为 20 ~ 40 小时。起始剂量为每日 15mg，有效剂量为每日 15 ~ 45mg，可分次服用或晚间一次顿服。

常见的不良反应有头晕、直立性低血压、口干、便秘、食欲和体重增加等，少数可出现性功能下降。服药期间应禁酒，也不宜与 MAOIs 类合用。孕妇禁用。严重心血管疾病、前列腺肥大、尿潴留及青光眼病人忌用。

3. 文拉法辛　为 5 – HT 和 NE 再摄取抑制剂。具有抗抑郁和抗焦虑作用，主要用于治疗抑郁症，也用于广泛性焦虑症、惊恐发作和强迫症。起始剂量为每日 75mg，分次服用。最高量可达每日 375mg。

本品不良反应小。常见有厌食、恶心、呕吐、便秘、乏力、口干、头晕、焦虑及性功能障碍；中高剂量时，少数病人可出现血压升高、激越、头痛、失眠等。高血压及肝肾疾病和老年病人应慎用。西咪替丁可增加本品的药理活性和代谢，应注意药物的配伍。

4. 噻奈卜汀（tianeptine）　其作用机制较为独特，与 SSRIs 不同，它是选择性增加 5 – HT 系统功能，通过增强突触前膜对 5 – HT 重吸收，从而减少突触间隙 5 – HT 浓度。其抗抑郁作用与典型的抗抑郁剂相当，多用于轻中度抑郁。该药半衰期短，每次 12.5mg，每日 3 次。15 岁以下儿童禁用，年老及肾功能不全者慎用。常见的不良反应有厌食、恶心、呕吐、口干、便秘、失眠、头晕、心动过速等。

（七）药物的相互作用

抗抑郁药物经过肝脏代谢，药理作用广泛，可与很多药物相互作用，影响其血药浓度。药物的交互作用主要有两个方面，即药效学和药动学。

TCAs 本身有奎尼丁样作用，与奎尼丁合用加重心脏的毒副作用；与 MAOIs 合用时，两者有协同作用，可致儿茶酚胺浓度的急剧增高，产生高血压危象；TCAs 增强镇静剂和抗胆碱能药物的作用，同酒精合用可加重精神运动的不良反应。部分抗癫痫药物（巴比妥类和卡马西平）降低 TCAs 的血浓度，而丙戊酸钠作用则相反。

MAOIs 与拟交感药物具有协同作用，不宜与甲基多巴、左旋多巴和多巴胺等药物合用。

SSRIs 类与 TCAs 合用可使 TCAs 的清除率降低，而血药浓度升高，以氟西汀和帕罗西汀较明显。一般要求单独使用，如需联合用药，则应减量使用。

三、抗焦虑药物

抗焦虑药物是一类具有稳定情绪，减轻或消除紧张、焦虑、恐惧症状的药物，多数兼有一定的镇静催眠作用。该类药物品种繁多，应用较为广泛，常分为苯二氮䓬类和非苯二氮䓬类抗焦虑药物。非苯二氮䓬类抗焦虑药物主要是指丁螺环酮、坦度罗酮等。其他具有抗焦虑作用的药物包括 β 受体阻滞剂、某些抗抑郁药物、抗精神病药、抗过敏药、安眠药等。本节重点介绍苯二氮䓬类抗焦虑药、丁螺环酮、β 受体阻滞剂。

（一）苯二氮䓬类

苯二氮䓬类（benzodiazepines，BDZ）药物的不良反应较小，应用广泛，是最常用的抗焦虑药物。其衍生物种类繁多，已合成上百种，目前临床常用的有 10 余种（表 5 – 3）。根据其半衰期长短可分为长效（＞20 小时）、中效（6 ~ 20 小时）和短效（＜6 小时）。因该类药物具有较好的抗焦虑和镇静催眠作用，临床上已出现滥用的倾向，若使用不当也会产生药物依赖，应引起足够重视。

表 5 – 3　　　　　　　　常用的苯二氮䓬类药物

药　　名	半衰期（小时）	主要作用	常用剂量（mg／日）
地西泮（diazepam）	长效 30 ~ 60	抗焦虑、催眠、抗癫痫	5 ~ 15
氯氮䓬（chlordiazepoxide）	长效 30 ~ 60	抗焦虑、催眠、抗癫痫	5 ~ 30
氟地西泮（fludiazepam）	长效 50 ~ 100	催眠	15 ~ 30
硝西泮（nitrazepam）	长效 18 ~ 34	催眠、抗癫痫	5 ~ 10
氯硝西泮（clonazepam）	长效 20 ~ 40	抗癫痫、抗躁狂、抗焦虑、催眠	2 ~ 8
阿普唑仑（alprazolam）	中效 6 ~ 20	抗焦虑、抗抑郁、催眠	0.8 ~ 2.4
艾司唑仑（estazolam）	中效 10 ~ 24	抗焦虑、催眠、抗癫痫	2 ~ 6
劳拉西泮（lorazepam）	中效 10 ~ 20	抗焦虑、抗躁狂、催眠	1 ~ 6
奥沙西泮（oxazepam）	中效 6 ~ 24	抗焦虑、催眠	30 ~ 90
咪达唑仑（midazolam）	短效 2 ~ 5	快速催眠、诱导麻醉	15 ~ 30

1. 药理作用及机制　苯二氮䓬类药物的主要药理作用包括抗焦虑、镇静催眠、骨骼肌松弛和抗惊厥。其主要机制是作用于 γ - 氨基丁酸（GABA）、苯二氮䓬受体和氯离子通道复合物，通过增强 GABA 的活性，加快氯离子通道开放，氯离子大量流入细胞内，使神经细胞超级化而产生中枢抑制作用。另外，有研究表明该类药物对 5 - HT 和 NE 系统也有间接的作用。

2. 适应证和禁忌证

（1）适应证：主要用于治疗各种神经症（焦虑症、恐惧症、强迫症等）、癫痫和各种原因所致的失眠、焦虑、紧张、恐惧、激越、自主神经功能紊乱；也用于酒精戒断治疗、抗惊厥治疗等；还可用于麻醉前或内镜检查前给药。

（2）禁忌证：严重心血管疾病、肾病、药物依赖、药物过敏、重症肌无力、青光眼、妊娠前3个月、使用酒精及中枢抑制剂时禁用。儿童、老年人、分娩前妇女慎用。

3. 临床应用　根据不同药物的特性和病人特点来选择药物。如阿普唑仑、艾司唑仑、咪达唑仑等具有较好的镇静催眠作用，起效快且作用时间短，多用于以失眠为主的病人。地西泮、氯硝西泮作用时间较长，具有较强的镇静和抗焦虑作用，常用于焦虑症、伴有兴奋激越的精神病人等。另外，氯硝西泮对癫痫效果较好。缓解肌肉紧张常用硝西泮、地西泮、劳拉西泮；戒酒时多用地西泮替代。临床上应避免多种苯二氮䓬类药物合用，或一种苯二氮䓬类药物长期使用。

苯二氮䓬类药物口服吸收较快，多数药物半衰期较长，一般每日只需用药1次。如病情较重或急性期也可每日用药2~3次，待病情缓解后再减少次数。药量应从小剂量开始，3~5天后增加到治疗剂量。一般认为抗焦虑治疗不需长期使用此类药物维持，疗程以不超过6周为宜。否则，容易产生依赖。

4. 不良反应及其处理　苯二氮䓬类药物的不良反应很少。在治疗剂量时，不良反应轻微。主要副作用有嗜睡、乏力、过度镇静、记忆力减退、认知功能下降、头昏等，绝大多数均可耐受，不需特殊处理。严重者可出现中毒症状，如意识模糊、震颤、谵妄、共济失调等，多见于有严重肝脏疾病和老年病人。处理包括停药、支持和对症治疗。

另外，此类药物可能会影响精细运动的协调功能，故一些特殊职业者（如驾驶员、高空作业者）使用时应适当限制。怀孕早期应用苯二氮䓬类药物，有引起新生儿畸形的报道，建议避免使用。

苯二氮䓬类药物长期使用会产生耐药性和依赖性，在该类药物之间或与酒精和巴比妥类药物间可发生交叉依赖和耐药性。苯二氮䓬类药物长期使用后突然停药会出现戒断症状，表现为焦虑、激动、易激惹、头痛、失眠、烦躁、震颤、恶心、呕吐、腹泻等，严重者可引起抽搐而危及生命。临床应用时，要注意短期、间断、单一用药的原则，以减少耐药性和依赖性的产生。停药时应逐渐减量，缓慢调整。

由于苯二氮䓬类药物应用广泛，与其他药物合并使用的机会甚多，但在联合用药时应注意药物之间的相互作用。西咪替丁和戒酒硫可增强他们的作用和延长作用时间；与其他镇静药物合并使用，能增强中枢性抑制作用；与酒精同服会导致过度镇静，甚至呼吸抑制。

（二）β受体阻滞剂

1. 药理作用及机制　最常用抗焦虑的β受体阻滞剂是普奈洛尔（Propranolol）。它是外周β受体的阻滞剂，具有减慢心率、降低心肌收缩力、降血压等作用，能引起支气管收缩，同时还有中枢神经系统抑制作用。许多焦虑症病人常伴有自主神经功能亢进症状，如心动过速、震颤、出汗等。普奈洛尔可通过降低交感神经的兴奋性，减轻躯体症状，达到抗焦虑的作用。

2. 适应证和禁忌证　主要用于治疗伴有躯体症状的焦虑症（广泛性焦虑、期待性焦虑）；也用于治疗恐惧、偏头痛、碳酸锂治疗引起的震颤以及苯二氮䓬类药的撤药综合征；大剂量时，对惊恐发作和社交焦虑症有一定疗效，但不能持久，停药后复发率很高。心力衰竭或房室传导阻滞、支气管哮喘者禁用。

3. 临床应用　口服给药，半衰期为 22～23 小时。起始剂量为每日 20～30mg，分次服用。有效治疗剂量为每日 30～80mg。

4. 不良反应及其处理　普奈洛尔不产生耐药性和依赖性，无镇静作用，不良反应少。常见的不良反应有眩晕和胃肠道反应等，一般无需特殊处理。

（三）丁螺环酮

丁螺环酮（buspirone）是第一个无镇静作用的非苯二氮䓬类抗焦虑药物。它完全不同于其他抗焦虑药物或抗抑郁药物，无抗精神病作用，大剂量时兼有抗抑郁作用。

1. 药理作用及机制　丁螺环酮没有镇静、抗惊厥和肌肉松弛作用，长期应用不产生药物依赖，是一个较为理想的抗焦虑药物。其药理机制不明，可能与作用于海马的 $5-HT_{1A}$ 受体及多巴胺受体有关。口服易吸收，半衰期 3～10 小时。大部分经肝脏代谢，经尿粪排泄。血液透析不能清除体内的丁螺环酮。

2. 适应证和禁忌证　适用于广泛性焦虑症，也用于治疗伴有焦虑的强迫症、抑郁症、冲动攻击行为及酒精依赖等。严重心功能不全、肝肾功能不全、青光眼、重症肌无力、孕妇禁用。不宜与避孕药、降糖药、降压药、MAOIs 及酒精等合用。

3. 临床应用　起始剂量可从每日 10～15mg 开始，分次口服，每周可增加 10～30mg；抗焦虑有效剂量为每日 15～45mg，一般不宜超过 60mg；抗抑郁用量达每日 60～90mg 时才有一定疗效；老年病人应减量使用。起效比苯二氮䓬类慢，至少需用药 1 周以上。要判断该药是否有效应至少连续应用 6 周以上才能确定，其疗效可随时间的推移而逐渐显现。

4. 不良反应及其处理　丁螺环酮的不良反应少。主要有口干、恶心、头痛、头晕、激动、失眠等。一般从小剂量起始，缓慢加量可减轻其不良反应。但不良反应严重时，应减量。

四、心境稳定剂

心境稳定剂又称抗躁狂药物，是一类治疗躁狂症，预防躁狂或/和抑郁发作的药物。主要药物有锂盐及一些抗癫痫药，如卡马西平、丙戊酸钠等。抗精神病药物及苯二氮䓬类药物不是心境稳定剂，但他们中的一些药物，如氯丙嗪、氟哌啶醇、奥氮平、利培酮、氯硝西泮、劳拉西泮等对躁狂发作有一定的疗效，但不作为抗躁狂药物的首选。

（一）碳酸锂（lithium carbonate）

碳酸锂是一种口服的锂盐制剂，是最常用、最典型的心境稳定剂。它不但治疗躁狂发作，而且能预防双相情感障碍的复发。

1. 作用机制　目前不清楚。几种可能的解释为：①锂盐可增加脑内 $5-HT$ 的功能，抑制中枢神经递质 DA 和 NE 的释放，并增加神经元的再摄取；②锂盐可替换钠、钾、钙和镁等离子的分布，改变神经细胞内外电解质的浓度，影响某些生理功能，降低细胞的兴奋性；③锂盐抑制腺苷酸环化酶的活性，减少环磷酸腺苷的形成，从而降低细胞的作用效应。

2. 适应证和禁忌证

（1）适应证：①主要用于控制急性躁狂发作，预防躁狂症、抑郁症的复发；②分裂情感性精神障碍；③伴有情绪障碍，或兴奋躁动的精神分裂症。

（2）禁忌证：①急慢性肾炎、肾功能不全；②严重的心血管疾病、内分泌疾病（如糖尿病、甲状腺功能低下等）；③帕金森病、癫痫、神经性皮炎、重症肌无力；④妊娠早期以及缺钠或低盐饮食的病人。

3. 临床应用

（1）用法和剂量：碳酸锂每片 250mg，一般起始剂量为每日 500mg，1 周后逐渐增加到治疗剂量，有效剂量范围为每日 750～1500mg，最高不超过 2000mg。锂盐治疗起效时间一般在 7～10 天。锂盐的中毒剂量与治疗剂量接近，特别是伴有器质性疾病和老年病人易发生中毒。在使用过程中必须监测血锂浓度，把握个体最佳用药剂量，减少药物不良反应，避免锂盐中毒。

（2）急性期治疗：应尽快控制急性躁狂症状，常在治疗开始时联合应用抗精神病药物或苯二氮䓬类药物。抗精神病药物多选用氯丙嗪或氯氮平，一般不与氟哌啶醇合用，因其与锂盐合用可能出现严重的不良反应如震颤、发热等。兴奋症状控制后，逐渐停用苯二氮䓬类药物和抗精神病药物，以免长期联合用药掩盖碳酸锂中毒的早期症状。急性治疗期的有效血锂浓度为 0.8～1.0mmol/L，超过 1.4mmol/L 为中毒浓度。

（3）维持期治疗：锂盐能减少双相情感障碍的躁狂症复发次数，同时能减轻发作时的症状，还能预防抑郁症的复发。维持期治疗剂量为每日 500～750mg（约 1/2 治疗量）。

4. 药代动力学　锂盐口服后吸收快而完全，半衰期为 7～24 小时。95％ 的锂盐经肾脏排出体外，并在肾脏与钠离子竞争性重吸收。因此，肾脏疾病或低钠血症易导致锂盐在体内蓄积中毒。

5. 不良反应及处理　不良反应的发生与血锂浓度有关，一般按其出现的时间分为早期、中期、中毒前期和中毒期。

（1）早期：可在服药后数小时出现，多数发生在服药后 1 周。主要表现有上腹不适、恶心、呕吐、厌食、乏力、嗜睡、手指震颤等。早期不良反应一般不需处理，但应缓慢增加药物剂量，注意患者的饮食情况和食盐的正常摄入。

（2）中期：因长时间服用锂盐，影响甲状腺和心肌的功能，减弱抗利尿激素的作用，并产生相应的不良反应。病人可出现甲状腺肿大、甲状腺功能减退、黏液性水肿、口渴、多饮、多尿及心电图改变。如出现肢体粗大震颤应考虑已接近药物中毒。处理：检测血锂浓度，如血锂浓度超过 1.4mmol/L 时，应减量；如血锂浓度在 1.4mmol/L 以下时，可小剂量口服甲状腺片。

（3）中毒前期：表现为腹泻、呕吐、抽动、肢体粗大震颤、呆滞、语言不清，较重者可出现意识障碍。处理：立即检测血锂浓度并复查心电图，当血锂浓度超过 1.4mmol/L 时应减量，若病人症状严重则立即停用锂盐。

（4）中毒期：多种原因可引起锂盐中毒。如严重肾功能不全、急性肾炎、低钠血症、伴有器质性疾病和老年病人等。中毒的主要表现有意识障碍、肌肉抽动、发音不清、肢体运动失调等。此时应立即停药，大量静脉滴注生理盐水，对症处理，必要时进行血液透析。

（二）其他抗躁狂药

抗癫痫药物能有效治疗和预防双相情感障碍的急性发作。常用药物有卡马西平、丙戊酸钠。近年来，一些新型的抗癫痫药物也用于治疗情感性精神障碍，如拉莫三嗪、托吡酯等。

1. 卡马西平（carbamazepine）

（1）药理作用及机制：卡马西平对大脑作用较广泛，其主要作用是抗癫痫、控制躁狂发作及稳定情绪。治疗情感障碍的作用机制不明，目前认为可能是通过影响神经元离子通道来降低高频反复电活动的激发；同时影响突触间神经递质传递。

（2）适应证和禁忌证：治疗和预防急性躁狂发作，尤其是对锂盐治疗无效或不能耐受者，而难治性情感障碍以及快速循环型双相情感障碍更常用。本品还用于治疗边缘性人格障碍、环型性格和经前期综合征等。青光眼、前列腺肥大、糖尿病等应慎用。对本品过敏、造血功能不全、严重肝功能不全及孕妇禁用。

（3）临床应用：治疗起始剂量为成人每日 400mg，分 2 次口服，一般 3～5 天加量 200mg，有效治疗剂量为每日 400～1600mg。有效血药浓度为 4～15μg/ml。加药速度视不良反应轻重而定。

（4）不良反应及处理：最严重的不良反应是再生障碍性贫血，虽较少见，但后果严重，一旦出现应立即停药，检测血象并作相应的处理。其他不良反应有恶心、口干、便秘、视物模糊、眼球震颤、皮肤过敏等。不良反应较轻者可耐受，重者应减药或停药，并对症处理。

2. 丙戊酸钠（sodium valproate）

（1）药理作用及机制：药理作用与卡马西平相似。多数观点认为本品能加强脑内抑制性神经递质（GABA）的作用，从而达到抗躁狂目的。

（2）适应证和禁忌证：适应证与卡马西平相似，但不良反应较少。孕妇禁用；肝脏及胰腺疾病病人慎用。

（3）临床应用：治疗起始剂量为成人每日 400～600mg，逐渐增加到有效治疗剂量为每日 400～1200mg。有效血药浓度为 50～150μg/ml。

（4）不良反应及处理：不良反应较卡马西平轻，常见有恶心、口干、便秘、共济失调、震颤、转氨酶升高，少数病人可出现胰腺炎或粒细胞缺乏等。此时应减药或停药，并对症处理。

第三节　中药治疗

随着中药现代化的研究日趋深入，中药在精神医学领域的应用亦日益增多。中药治疗主要包括辨证论治的中药复方和单味中药的临床应用。本节简要介绍中医常用治法的代表方剂和一些对精神活动有影响的单味中草药。

一、辨证论治

1. 清热泻火法　本法应用最早最广。它是使用寒凉性质的药物以消除火热所致病证的方法。具有清热泻火，凉血解毒等作用。主要用于因火热过亢而引起的狂证，相当于西医诊断的各种以精神运动兴奋为主的精神疾病，如精神分裂症、躁狂症等。代表方剂：

（1）龙胆泻肝汤（《兰室秘藏》）：本方以清热泻火为主。用于肝胆郁火发狂。因七情内伤，肝胆气滞，气郁化火，上扰神明，故以烦躁不安、语无伦次、胸胁胀痛、脉弦数为辨证要点。

（2）凉膈散（《和剂局方》）：本方泻阳明热结。用于邪热内传，热结阳明所致发狂。热聚胸膈，不从下泄，燥热上冲，耗伤津液，故面赤唇焦、口舌生疮、口渴、胸膈烦热为辨证要点。

（3）当归龙荟丸（《宣明论方》）：本方清泻肝胆实火。用于肝胆火炎发狂。因肝胆之火，上扰神明，故以神志不宁、谵语发狂、头晕目眩、或大便秘结、小便赤涩为辨证要点。

（4）犀角地黄汤（《症因脉治》）：本方清热解毒，凉血散瘀。用于蓄血留瘀及热扰心营发狂。因热伤血络，迫血妄行，以至热扰心营，故以善忘如狂、胸中烦痛、昏狂谵语、斑色紫黑、舌绛起刺为辨证要点。

（5）抽薪饮（《景岳全书》）：本方清肝经实火。用于心肝火旺发狂。因心肝之火，扰乱心神，故以心神不宁、心烦易躁、口舌生疮或小便红赤为辨证要点。

（6）泻心汤（《证治准绳》）：本方泻火解毒，燥湿消痞。用于邪火内炽发狂。因迫血妄行或湿热内蕴以至心胸烦热，故以吐血、胸痞烦热、目赤且肿、口舌生疮、大便干结为辨证要点。

2. 活血化瘀法　是使用能够畅通血流、祛除瘀滞的药物以治疗气血瘀滞所致病证的方法。具有畅通血脉，消散瘀滞等作用。主要用于久病入络，或外伤等气血瘀滞所致精神障碍，如情绪不稳、行经紊乱、兴奋躁动、妄见妄闻等。以舌质紫黯有瘀斑、脉沉实有力为辨证要点。代表方剂：

（1）桃核承气汤（《伤寒论》）：本方破血下瘀，用于下焦蓄血发狂。因下焦蓄血而非蓄水，故小便自利；热在血分，故谵语烦渴，以至发热；瘀热甚则心神不安，故以少腹急结、小便自利、谵语烦渴、发热，甚则其人如狂为辨证要点。

（2）抵挡汤（《伤寒论》）：本方活血通腑，用于蓄血发狂。因壮实之人瘀血已甚，瘀血不去，久蓄成狂。故以肌肤甲错、两目黯黑、舌质紫黯或有瘀斑、脉沉实有力为辨证要点。

（3）失笑散（《和剂局方》）：本方活血祛瘀，散结止痛。用于瘀血停滞，产后癫狂。因瘀血内停，脉道阻滞，血行不畅而发狂，故以心腹剧痛或产后恶露不行或月经不调、少腹急痛为辨证要点。

（4）癫狂梦醒汤（《医林改错》）：本方理气涤痰，活血化瘀。用于痰瘀阻窍之癫狂。因气血凝滞，脑气与脏腑之气不接，如同做梦一般癫狂。故癫狂哭笑不休、骂詈歌唱不避、舌质紫黯、脉沉滑有力为辨证要点。

（5）血府逐瘀汤（《医林改错》）：本方活血祛瘀，行气止痛。用于胸中血瘀，血行不畅发狂。因瘀血在胸中，气机阻滞，则肝郁不舒而见急躁易怒；瘀久化热故内热瞀闷，或心悸失眠或发狂。以舌黯红，脉涩或弦紧为辨证要点。

3. 涤痰开窍法 本法为明清后治疗精神病的主流，影响深远。是用药物排出痰液，或祛除产生痰之原因。具有荡涤顽痰，开窍醒神的作用。主要用于肝郁气滞，化火炼津为痰，上扰神明，阻塞清窍所致精神障碍。凡狂躁、易怒、伤人毁物者，舌苔黄腻，脉滑，皆可按痰论治。代表方剂：

（1）温胆汤（《千金方》）：本方理气化痰，清胆和胃。用于痰热内扰之癫痫。因痰热上扰，心神不安，则惊悸不宁，虚烦不眠；蒙蔽清窍，则发癫狂。以虚烦，呕吐，心胆虚怯，神志不宁，舌淡苔黄腻，脉滑为辨证要点。

（2）礞石滚痰丸（《丹溪心法附余》）：本方泻火逐痰。用于实热顽痰之癫狂。因实热顽痰，久积不去，上蒙清窍，则发为癫狂、昏迷；扰动心神，则发为怔忡、惊悸。以癫狂怔忡，昏迷，大便秘结，舌苔黄厚，脉滑数有力为辨证要点。

（3）安宫牛黄丸（《温病条辨》）：本方清热开窍，豁痰解毒。用于热邪内陷心包，痰热壅闭心窍发狂。因温热之邪，内陷心包，蒙蔽心窍，致神昏谵语发狂。以高热烦躁，神昏谵语，小儿抽搐为辨证要点。

（4）苏合香丸（《和剂局方》）：本方芳香开窍，行气止痛。用于感受时行瘴疠之气，或痰壅气阻发狂。因瘴疠之气或痰浊，闭阻气机，蒙蔽神明而发狂。故以突然昏迷，牙关紧闭，不省人事，或中寒气闭，心腹猝痛，甚则昏厥为辨证要点。

4. 安神定志法 本法是运用具有补益气血、重镇安神的药物以治疗心神不安的方法。主要用于癫狂、惊悸怔忡、不寐、眩晕等证。代表方剂：

（1）朱砂安神丸（《兰室秘藏》）：本方镇心安神，泻火养阴。用于心火偏亢，阴血不足而发狂；或心火上炎，阴血亏损，以致心失所养而发狂。以心烦神乱，失眠多梦，惊悸怔忡，懊恼，舌红，脉细数为辨证要点。

（2）生铁落饮（《医学心悟》）：本方镇心除痰，宁神定志。用于痰火上扰所致癫狂。因心火偏亢，痰蒙心窍，痰火内扰所致发狂。故以心烦神乱，心悸不宁，躁扰不安，惊狂癫痫为辨证要点。

（3）甘麦大枣汤（《金匮要略》）：本方养心安神，和中缓急。用于心虚肝郁之癫狂。因心失所养，神不守舍，而致心神不宁之癫狂。故以精神恍惚，悲哀欲哭，不能自主，睡眠不安，甚则言行失常，呵欠频繁，舌红苔少为辨证要点。

5. 温阳醒脑法 本法是运用温补心肾之阳的药物治疗心肾阳气不足的病证。具有补益阳气，振奋精神等作用。主要用于情感淡漠，行为退缩，懒散嗜睡，呆滞少神，倦卧，思维贫乏，面色苍白等阳气不足者。代表方剂：

（1）地黄饮子（《宣明论方》）：本方滋肾阴，补肾阳，开窍化痰。用于阴阳失调，痰蒙神扰发狂。因下元虚衰，虚阳上浮，痰浊随之上泛，心神蒙蔽而发狂。故以舌强不能言，心神不宁，口干不欲饮，脉沉细弱为辨证要点。

（2）金匮肾气丸（《金匮要略》）：本方温补肾阳。用于肾阳不足发狂。因肾阳虚，命门之火不足，不能化气行水，水湿留滞，化为痰饮而发狂。故以精神萎靡，神疲懒言，腰痛，舌质淡而胖，苔薄白不燥，脉沉细为辨证要点。

（3）保元汤（《博爱心鉴》）：本方补气温阳。用于虚损劳怯，元气不足之癫狂；或因饮食劳倦损伤脾胃，气血生化之源不足，心神奉养不足所发癫狂。以精神抑郁，倦怠乏力，少气畏寒为辨证要点。

6. 理气解郁　本法是运用疏肝理气的药物治疗情志不畅，气机失调病证的方法。具有疏理气机，调畅情志等作用。主要用于心烦郁怒，失眠，善叹息，或悲伤欲哭，或喉中有哽塞感等精神情志病变。

（1）越鞠丸（《丹溪心法》）：本方行气解郁，宁心安神。用于气郁所致心神不宁之癫狂，气郁也可导致血、痰、火、湿、食诸郁。故以精神抑郁，胸膈痞闷，脘腹胀痛，嗳腐吞酸，恶心呕吐为辨证要点。

（2）逍遥散（《和剂局方》）：本方疏肝解郁，健脾和胃。用于肝郁、血虚、神扰之神志不宁。因七情郁结，肝失条达，或阴血暗耗，或生化之源不足，肝体失养致肝心失调，心神不宁而致癫狂。以精神抑郁，神疲懒言，胸闷不舒，头痛目眩，寒热往来，乳房作胀，舌淡，苔薄白，脉弦为辨证要点。

（3）柴胡疏肝散（《景岳全书》）：本方疏肝解郁，和血止痛。用于胸胁闷痛，肝气郁结。肝气郁结，不得疏泄，气郁导致血滞，以致肝气失疏，血脉不畅，营血不和，寒热往来发狂。以精神抑郁，胸胁闷痛，喜叹息，寒热往来为辨证要点。

二、单味中草药

1. 磁石　主要含四氧化二铁，含少量氧化镁和三氧化二铝。有补血、镇静、平喘作用。用于治疗惊悸、失眠、烦躁、癫痫和精神病性症状等。口服治疗眩晕、癫痫、惊悸等症。宜生用，入汤剂 10～30g，研末 1～3g。服用后不易消化，过量或长期服用易发生中毒。

2. 龙骨　主要含碳酸钙、磷酸钙及少量镁、铁、铝、锰、钾、钠等元素，又含右旋龙脑、乙酸、丁酸、异丁酸、戊酸、己酸及氯化物、硫酸盐等。钙离子有镇静和抑制骨骼肌兴奋作用。龙骨煅后用于治疗心悸、失眠、烦躁、癫痫等；生龙骨治疗神经衰弱及高血压所致眩晕头痛、失眠、健忘和自主神经功能紊乱所致的夜间盗汗。入汤剂宜先煎。口服汤剂可用 10～15g，大剂量可用至 30g。

3. 琥珀　主要成分含二松香醇酸的聚酯化合物和挥发油，还含镁、钙、铁等无机盐。聚酯化合物的分解产物有琥珀酸、龙脑等。具有镇静、催眠及降温作用。用于治疗癫痫、失眠、健忘、震颤、谵妄等。口服研末冲服 1～3g，或入丸，不入煎剂。

4. 珍珠　主要含角壳蛋白及无机盐，其中钙占 95% 左右。珍珠和珠层粉所含角蛋白、无机盐基本相同，主要是氧化钙、碳酸钙、有机物、碳酸。有机物中有甘氨酸、丙氨酸、亮氨酸、谷氨酸等 20 余种氨基酸，含少量铝、铜、铁、镁、锰、钠、锌、硅、钛、锶等元素。具有镇静安神作用。用于治疗精神分裂症、心悸、失眠、惊风、癫痫等。口服 0.3～1.5g，或入丸、散，不入煎剂。

5. 远志　含远志皂苷 A、B、C、D、E、F、G 及远志醇、N-乙酰氨基-D-葡萄糖、细叶远志定碱、脂肪油、树脂等。有催眠及较强的抗痉作用，并有降压、降血脂和祛痰作用。用于治疗惊悸、精神错乱、咳嗽痰多、失眠、夜间多梦等神经衰弱症。口服汤剂 3～10g，或浸酒服，或入丸、散。对胃黏膜刺激性较强，大量服用易引起呕吐。

6. 合欢皮　含皂苷、合欢苷及鞣质等。具有镇静催眠作用，用于治疗因情绪抑郁或愤怒引起的烦躁、失眠。口服煎汤 10 ~ 15g。本品药性平和，需要多服久服方有效。

7. 天麻　含天麻素及天麻苷元、对羟基苯甲醛、香草醇、琥珀酸、β – 谷甾醇。有镇静、抗惊厥作用。用于治疗眩晕、头痛、失眠、耳鸣、四肢麻木、惊厥抽搐等。口服汤剂 3 ~ 10g，研末吞服 1 ~ 1.5g。天麻注射液每支 2ml，蜜环菌片每片 250mg。

8. 牡蛎　含碳酸钙，并含少量磷酸钙、硫酸钙、氧化铁、氯化物、镁、铝、硅及硬蛋白质等。钙盐有轻度镇静、消炎及抗酸作用；钙离子能调节电解质平衡，抑制神经肌肉兴奋性。牡蛎水提取物具有增强免疫和降压作用，用于治疗失眠、烦躁、多梦、神经衰弱、头痛、眩晕等。入汤剂需打碎先煎 15 ~ 30g，研末服 4 ~ 6g，或入丸、散。多服、久服易致便秘和消化不良。

9. 地龙　含地龙解热碱、胆碱、花生四烯酸、次黄嘌呤、黄嘌呤、腺嘌呤、鸟嘌呤、6 – 巯基嘌呤、地龙素、地龙毒素及多种氨基酸等，地龙热浸液及醇提取物有镇静和抗痉作用。已试用于治疗癫痫、兴奋性分裂症等。口服煎汤 5 ~ 10g。本药有毒，有溶血作用，出血性疾病者慎用。

10. 赭石　主要含三氧化二铁，并混有钛、镁、铝、砷等化合物。具有镇静和促进红细胞及血红蛋白新生作用。用于治疗癫痫、心神不宁、烦躁易怒、精神错乱、头痛、眩晕等。口服煎汤 10 ~ 30g，研末服每次 3g，或入丸、散。孕妇慎用。

11. 石菖蒲　含挥发油，其中主要为 β – 细辛醚、α – 细辛醚、反 – 4 – 丙烯基藜芦醚等。并含糖类、有机酸、氨基酸等。具有镇静及抗痉作用。用于治疗兴奋性分裂症、高热昏迷、癫痫发作、健忘、抑郁、神志不宁等。口服煎汤 5 ~ 10g，鲜品加倍。所含挥发油能兴奋脊髓神经，引起抽搐，甚至强直性惊厥而死亡。

12. 茯苓　含多量茯苓多糖及三萜类化合物茯苓酸、块苓酸等，还含有麦角甾醇、组氨酸、胆碱、卵磷脂、脂肪酸、蛋白酶、钾盐等。具有镇静作用，用于治疗失眠、健忘、心悸不宁、分裂症等。口服煎汤 10 ~ 15g。

13. 刺五加　刺五加苷 A、B、C、D、E、F、G 等，具有类似人参皂苷的生物活性，另含金丝桃苷、左旋芝麻素和多糖等。有镇静作用，能改善中枢兴奋过程，又能加强抑制过程，提高耐缺氧能力和思考效率；有抗疲劳作用。用于治疗失眠、多梦、心悸、健忘、体虚乏力、食欲不振、抑郁症及糖尿病等。口服煎汤 9 ~ 30g，或制成片剂、冲剂。

14. 当归　含挥发油、有机酸、糖类、维生素、氨基酸、尿嘧啶、腺嘌呤、胆碱及钙、锌、磷、硒等多种无机元素。具有中枢镇静作用，治疗失眠、健忘、心悸不宁；亦可用于治疗老年性精神病、精神分裂症单纯型、产后精神病及神经症。口服煎汤 6 ~ 15g。

15. 甘松　含挥发油，油中含 β – 马里烯、9 – 马兜铃烯、马来醇、缬草酮等，另含甘松香酮、青木香酮、匙叶甘松酮等。有镇痛镇静作用，用于治疗抑郁症、神经衰弱、头痛等。

16. 柴胡　含柴胡皂苷 A、B、C、D，柴胡皂苷元 F、E、G、龙吉苷元、豆甾醇、菠菜甾醇、侧金盏花醇和少量挥发油、多糖等。有人试用于治疗精神分裂症、躁狂症和周期性精神病。口服煎汤 3 ~ 10g，或入丸、散。小剂量可感倦怠，大剂量可致食欲减退及腹胀，并可用甘草缓解。

17. 牛黄　含胆酸、胆红素、去氧胆酸、鹅去氧胆酸、卵磷脂、牛黄酸、酸性肽类物质、胆甾醇、麦角甾醇、维生素 D 和钙、镁、锌、铁、铜、锰、磷等无机盐。具有镇静、镇痛和抗痉作用，试用于治疗兴奋性分裂症和戒酒所致幻觉、精神失常、震颤性谵妄和惊厥。口服入丸、散剂 0.2～0.5g，小儿酌减。孕妇慎用。大剂量能抑制神经系统及心脏，严重时可致死亡。

18. 曼陀萝　主要含阿托品等生物碱。有中枢神经系统抑制作用，但对骨髓有兴奋作用。用于治疗精神分裂症、躁狂症。青光眼或眼压高、严重心肝肾功能受损、严重高血压、感染发热、严重营养不良、失水酸中毒等均应禁用。

19. 黄芫花　主要含皂苷、黄芫花酮。具有镇静、安神、降温及抗苯丙胺作用，治疗精神分裂症、躁狂状态、急性反应状态等，每日 9～18g。年老体弱及有躯体疾病者慎用，孕妇禁用。

20. 黄花败酱　含少量挥发油，其败酱烯与异败酱烯有直接作用于中枢的镇静作用。适用于治疗失眠、头痛、头晕、情绪不稳、易疲劳、脑力活动迟钝等。每日口服 2～4g。

21. 大黄　含有大黄酚、大黄素、大黄素甲醚、芦荟大黄素等苷元及鞣质、多糖、挥发油、镁等无机元素。其鞣质有与大黄水提取物相同的抗精神病作用，并且不伴有行为毒性作用。每日口服 3～9g。本药可引起胃肠道反应，如腹泻、腹痛、恶心呕吐及肠鸣等。

目前认为影响精神活动的中草药还有朱砂、酸枣仁、胡椒、钩藤、羚羊角、全蝎、蜈蚣、僵蚕、冰片、石菖蒲、罗布麻叶、石决明、珍珠母、五味子、麝香、马钱子、丹参、郁金、大枣、何首乌、白芍、天南星、天竺黄、佛手、香附、麻黄、桂枝、防风、细辛、升麻、犀角、牡丹皮、赤芍、蝉蜕、金礞石等。具有抗焦虑作用的中草药有银杏、贯叶金丝桃、人参、胡黄连、野菊花、马齿苋、厚朴、苦楝子等；具有抗抑郁作用的中草药有贯叶金丝桃、银杏叶、内蒙黄芪、郁金、佛手、人参、巴戟天等。

第四节　心理治疗

心理治疗（psychotherapy）是指心理治疗师（或心理治疗家）应用心理学以及相关学科的知识、原则和技巧，建立一种专业性的人际互动关系，改善病人的症状或不良行为，以达到治疗疾病、促进康复的一种治疗方法。心理治疗是通过语言和非语言的方式影响病人，其主要作用是治疗疾病、缓解痛苦、提高素质。

心理治疗与心理咨询两者的理论同源，实施技术相近，特别是治疗性咨询，在很大程度上相互贯通和重叠，且助人目的和机制大同小异。一般认为，二者的主要区别在于咨询的对象为普通求助者（或较轻的心理问题），心理治疗的对象主要针对一些临床病人。有时求助者与病人难以区分，因此有人主张两者不必明确界定。

心理治疗是一种很古老的治疗方法，在我国有着悠久的历史。早在两千多年前，我国的医学典籍中就有关于心理治疗的阐述。如《内经》曾用"移精变气"来讨论这个问题，故有"余闻古之治病惟其移精变气可祝由而已"。意为远古时代的治病方法唯一的（或主要的）是通过移易精神，变利气血而治病（应该列为心理治疗）。还提出"治病必先治神"的理论。治神或许就是现代的心理治疗。

在西方，被称为心理学之父的希波克拉底曾提出医生治病的三大法宝是语言、药物和手术刀。正规的心理治疗始于 18 世纪末 Mesmer（奥地利医生）提出的"动物通磁"理论，成功的诱导动物催眠并应用于临床；S. Freud 创立了精神分析疗法，第一次独立应用心理治疗来医治某些疾病。20 世纪中叶，精神分析在心理治疗领域，可以说是一统天下，影响之大迄今为止无与伦比。20 世纪 50 年代以后，根据学习原理而创造了多种行为疗法，包括系统脱敏疗法、冲击疗法、厌恶疗法、阳性强化法、模拟法等。以后陆续又有其他心理治疗的理论与方法出现，并在实践中应用。目前越来越多的学者主张心理治疗的"通用原理"，将不同心理学派的理论和技巧有机地整合成一套不受任何单一学派限制，在实践中灵活通用的方法。治疗目标从个体扩大到群体；治疗的领域从精神疾病扩大到各种心理行为问题；治疗的疗程趋向缩短。

一、心理治疗分类

心理治疗可根据不同的侧重点而有不同的分类方法。较为常用的方法是根据不同学派的理论及实施要点分类，也有根据治疗对象的不同、治疗时间的长短等分类，常见如下：

1. 按心理学派理论分类　精神分析法；认知治疗；行为治疗；人本主义治疗；系统治疗等。

2. 按治疗的对象分类　个别心理治疗；婚姻治疗；家庭治疗；集体心理治疗等。

3. 按治疗的时间分类　长程心理治疗；短程心理治疗等。

二、治疗的效应及影响机制

心理治疗效果具体表现在：①心理治疗能改善一些神经症症状或青少年的某些不良行为；②能缓解某些心理生理症状及情绪症状；③提高病人服从治疗的依从性，改善部分病人的人际关系问题，提高人们的心理素质和应对压力的能力。

虽然心理治疗的疗效是肯定的，但是对心理治疗的效果进行准确评估却十分困难。至今无法令人满意。其原因之一是没有较多的客观评定的方法；原因之二是很难将心理治疗的效果与其他同时发生的生活事件影响区别开来；原因之三是评价治疗效果有一定的主观性和侧重面不同。

由于心理治疗是以独特的人际关系为特征，况且他们都是一个个千差万别的人，又处在一个极其复杂的环境中，所以影响疗效的因素较多。主要因素包括：

1. 心理治疗的形式　心理治疗的种类繁多，不同形式的心理治疗都受其学派理论的影响，形成了各自的特点。因此，心理治疗的种类和形式是影响心理治疗效果的一个主要因素。如行为治疗主要是改变某一行为；而精神分析学派则注重病人在意识范围内体验到潜意识的感受和思想。每一种心理治疗方法针对其适应证的治疗效果相近似。但如果同一个病人采用不同的方法就可能得出不一样的结果。如恐惧症的行为治疗有效，癔症的暗示疗法效果肯定。不同的治疗方法还与地域和文化相关，如精神分析在西方、道家认知治疗在中国、森田疗法在日本等被不同国家的病人所接受。那么，我们在选择心理治疗方法时要因时、因地、因人而异，才能发挥应有的效应。

2. 治疗者的能力及治疗关系　治疗者的能力对心理治疗效果的影响更为重要。无论选择何种治疗方式都受治疗者的素质和能力的影响。无数的治疗案例提示，治疗者的素质和能力是治疗成败的重要因素。

　　心理治疗必须要建立在良好治疗关系的基础上。良好的医患关系不仅影响治疗效果，更重要的是关系到治疗能否进行。治疗者优秀的品质和能力是建立起良好治疗关系，并达到治疗目的基础；另外，在治疗过程中还需要治疗者根据实际情况随时调整治疗方案，灵活处理方能显效。若治疗者能力不够，无论选择何种治疗形式也很难奏效，甚至失败。

　　3. 病人的人格和病种　　治疗的最终效果还要取决于病人的接受程度。众所周知，人的性格各不相同，有外向或内向性格等差异，暗示性或高或低，那么对治疗的反应也不尽相同。因此，心理治疗必须因人而异。一般认为精神病性症状越重，心理治疗的效果越差，而"病感"越重效果越好。

三、心理治疗（心理咨询）者的素质和基本功

　　心理咨询和心理治疗是一项科学工作，要用科学的助人知识和扎实的心理治疗基本功来帮助求助者，使他们认识困扰他们的真正原因，改正不良认知，放弃适应不良的行为，消除症状，促进心理成熟。因此，对从事心理治疗工作者的素质和能力均有较高的要求。

（一）基本素质

　　1. 职业道德　　心理治疗者应该具有良好的职业道德，并遵守相关的法律法规。

　　2. 良好的人格特质　　心理治疗不仅要有助人的动机和助人成长的方法，而且良好的人格特质能促使接受治疗的病人积极地改变与成长。下列人格特质对治疗者具有普遍的积极意义，即自信、心胸开放、温暖、自知、通情、接纳、尊重、真诚、客观、非支配性等。

　　3. 辩证唯物主义的思维方式　　心理治疗是一门科学，应遵循自然规律，坚持辩证唯物主义和自然辩证法的观点对待心理治疗的每一过程。它与宗教、迷信活动的独裁、武断、超自然，以及不具有理性的思维和实验根据的方法有着明显的区别。具体表现在如下几个方面：

　　（1）整体的观念：心理和身体是一个整体，心理和生理是相互作用、互为因果的。心理问题的存在，久而久之必然影响人的生理过程，所谓心身疾病（心身反应或心身障碍）；求助者常把心理问题用躯体体验进行表述，使情绪躯体化。反之，躯体疾病常带来心理上的焦虑不安、情绪抑郁；或者生理上的某些不足（如身材矮小、肢体残疾等）引起自卑、苦恼等。

　　（2）联系的观念：人的心理活动，即知、情、意，三者是互相联系的，是一个系统。一方有问题，另外两方多少或迟早会有相应地改变。

　　（3）全面的观念：引起心理障碍是生理、心理、社会等多种因素，或/和诸因素交互作用的结果，要进行综合分析。病人（或求助者）出现的问题更是多种多样，如情绪障碍常涉及到学习、工作、家庭、人际交往等方面的认识和个人行为模式。因而，要求心理治疗者能够透过现象看本质。

　　（4）综合、发展的观念：各种理论和各种方法之间存在内在的联系，他们是各执真理的一面，有效性各有所长。在临床实践中，治疗者（或咨询师）不能固执地坚持自己偏爱的某种理论与方法，应将他们综合起来，只要能解除心理问题，能达到治疗的目的才是有效的方法。在治疗过程中应根据病人的实际情况随时调整治疗方案，灵活处理。

4. 丰富的心理治疗（咨询）理论知识　心理治疗者应具备心理学、心理治疗学、医学及相关学科知识；还应该具有哲学、人类学、社会学、伦理学、教育学等人文社科知识，以及相关的自然科学知识。

（二）扎实基本功

心理治疗对实施者的基本功要求很高。一个优秀的心理治疗家对病人的异常心态和行为应善于明确探察、准确评估和及时有效地矫正。由于心理治疗涉及到生活的各个方面、学科的多个领域，而每一位病人都处在不同而极其复杂的交汇点上。因此，治疗者除了具有上述的素质以外，还要具有扎实过硬的基本功。

1. 观察能力　治疗者应从接触求助者的第一时间开始观察，从他的衣着打扮、举止言谈、目光眼神来观察他的内心活动，形成一个初步印象。这种判断是否正确或全面要在进一步的交流中修正，切不可先入为主，否则会不利于治疗的深入。在接触中还应注意到，观察是双方的，就是说病人也在观察和评估治疗者，因此观察是双方交流和产生反应的过程。治疗者在观察过程中既要冷静又不失热情，主观能动而不失客观，积极关注又要努力思考，力争明察秋毫。

2. 倾听技术　听的能力十分重要，对治疗效果影响很大。治疗者既要听懂病人语言所表达的全部意义，还要听懂那些隐含的部分意义，甚至要听懂病人有意或无意省略的内容。不但要注意求助者说话的速度、音量、逻辑性等，还要注意谈话的焦点、涉及的人物、回避的对象及表情。治疗者还要用无声的语言（表情和动作）传递信息，如表示理解、控制谈话的方向等。所以，听是一个积极主动的过程，有时候倾听在某种意义上能够达到心理治疗的目的。

3. 说话技巧　治疗者的说话要中肯流畅、简单明了、亲切自然、逻辑性强，更要使病人听懂理解。询问时尽量尊重对方，多使用开放式的谈话方式，如"怎么样？如何？"，少用封闭的提问方式，如"是不是？"等。要让求助者觉得与医生是平等的，治疗过程中受到尊重、理解和帮助。气氛紧张的交谈方式是不可取的。

心理治疗的基本功并非一朝一夕就能练好，需要长时间的实践和总结。因此，应该努力学习、不断实践、探索创新、总结经验，才能提高心理治疗技能。

四、精神科常用的几种心理治疗

（一）精神分析法

弗洛伊德（S. Freud）首创的精神分析（psychoanalysis）法，既是一套理论，也是一种治疗方法，其目的是试图帮助病人意识到潜意识里的一些信息；是以心因性为机制的一种治疗神经症的方法和技术。

1. 基本理论

（1）潜意识：弗洛伊德的观点认为人的心理活动领域可分为意识、前意识和潜意识。意识是指人在清醒状态下所能觉察的心理活动内容（思维、情感和行为）；前意识是指一般情况下不能被觉察到，但在特殊情况下（如集中注意、努力回忆）可觉察到的某些心理内容；潜意识是指自己觉察不到的，在意识范围之外的心理内容。潜意识是精神能量的来源，它孕育着人的行为动机，也影响人的行为，一般潜而不露。其表现方式有三种，即梦、错误和某些疾病（如神经症和癔症）的症状。

（2）能量守恒：弗洛伊德认为精神活动是一种能量相互转换的过程，它符合物理学中的能量守恒定律和原则。例如儿童期经历的创伤体验（尤其是性的方面），长时间后似忘而未忘，实际上是以一种"能量"被保留下来，痛苦地被压抑到潜意识内，如压抑过多，就会形成各种神经症症状被释放出来。

（3）人格结构：按照弗洛伊德的精神结构论，人格可分为原我、自我与超我，这三种结构相互作用，共同管理人的行为。①原我：是人格中最原始的、最模糊而不易把握的部分；是无意识的、无理性的，生来具有的；是心理能量的主要源泉和本能（性本能、攻击本能）之所在。他不知善恶、价值和道德，不顾现实，只追求满足，受快乐原则支配。他只能通过自我与外部世界接触。②自我：是从原我中分化出的一部分，是人格的执行机构。受现实原则的支配，自我的主要功能是感受现实，处理个体与现实之间的关系，判断外部环境和心理现象，去驾驭原我的要求。可以说，自我在同时侍奉三个主人，即超我、原我和现实。③超我：是从自我中分化出来的，是人格中的监察判断机构，也是最文明的一部分，是道德化了的自我。其功能是抑制原我冲动，说服自我以道德目的代替现实目的。它遵循道德和理想的原则。

原我代表本能欲望，是能量库；超我是监察判断机构，代表道德、伦理；自我却要遵循现实原则。健康的人格是原我、自我和超我的均衡发展，并处于动态平衡。

（4）心理防御机制：①压抑：是所有防御机制的基础，是指个人的欲望、冲动或本能无法达到或无法满足的表现。通过压抑，阻止那些冲动、欲望进入意识领域。②升华：把超我或社会所不能容许的欲望（包括性欲与攻击冲动），导向较为崇高的方向，转化为有建设性或创造性，即有利于社会又能使欲望满足。③投射：当自己的原我冲动不能被接受时，则转移到别人身上去。认为此想法或冲动是别人的，并指责评论。④反向作用：把超我或社会所不能接受的欲望或冲动，以相反的形式表现出来，以获得超我或社会的接受或赞同，达到缓解自我的压力。⑤代偿：一个人由于存在某种缺陷，用各种方法去努力弥补，以减轻心理痛苦或自卑。⑥退行：是自我在矛盾冲突境遇下，放弃已学到的较为成熟的应付方式，退却到原先较为幼稚的应付方式去解决困难。如成年人以幼稚的方式提出各种要求。⑦否认：是最原始最简单的防御机制，拒绝承认或"完全忘掉"那些使人感到痛苦的事件，就当这些事件根本没有发生过，借以避免心理上的痛苦。⑧幽默：当一些人处境困难或尴尬时，可能使用幽默来化险为夷，渡过难关，或通过幽默间接表达潜意识的意图，既不伤大雅，又能表达意思、处理问题。

2. 精神分析技术

（1）自由联想：病人半卧于躺椅上，分析者坐在他的背后，尽量避免干扰。病人将头脑里浮现的所有思维、情绪、记忆毫无顾忌地讲出来，无论他多么痛苦、荒谬、不合逻辑或没有意义。精神分析的观点认为，所有在大脑中的东西都是有因果关系的，而不是无缘无故的，治疗者借此收集并分析潜意识资料，最后找到症结所在。

（2）阻抗的解析：指病人不遵守治疗规则，不愿意把某些思维、情感和记忆报告出来，对治疗者不信任,有意地回避某些敏感话题,而病人却无法意识到,也不会承认。对这种阻抗作用应认真分析和解释,并使之消除。

(3)移情的解析:是阻抗的一种特殊形式。指由于长时间与病人接触,他会把一些对别人的感情转移到治疗者身上。这种移情有正性的或负性的。治疗者要解析移情的意义,尽量使其成为治疗的推动力。

(4)梦的分析:弗洛伊德认为,梦境是通向潜意识的"皇家大道"。析梦是发现潜意识材料,使病人领悟未解决问题的主要方法。潜意识冲动或愿望通过梦境以象征的方式表现出来,也就是说,梦境中所有的内容都具有象征的意义(性器官和性行为的象征)。

能回忆的梦境称为显梦。隐梦是隐藏或伪装后的梦,在显梦背后的中心内容,梦者是不知道的,要经过治疗者分析和解释才能了解。对梦的分析和解释就是揭示显梦的本来意义。

(5)解释、修通、领悟:精神分析学家的基本工作是解释。主要目的是揭示症状与潜意识、动机之间的关系,消除阻抗和移情的干扰,使人领悟到其症状的真正含义,使病人理解冲突的根源,最后达到领悟。

精神分析治疗一般为每周3~6次,每次1小时,持续治疗1~3年。

(二)行为治疗(behaviour therapy)

是指以行为学习理论为指导,按一定的治疗程序来消除或纠正病人不良行为的一种心理治疗方法。行为治疗不同于精神分析治疗,没有一个连续贯通的理论模式,而是有许多人依据一种共同的心理学理论(行为主义心理学)分别开发出的若干种治疗方法集合而成的。

1. 基本理论

(1)经典条件反射(classical conditioning):俄国的谢切诺夫(1829~1904年)提出"所有动物和人类的行为实质上都是反射的"。巴甫洛夫(1849~1936年)研究发现,一个无关刺激(铃声)可由食物的强化作用而逐渐成为食物的信号,继而这个无关刺激也能引起唾液的分泌,形成条件反射。此条件反射又能作为"无条件反射"引起第二级条件反射。

(2)学习理论(learning theory):代表人物华生(J. B. Watson, 1878~1985年)认为人类复杂的行为都是学习的结果,无论任何行为都可以习得,也可以通过学习而弃掉。学习行为都遵循以下两条规律:①频因律,即某一刺激发生后出现某一行为反应的次数越多,那么此行为反应就越容易固定并保留下来,且以后遇到相同刺激时再次发生。②近因律,即某一刺激发生后,最先出现的某一行为反应最容易固定下来,并在以后遇到相同刺激时,表现为相同的行为反应。

(3)操作性条件反射(operant conditioning):斯金纳(B. F. Skinner, 1904~1990年)的操作条件反射实验"奖励性学习"和"惩罚性学习",其结果为:行为的后果直接影响该行为的增多或减少,其原因是正性强化和负性强化。正性强化是在行为后果得到奖励后其发生频度增加;负性强化是在行为后果得到惩罚后其发生频度减少。根据这一原理,可改变行为的方向,逐渐建立新的行为模式,称为行为塑造(behaviour shaping)。

上述各种理论均以"刺激-反应"来解释学习行为的过程。因此,行为治疗的机理是:所有的行为都是习得的,且遵循学习的规律,可以习得,也就可以弃掉,变态行为也不例外。

2. 治疗技术

（1）系统脱敏疗法（systematic desensitization therapy）：是指治疗师采用深度肌肉放松技术拮抗条件性焦虑。先同病人签订一个与恐怖、害怕有关的导致焦虑境遇等级表，然后在治疗中将习得的放松状态用于抑制焦虑反应，这一过程又称之为交互抑制（reciprocal inhibition），由 J. Wolpe 所创立。

治疗程序：①评定主观不适单位。通常以五分制、十分制或百分制为度量单位来评定。衡量病人在各种情景中的主观感觉。②松弛训练。每次 20～30 分钟，多数需经过 6～8 次训练才能完成。③设计不适层次表。将引起病人主观不适的刺激因素按病人主观不适的严重程度依次列表。④系统脱敏。从最低（最小）的刺激开始脱敏，逐步适应并达到足以被全身松弛所抑制的程度。

该疗法主要用于治疗恐惧症，少数用于癔症。每次治疗 30～40 分钟，每日 1 次或隔日 1 次，8～10 次为一个疗程。

（2）冲击疗法（flooding therapy）：直接将病人暴露于引起最强焦虑反应的情境之中（情境可以是想像的或是实际的），让其体验最大限度的紧张焦虑，随着强烈的心理－生理反应自然减退、耗竭，或主动调节、控制而达到适应。治疗师并不给予安慰支持。

治疗程序：治疗前向病人仔细介绍治疗的过程和原理，说明病人在治疗中必须付出的代价。让病人和家属知情、同意，并在治疗协议上签字。进行必要的体格检查和实验室检查，排除重大躯体疾病（如癫痫、心血管疾病等）。每次治疗 30～60 分钟，每日或隔日 1 次，2～4 次为一个疗程。

冲击疗法的特点是方法简单、疗程短、收效快。但病人对治疗的痛苦大，实施难。主要用于治疗恐怖症。多数学者认为此法不宜首选和滥用。

（3）厌恶疗法（aversion therapy）：是指一种通过轻微的惩罚来消除适应不良行为的治疗方法。当某种不良行为即将出现或正在出现的同时立即给予一定的痛苦刺激，使其产生厌恶（或痛苦）的主观体验。经过反复实施，不良行为与厌恶（或痛苦）体验之间建立起条件联系，以后当病人欲施此行为时，立刻引起厌恶（痛苦）体验。为了避免这种厌恶体验，病人必须中止或放弃原有的某种行为。

由于厌恶疗法涉及到伦理学和技术方面的问题，故应在严格的控制下实施本疗法。主要适应证有恋物癖、露阴癖、同性恋、酒瘾、强迫症等。

（4）阳性强化法：是基于这样一条行为原则，即一种行为得以持续，一定是被他的结果所强化。因此，要保持某种行为，就得强化他的结果；要改变某种行为，就要改变他的结果。

阳性强化法分四个步骤：①首先确定改变什么行为；②确定这一行为的直接后果是什么；③设计一个新的结果取代原来的结果；④最后进行强化实施。

阳性强化法的适应证主要有慢性精神分裂症、儿童孤独症、贪食症、癔症及神经性厌食症。

（5）生物反馈疗法（bio－feedback therapy）：是用仪器，将人体内部的某些生理功能或生理活动信号进行搜集、记录，经过放大转换成声音或图形，并由显示系统反馈给个体，使个体根据反馈的信息学习调节控制自己的这些生理功能。在精神科的治疗领域中，生物反馈常与松弛技术相结合。

常用的生物反馈有：①肌电反馈，用于治疗焦虑、恐惧状态；②皮电反馈，用于治疗各种神经症；③皮温反馈，用于治疗血管性偏头痛、雷诺病及某些自主神经功能障碍；④脑电反馈，可用于焦虑症、抑郁症及失眠的治疗；⑤心率、血压及其他内脏功能反馈，多用于治疗相应的心身疾病。

（三）认知治疗（cognitive therapy）

认知治疗是通过改变病人的不良认知，从而矫正不良情绪和行为的一种治疗方法。认知治疗的理论来自于古希腊斯多亚学派（Stoicism）的哲学思想。他认为人对自身和对周围世界的认知决定他的行为。这种哲学思想被心理学家们加以发展，并应用在心理治疗中。

1. Beck 认知治疗　此法由精神分析治疗家 A. Beck 所创。他发现病人进行自由联想时，思维往往先出现一些关键字，像电报一样（其形式简单）代表某些意义，随后才有情绪反应。Beck 称这样一个规律为"自动思维"。自动思维来源于个体的价值系统，而且价值系统影响和制约个体的情绪反应和行为方式。自动思维虽很难暴露出来，但他的特异性决定着不同个体反应的差异。

治疗过程分为三期：①治疗早期是让病人熟悉认知治疗，找出主要的症状，说明认知和情绪（即某些症状）的关系；②治疗中期主要是引出自动思维，并在现实生活中检验、修正；③治疗后期，主要是挖掘、发现原有不良的认知方式，并用较好的认知方式替代他，使之很好地适应现实环境，并加以强化和实践。开始用此法治疗抑郁症大约需持续 12 周，每周 1~2 次，病情缓解后需维持治疗 6~12 个月，每月 1~2 次。

2. 中国道家认知治疗　是运用我国独特的文化思想，即道家哲学思想内涵，建立起来的一套适合中国人的认知心理治疗方法。他取之于中国道家的处世养生法，所倡导思维的方式是天人合一；行为原则是顺应自然；价值取向是返璞归真；生活信条为崇俭抑奢；处世之道是柔弱不争，以及尊重保养生命的人生追求。主要治疗各种焦虑障碍。

其治疗方法共分五个基本步骤，即 ABCDE 技术。

（1）评估现实的精神刺激因素（actual stress factors）：主要是找出病人现实中的精神刺激因素，然后定性、定量并分类。全面了解、评估病人精神刺激的来源、性质及其严重程度，以便制定相应的对策，在评估的同时辅以一般性社会支持。

（2）调查价值系统（belief system）：根据最需要的是最有价值的，最不需要的是最无价值的价值观原则，帮助病人评估自身的价值系统，并按需要层次排序。由此可清楚病人的价值系统，可以了解病人产生应激的主观原因，更好地重建认知。

（3）分析心理冲突和应对方式（conflict and coping styles）：分析确定病人的心理冲突来源，明确冲突双方的性质和强度。根据其合理性和可行性，以制定减轻或化解冲突策略。通过了解病人的应付方式，给予针对性的调整和强化（如应付方式不当或不足之处）。

（4）道家哲学思想的导入与实践（doctrine direction）：此为本治疗方法的核心和关键。通过解释说明，让病人领悟道家哲学思想的真谛。

（5）评估（evaluation）与强化疗效：近期治疗目标是消除症状，治愈疾病；而远期目标是促进健康，预防疾病。此期主要是评估治疗效果，总结经验，巩固疗效，制定下一步治疗目标。一般每周 1~2 次，每次 60~90 分钟，疗程约为 8 周。

（四）森田疗法（Marita therapy）

本疗法是森田正马（日本精神科医生，1874~1938 年）所创立的一种心理治疗。其基本理念和精华是"顺其自然"的治疗原则，是一种专门针对神经症的心理治疗方法。

1. 神经症的治疗原理和原则　森田学说认为，情绪在很大程度上独立于认知，有时情绪也不受意志的控制，因而把治疗的着力点放在改变情绪和行动上，而不是放在认知改变上。反过来认知和意志都能够有效地影响、支配人的行为。森田学说强调，行动方式不仅显示人的性格，行动也能够改造人的性格。利用意志控制行动这一点，可通过行动来促使某些改变的发生，进而体验到自信。即使本人没有自信觉察，也会使其性格更加坚强。由于人们总是会有不适的体验，何况敏感者更加如此。但他们又徒劳地希望自己没有恐惧和悲观，为此更加痛苦，并产生强迫及反强迫症状。凡此种种，都是不顺其自然所致。那么，要克服这些毛病，惟一的出路就是服从客观的法则，正视消极情感，接受但不否认现实（各种症状的出现），一切顺其自然。

2. 治疗过程　森田疗法分为门诊治疗和住院治疗两种形式。前者适用于症状较轻的病人，可按照森田疗法的自助读物实行，如写日记、做轻微劳动等，同时定期接受医生的指导；后者适用于症状较重的病人。住院森田疗法共分为四期：

第一期：绝对卧床期，一般为 4~7 天。在此期间，除吃饭和大小便等基本生活外，保持绝对卧床，禁止一切其他活动。让病人出现苦恼、难受、无聊的感觉，总想立刻活动或做事。然后可以进入第二期。

第二期：轻微工作期，一般为 3~7 天。白天只允许病人在室外做些轻微的劳动，但仍不允许与别人过多的交谈，禁止外出、看书等，并规定晚上记日记。每夜卧床 7 个小时。以后可逐渐增加工作量，让病人体验到一种从无聊中解脱的愉快感。这种感觉长短不定。

第三期：普通工作期，时间为 3~7 天。让病人努力去工作，并认真体验全心投入工作的喜悦和成就感，培养病人的耐力、信心和勇气。此期可做农活、木工活等稍微重一些的工作，也可参加集体活动，如运动、游戏、读书、绘画、欣赏音乐等活动。

第四期：生活训练期，一般为 7~14 天。在此期间主要为出院做准备。这时可做更重的工作，亦可请假外出等。

（五）中医心理治疗

心理治疗在中医学称之为"意疗"，是治疗精神疾病的重要手段。中医的整体观念、阴阳五行学说、七情五志学说等，无不体现出中医重视心理与躯体整体关系的治疗思想。《内经》中七情与五脏关系的论述及金元时期朱丹溪以情胜情的活套疗法，构成了中医自成一体的心理健康与心理治疗体系。中医养身与养心并重的思想充分体现了这一点，在精神障碍的防治中具有重要作用。常用的方法有：

1. 情志相胜法　在中医阴阳五行学说及情志相胜等理论指导下，医生有意识地运用一种或多种情志刺激，以制约、消除病人的病态情志，从而治疗由情志偏激所引起的某些心身疾病的一种心理疗法。根据其所激发的情志变化，可分为喜乐疗法、激怒疗法、悲哀疗法等。常用怒胜思、思胜恐、恐胜喜、喜胜悲忧、悲胜怒等。

运用情志相胜方法，应具体情况具体分析，灵活运用，切不可死搬硬套。实际上，情志之间的相互制约是复杂的，多维性的，一种情志可对几种情志起制约作用，而一种情志也可被几种情志来制约，如喜对悲、忧、思、恐、怒皆有制约作用，恐对喜、怒以及忧思有制约作用。这些都被古代医家的临床实践所证实。因此，在运用情志相胜疗法时，既要遵循情志之间的制约规律，又不可拘泥于某一固定模式。诚如《医方考》所言："明者触类旁通之，则术在我矣。"

2. 移情易性法 通过分散病人的注意力，或改变其周围环境，或通过精神转移，改变病人内心忧虑的指向性，即排解忧思、改善心态，以治疗由情志因素所引起疾病的一种心理疗法。

3. 劝说开导法 针对病人的病情及其心理状态、情感障碍等，采取语言交谈方式进行说理疏导，以消除其致病心理因素，纠正不良情志的一种心理治疗方法。临床医生都在自觉或不自觉地运用此法，故其应用范围极广。

4. 暗示解惑法 采用含蓄、间接的方式，对病人的心理状态产生影响，以诱导病人"无形中"接受医生的治疗性意见；或通过语言等方式，剖析本质、真情，以解除病人的疑惑，从而达到治疗由情志因素所引起疾病的一种心理治疗方法。主要适用于由疑虑、误解、猜测所导致的精神疾病。

5. 顺情从欲法 顺从病人的意志，满足病人的心身需求，以消除不良心理因素的一种心理治疗方法。主要适用于由情志意愿不遂所引起的心身病变。

6. 习以平惊法 让病人习惯接触有害的刺激因素，提高其适应能力，使之不再对该刺激因素敏感，以治疗由情志因素所引起疾病的一种心理治疗方法。主要适用于精神过敏所致的病症。

7. 以意导引法 以发挥意识呼吸的作用，以意导气，以气引形，意气相随的心理治疗方法。按人体经络走向，随动作的阴阳变化，虚实转换，起落翻转，左右运行，升降开合，上下贯通，阳升阴降，阴收阳发，开源导流，以动引气，以气推动肢体，意到而气力随之的一种意疗方法。

8. 澄心静意法 病人通过自我练习，平心静气，吐纳导引，从而消除不良情绪，"将积蓄的怨恨之气，从口中徐徐吐出"。

9. 音乐治疗法 不同音调的音乐通过其声入耳，循经而通于心，旁及四脏，宣通气血，从而引起五脏产生不同的情志变化。病人在感受特定音乐的艺术意境时，能娱神悦性，以此来调节情志，从而影响心理活动。如过分焦虑、烦躁、易激动者，可以选用幽静柔和的音乐，降低其兴奋状态。

10. 歌吟舞蹈法 以歌唱吟咏、舞蹈为主要内容的防病治病的方法。通过歌吟舞蹈达到调节情志，调整形态。多用于精神疾病的康复治疗。

这些治疗方法秉承中医整体观念、阴阳五行、相生相克的对立统一观及古代医家以情胜情的活套疗法，丰富了中医心理治疗的理论与方法，对精神疾病乃至躯体疾病的治疗具有重要价值。

第五节　其他治疗

一、电抽搐治疗

电抽搐治疗（electroconvulsive therapy，ECT），又叫电休克治疗（electric shock therapy），是以一定量的电流短暂刺激大脑，引起病人意识丧失和全身抽搐来治疗精神疾病的一种方法。但其治疗机制尚未阐明。一般分为有抽搐电休克治疗和无抽搐电休克治疗两种。在发达国家及国内有条件的地区已采用改良的无抽搐电休克治疗。其特点是治疗中不发生抽搐，安全性更高，容易被病人及家属接受，但操作较传统电休克治疗复杂。

（一）适应证与禁忌证

1. 适应证　①严重抑郁，有明显自责、自罪和强烈自伤、自杀念头及行为者；②极度兴奋躁动，伴有冲动伤人行为者；③紧张性木僵、违拗和拒食严重者；④精神药物治疗效果不佳或无效，不能耐受药物治疗者。

2. 禁忌证　①脑器质性疾病：包括颅内占位性病变、脑血管疾病及其他可引起颅内压增高的疾病；②严重的心血管疾病：如冠心病、高血压、动脉瘤畸形等，严重的呼吸系统和肝肾疾病；③骨关节疾病，脊柱畸形；④视网膜脱落，严重的青光眼；⑤急性全身感染、发热；⑥甲状腺功能亢进；⑦利血平治疗者；⑧儿童、孕妇及老年病人。

无抽搐电休克治疗较传统电休克治疗禁忌证少。某些疾病可能会增加治疗的危险性，如麻醉意外、延迟性窒息、严重心律不齐等，一旦出现应立即给予心肺复苏。

（二）治疗方法

1. 治疗前准备　①取得病人或家属的知情同意；②详细的体查，必要的辅助检查和实验室检查，如血常规、心电图、脑电图等；③治疗前应停用抗焦虑、抗癫痫药物 8 小时及禁食、禁水 6 小时以上，治疗期间抗精神病药以中小剂量为宜，应避免使用锂盐和利血平；④为避免术中口腔分泌物过多，可于术前 15 分钟肌注阿托品；⑤治疗前测体温、脉搏、血压，体温低于 37.5°C，脉搏在 60～120 次/分，血压在（150～100）／（90～50）mmHg 之间才能进行治疗；⑥治疗前取出活动假牙、发夹，解开衣带、领扣、皮带，排空大小便；⑦准备急救药品及器械。

2. 操作技术

（1）有抽搐电休克治疗：病人仰卧于治疗台上，四肢伸直放松，在两肩胛间相当于胸椎中段处垫一沙袋，使脊柱前突。病人一侧上下臼齿间放置一缠有纱布的压舌板或两侧上下臼齿间放置专用牙垫，以防治疗时咬伤舌头。用一手紧托病人下颌，防止治疗时下颌脱位。2～4 名助手保护病人的肩、肘、髋、膝关节及四肢。

电极应涂上导电冻胶或生理盐水，紧贴于病人的双侧颞部或头顶部和非优势侧颞部。电量以引起全身抽搐大发作的最小电量为准。一般直流电休克机电流量为 90～110mA，通电时间为 1~3 秒。

抽搐发作：类似癫痫大发作，经过短暂的潜伏期，出现持续 30~60 秒的强直期和阵挛期，然后进入恢复期。一般 10~20 分钟后病人可清醒。抽搐发作停止，应及时进行人工呼吸，如呼吸恢复不好，可行气管插管。

呼吸恢复后将病人安置于安静的室内，最好侧卧位。由专人护理，观察病人的意识恢复情况和生命体征，防止跌伤。

开始治疗时可每日 1 次，连做 2~3 次，然后隔日 1 次；也可一开始就隔日 1 次。治疗次数视病情而定，一般 6~12 次为一疗程。如病情需要可逐步加大间隔时间，进行维持治疗。

（2）无抽搐电休克治疗：必须在麻醉师参与下实施。病人仰卧于治疗台上，四肢伸直放松，在两肩胛间相当于胸椎中段处垫一沙袋，使脊柱前突。涂有导电胶的电极片紧贴于非优势侧顶颞部或双侧颞部。术前静注阿托品 1mg，避免术中分泌物过多和迷走神经兴奋造成的心脏骤停。静注 1% 硫喷妥钠，到病人睫毛反射迟钝或消失，呼之不应，推之不动为止，一般 9~14ml（按 1.0~2.5mg/kg 计算）。当静注到 7.5~10ml 时开始吸氧。然后静注氯化钠 2ml、0.2% 琥珀酰胆碱 1ml（0.5~1.5mg/kg），10 秒钟内注完。病人开始出现口角、胸腹、四肢的肌束抽动，继而全身肌肉放松，腱反射消失，自主呼吸停止，此时通电 2~3 秒钟。如病人口角、眼周、手指、脚趾出现轻微抽动，持续 30~40 秒钟，即为有效治疗 1 次。在抽动将要停止时，用活瓣气囊给氧并加压人工呼吸，约 5 分钟左右恢复自主呼吸。治疗过程中可予持续心、脑电图监护，尤其是危险性较高和年老体弱的病人。治疗次数视病情而定，一般 6~12 次为一疗程，隔日 1 次。病情严重者可每日 1 次，连做 3~6 次，然后隔日 1次。

（三）并发症及处理

1. 常见症状 头痛、记忆力减退、恶心、呕吐等一般无需处理，严重者给予对症治疗。

2. 呼吸暂停延长 如果呼吸未及时恢复，可能为中枢性呼吸抑制，或舌后坠等，呼吸道堵塞或镇静剂过量，应立即开放气道，并进行人工呼吸、给氧。

3. 关节脱位、骨折 多为颌关节脱位和第 4~8 胸椎压缩性骨折，须立即处理。

4. 意识障碍 多见于年龄大或使用抗胆碱能作用药物的病人。一般程度较轻，可伴有幻视，此时应立即停止电休克治疗。

5. 麻醉意外 出现严重心律不齐时，应立即给予心肺复苏。

二、工娱疗法（occupational and recreational treatment）

工作和娱乐治疗简称为工娱疗法，即组织病人参加适当的劳动、工作及娱乐活动，以达到治疗疾病或促进疾病康复，尽早恢复社会功能的一种治疗方法。多用于慢性精神病人和急性精神病人的恢复期，对神经症病人也具有一定的康复意义。通过工作和娱乐治疗可以调节大脑的正常功能，抑制病理性的兴奋；在适量的刺激下可以恢复肌肉、关节等多个系统的功能；也可以增强病人战胜疾病的信心，改善不良习惯，达到促进病人康复的目的。工娱疗法的种类很多，包括室内外的劳动、工作，及各种各样的文艺体育活动。

三、胰岛素治疗（insulin therapy）

胰岛素治疗是给病人注射一定量的胰岛素，引起病人的低血糖反应甚至低血糖昏迷，来达到治疗疾病的一种方法。包括胰岛素低血糖和胰岛素昏迷两种治疗方法。前者胰岛素用量小，只有低血糖反应而无昏迷，是一种改良的方法；后者胰岛素用量大，使病人产生低血糖昏迷，其治疗程序复杂、对治疗者要求较高而又有一定危险性，目前应用较少。其治疗机理不明，可能与血糖迅速降低所致大脑功能被抑制有关。临床上可用于精神分裂症（紧张型较好）、躁狂症、抑郁症、更年期精神病、神经衰弱等的治疗。有心血管疾病、肝肾疾病、胃和十二指肠疾病、内分泌疾病、急性中毒感染性疾病、年老体弱及孕妇禁用。

四、精神外科治疗（psychosurgery）

精神外科治疗是指应用外科手术的方法，切断或切除，或局部损伤脑组织或脑神经，从而改变大脑功能，达到治疗某些精神疾病的一种治疗方法。由于早期的精神外科治疗损伤大，而治疗效果不佳，并遗留很多严重的后遗症，因此，该法应用一直较少。自20世纪70年代，随着脑立体定向手术的兴起（如γ-刀、X-刀、细胞刀等），精神外科治疗的方法时有采用。其适应证主要是针对那些药物治疗、电休克治疗、心理治疗、中医中药等多种综合治疗无效的精神疾病病人，在家属或病人的要求下可以考虑外科治疗，如严重、顽固、难治性的抑郁症、躁狂症、分裂症和强迫症等。

五、针灸治疗

针灸治疗精神疾病早在《内经》中就有记载，如晋代皇甫谧所著《针灸甲乙经》、明代杨继洲所著《针灸大成》都提出了数十个乃至上百个可用于治疗精神病的穴位，历代医家对此亦多有丰富与发展，积累了丰富的临床经验。治疗的基本原则是辨证论治、循经取穴、对症取穴。一般取头面部、督脉穴位为多，配伍远端四肢穴位。手法采取实则泻之（重刺提插）、虚则补之（轻刺捻转）的原则。建国后针灸治疗进一步发展，在治疗精神病的14条经脉、130个穴位的基础上，又出现了电针、耳针、水针、穴位埋线、光针等新疗法。

（一）体针疗法

主要有多穴位针刺法、督脉穴针刺法两种。

1. 多穴位针刺用穴 百会、人中、听宫、翳风、太阳、安眠、头颞、风池、间使、内关、少商、神门、劳宫、合谷、足三里、丰隆、外丘、三阴交、照海、太冲、涌泉、鸠尾、巨厥、中脘。

2. 督脉针刺用穴 大椎、陶道、哑门、身柱。

3. 辨证取穴 实证取耳门、听会、大陵、合谷、太冲、上脘、中脘、足三里；虚证取大椎、身柱、神门、三阴交、听宫、翳风；虚实夹杂可取以上两组穴位，随证加减。

4. 对症取穴 幻听取翳风、听宫、耳门、听会、中渚；幻视取攒竹、鱼腰；妄想取大椎、陶道；恐惧取胆俞、心俞；拒食取合谷、足三里；不语取上廉泉、哑门；呆滞、木僵取十宣、涌泉；兴奋、躁动取人中、曲池；女子经前症状取关元、三阴交。

（二）电针疗法

电针是在毫针上通电，取穴基本同针刺疗法。电针疗法操作简便，刺激量易于控制，疗效较高，应用较广。电针治疗适应各种精神障碍。电针痉挛对控制精神运动性兴奋，解除木僵及治疗忧郁等有较好疗效，并发症较小。较大电量刺激前，应让病人咬紧牙垫，以防癫痫发作时咬伤舌头。上肢穴位只能在同侧通电，以防心脏意外。

1. 主穴　翳风（双）、听宫（双）、头颞（双）、安眠（双）、百会与印堂。

2. 配穴　内关、间使、合谷、劳宫、太冲、照海、少商、十宣、中渚、神门、足三里、涌泉、厉兑、隐白。

（三）耳针疗法

耳针疗法是指常在耳穴上贴敷王不留行、埋磁珠、埋耳环针等方法，常与体针联合应用，临床多用于治疗失眠、幻觉等。

常选穴位：交感、内分泌、神门、心、肾、皮质下、脑干等。每次选用 2 对耳穴。

（四）穴位埋线治疗

1. 穴位选择　胃经诸穴：梁门、太乙、滑肉门、天枢等；膀胱经诸穴：肺俞、膈俞、肝俞、胆俞、脾俞、胃俞、三焦俞、肾俞等。可配以任脉、心与心包经络诸穴。

2. 方法　每次取穴 2～3 对。选好穴后，局部消毒，用 0.5%～1% 普鲁卡因作局部麻醉，先用三棱针在穴位上刺入皮下，剥离穴位周围的皮下纤维组织，剥离面积约 1～2cm，剥离后用腰穿针在剥离穴位的上、下、左、右四个方向各埋羊肠线 1 根，或在经络循行的上下方各埋 1 根。

（五）水针疗法

本法根据中医经络学说的原理，在人体穴位上注射适当药物，如维生素 B_1 和维生素 B_{12} 等，可用于治疗各种神经症、精神疾病等。

1. 穴位选择　足太阳膀胱经俞穴为主，心俞、肝俞、厥阴俞、意舍、魂门、胃俞、膏肓等。其他经络穴位，如风池、额厌、郄门、内关、太冲等。

2. 方法　常规皮肤消毒，用抽有维生素 B_{12} 药液的注射器刺中穴位后，推入药液 0.5～1ml。每次可注射 5～6 个穴位，每日注射 1 次，15 天为一疗程。如病情好转，可隔日 1 次，继续巩固治疗 1 个月。

六、激光疗法

激光技术作为 20 世纪 60 年代发展起来的一门新科学，其衍生出的激光医学应用甚广。目前激光治疗病种达 130 多种，其中氦氖激光穴位照射代替针刺称为"光针"。凡是针灸适应证，几乎都可以取相同穴位进行照射。氦氖激光器型号不一，功率大小不同。精神科一般应用最大功率 30mW，用于治疗幻听、失眠、妄想、情感淡漠等。常取哑门、大椎、听宫、听会、耳门、神庭、太阳等穴位。每次 1～2 穴，照射 10 分钟，30 次为一疗程。本疗法未发现不良反应，但因激光对眼睛有影响，操作时需戴上防护镜。

七、气功疗法

气功学是中医学的组成部分，是一门涉及人体身心相互作用的复杂生命现象和人体生命科学。气功作为一种治疗手段，是以中医理论关于阴阳、气血、经络学说为基础的。医学心理学研究表明，气功疗法不但能够调整人体呼吸和姿态，还能调整和控制意念，放松情绪。气功作为保健、养生、治病、强身的有效手段，一直广为流传和应用。它不仅能治疗多种躯体疾病，也能治疗一些精神疾病，特别是对神经症、失眠症等心身疾病治疗有其独到之处。

1. 适应证 主要用于神经症，尤其是神经衰弱、恐惧症、焦虑症、失眠症及心理生理障碍等治疗。精神分裂症、躁狂抑郁症的发作期，以及癔症性格者不可练功。癫痫发作频繁者，一定要在服抗癫痫药物的同时再练功，否则会导致癫痫发作，容易发生意外。气功疗法运用不当，还可引起精神障碍。

2. 治疗机理 气功是通过不同的练功方法起到疏通经络、调和气血、平衡阴阳、扶正祛邪的作用，达到治疗精神疾病的目的。气功可分为静功和动功两大类。静功是采用坐、卧、站等静的姿势，运用松、静、守、息的方法锻炼精、气、神，即着重精神、脏腑、气血和津液的锻炼，所以又称"内功"；动功是采用意气相结合的各种肢体运动，以及自我按摩、拍打等方法，锻炼脏腑、筋骨、肌肤，因为动作表现于外，故称"外功"。练功要素可归纳为"调身"、"调心"、"调息"三种。治病的关键是"意念"、"意静"、"思维集中"。气功治病是社会、心理、生理、暗示、物理等因素的综合效应。从现代医学而言，心理活动越旺盛，产生的综合效应越好。"意念"是通过物理因素媒介作为载体，把意念信息传递到目的明确的部位和组织器官的。良好的社会因素和心理因素，可增强气功治病的"综合效应"，反之则降低其效应。气功疗法对一些情志疾病、神经症等轻度心理障碍的治疗康复是一种有益的方法。但练功有许多需要注意的问题，治疗前一定要进行心理评估，严格掌握适应证，并在气功师或医生的正确指导下进行。

【复习思考题】

1. 中西医结合治疗精神障碍的方法有哪些？其优势是什么？
2. 治疗精神障碍的药物有哪四类？每一类列出 1~2 种代表药物。
3. 简述抗精神病药和抗抑郁药的作用机制。
4. 选择性 5-HT 再摄取抑制剂（SSRIs）临床应用的特点有哪些？
5. 锂盐的适应证和禁忌证？锂盐治疗中为什么需要监测血药浓度？
6. 合理应用苯二氮䓬类药物需注意哪些问题？
7. 中药治疗精神障碍的常用治法和代表方剂有哪些？
8. 心理治疗的定义及从事心理治疗者应具备哪些基本功和素质？试述常用的几种心理治疗及其特点？

第六章

精神障碍的预防与康复

第一节　精神障碍的预防

预防医学（preventive medicine），是以环境–人群–健康为模式，以人群为主要研究对象。用预防为主的思想针对人群中疾病发生发展规律，运用基础医学、临床医学和环境卫生科学的理论和方法来探查自然和社会环境因素对人群健康和疾病作用的规律，并制定防治对策，达到促进健康和预防疾病的目的。1964 年 Gaplan 首先倡导预防精神障碍的重要性，并提出了"三级预防"模式，对精神病学的实践产生了巨大的影响。随着经济的发展，生活条件的改善和各种心理卫生问题的增多，精神障碍的预防日益受到重视。精神卫生服务从对精神病的治疗转移到治疗、预防、康复并重。中医在精神障碍的预防医学方面积累了丰富的实践经验。

一、精神障碍的三级预防

将预防医学的三级预防原则，即第一级病因预防、第二级临床前期预防、第三级临床预防，应用于精神障碍的预防称为精神障碍的三级预防。

（一）一级预防

病因预防是通过消除或减少致病因素来防止和减少精神障碍的发生。这是最积极、最主动的预防措施。主要包括以下几个方面内容：

1. 加强精神卫生保健工作　大力宣传精神健康的重要意义，把健康教育融入社区医护工作中，提高群众对精神健康的自我保健。开展社会、心理及环境精神卫生工作，注意营养及科学的生活方式以创造良好的生活和工作环境，预防精神疾病的发生。

2. 心理咨询　注重从儿童期到老年期的心理卫生教育，针对个体发育的不同阶段给予相应的精神卫生指导和社会技能训练，培养个体的适应及应变能力。如开设不同年龄阶段的精神卫生咨询门诊；培养儿童、少年良好的心理素质和健全的人格；提高中青年人的心理应激能力，适应快节奏的生活方式，正确处理人际关系和社会适应能力；改善老年人的心理困惑，以减少与各种应激相关的心理障碍发生。

3. 加强基础理论研究　通过与相关学科的合作，深入探讨精神障碍的病因与发病机制，从根本上预防精神障碍发生。

4. 开展定期的精神障碍流行病学调查　通过研究精神障碍在人群中的发病率、发病规律、影响因素及分布情况等，结合地区人口构成的变化，为相关部门制订规划、进行决策提供宏观依据。

5. 明析病因，积极治疗　对器质性精神障碍或精神发育迟滞，采取果断措施，杜绝疾病的发生发展。如某些病毒、细菌感染引起的精神障碍，应从各种途径防止或减少这些感染的机会；对于因地方性缺碘所致的精神发育迟滞，则从改善饮食结构、补充碘盐等方面着手预防。

（二）二级预防

临床前期预防旨在早期发现、早期诊断和早期治疗精神疾病，争取在疾病缓解后有良好的预后，预防复发。这是对许多精神障碍的病程转归及预后有着良好影响的措施，是精神障碍防治工作中极为重要的环节。主要包括以下几个方面：

1. 积极深入地向广大群众宣传精神卫生知识，改变人们对精神障碍者以及对患有精神疾病者的偏见。指导人们进行精神健康的自我评定，提高识别早期精神疾病的能力，尽早发现精神异常者，把疾病控制在萌芽状态。

2. 对有或疑有精神障碍者，指导其及时就诊，明确诊断，及时的治疗和护理，提高首次治疗效果，缩短病程，力争达到完全缓解。做好康复病人的定期随访工作，提供相应的咨询及医疗干预。指导病人坚持治疗，合理用药。教会家庭成员观察病情，防止疾病复发，防止暴力行为和意外事件发生。

3. 对病情好转的病人，应进行多种形式的心理治疗和康复训练。让病人正确认识疾病，进一步正确认识自己，培养良好性格，正确应对现实生活中的各种心理及社会因素，提高社会适应能力，促进全面康复。

（三）三级预防

临床预防目的是做好精神障碍者的康复，减少功能残疾，延缓疾病衰退的进程，减轻病人的痛苦，提高生活质量。主要包括以下几个方面：

1. 防止病残　在医护过程中尽可能防止或减轻病残的发生，使病人最大限度地恢复心理和社会功能，积极采取能减少后遗症及合并症的有效措施。

2. 防止疾病恶化　帮助慢性病人坚持治疗，督促病人按时按量服药；给病人以心理上支持，创造良好的生活及治疗环境，防止疾病进一步恶化。

3. 做好康复工作　建立各种工娱治疗站、作业站、娱乐站，对病人进行各种康复训练；同时，进行健康教育和疾病咨询等，使病人早日恢复家庭生活和回归社会。

4. 调整出院病人的生活环境　动员家庭成员支持和参与精神障碍者的康复活动，指导并协助家庭成员为病人制订生活计划，努力解决其心理健康问题和日常生活中的实际困难。

5. 积极谋求各级政府部门对精神疾患的重视和防治工作的支持　成立精神障碍防治康复领导及协调工作小组，逐步形成由政府主管部门支持，相关系统协作的精神障碍防治体系。

二、中医心理卫生保健的基本理论与方法

中医早在《内经》就提出"未病先防，既病防变"的预防医学思想，重视和畅情志，摄养心身，性命双修，并创造了一套具有民族特色，且行之有效的心理卫生保健原则和方法。应用豁达法、松弛法、节怒法、平心法、自悦法等许多自我控制或调节情绪的方法，对预防精神障碍的发生起到了积极的作用。

（一）中医心理卫生保健的原则

1. 未病先防　是指在疾病未发生之前做好各种预防工作，以防止疾病的发生。疾病的发生关系到邪正两个方面。邪气是导致疾病发生的重要条件，而正气不足是疾病发生的内在原因；外邪通过内因而起作用。因此，治未病，必须从两个方面着手。

（1）顺应自然：《内经》提出的"天人相应"学说，是专门研究人与自然关系的学说。自然界存在着人类赖以生存的必要条件，人离不开自然，要维持正常生命活动，就必须与四时相适应。《素问·四气调神大论》说："春三月……以使志生"；"夏三月……使志无怒"；"秋三月……使志安宁，以缓秋刑，收敛神气"；"冬三月……使志若伏若匿，若已有得。"否则，逆四时，则容易伤精神，耗精气而导致疾病。

（2）调养身心：中医学强调形神兼养，身心兼修。《素问·上古天真论》认为"恬淡虚无，真气从之，精神内守，病安从来。是故志闲而少欲，心安而不惧。"以此来保持情绪的稳定和身心健康。如明末时期的汪绮石曾指出："其在荡不收者，宜节嗜欲以养精；在滞而不化者，宜节烦恼以养神；在激而不平者，宜节忿怒以养肝；在躁而不静者，宜节辛勤以养力；在琐屑而不坦夷者，宜节思虑以养心；在慈悲而不解脱者，宜节悲哀以养肺。"阐明了调节情志与保持各脏腑健康的关系。

（3）舒畅情志：调节情志是心理卫生之本。中医学一向重视心理对身体健康的影响。如《素问·玉机真脏论》说："忧恐悲喜怒，令不得以其次，故令人有大病矣。"强调"和喜怒"是"智者之养生"方法，并以良性情志克服劣性情志。

（4）锻炼体魄：经常锻炼身体，能增强体质，增强身心的应激能力，减少或防止精神障碍的发生。汉代医家华佗根据"流水不腐，户枢不蠹"的道理，创造了"五禽戏"。后世又创造了太极拳、八段锦、体操等健身运动，以提高身心健康的方法。

2. 既病防变　未病先防，是最理想的积极措施。如果精神障碍已经发生，则应争取早期诊断、早期治疗，防止疾病的发展与传变。精神障碍的发生发展规律及其传变途径，一般多起病于心、脑，传变至肝、脾、肺、肾；初病在气，久病及血；暴喜伤阳，暴怒伤阴，最后阴阳气血皆伤，五脏俱损，产生各种临床症状，且反复发作，缠绵难愈。因此，做到早期诊断，有效治疗，才能防止其传变。

（二）中医预防精神障碍的理论与方法

情绪是人对客观事物反映的结果，而且还受主观经验和意识水平的制约。一般情况下，机体可自行调节、控制、缓冲所受刺激。提高适应能力，保持良好的心境，能预防精神障碍的发生。

1. 豁达法　指精神愉快，心境坦阔，少私欲，少忧愁，不强求难成之事，性格开朗，情绪乐观，关心他人，凡事能保持良好欢愉的心境。要做到凡事豁达，就应当随遇而安，为人处事坦荡豁达，从容大度，不为琐事忧愁，不为冗杂烦恼；喜怒忧思有节度，而不任性妄为。《素问·上古天真论》说"适嗜欲于世俗之间，无恚慎之心……内无思想之患。"

2. 松弛法　通过保持轻松愉快的良好情绪，以控制和调节由于紧张过度所发生的一系列生理和心理的异常变化，诸如心率加快、呼吸急促、出汗、尿频、血压升高、动作不协调等。消除紧张情绪，必须具有随时应付紧急状态的"应激"能力。另外，还必须善于转移紧张情绪。如暂时离开过分紧张的场面与情景；通过冥想一些轻松愉快的事情使情绪趋于稳定。中医松静训练，可使身心自我放松。

3. 节怒法　在发怒前，运用精神转移，减少或避开刺激；有条件者可在生物反馈仪的配合下进行自我训练，逐步学会放松疏导等方法，降低发怒的程度，避免社会心理矛盾和不良情绪反应。平时应修身养性，注重自我涵养，调节情绪。

4. 平心法　以愉快而平静的情绪，使心神处于最佳统辖脏腑的状态，保证食欲旺盛，睡眠安稳，精力充沛。要保持愉快而平静的心境，就应当努力做到"恬淡虚无"，培养和发展多方面的兴趣来陶冶性情、丰富精神生活。兴趣狭窄，孤陋寡闻，常常使人在分析、理解问题时发生非理性的情绪障碍，从而干扰心绪，造成劣性心境，影响心身健康。如古人所云："只守一乡，则滞于一曲，隘于卑陋。"因此，学会理性的思考，逐步掌握自控情绪的技巧，排除来自主客观的不良精神刺激，使自己处于"恬淡"、"怡悦"的心境对预防精神障碍具有积极的意义。

5. 自悦法　通过直接置身于或回忆再现过去经历过的令人愉快、欢悦的情境来改善和调节消极情绪状态。此外，还包括平常对生活中美好事物的追求、陶醉、怡悦，培养一种或多种自己喜爱的活动或兴趣来自悦情绪。这是自悦法简单并且理想的方法。

第二节　精神障碍的康复

康复医学（rehabilitation medicine）是指综合性地运用一切可能的措施，促进伤者、病者与残疾者康复的一门医学学科。为了康复的目的而研究探索有关功能障碍的预防、评定及处理（包括训练、治疗）等问题。精神康复是运用现有的一切设施和手段，尽量改善患精神病者的精神症状，最大限度地恢复其社会功能。康复过程中要培养和训练病人掌握代偿性的生活和工作技能，设法减少残疾程度。中医在精神障碍的康复方面有丰富的实践经验。精神障碍康复的主要任务包括以下几个方面：

1. 训练生活、学习、工作方面的行为技能，尽可能恢复参与社会生活的功能及重建独立生活能力；精神药物的维持治疗能防止复发，并进一步缓解残留症状，防止精神衰退，提高功能训练的康复效果。

2. 调整生活、工作和社会环境。其调整的环境包括医院、社区及家庭内的环境和人际关系，谋求社会各阶层的同情、关怀和支持，并在服务设施和生活条件上尽可能照顾到心理与社会功能康复的需求。

3. 始终贯彻心理教育。在实施各种康复措施时，需始终结合有效的心理治疗。从情绪和理智上支持残疾者的心理处境，利用必要的心理教育手段，努力促进心理康复。

4. 积极采用心理社会干预，尤其家庭干预。充分动员家庭成员、亲友等参与，并进一步发挥社区家庭看护网络、基层工作队伍以及患精神病者亲友的自助性联谊组织（称"亲友会"或"联谊会"等）的作用，促使家庭担负起应尽的责任。

5. 以不同途径和方式促使患者回归社会。按不同对象和具体条件，尽可能建立社区过渡性康复设施（如医疗站、日间康复中心、中途宿舍等）和选择适当的回归方式，逐步达到较理想的康复程度，重返社会。同时，尽量争取社会支持以解决这类病人和残疾者的就业和职业康复问题。

6. 随着精神疾病诊断的确定，康复工作就应开始。康复工作开始得越早，预防残疾发生的机会就越大。康复过程中应努力提高病人的生活质量，最大限度地促使病人恢复正常生活能力、家庭职能、工作效能、社交技能等；努力改善其社会地位、经济条件及健康状况等。尽量争取在物质生活质量、社会功能质量及心身健康质量上都能逐步提高，并以此作为达到全面康复的首要目标和方向。

一、精神障碍的医院康复与社区康复

精神障碍的康复包括医院康复和社区康复两个相互联系的部分。WHO 提出，以医院为基础的康复，不可能满足绝大多数病残者的需要，而以社区为基础的康复才能使大部分病残者得到基本的康复服务。从整体发展趋势看，其工作重点正逐步从医院康复向社区康复转移。

（一）医院康复

医院康复是精神康复的基础，主要是对精神病病人进行基本功能或技能的训练和再训练。主要包括以下几部分：

1. 生活技能训练 包括人际交往技能、解决问题技能、应付应激技能等生活自理技能。例如在人际交往技能训练时，教会病人的交谈技巧，包括交谈时的目光对视、体态、姿势动作、面部表情、语调变化、声音大小、语速快慢等。

2. 药物的自我管理技能训练 通过学习有关精神药物的知识，了解药物对预防与治疗的重要意义，自觉接受药物治疗。对药物的不良反应也应有所了解，防止出现药物的不良反应，并掌握药物不良反应的应对措施。

3. 培养求助医生的技能 在需要时能自动寻求医生的及时帮助（如治疗中发生特殊问题，应立即报告医生，服从医生的处理意见）；能向医生正确地提出问题和要求；能有效地描述自己所存在的问题和症状。

（二）社区康复

对大多数精神分裂症病人进行康复的最主要的场所是在社区。利用和依靠社区的人力、物力和技术资源开展综合性康复，包括依靠病人本身以及家属和社会。社区康复要达到的目标是：提供病人所需要的各种康复服务；减少或消除各种环境方面的障碍；补偿因疾病而产生的各种生活标准降低；最大限度地保障病人的各项权利；支持病人在社区作出适当的贡献与作用。目前正逐步形成精神障碍社区康复的工作体系。具体做法如下：组成由政府牵头，卫生、民政、公安、残联等部门参加的各级领导小组，依靠基层卫生保健机构和城乡行政机构建站，由各级基层医务人员、家庭、社区组织等共同关心和参与的各级组织管理网络，建立业务实施系统及初级卫生人员培训。目前，我国精神障碍社区康复的主要形式有以下几个方面：

1. 个案管理 指定某一个人或一组人为个案管理者，确保病人获得持续性及综合性的服务，以免病人在社区机构或团体之外被疏漏而得不到所需的照顾。例如：个案管理者可陪伴一位病人在一所福利机构进行康复治疗。如果病人错过一次复诊，个案管理者可上门家访。根据病人和家属的需求，考虑是否需要召集一次不同机构人员参加的会议，共同制定一项完整的治疗、护理、康复计划。不同机构的人员包括精神科医生、护士、社会工作者，有时也有志愿参加者。这一管理形式具体包括六个连续的过程。

（1）服务对象的问题。

（2）评估服务需求（治疗和护理需求、康复训练等）。

（3）设计个案管理服务方案。

（4）协调与监控服务的内容和质量。

（5）再评估服务方案实施质量和效果。

（6）修改服务方案，并重复进行。

大部分医疗服务和康复训练工作者深入到病人的家庭中，并且提供 24 小时的服务监控，其服务内容几乎涵盖了社区康复的所有项目。

2. 主动式社区康复 主要服务对象是社会适应能力及职业功能较差的精神分裂症病人，为他们提供主动性管理、康复治疗，达到预防复发，促进社会适应能力及职业功能康复的目的。针对每个病人的应对技能缺陷、资源能力以及社区生活需要，采用因人而异的社区治疗。由团队人员在病人家中、邻居及工作场地帮助病人料理日常生活，如洗衣、购物、烹饪、梳洗、理财及使用交通工具。做了这类安排后，工作人员还需继续与病人保持接触，以防病人遇到危机或烦恼时复发，并指导病人积极地享用闲暇时间和运用社会技能。此康复治疗程序的关键在于强调提高病人的社区生活适应能力，因此病人的家庭、朋友、雇主和社区机构等，给病人提供支持及咨询是很重要的。在此康复过程中还应重视病人服药的依从性。

3. 随访服务 主要服务对象为需要长期服药的慢性或稳定期的病人。根据病人的情况，定期访视，指导他们进行维持治疗和康复。

4. 过渡性康复站 主要服务对象为精神症状已基本控制的病人。根据病人的症状及社会功能，在过渡性康复站的监护下继续康复治疗，最终使病人能够自治和自理。

（1）日间医院：病人白天来医院接受各种医疗措施和康复训练，晚上回归家庭，这样取代一部分住院医疗工作，增加病人社交接触机会，促使早日回归社会。

（2）晚间住院：主要对象为无家可归，家庭无法接纳或不愿接受的稳定期的病人，让他们白天去工作单位，晚上回医院接受必要的药物维持治疗。

5. 自助团体 主要包括以下几种形式：

（1）治疗性自助团体：这类组织主要分为三种形式，每种形式都有自己的目的、宗旨及会员。第一种是由病人自己组织的独立社团，倡议并致力于维护病人在治疗上的选择权力，包括不选择任何治疗；第二种是健康治疗性自助组织，主要是提供健康教育和认知治疗的团体；第三种是亲友组织，由精神分裂症病人家属组成，通过教育及倡议，改善精神科的综合性服务。

（2）心理社会俱乐部：在俱乐部有专职人员负责管理及做出临床判断，鼓励成员自己做出决策并参与到治疗之中，积极推动病人自助。俱乐部的活动主要包括休闲、职业及履行住所的功能，俱乐部的成员在娱乐、工作及居所监管范围内，逐渐承担部分社会功能。

二、精神障碍的中医康复理论与方法

（一）中医康复理论

中医学强调形神统一，七情和合。基于整体观、运动观和辨证观，形成了精神康复的中医理论。

1. 个人与社会一体观　人是社会的一员，《素问·疏五过论》中指出的"尝贵后贱"引起的"脱营"和"尝富后贫"导致的"失精"病，说明了社会地位及经济状况的变化，不仅可引起精神情志疾病，还可使原发疾病加重、恶化乃至死亡。故在康复中应注意社会因素，提高病人适应社会的能力。

2. 形神一体观　人的精神情志活动产生于五脏，并主五脏。如《素问·阴阳应象大论》说："人有五脏化五气，以生喜怒悲忧恐。"精神情志对人体的生命活动也具有反作用，脏腑的功能活动，气血津液的运行输布，均受神的主宰。形神相互依附，不可分离。而精神障碍的病人易导致形体损伤，故在康复过程中，应以形神一体观为指导，正确处理形体康复与精神康复的辨证关系。

3. 三因制宜观　精神障碍的康复应根据季节气候、地理条件以及体质、年龄、性别的不同情况而确定最适宜的方法。如太阳之人属火形，阳气易盛而为狂，故平时当养阴气；太阴之人属水形，阴气易盛而为癫，故平素当养阳气。

4. 七情制胜观　基于阴阳五行学说所建立的以情胜情，以情制情的心理治疗方法。如《素问·阴阳应象大论》所说："怒伤肝，悲胜怒；喜伤心，恐胜喜；思伤脾，怒胜思；忧伤肺，喜胜忧；恐伤肾，思胜恐。"并以"暴怒伤阴，暴喜伤阳"为立论根据，主张"忍怒以全阴，抑喜以养阳。"总之，康复训练之法，皆应以阴阳立论，病人通过自我调节，使阴阳气机升降而归于平衡。

（二）精神障碍的中医康复方法

1. 乐观待病　在疾病过程中及疾病恢复期，病残者应树立战胜病残的信心，对病残不过于忧虑担心，谨遵医嘱，安心调治。诚如苏东坡在诗中所写的那样："因病得闲殊不恶，安心是药更无方"。若情绪不良，极易加重病情，影响康复治疗。因此，培养乐观欢愉的情绪，以利病残早日康复。古人云："乐而忘忧"。乐观欢愉能安定神气，促使气血营卫畅通无滞，驱散各种愁闷忧虑、孤独寂寞的抑郁心理。

（1）泰然处理：对残疾要泰然处之。在疾病过程中，凡事要从容以待，冷静思考，养成理智与冷静的德性；正确对待各种突然打击，做到"神安而不惧。"

（2）排解逆境：遇到忧患或逆境，要善于自我解脱，以使心神安定。对病残，要认识到疾病是可以治好的，充满战胜病残的希望和信心，不必过于担心和焦虑。

（3）舒畅情志：通过读书吟诗、弹琴作画、漫游山林、浇花种竹、会友清谈、弈棋小酌等使病残者情志怡畅，解除忧郁。

2. 避免情志刺激　所谓"七情不炽，百骸之病自消矣"。在疾病过程中及疾病恢复期避免各种不良的情志刺激，做到正确处理与医务人员、家庭成员及社会之间的关系，静心养病，安心治疗，有利于病残之体的康复。避免情志刺激可以从以下方面入手：

（1）增强病残者的自控能力：病残者对情志自控能力的强弱，与其本身的生理机能是否健全以及对疾病伤残的认识是否正确有关。《灵枢·本藏》说："志意者，所以御精神，收魂魄，适寒温，和喜怒者也。"志意，指人的自我调节的精神活动，属人的自控能力。为增强病残者对感情的自控能力，医生应根据病人的客观表现，向其详细述说病因，分析病情，使其对病残有正确的认识，以改变其不良的心理状态。并劝慰开导病人，"告之以其败，语之以其善，导之以其所便，开之以其所苦"，以启发其自知力，增强其自控能力。

（2）减少情志刺激因素：尽量减少各种情志刺激因素是防止病情加重，变生它病的措施之一。医务人员、家庭成员、同事邻里、亲朋好友对病残者的精神安慰、体贴照顾是非常重要的。这种精神支持不仅避免了社会、家庭对病残者的不利情志刺激，而且能使病残者在整个康复过程中处于良好的精神状态。舒适和谐的养病环境，能使病残者克服恐惧消极心理，从而振作精神去战胜病残。

（3）建立新型的医患关系：新型的医患关系对精神障碍者的康复有着巨大的作用。亲切、耐心、体贴、医德高尚的医务人员形象本身，可以给病人以信心、希望和积极的暗示作用，可改善病人对病残的消极心理，增强病人同病残作斗争的主观能动性，并指导病人在康复治疗过程中做到完美的配合。

3. 以情胜情　利用七情之间的相互制约关系，克制有害的情志活动。如《吕氏春秋》记载：战国时名医文挚设法激怒齐闵王，治愈了他的忧思之疾，即属以怒胜思之例。医生在详细了解病人情志变化的基础上，在病人家属及社会的密切配合下，可运用以情胜情之法矫正病理性精神状态。

4. 文娱怡情　通过文娱活动调整健康有序的情志活动；调动五脏神气，振奋病人精神，抗病祛邪；悦志快形，增进食欲，促使精神障碍者康复。如写字能使人聚精会神，意聚笔下，排除杂念于身心之外。对有疾患的机体，也能使其精神专一，缓解疾病带来的忧愁、恐惧、悲观等情绪，减轻心理创伤，促进身心康复。

5. 音乐调神　《礼记·乐记》指出："乐者，音之所由生也，其本在人心感于物也。"《内经》将宫、商、角、徵、羽五音分属五脏，说明音乐生之于心，是内生情感的一种表现形式。不同音调的音乐，通过其声入耳，循经而通于心，旁及四脏，从而引起五脏的情志变化。对于过分焦虑、烦躁者，可选用幽静柔和的音乐，减轻兴奋状态；对悲忧、消沉者，可选用节奏明快，雄壮高亢的音乐，激发其情绪。总之，音乐能帮助病人消除紧张、恐惧，驱散愁闷、苦恼，克服疾病造成的精神束缚，抒发健康的情感，进而促进心身康复。

【复习思考题】

1. 试述精神障碍三级预防的概念及其主要内容?
2. 试述中医心理卫生保健的基本原则及其基本方法?
3. 试述精神障碍康复的概念及其主要任务?
4. 试述精神障碍的中医康复理论及其具体方法?

第七章
精神病学的相关问题

第一节 自杀问题

自杀（suicide）是指有意结束自己生命的行为，而非偶然或意外事件。研究自杀行为和自杀现象的学科称之为自杀学（suicidology）。有自杀的想法或意向，不涉及自杀行为，称之为自杀意念（suicide idea），又称自杀观念。自杀意念较强时可导致自杀行为。有自杀行为，但未导致死亡，称之为自杀未遂（attempted suicide），包括决心自杀而未成功的自杀行为，或并不想结束自己生命的自杀表现。自杀死亡（committed suicide）称之为完成自杀或自杀成功。

自杀既是一个医学问题，又是一个社会问题，他是生物、心理、社会因素相互作用的结果。自杀本身并不是一个独立的疾病单元，也没有特定的临床表现，但他却是一个重要的精神心理卫生问题和公共卫生问题。在大多数西方国家的大城市都设有自杀研究机构、危机干预中心和救助组织。我国 90 年代也相继成立了危机干预中心，其主要任务之一就是研究自杀问题，预防自杀的发生，并对自杀者提供危机干预。

流行病学调查显示，自杀被列入世界十大死亡原因之一。WHO（1998 年）资料显示，自杀率较高的国家为 30/10 万；自杀率较低的国家在 5/10 万以下。我国的自杀率为 19.85/10 万（国家疾病监测系统 1981～1985 年）。大多数国家自杀的社会人口学特点为男性自杀率高于女性，自杀未遂者女性高于男性；15～30 岁的年轻人和 65 岁以上老年人的自杀率较高；离婚、丧偶及单身者发生自杀的情况较多见；春夏季是自杀的高发季节。2000 年 WHO 资料显示，自杀死亡者中 80% 以上的人患有不同程度的精神障碍，其中以心境障碍（主要是抑郁症）、酒精依赖、精神分裂症最常见。

一、自杀的相关因素

1. 生物学因素 自杀者具有家族内的高发趋向。双生子研究表明，自杀有遗传基础，这种遗传学基础有人认为是附加于精神疾病遗传所致。有研究表明，自杀行为与 $5-HT_1$、$5-HT_2$ 系统有关，自杀者脑脊液中的代谢物 5-HIAA 含量降低，17-羟内固醇升高，5-羟吲哚亮氨酸减低等。

2. 社会心理因素 重大的负性生活事件导致精神应激，可能成为自杀的直接原因或诱因。此外，与自杀者的心理素质和个性因素也有一定关系，如病人的认知方式、情感特点、意志行为特征等。

3. 精神疾病   精神病病人的自杀危险性比一般人群高 3 ~ 12 倍。抑郁症是自杀最常见的精神障碍，其中 15% 的抑郁症、酒精依赖病人最终死于自杀；精神分裂症病人亦有 10% 的病人最终死于自杀；海洛因依赖者的自杀率是正常人的 20 倍；人格障碍，特别是反社会人格障碍者的自杀率较高，约占病人的 5%。

研究发现，自杀还与性别、年龄、婚姻状况、职业、社会地位以及地域、信仰等有关。

二、自杀的动机与评估

1. 自杀动机（suicidal motivation）   自杀者虽然目的各异，但总的来说不外乎摆脱痛苦，逃避现实；呼吁不幸，求得帮助；自我惩罚，或梦想超脱等。自杀者在自杀前的心理状态可表现为矛盾性、冲动性或僵持性。因此，选择自杀的方式各异，其成功率亦不相同。

2. 自杀的评估   自杀前的临床评估是为了尽早发现问题，识别或判断自杀危险性，并进行有效干预，这是避免自杀的前提条件。临床评估主要通过交谈和观察的方法来获取信息，并对自杀的相关因素进行综合分析，判断自杀的可能性。在此基础上提出相应的治疗干预措施，可以避免自杀行为的发生。精神疾病的自杀危险性往往与疾病的性质、严重程度、症状的内容及病人当时所处的环境有关。如抑郁症是自杀率较高的疾病，伴有自责自罪妄想，或伴有激越症状的病人，自杀的可能性更大。精神分裂症病人在幻觉妄想支配下，或严重的药物不良反应，或缓解期在各种心理社会因素影响下容易产生自杀行为。因此，及时准确掌握病情变化，了解病人的思想动态，对避免自杀行为的发生非常重要。

三、自杀的干预与治疗

1. 治疗   对自杀者除进行急救措施外，因大部分自杀者具有不同程度的精神障碍，故急救之后，还应针对不同的精神障碍，实行精神药物和心理治疗，包括抗精神病药、抗抑郁药、抗焦虑剂等。严重自杀者，还可以采取电休克或住院治疗，以避免自杀的再次出现。针对自杀者的心理特征，有针对性地开展心理干预、心理治疗，对消除病人的心理障碍，提高心理应激水平，阻止自杀的再次发生也非常重要。心理治疗的方法要因人而异，包括支持性心理治疗、心理疏导以及认知心理治疗等。

2. 预防   一级预防主要是预防个体自杀趋向的发展，包括开展各种宣传教育，提高心理健康水平，做好精神疾病的预防工作等；二级预防主要是针对陷入自杀危机者的早期发现、正确评估、早期治疗，包括进行危机干预来阻止自杀行为的发生；三级预防主要是采取进一步的措施，防止自杀再次出现的可能性，包括对原发疾病的进一步治疗、加强社会支持系统、长期随访等。

第二节　精神疾病的法律问题

一、司法精神病学（forensic psychiatry）

司法精神病学是精神病学与法学的交叉学科。他研究的对象涉及刑事、民事及刑事诉讼、民事诉讼及其他相关法律事务的精神疾病问题。他最主要的任务是精神病的司法鉴定。他的双科属性包括临床精神病学基础和刑法、民法的基础知识。按照法律规定，鉴定人的鉴定任务在于应用专业知识和经验，确定被鉴定人有无精神疾病，对其责任能力、行为能力做出技术性的评价结论。

二、精神障碍病人的责任能力评定

1. 刑事责任能力　又称责任能力。是指构成犯罪和承担刑事责任所必需的能力，包括辨认能力和控制能力。1999 年我国新刑法规定：精神病人在不能辨认或者不能控制自己行为的时候所造成的危害后果，经司法鉴定确认的，不负刑事责任。间歇性精神病人在精神正常的时候犯罪，应当负刑事责任。

（1）辨认能力：是指行为人对行为的是非、危害社会的分辨及认识能力。精神病人作案无明确目的，动机是病理性的，不知行为的危害后果，因此不具备辨认能力。如在幻觉、妄想的支配下杀人等。

（2）控制能力：是指行为人具备不实施或实施为刑法所制裁的行为能力。其受意志及情绪影响，在判断控制能力障碍时，注意社会功能和生活能力受损程度及自知力和自我保护状态。控制能力以辨认能力为前提，单纯的控制能力的丧失是非常少见的，典型的轻–中度躁狂状态者的辨认能力存在而控制能力减弱。对同时存在各类器质性疾病的控制能力评定标准从宽，而评定功能性精神疾病或人格障碍时从严。

（3）限定责任能力：即部分责任能力。在我国刑法中规定：尚未完全丧失辨认或控制自己行为能力的精神病病人犯罪时，应当负刑事责任，但可以从轻或减轻处罚。

2. 民事行为能力　即行为能力。是指民事法律关系为主体，以自行的行为按照法律规定去取得民事权利和承担民事义务的能力或资格。我国民法通则把民事行为能力分为有行为能力、限定行为能力、无行为能力三级。精神病发作期、老年性痴呆、精神发育迟滞者一般为无行为能力或限定行为能力，如遗嘱能力、婚姻能力、选举权能力、作证能力等。

经鉴定患有精神疾病，致使不能行驶诉讼权力的为无诉讼能力；如果有诉讼能力，即使有精神症状，也认为有诉讼能力。精神病人的服刑能力一般与责任能力是一致的。

三、精神病学司法鉴定

是指鉴定人应用其专业知识、技术和经验，对被鉴定人进行精神状况检查、分析、诊断，对其刑事责任能力、民事行为能力和相关能力进行鉴定和评估的过程。

鉴定的对象包括在刑事案件或民事案件中怀疑有精神疾病者。鉴定的内容包括是否有精神病、为何种精神病、精神病的严重程度，以及与违法行为的关系。对责任能力鉴定的同时，并提出医疗和监护建议等。

我国的鉴定机构分为两种，即由省级人民政府指定的医学鉴定机构、由各地市级以上地区成立的精神疾病司法鉴定委员会。鉴定人员一般应具备丰富的精神病学基础理论和临床实际工作经验，具备相关的法律知识基础，由主治医师以上职称的精神科医师承担。

鉴定过程包括事先查阅资料，然后对被鉴定人进行相关检查，集体讨论后提出鉴定意见。

四、常见精神障碍的法律能力评定

1. 精神分裂症 司法精神病学鉴定案例中，精神分裂症病人所占比例最大，约70%，其中公开的严重暴力犯罪尤其多见，约占50%。责任能力判定原则为：

（1）直接关联：即精神症状是行为的直接原因。由于精神症状的影响使其辨认和/或控制能力丧失，一般判定为无责任能力。

（2）部分关联：即精神疾病的某些个别、轻微的病理现象和违法行为之间存在关联，使辨认和/或控制能力受到削弱，可根据具体情况判定为限制责任能力。

（3）无关联：即精神病已愈，或残留个别症状，社会功能基本恢复，违法行为与症状之间无联系，辨认和/或控制能力不受影响，违法行为与本人一贯性格和思想品质有关，一般判定为完全责任能力。

2. 心境障碍 重度躁狂状态下作案，一般无责任能力；中轻度躁狂病人，由于辨认能力保存而控制能力减弱，可酌情判定为限制责任能力或完全责任能力。抑郁症伴有妄想者出现自杀行为，其辨认、控制能力丧失，应判定为无责任能力而不负法律责任；抑郁症病人的"扩大性自杀"、"曲线自杀"的病态心理具有极端的病态自恋特点，其病态的思维逻辑对辨认、控制能力具有直接作用和影响，使病人丧失了实质性辨认与控制能力，应评定为无责任能力或限制责任能力。

3. 神经症及癔症 神经症属于非精神病性障碍，存在现实检验能力，具有完全的责任能力和行为能力。癔症分离性障碍因意识清晰度下降、意识范围狭窄，辨认能力和控制能力削弱，可评定为部分责任能力。

4. 人格障碍与性心理障碍 与犯罪关系最密切的是反社会型、癔症型、偏执型和边缘型人格障碍。由于人格缺损更容易造成对环境的适应困难，在社会、心理因素影响下出现异常行为。但鉴定中，一般判定为完全责任能力。各类性心理障碍者犯罪，一般现实检验能力并未受损，未丧失现实检验能力，对自己的所作所为能够清楚评价，一般评定为完全责任能力。

5. 精神发育迟滞 鉴定时应根据具体情况，综合分析其行为的实质性辨认和控制能力。一般轻度者多为完全或限制责任能力；中度者多为限制责任能力或无责任能力；重度者为无责任能力。

6. 器质性精神障碍 器质性精神障碍所致急性脑病综合征，主要表现为意识障碍，病人丧失了对自身行为的辨认和控制能力，一般评定为无责任能力。当临床表现为慢性脑病综合征和精神病症状达精神病性程度，评定为无责任能力；程度较轻者，评定为有（部分）

责任能力；表现为人格障碍者，评定为完全责任能力，部分从轻评定为有（部分）责任能力；表现为智能障碍者，参照精神发育迟滞评定责任能力。

7. 酒精中毒性精神障碍 在急性酒中毒后出现意识障碍，辨认和控制能力受损，易出现违法犯罪行为。普通醉酒一般评定为完全责任能力；病理性醉酒第一次出现违法犯罪，一般评定为无责任能力；复杂性醉酒，一般评定为有（部分）责任能力。酒精中毒性脑病、酒精中毒性妄想症、酒精中毒性幻觉症，由于其病情达到精神病性程度，评定参照精神分裂症，一般评定为无责任能力。

第三节　综合医院的会诊－联络

会诊一般是指内科或外科医生以书面或电话等联系方式，提出对病人进行会诊的要求；联络具有联络与协作的含义，是指精神科医生对内、外、妇、儿各科住院病人提供相关诊疗服务。随着生物－心理－社会医学模式的转变，综合医院中精神卫生问题日益受到重视，精神医学的分支学科会诊－联络精神病学（consultation－liaison psychiatry，CLP）发展较快。《中国精神卫生发展纲要（2002～2010）》中已明确提出，到2010年，50%的县级以上综合医院应开设医学心理咨询门诊或提供精神卫生服务。CLP又称综合医院精神医学，是指精神科医生对综合医院和社区保健机构中各类精神障碍病人进行诊断治疗，解决或处理躯体疾病病人的各种心理问题，为病人或相关人员提供咨询服务，为综合医院及社区保健机构的病人提供全面的精神卫生服务。

根据世界卫生组织（WHO，1997年）报告，在综合医院各科门诊未确诊的病人中有20%～30%合并有精神科问题，而已确诊的病人中仍有15%～20%合并有精神科问题。20世纪90年代资料显示，我国综合医院门诊病人中15%有精神科问题。在我国，精神科的会诊－联络工作开展不理想，在中医院中有精神科会诊－联络的更是少之甚少，缺少可资借鉴的相关资料。综合医院会诊常见的精神障碍及心理问题有：因躯体疾病在综合医院就诊的精神障碍病人，如精神分裂症、抑郁症等；躯体疾病伴发的精神障碍，如脑器质性综合征、脑器质性病变或躯体疾病所致精神障碍；身心反应（somatopsychic reaction），即躯体疾病后病人出现的心理问题，如癌症、手术后和伤残者的心理问题；心身反应（psychosomatic reaction），即与心理因素有关的躯体疾病，如高血压、冠心病、消化性溃疡、肠激惹综合征、哮喘、甲状腺功能亢进、神经性皮炎等；神经症和心理生理障碍。

会诊－联络精神病学的工作范围与任务除了参加临床对病人进行诊治、咨询、预防和康复工作以外，还负责处理临床工作中遇到的各种心理行为问题，如医患关系问题；加强医护人员与病人及家属的沟通；为相关人员包括医护人员提供咨询服务。此外，承担综合医院的精神病学的教学和科研工作，包括病人及家属的精神卫生科普宣传、对医学生及专业医护人员进行精神科知识教育及心理社会因素与躯体疾病知识教育；重点研究综合医院心理因素、社会因素、躯体疾病、精神障碍之间的关系，以及患病情况调查、综合治疗及疗效评估等。

会诊－联络精神病学的工作可有不同的组织形式。在综合医院设立精神科、医学心理科、心身疾病科，或其他会诊－联络精神病学组织；在住院部、急诊科、门诊及社区卫生保健机构开展工作。参加此项工作的人员可以是医生，也可以是经过专业培训的护士，临床心理学工作者和社会工作者。不同专业的工作者，其工作的侧重点有所不同。

【复习思考题】

1. 自杀的高危人群有哪些？怎样预防自杀行为的发生？
2. 以精神分裂症为例，如何判定责任能力？
3. 会诊–联络精神病学的概念和任务是什么？

下篇 各论

第八章
脑器质性精神障碍

第一节 概 述

脑器质性精神障碍是指由脑部各种疾病所致的精神障碍，包括脑变性疾病、脑血管病、颅内感染、脑外伤、脑肿瘤、癫痫等。这类疾病在脑部存在病理或病理生理学改变，并以此与所谓功能性精神障碍相区别。物质滥用和精神发育迟滞虽然符合上述定义，但常规上并不包括在此类障碍中。

造成脑部器质性病变的病因不同、性质各异，因而这类疾病的精神症状复杂多样，尽管如此，但仍有某些共同之处。脑器质性精神障碍的主要表现为暂时或持久的脑功能障碍，反映在认知功能、情绪及行为方面的改变。认知障碍被认为是脑器质性精神障碍的标志，主要表现在定向、记忆、智能（理解、计算、学习）和判断四方面的障碍。可将脑器质性精神障碍概括为主要的两类综合征：一为急性脑器质性综合征，以认知功能或意识障碍为主要表现，如谵妄状态等；二为慢性脑器质性综合征，主要为记忆损害、智能损害和人格改变，如痴呆综合征、遗忘综合征等。

诊断脑器质性精神障碍可根据《中国精神障碍分类与诊断标准第三版》（CCMD-3）的标准诊断。

1. 症状标准

（1）有神经系统定位体征及实验室检查证据。

（2）有脑病、脑损伤，或可引起脑功能障碍的躯体疾病，并至少有下列1项：①智能损害综合征；②遗忘综合征；③人格改变；④意识障碍；⑤精神病性症状（如幻觉、妄想、紧张综合征等）；⑥情感障碍综合征（如躁狂综合征、抑郁综合征等）；⑦解离（转换）综合征；⑧神经症样综合征（如焦虑综合征、情感脆弱综合征等）。

2. 严重标准 日常生活或社会功能受损。

3. 病程标准 精神障碍的发生、发展，以及病程与原发器质性疾病相关。

4. 排除标准 缺乏精神障碍由其他原因（如精神活性物质）引起的足够证据。

中医对脑器质性精神障碍出现的不同临床表现可参照相应的中医疾病进行辨证论治，如谵语、痴呆、健忘、不寐、郁证、癫证、狂证、外感性脑病、外伤性脑病等。可采用八纲辨证、气血津液辨证、脏腑辨证、六经辨证、卫气营血辨证等多种方法进行综合辨证，并依据其结论拟定相应的治疗原则和方药。

第二节　脑器质性精神障碍常见综合征

脑器质性精神障碍中最常见的综合征主要有三种，即谵妄综合征（delirium syndrome）、痴呆综合征（dementia Syndrome）和遗忘综合征（amnestic Syndrome）。

谵妄综合征是一组表现为急性、一过性、广泛性的认知障碍，尤以意识障碍为主要特征的综合征。多发生在急性起病、病程短暂、病变发展迅速的中毒感染、颅脑损伤等病程中，故又称急性脑病综合征（acute brain syndrome）或急性错乱状态（acute confusional state）。本综合征占内外科住院病人的 5%～15%，住院病人的谵妄发生率一般在10%～30%之间，而在全麻外科手术后，谵妄发生率可高达50%。引起谵妄的易感因素有：老年人、儿童、有脑损伤史者和酒精依赖者。

痴呆综合征是指临床表现为全面的智力、记忆力衰退和人格改变，而没有意识障碍。因起病缓慢，病程较长，故又称为慢性脑病综合征（chronic brain syndrome）。

遗忘综合征系一种选择性，或局灶性认知功能障碍。病人意识清醒，智能相对完好，以近事记忆障碍和虚构为主要临床特征。此综合征是慢性酒精中毒的特征性症状，又称为柯萨可夫综合征（Korsakov's Syndrome）。

其他脑器质性精神障碍还有与功能性精神障碍相类似的表现，如幻觉妄想、抑郁焦虑情绪、行为问题、睡眠障碍、人格改变等。可参照相关疾病进行中西医结合的诊断和治疗。

常见脑器质性综合征相当于中医的"谵语"、"痴呆"、"健忘"等病症。在中医文献中散见于"善忘"、"喜忘"、"多忘"、"白痴"、"愚痴"、"痴症"、"呆痴"、"呆病"、"神呆"等专篇中。谵语是在神志不清、意识模糊时出现胡言乱语、语无伦次的一种病症，与谵妄综合征相似。《伤寒明理论》曰："俨者，谓呢喃而语也，又作谵，谓妄有所见而言也，此皆真气昏乱，神识不清之所致。"痴呆由髓减脑消，或痰瘀痹阻脑络，神机失用所致，以呆傻愚笨为主要临床表现的一种脑功能减退的疾病，与痴呆综合征相似。早在先秦时期《左记》一书中记载为"不慧，盖世所谓白痴"；唐·孙思邈在《华佗神医密传》中首载"痴呆"病名。明·张景岳在《景岳全书》中设"癫狂痴呆"专篇讨论其病因和证治。健忘是脑力衰弱，记忆力减退，遇事善忘的一种病症，与遗忘综合征相似。《素问·五常政大论》称之为"善忘"。王清任在《医林改错》中认为"灵机记性在脑"。汪昂《医方集解·补养之剂》指出："人之精与志，皆藏于肾，肾精不足则志气衰，不能上通于心，故迷惑善忘也。"《三因极一病证方论·健忘证治》曰："脾主意与思，意者记所往事，思则兼心之所为也。……今脾受病则意舍不清，心神不宁，使人健忘，尽心力思量不来者是也。……二者通治。"《素问·调经论》指出："血并于下，气并于上，乱而喜忘。"朱丹溪在《丹溪心法·健忘》中则认为"健忘精神短少者多，亦有痰者"。这些医家从不同侧面讨论了健忘的病因证治，对现今的中医辨证论治仍有较大指导意义。

【病因病理】

一、西医病因病理

1. 谵妄综合征　谵妄综合征是多种因素导致的广泛性脑功能障碍，如：①感染、外伤、肿瘤等原发于脑部的疾病；②代谢与内分泌疾病、全身性感染等作用于脑部的躯体疾病；③手术后的状态；④药物等外源性物质中毒；⑤滥用成瘾物质而产生的戒断现象，多发生于酒精及镇静催眠药物依赖者。

发病机制目前尚不清楚。有学者提出胆碱能假说，发现血浆抗胆碱药物浓度与谵妄密切相关；谵妄病人脑脊液中有内啡肽、乙酰胆碱等神经递质异常。此与广泛的脑氧化代谢降低有关，脑氧化代谢率的降低，可导致乙酰胆碱合成的减少。主要病变部位在脑干的网状结构。

2. 痴呆综合征　痴呆综合征的病因很多。中枢神经系统变性疾病如阿尔茨海默病等；颅内疾病如脑占位性病变、感染、神经梅毒、血管性疾病、脑外伤等；代谢障碍和内分泌障碍如艾迪生病、库欣综合征、甲状腺功能低下、垂体功能减退、维生素缺乏等。另外中毒、酒精、重金属、一氧化碳、药物、缺氧等均可导致痴呆综合征。如能及时发现、治疗，则预后相对较好。

3. 遗忘综合征　遗忘综合征的常见原因为下丘脑后部和大脑近中线结构的损伤，但双侧海马结构受损偶尔也可导致遗忘障碍。酒精滥用导致维生素 B_1 缺乏是遗忘障碍最常见的病因之一。其他如心脏停搏所致的缺氧、一氧化碳中毒、脑血管性疾病、脑炎、第三脑室肿瘤等也可导致遗忘障碍。

二、中医病因病机

1. 谵妄　外感六淫，邪从热化；或内伤七情，五志化火；或热犯阳明；或热陷心包；或热入血室；或热扰厥阴等均可致神明被扰，神机失守而见谵语。跌仆等伤及于脑，瘀血内阻，精明之府失常也可出现谵语。各种原因导致阴阳气血虚损，则可致神明失养、错乱而发生谵语。

总之，引起谵语的病因有外感、内伤和不内外因三种。病性不外虚实二端，病位主要在脑、心、肝，因为心主言、肝主语、脑为元神之府。此外，还涉及胃、肠、肾、血室等脏腑。

2. 痴呆　痴呆病因可归纳为先天因素和后天因素所为，以后天因素为主，详见阿尔茨海默病章节。

3. 健忘　主要是精血不足，痰瘀痹阻脑脉，使脑失所养，神明被扰，而致失聪善忘、记忆力衰退。病位在脑，与心脾肾相关。病性属虚，多为心脾不足、肾精亏虚。盖心主血，脾主运化为化生气血之源，肾藏精、主髓、通于脑。

【临床表现】

一、谵妄综合征

谵妄常急性起病，病情发展迅速，病程多短暂，症状变化大，常在一天之内有波动，多在晚上加重，通常持续数小时至数天，一般持续5~7天可完全恢复。如基本病情继续发展，则可导致为昏迷、死亡或残留遗忘、痴呆综合征。临床可见某些前驱症状，如焦虑不安、恐惧、激越行为、注意涣散和睡眠障碍等。

1. 意识障碍　主要是意识的清晰度下降、注意力减退，有明显昼轻夜重的节律变化。

2. 定向障碍　包括时间和地点的定向障碍，严重者可出现人物定向障碍。

3. 睡眠障碍　以睡眠倒置为主。

4. 记忆障碍　以即刻记忆和近记忆障碍最明显，尤其对新近事件难以识记，病人好转后对谵妄时的表现或发生的事大多遗忘。

5. 感知觉障碍　尤其常见，包括感觉过敏、错觉和幻觉。病人对声光特别敏感；错觉和幻觉则以错视和幻视较常见，内容多为恐怖性和场景性。病人可因错觉和幻觉产生片段妄想，其特点多为不系统和不持久，可伴有冲动行为。

6. 情绪障碍　表现为焦虑、抑郁、愤怒、恐惧及情绪不稳等。

二、痴呆综合征

多缓慢隐匿发生。记忆力减退是常见症状。早期主要表现为记不起近期发生过的事，学习新事物的能力明显减退，掌握新技术的能力下降，遇到不熟悉的作业时则易疲乏、沮丧、激怒；思维缓慢、贫乏；理解力、判断力、计算力下降，可出现定向力障碍。严重者外出迷失方向，甚至找不到自己的床位。随着病情的发展，远记忆也受损，不能回忆过去已掌握的知识，常以虚构（confabulation）的形式来弥补记忆方面的缺损。皮质性痴呆者常伴有语言障碍，表现为失语、失用、失认，甚至语言重复、刻板、不连贯，或发出无意义的声音。重度痴呆病人表现为缄默。

病人可出现人格改变，表现为兴趣减少、缺乏活力、对工作失去热情、主动性差、情感淡漠、社会性退缩，或冲动、幼稚等脱抑制行为。情绪易焦虑、激惹、抑郁和不稳定。可出现"灾难反应"（catastrophic reactions），即当病人对问题不能做出响应和工作不能完成时，可能出现突然放声大哭或愤怒的反应。有些病人出现坐立不安、漫游、尖叫和不恰当的、甚至是攻击性行为或淫荡、偷盗和愚蠢性犯罪。也可出现妄想和幻觉。

病人社会功能受损，表现为对熟悉的工作不能完成；晚期生活不能自理，需人照料。

三、遗忘综合征

主要临床表现是严重的记忆障碍，特别是近记忆障碍。注意力和即刻回忆正常。病人学习新事物很困难，记不住新近发生的事情。在智能检查时，当要求病人立即回忆地址或三件物品时问题不大，但10分钟后却难以回忆。另外，常有虚构，病人因为近记忆缺损，常捏造生动详细的情节来弥补，其他认知功能和技能则相对保持完好。因此，病人可进行正常对话，显得较理智。

【诊断与鉴别诊断】

一、西医诊断与鉴别诊断

（一）诊断要点

1. 谵妄综合征　依据急性起病，意识障碍，定向障碍，伴波动性认知功能损害等典型的临床症状做出诊断。此外，还要根据病史、体格检查及实验室检查，如血液检查、X 线检查、头颅 CT 或 MRI 等来明确谵妄的病因。

2. 痴呆综合征

（1）症状及病史：智能减退和社会功能下降。智能检查有助于确定意识障碍及全面或局部的认知功能不全。简易智能状态检查对认知功能损害的评定非常有效。病史包括何时开始发病，是否伴有头痛、步态不稳或大小便失禁，是否有家族史，是否有脑外伤、卒中或酒精及药物滥用等病史。

（2）体格检查：常可发现神经系统定位体征，有助于明确病因诊断。

（3）实验室检查：有助于病因诊断。对怀疑痴呆的病人，可做血常规，血清钙、磷，血糖，肝、肾和甲状腺功能，维生素 B_{12} 和叶酸，梅毒血清测定，神经影像学、电生理学等检查。

3. 遗忘综合征　临床特征以严重近记忆力障碍为主，而其他认知功能和技能则相对保持完好。此外，需依据病史、阳性体征及有关实验室检查做出病因诊断。

（二）鉴别诊断

1. 谵妄综合征与精神分裂症、短暂性精神障碍、躁狂症　谵妄有明显的病因，起病急骤，病程短暂，并有昼轻夜重的特点；病人存在意识障碍、片断的幻觉和妄想；体格检查可发现一些阳性体征，特别是神经系统的检查更显重要。此外，有关实验室检查有助于病因的发现。这些特点可与上述疾病相鉴别。

2. 痴呆综合征与假性痴呆　假性痴呆是一类表现为大脑功能暂时性全面抑制而无真正的智能障碍的临床综合征。主要见于癔症和反应性精神障碍。起病由精神因素引起，一般持续时间短，突然起病，也可突然消失。临床表现不符合一般智能障碍的规律，对简单问题均不能正确回答，对复杂问题反而能正确回答。一般没有器质性定位体征和相应的实验室检查异常。常见的证候群有刚塞综合征、童样痴呆、抑郁性假性痴呆等。这些可与痴呆综合征相鉴别。

3. 遗忘综合征与心因性遗忘、癫痫　心因性遗忘起病有严重的精神创伤，临床以逆行性及界线性遗忘为主，内容与创伤事件相关，通常没有学习和回忆困难。癫痫发作后遗忘，一般从病史及脑电图可资鉴别。

二、中医辨证与辨病

1. 辨谵语、郑声、狂言或错语 谵语是在神志不清、意识模糊时出现胡言乱语、语无伦次，多为实证；郑声是指病人在神志不清的情况下，不由自主地低声重复一些语句，为热病过程中的呓语，多为虚证；狂言则见于癫狂病者之胡言乱语、理智丧失；错语是在神志清醒状态下出现的言语错乱或喃喃自语，可见于癫证、郁证。

2. 辨癫证、狂证、郁证 详见阿尔茨海默病章节。

【治疗】

一、治疗原则

治疗主要包括积极治疗器质性疾病；支持治疗包括保证营养，维持水、电解质和酸碱平衡，改善脑循环和代谢；对症治疗精神症状，给予不加重原发疾病的精神药物。对意识障碍者要预防感染、外伤、冲动和生活照料；慢性病人要加强心理治疗，提高病人的生活质量，减轻病人给家庭带来的负担。中医治疗以辨证论治为主，选用中药复方或单味中药、中药提取物；亦可采用中药穴位注射，或针灸治疗等。中、西药的选用，视病人具体情况而定。一般而言，中西医结合治疗可获得较为理想的效果。

二、西医治疗

（一）谵妄综合征

1. 病因治疗 针对原发脑部器质性疾病的治疗。支持治疗主要是维持水、电解质平衡，补充营养和多种维生素。病人在安静、光线柔和、有亲人陪伴的环境中有利于减少病人焦虑、激动、定向障碍、错觉的产生，并可改善睡眠。

2. 对症治疗 针对精神症状给予抗精神病药物治疗。宜小剂量、短期治疗，以免药物加深意识障碍。由于氟哌啶醇、奥氮平等不良作用较轻，可作为首选。有肝脏疾病和酒精依赖者应避免使用氯丙嗪，以免诱发癫痫；睡眠障碍者可给予适量苯二氮草类药；对酒精戒断者可选用苯二氮草类药物治疗；老年人宜选用氟哌啶醇、奋乃静，或奥氮平治疗，精神症状控制后则逐步停药。

（二）痴呆综合征

1. 病因治疗 根据具体的病因及时治疗器质性疾病，有助于改善或延缓病情的发展。

2. 对症治疗 对精神病性症状、激越行为或攻击行为者可使用抗精神病药物治疗，宜从低剂量开始，缓慢加量；症状改善后则逐渐减量，或停药以防抗精神病药物导致锥体外系不良反应，如迟发性运动障碍等。第二代抗精神病药物的不良反应轻、安全性更高。

痴呆伴发抑郁者可用抗抑郁药治疗，能明显改善痴呆综合征。首选 5 - HT 再摄取抑制剂等新型抗抑郁剂治疗，如氟西汀等。苯二氮草类药物虽可控制痴呆者的行为问题，但也可引起意识混乱、跌倒和药物依赖等，使用应特别谨慎。

（三）遗忘综合征

1. 病因治疗　主要针对引起的原因进行治疗。

2. 对症治疗　对记忆障碍者可选用改善记忆功能的药物，如吡拉西坦（脑复康）等。可参照阿尔茨海默病章节。

三、中医治疗

（一）辨证论治

痴呆的辨证论治，详见阿尔茨海默病章节。

1. 谵语

（1）阳明热盛，扰乱心神

症状　身热面赤，恶热，心烦神昏，谵语，大汗；舌红苔黄，脉洪大。或日晡潮热，时有谵语，大便秘结，腹满而痛，甚则循衣摸床，微喘，直视；舌红苔黄燥，脉沉实。

治法　清热泻火，宁心安神。

方药　白虎汤（《伤寒论》）加味。生石膏、知母、粳米、甘草、郁金、石菖蒲。若出现腑实证则用大黄、芒硝、枳实、厚朴等苦寒泻下，清热宁神。

（2）温疫毒盛，扰乱神明

症状　身热，头痛，两目昏瞀，狂躁谵语，口干咽痛，或吐衄发斑；舌绛苔焦，或生芒刺，脉浮大而数，或沉数。或神昏谵语，舌謇，肢厥；舌红苔黄，脉数。

治法　清热解毒，宁心安神。

方药　清瘟败毒饮（《温热经纬》）。生石膏、鲜生地、犀角、川黄连、山栀子、桔梗、黄芩、知母、赤芍、玄参、连翘、甘草、丹皮、鲜竹叶。或清宫汤送服安宫牛黄丸，清心开窍。

（3）痰湿蒙窍，神明逆乱

症状　身热不扬，时有神昏，谵语；苔黄垢腻，脉濡滑数。

治法　化湿豁痰，开窍醒神。

方药　菖蒲郁金汤（《温病全书》）送服至宝丹。石菖蒲、郁金、山栀子、连翘、菊花、银花、滑石、竹叶、丹皮、牛蒡子、竹沥、姜汁。

（4）瘀阻脑窍，脑神失常

症状　外伤之后，昏迷谵语，头痛呕吐；舌尖红，苔薄白，边有瘀点或瘀斑，脉细或细涩。

治法　活血通窍。

方药　通窍活血汤（《医林改错》）。赤芍、川芎、桃仁、红花、麝香、老葱、生姜、大枣、黄酒。

（5）正气虚弱，神失所养

症状　表情淡漠，甚则痴呆，谵语或独语；舌淡胖嫩，边有齿印，苔薄白，脉细弱。或身热面赤，手足心热，口干舌燥，或神倦谵语；舌红少苔，或薄黄苔，脉细数。

治法 补气养血，益脑定志。

方药 八珍汤（《内科摘要》）加减。党参、白术、茯苓、甘草、白芍、熟地、当归、川芎、远志、郁金、酸枣仁、柏子仁。或救逆汤加减，炙甘草、生地黄、白芍、麦冬、阿胶、龙骨、牡蛎、人参以滋阴安神定志。

2. 健忘

（1）心脾两虚，脑神失调

症状 健忘，精神困乏，食少心悸；舌淡苔薄白，脉细弱。

治法 补养心脾，益脑养神。

方药 归脾汤（《济生方》）。白术、茯神、黄芪、龙眼肉、酸枣仁、人参、木香、甘草、当归、远志。

（2）肾精不足，脑髓空虚

症状 健忘，腰膝酸软，行动笨拙，头晕耳鸣，神情呆滞，齿摇发脱，面色黯滞；舌淡苔薄白，脉沉细弱无力。

治法 补肾填精，充养脑髓。

方药 河车大造丸（《医方集解》）。紫河车、党参、熟地黄、天冬、麦冬、杜仲、龟板、茯苓、黄柏、牛膝。

（3）痰瘀互结，痹阻脑络

症状 健忘，身重嗜卧，胸闷欲吐，头重头痛；舌黯淡苔白，脉弦滑或细涩。

治法 祛痰化瘀，通络醒脑。

方药 二陈汤（《和剂局方》）合四物汤（《和剂局方》）。半夏、橘红、茯苓、甘草、当归、白芍、川芎、熟地黄。

（二）针灸治疗

1. 痴呆 详见阿尔茨海默病章节。

2. 健忘 取穴百会、中脘、足三里等。毫针用补法，或加艾灸。

【预防与调护】

1. 预防要点 预防可从两个方面着手：一是针对病因及器质性疾病进行早期有效治疗，预防出现此等综合征；二是预防病情进一步的发展，从药物治疗、生活调护、心理治疗等多方面促进身心健康。

2. 调护要点 调护主要是多与病人交流，让病人多动脑，到户外开展文体活动，提供安全、舒适的生活环境，使病人处于熟悉的环境中。房间地板不宜太光滑，室内光线要适当，厕所要安装扶手，让病人有安全活动的空间。另一方面，需要教育家庭成员，向病人提供切实可行的帮助，保证充足营养、适当运动等。痴呆病人实际上仍具有一定的学习能力，可通过各种康复措施使病人生活功能、情绪和行为问题得以改善。

第三节 阿尔茨海默病

阿尔茨海默病（Alzheimer's disease，AD）是一组病因未明的慢性进行性脑变性疾病所致的痴呆综合征。常起病于老年或老年前期。隐袭起病，逐渐进展。临床上以智能损害为主。

1896 年 Binswanger 提出早老性痴呆这一名称；1906 年 Alzheimer 首先报道了 1 例 51 岁女性进行性痴呆病人，故以 Alzheimer 之名命名。起病在 65 岁以前者旧称老年前期痴呆，或早老性痴呆（presenile dementia）。现将 65 岁以前发病的称为早发型，65 岁以后发病的称为晚发型，有家族遗传倾向的称为家族性 AD。

20 世纪 80 年代以来，世界各国有关痴呆患病率的流行病学调查数据比较接近，65 岁以上人群中痴呆的患病率为 4% ~6%，女性多于男性。患病率与年龄呈正相关，80 岁以上的患病率可高达 20%。痴呆尸解研究表明，50% ~70% 为 AD，65 岁以上的老年人中发病率约为 1%。

本病相当于中医的"脑萎"、"痴呆"，可表现为"郁证"、"癫狂"等证候。中医认为人的神志、记忆、性格等由脑所主，故本病病位在脑，并归入脑病范畴。关于本病的病因证治，多体现在中医学的"痴呆"、"文痴"、"善忘"、"郁证"、"癫狂"等病证中。《左传》记载曰："不慧，盖世所谓白痴。"晋《针灸甲乙经》以"呆痴"命名。唐·孙思邈在《华佗神医密传》中首载"痴呆"病名。《景岳全书·杂病谟》有"癫狂痴呆"专篇讨论痴呆证治，认为是多因素所致的结果；临床特点是"千奇百怪"、"变易不常"；病位在脑、心以及肝胆二经；预后则是"有可愈者，有不愈者，亦在乎胃气元气之强弱"。陈士铎在《辨证录》设"呆病门"并阐述其病因病机、临床表现、治法处方，所载洗心汤、转呆丹、还神至圣汤等均有较大应用价值。《石室秘录》曰："痰气最盛，呆气最深"，并认为"治呆无奇法，治痰即治呆也"。清·王清任《医林改错·脑髓说》曰："小儿无记性，脑髓未满；高年无记性者，脑髓渐空。"认为老年呆病主要是由于肝肾亏损，脑髓失养所致。

【病因病理】

一、西医病因病理

（一）病因

1. 胆碱功能低下假说 AD 患者海马和皮质胆碱神经元的原发性变性和胆碱乙酰转移酶（CAT）减少以额颞叶皮质、杏仁核和海马最明显。CAT 活性降低与细胞外老年斑、细胞内神经元纤维缠绕密度呈负相关。因此，提示胆碱能系统功能低下可能是主要病理因素。

2. 感染假说 1997 年诺贝尔生理医学奖获得者，美国生物学家 Prusiner 在研究退行性脑病时发现了一种蛋白颗粒即朊病毒（prion），其对应蛋白单体称为朊病毒蛋白，相应疾病称为朊病毒病。这些疾病目前统称为海绵状脑病。AD 的病理改变与海绵状脑病的病理改变有相似之处，这种变异蛋白体淀粉样蛋白（朊病毒）在脑沉积，引起机体免疫系统反应，导致中枢胆碱能神经元的退行性变和死亡而出现痴呆症状。

3. 免疫假说　实验研究表明，当机体免疫功能下降时，淀粉样蛋白可在组织中沉淀，而 AD 病理改变的重要组成就有淀粉样蛋白物质。有报道 AD 病人血清免疫球蛋白异常，而异常免疫球蛋白的水平与认知功能显著相关。

4. 遗传因素　分子遗传学研究发现，该病与遗传因素相关。有痴呆家族史者，其患病率为普通人群的 3 倍。近年发现，三种早发型家族性常染色体显性遗传（familial autosomal dominant，FAD）的 AD 致病基因，分别位于 21 号染色体、14 号染色体和 1 号染色体，包括 21 号染色体上的 APP 基因、14 号染色体上的早老素 1 基因（PS1）及 1 号染色体上的早老素 2 基因（PS2）。但需注意，此类 FAD 的痴呆病人，只占所有 AD 病人的 2% 左右。

（二）病理

AD 的神经病理改变特点为皮质弥漫性萎缩，沟回增宽，脑室扩大，神经元大量减少，并可见细胞外老年斑（senile plaques，SP）、细胞内神经元纤维缠结（neurofibrillary tangles，NFT）等显著性特征改变。SP 和 NFT 是诊断 AD 的两个主要病理依据。

二、中医病因病机

中医认为该病主要病因病机不外虚实两端。虚即气血不足，脑髓空虚；实即后天失于调养、七情所伤致痰瘀阻窍，神机失用。

1. 脑髓空虚　清·王清任在《医林改错》中明确指出："高年无记性者，脑髓渐空"。由于先天禀赋缺陷或久病肝肾阴亏，不足以生髓上奉于脑，脑髓失充则灵机记忆衰退，神明失聪；心无所虑，神无所依则理智全失，动作笨拙，反应迟缓，发为痴呆。

2. 气血亏虚　由于各种因素，如情志不遂，肝气犯脾，或思虑过度，或饮食不节，或年老多病损伤脾胃等皆可导致脾运失常，不能生化气血；或大病久病气血亏耗，致气血不足以上荣于脑，脑窍失用，神明失灵则发为痴呆。

3. 情志所伤　七情外触，五志内伤，以致气郁于内，久则神情呆滞，发为善忘、郁闷而成痴呆。

4. 痰蒙脑神　脾为生痰之源，凡能引起脾失健运者，皆可致中焦脾土运化水湿不能，而湿从内生，聚久为痰。痰随气动，无所不到，上蒙脑窍，神明失聪发为痴呆。《石室秘录》曰："痰气最盛，呆气最深。"

5. 瘀阻脑窍　七情所伤，肝郁气滞，气滞血行不畅而瘀阻；或久病入络，血脉不行而瘀滞，痹阻脑窍，脑髓失调，神机失用，发为痴呆。

总之本病之病位在脑，与心肝脾肾四脏功能失调相关，尤其与肾虚更为密切。基本病机为脑髓空虚、痰瘀阻窍、神明失用。病性为虚实夹杂。

【临床表现】

通常起病隐匿，病程为持续性、进行性加重，无缓解。从发病至死亡平均 8～10 年，但也有病人的病程可持续 15 年或以上，罕见自发缓解或自愈。病人常因褥疮、骨折、肺炎、营养不良等继发躯体性疾病或衰竭而死亡。临床症状主要为进展性、全面性智能障碍及精神症状。

1. 认知障碍 记忆障碍常为首发症状，以近记忆力损害明显。随着病情进展，远记忆力也受损；时间、人物、地点定向障碍；计算能力减退，很难完成简单的计算；分析判断、综合理解、推理概括等智能受损；思维迟缓，思考问题困难，特别是对新的事物表现出茫然难解；不能适应社会环境，不能从事脑力活动，严重时连简单劳动都不能做。可出现被害、被盗观念，甚至发展为妄想。

2. 情感障碍 以情感淡漠为常见，也可表现欣快、焦虑或抑郁。

3. 人格与自知力 早期人格相对完整，病情进展时可见自知力丧失、人格改变，如自私、固执、不修边幅、收集垃圾、当众手淫、随地大小便等。

4. 行为异常 自发行为减少，动作单调、刻板、笨拙。重复无效行为，或出现离奇和怪异行为。

5. 颞叶功能障碍 视觉性失认。表现为不能识别亲人或镜子中的自我，反复触摸眼前的物品等。

6. 睡眠障碍 正常睡眠节律发生紊乱或睡眠倒置。白天精神不佳，昏昏欲睡，晚上则兴奋不安，甚至吵闹。

7. 其他神经系统症状 各种类型的失语、失用、失认，空间结构障碍，锥体外系症状，强握和吸吮反射阳性，或大小便失禁，癫痫发作。

8. 哈金斯基缺血指数评分量表 哈金斯基（Hachinski，1974 年）缺血指数评分量表（简称 HIS）共有 13 项组成，每一项均有不同的得分，计算方法简便，成为临床诊断 AD 和血管性痴呆（VD）的常用量表。量表总分为 4 分以下者判定为 AD，总分在 7 分以上者评定为 VD（表 8 - 1）。

表 8 - 1 　　　　　　　　　　　　　　HIS 缺血指数评分量表

特征	分数	特征	分数
急性起病	2	情感失控	1
阶梯性恶化	1	高血压既往史	1
病程波动性	2	脑卒中既往史	2
夜间谵妄	1	合并动脉硬化的证据	1
人格保持	1	局限性神经系统症状	2
抑郁	1	局限性神经病学体征	2
躯体的主诉	1		

【诊断与鉴别诊断】

一、西医诊断与鉴别诊断

（一）诊断要点（CCMD - 3 诊断标准）

1. 符合器质性精神障碍的诊断标准。

2. 全面性智能损害。

3. 无突然的卒中样发作，疾病早期无局灶性神经系统损害的体征。

4. 无临床或特殊检查提示智能损害是由其他躯体或脑的疾病所致。

5. 下列特征可支持诊断，但不是必备条件：高级皮层功能受损，可有失语、失认或失用；淡漠，缺乏主动性活动，或易激惹和社交行为失控；晚期重症病例可能出现帕金森症状和癫痫发作；躯体、神经系统检查，或实验室检查证明有脑萎缩。

6. 日常生活和社会功能明显受损。

7. 起病缓慢，病情发展虽可暂停，但难以逆转。

8. 排除脑血管病等其他脑器质病变所致智能损害、抑郁症等精神障碍所致的假性痴呆、精神发育迟滞，或老年人良性健忘症。

（二）鉴别诊断

1. 血管性痴呆　血管性痴呆者起病较急，常有高血压史或脑动脉硬化史。病程呈波动或阶梯样发展，可有多次脑中风史，改善脑循环后症状缓解；早期常有神经衰弱证候群，精神症状以识记及近记忆力障碍为主，情感脆弱，个性改变不明显，判断力和自知力受损较晚；有局限性神经症状和体征如失语、偏瘫、偏麻，病理征阳性；脑 CT 或 MRI 提示脑梗死或软化灶，HIS 评分大于 7 分。AD 者起病隐袭，呈慢性进行性发展，早期以近记忆力下降为主，自知力早期即可有丧失，个性改变也较早出现，早期无神经症状和体征；脑影像学检查呈弥漫性脑皮质萎缩；HIS 评分小于 4 分。

2. 匹克病（Pick 病）　Pick 病是一组病因不明，临床表现为痴呆综合征。该病呈进行性恶化，人格改变，语言障碍，伴有额颞叶局限性萎缩的一种原发、退行性痴呆。发病年龄以 50~60 岁为高峰，行为改变、人格改变较早出现，定向障碍出现较晚，脑 CT 或 MRI 以额、颞叶萎缩明显。

3. 正常压力脑积水　其主要临床特征是痴呆、步态不稳、尿失禁等三联征。亚急性起病，多在数月内发展到高峰，病程呈波动性，脑脊液压力正常，脑 CT 等影像学检查有脑室系统扩大，无明显脑皮质萎缩。

4. 老年人良性健忘症　与年龄有关的记忆障碍。指 50 岁以上男女有健忘症状，而无痴呆的临床证据者，是一种正常或生理性非进行性的大脑衰老过程。

二、中医辨证与辨病

1. 辨病证

（1）辨痴呆与癫证：痴呆是以智能活动障碍为主要临床表现，常出现愚笨、神情呆滞等症状。癫证则是以沉默不语，或语无伦次，静而多郁，情感淡漠为主要表现。

（2）辨痴呆与狂证：狂证表现为狂乱无知，其性刚暴，喧扰不宁，哭笑不休，妄语言高，不避亲疏，动而多躁。无呆笨表现。

（3）辨痴呆与郁证：郁证为精神抑郁不乐，胸闷不畅，无智能障碍，显然与痴呆者以愚笨呆傻为主要临床症状不同，易于鉴别。

（4）辨痴呆与健忘：在疾病的早期较难辨别，但健忘者以记忆力减退，善忘，甚则瞬间即遗忘为特征，无呆傻愚笨。

2. 辨病位　本病之病位主要在脑，但与心肝脾肾相关。若兼腰酸膝软、步履困难者，则与肾相关；若情绪不畅，急躁易怒，则与肝相关；若气短懒言，食少便溏，则与脾相关；若心烦失眠，胸闷心悸，则与心相关。

3. 辨病性　引起痴呆的病性主要是虚实夹杂。若由先天禀赋缺陷，精血亏虚所致者，多偏于正气虚损；若七情失调，痰瘀阻窍所为者，多偏于邪气盛实。故本病顽固，缠绵难愈，其病性又常虚实夹杂。

【治疗】

一、治疗原则

本病目前无特效治疗方法，重点在于护理和维持治疗，包括药物治疗与非药物治疗，以延缓病情进展，减轻临床症状，减少继发性病变及死亡率为目的。中西医结合治疗具有一定的优势，在西医辨病治疗的基础上，运用中医的辨证施治，对改善病人的脑功能及自觉症状有较大的帮助。

二、西医治疗

改善认知功能障碍的药物较多，但临床疗效均有待提高。乙酰胆碱酯酶（AChE）抑制剂多那培佐（donepezil）的不良反应较少，约 1/3 的 AD 病人治疗有效，可改善认知功能，但不能痊愈；胆碱酯酶抑制剂石杉碱一甲（huperzine A）也能改善病人的记忆，不良反应较少；抗氧化剂维生素 E 对改善病情亦有一定帮助。

心理治疗的主要目的是尽可能维持病人的社会功能和生活能力，减缓其精神衰退。心理治疗包括认知治疗和行为指导等，早期病人应给予社会心理支持，晚期给予生活护理为主，保证病人的安全和生活质量。

有行为和精神障碍者，可给予小剂量抗精神病药，如利培酮或奥氮平等；有焦虑或抑郁症状，给予抗焦虑，或抗抑郁剂，但要注意药物的不良反应，症状缓解后及时停药。

三、中医治疗

（一）辨证论治

1. 脑髓空虚

症状　记忆力减退，言语迟缓，说话颠倒，行动迟钝，或行为幼稚，表情呆滞，喜独居，或头摇肢颤；兼见头晕眼花，耳鸣如蝉，听力下降，发稀齿少，面色黯淡；舌红少苔，或光滑无苔，多裂纹，脉沉细无力。

治法　滋补肝肾，填髓益脑。

方药　七福饮加味（《景岳全书》）。熟地、当归、党参、白术、炙甘草、远志、杏仁；加鹿角胶、龟板胶、阿胶、紫河车。

2. 气血亏虚

症状　呆滞善忘，失认失算，困倦喜卧，神情恍惚；兼见面色无华，气短懒言，心悸失眠，纳呆便溏；舌淡胖边有齿印，苔薄白，脉细弱。

治法　补气益血，安神定志。

方药　八珍汤加味（《正体类要》）。党参、白术、茯苓、甘草、当归、白芍、熟地、川芎、生姜、大枣；加远志、酸枣仁。

3. 肝郁火旺

症状　记忆力下降，叹息易怒，多疑善虑，言行幼稚；兼见头痛眩晕，心烦不眠，面红目赤，口干舌燥；舌红苔黄，脉弦数。

治法　疏肝解郁，泻火安神。

方药　丹栀逍遥散（《内科摘要》）。当归、白芍、白术、柴胡、茯苓、煨姜、薄荷、丹皮、山栀子、甘草。

4. 痰蒙脑神

症状　精神抑郁，默默不语，表情呆钝，智力下降，或哭笑无常，闭门独居；兼见脘腹胀满，头重如裹，口多痰涎，纳呆痞满；舌质淡胖有齿印，苔腻，脉滑。

治法　健脾化痰，开窍醒神。

方药　指迷汤加味（《辨证录》）。党参、白术、半夏、神曲、胆南星、陈皮、石菖蒲、附子、肉豆蔻、甘草；加柴胡、白芍、酸枣仁、柏子仁、远志。

5. 瘀阻脑窍

症状　表情呆滞，反应迟钝，言语不利，健忘善怒，或妄想不寐，两目凝视；兼见面色黧黑，唇甲紫黯，肌肤甲错，双目黯晦；舌质紫黯，或有瘀点瘀斑，或舌下青筋暴露，脉细涩或迟。

治法　活血化瘀，通窍安神。

方药　通窍活血汤加减（《医林改错》）。赤芍、川芎、桃仁、红花、老葱、鲜姜、红枣；加石菖蒲、郁金、鸡血藤、阿胶、鳖甲、何首乌。

（二）中成药

抗脑衰胶囊适用于精气亏虚，气滞血瘀者；健脑胶囊有养心安神，健脑益智功能。

（三）针灸治疗

可取大椎、足三里、哑门、内关，强刺激，每日1次，10次为一疗程。休息3~4日后重复治疗。

【预防与调护】

1. 预防要点　预防在于精神调摄，保持精神愉快。经常进行智能训练，鼓励病人参加集体活动。饮食宜清淡，生活有规律，参加体育锻炼，增强体质。

2. 调护要点　主要针对病人的生活自理能力进行调护。对于轻症者，应耐心和蔼，督促病人尽量料理自己的日常生活，开展各种文体活动，适应环境；重症者则需给予适当照顾，保证足够的营养摄入，以营养、易消化的食物为宜；不宜长期卧床，鼓励病人适当做些力所能及的活动；防范病人自伤、自杀、毁物和走失等意外事件。

第四节　血管性痴呆所致精神障碍

血管性痴呆所致精神障碍属于脑血管病所致精神障碍范畴。它是指由脑部血管病变影响脑的血液供应所引起的精神障碍，见于各类脑血管病，如脑卒中后、皮质下动脉硬化性脑病等。一般而言，脑血管病所致精神障碍进展较缓慢，常因脑卒中引起急性加剧，病情波动。若侧支循环代偿较好，则症状可缓解。临床表现多种多样，最终发展为痴呆，故称为血管性痴呆（vascular dementia，VD）。VD 在西方国家中占所有痴呆的 15%～20%，我国及日本所占比例更高，是仅次于 AD 的第二位常见痴呆。在该病早期，病情不严重时，其疗效和预后较好，故早期诊断和早期治疗具有重大意义。

本病相当于中医的痴呆，继发于中风、脑络痹等疾病。《素问·调经论》描述了该病的病因及症状，曰"血并于上，气并于下……乱而善忘"；《景岳全书·杂证谟》有"癫狂痴呆"专篇，曰"痴呆证……言辞颠倒，举动不经"；清·叶天士《临证指南医案》则曰"中风初起，神呆遗尿，老人厥中显然"；《杂病源流犀烛·中风》记载"有中风后善忘"等。这些论述表明中医已认识到脑中风后可引起痴呆。

【病因病理】

一、西医病因病理

该病主要是与脑动脉硬化、动脉狭窄、脑梗死、脑出血等有关。其危险因素通常被认为与卒中类似，如高血压、糖尿病、高脂血症、吸烟、心脏疾病、高龄、既往卒中史等。病变部位主要与额叶、颞叶及边缘系统受损有关。病理改变在大脑可见出血或缺血损害，以缺血为多见，如多发性腔隙性病变，或大面积梗死灶等。此外，可见脑萎缩和双侧侧脑室扩大。

二、中医病因病机

中医认为该病的病因病机主要是年老体弱，气血亏虚，肝肾虚损；或气郁痰阻，瘀血阻窍所致。患中风后引起清窍蒙蔽，脑髓失充，脑神失养，神明失灵，日久灵机呆钝而变生痴呆。

【临床表现】

1. 早期症状

（1）脑衰弱综合征：头痛，眩晕，耳鸣，肢体麻木，乏力，睡眠障碍，易于激动，自我控制能力差，情感脆弱，轻度抑郁等。

（2）轻度认知障碍：注意力不易集中，轻度记忆力下降。

2. 局限性神经系统症状与体征　构音障碍，吞咽困难，中枢性面舌瘫、偏瘫，各种类型的失语、失认、失用，共济失调，癫痫发作，锥体束征阳性等。

3. 局限性痴呆 有时只涉及局限性认知障碍，表现为近记忆力、计算力、命名困难等，而一般推理判断可在相当一段时间内保持良好。早期自知力，人格保持良好。晚期生活自理困难，可出现情感迟钝或失控，易强哭强笑，人格改变等；部分病人可出现感知觉障碍和各种妄想。病人有卒中病史，脑 CT 或 MRI 检查可见侧脑室扩大和脑沟增宽，尤其在额颞叶，还可见脑中风病灶。

【诊断与鉴别诊断】

一、西医诊断与鉴别诊断

（一）诊断要点（CCMD – 3 诊断标准）

1. 符合器质性精神障碍的诊断标准。

2. 认知缺陷，分布不均，某些认知功能受损明显，另一些相对保存，如记忆力明显受损，而判断、推理及信息处理只受轻微损害，自知力可保持较好。

3. 人格相对完整，但有些病人的人格改变明显，如自我为中心、偏执、缺乏控制力、淡漠或易激惹。

4. 至少有下列 1 项局灶性脑损伤的证据：脑卒中史、单侧肢体痉挛性瘫痪、伸跖反射阳性，或假性延髓性麻痹。

5. 病史、体查或化验有脑血管病证据。

6. 日常生活和社会功能明显受损。

7. 精神障碍的发生、发展及病程与脑血管疾病相关。

8. 排除其他原因所致意识障碍、智能损害（如阿尔茨海默病）、情感性精神障碍、精神发育迟滞、硬脑膜下出血。

（二）鉴别诊断

主要与 AD 相鉴别。此外，需与其他可引起痴呆的疾病如 Pick 病等鉴别，参考 AD 鉴别诊断。

二、中医辨证与辨病

1. 辨病证 血管性痴呆一般有中风史，出现半身不遂、偏身麻木、口舌㖞斜、言语謇涩等中风病证；另有痴呆的临床表现，此是血管性痴呆的主要诊断依据。诊断血管性痴呆之前尚需与其他中医相似病证相鉴别，具体可参 AD 有关章节。

2. 辨病性 虚证以肝肾亏虚为主，实证则以痰、瘀等病理产物为主，临证当有相应的证候表现。如肝肾亏虚则可出现腰膝酸软、头晕耳鸣、心烦不寐、口干津少、舌红少苔、脉细数等；若喉中痰多或流涎不止，或舌黯淡，边有瘀点则表明兼有痰、瘀阻窍。临床亦可见痰瘀互结，临证当详审明辨。

3. 辨病位 血管性痴呆的病位主要在脑，与心肝脾肾相关。

【治疗】

一、治疗原则

血管性痴呆目前仍是难治之病，无特效疗法。临床主要是中西医结合保守治疗，以解除病人痛苦，提高生活质量，防止病情的进一步发展。一方面对因治疗，主要是改善脑的血液循环及脑细胞代谢，预防脑梗死；对症治疗主要是改善临床精神症状。另一方面则需要加强日常生活的照料和护理，使病人的生活质量得以提高。使用中西医结合治疗对改善病情、延缓发展非常有价值。

二、西医治疗

病因治疗重在改善脑的血液循环，故使用扩血管药，如血塞通粉针剂、银杏叶提取物制剂及尼莫地平和氟桂利嗪等钙离子拮抗剂；使用抗血小板聚集药，如阿司匹林肠溶片每日50～100mg 或噻氯匹定 250mg 以预防缺血性中风的再次发生；使用改善脑代谢赋活剂以改善脑细胞代谢功能，如脑复康、舒脑宁、脑活素、乙酰谷酰胺、脑蛋白水解物、ATP、辅酶 A等；改善认知功能和精神症状等的治疗同 AD。

三、中医治疗

（一）辨证论治

其证治可参照 AD。但此病病机主要是肝肾虚损，脑髓空虚，痰瘀互结于脑窍，治疗重在补益肝肾阴精，充养脑髓；化痰祛瘀，疏通脑窍，使神明得复，神机得用而缓解痴呆，或延缓其发展。

（二）中成药

抗脑衰胶囊适用于精气亏虚，气滞血瘀者；血栓心脉宁胶囊适用于气滞血瘀者；通心络胶囊适用于气虚血瘀者；血塞通软胶囊适用于血瘀者；益脑胶囊适用于心肝肾不足，气阴两虚患者。

（三）针灸治疗

1. 体针　取穴风府、人中、风池、合谷、神门、足三里、三阴交、肾俞、太冲等。
2. 耳针　取穴心、肾、皮质下、神门等。

【预防与调护】

1. 预防　主要是对脑中风的预防，包括积极治疗高血压，防治糖尿病、高脂血症、高粘血症和心脏病。通过减少脑中风的发作，达到预防血管性痴呆发生的目的。
2. 调护　其目的是促使病人积极配合药物治疗、物理治疗和心理康复治疗。从饮食起居和功能锻炼方面精心护理，可使部分病人获得一定程度的改善，恢复生活自理能力，延长生命。

第五节　颅内感染所致精神障碍

颅内感染系指由各种生物性病原体如病毒、细菌、螺旋体、寄生虫、立克次体和朊蛋白等侵犯脑实质、脑膜及血管等引起的急性和慢性炎症性疾病。根据受侵犯的主要部位，分为脑炎、脑膜炎和脑膜脑炎。根据发病情况和病程可分为急性、亚急性和慢性感染。根据感染的特异性病原体不同，可有病毒性脑炎、细菌性脑膜炎、真菌性脑膜炎和脑寄生虫病之分。

引起颅内感染可分为血行感染、直接感染和神经干逆行感染三种途径。血行感染是病原体经昆虫叮咬、动物咬伤、使用不洁注射器、静脉输血等途径进入血液；面部感染时病原体也可经静脉逆行进入颅内；孕妇感染的病原体经胎盘传给胎儿。直接感染是颅脑外伤或邻近组织感染后病原体蔓延进入颅内。神经干逆行感染是嗜神经病毒，如单纯疱疹病毒、狂犬病毒等从皮肤、黏膜的神经末梢进入神经干逆行进入颅内。

颅内感染所致精神障碍是指颅内感染后发生的精神障碍。颅内感染疾病种类繁多，由于临床治疗学的进展，颅内感染的发生率已明显减少。本节仅阐述急性病毒性脑炎和慢性病毒感染的克－雅病所致精神障碍。

急性病毒性脑炎是指由病毒所致的急性脑实质性炎症，若脑膜同时受累则称为脑膜脑炎。临床以单纯疱疹病毒性脑炎最为常见，一般发病无季节性与区域性，故以往曾称为散发性脑炎。

克－雅病（Creutzfeldt－jakob's disease，CJD）是最常见的人类朊蛋白病。本病是由朊蛋白病毒导致的一种亚急性海绵状脑病，主要累及皮质、基底节和脊髓，故又称皮质－纹状体－脊髓变性。以进行性加重的神经精神症状为主，可发生于任何年龄，以40岁以上的中老年为多，常于起病后1~2年内死亡。

CCMD－3关于颅内感染所致精神障碍诊断要点：

1. 符合器质性精神障碍的诊断标准。

2. 躯体、神经系统及实验室检查证明系相关颅内感染所致。

3. 无精神障碍由其他原因导致的足够证据。

4. 日常生活或社会功能受损。

5. 精神障碍的发生、发展及病程与脑内感染相关。

6. 排除其他原因所致意识障碍与智能损害，精神活性物质所致精神障碍、情感性精神障碍或精神发育迟滞。

中医学无颅内感染所致精神障碍之病名。近代中医脑病学者根据有关中医文献研究提出了外感性脑病的病名。此病在某个阶段会表现出精神异常，中医温病学说中有较多论述。根据临床表现可分属于"春温"、"风温"、"温疫"、"暑温"、"痉病"等。主要病因是六淫外邪直接侵犯脑，或在外感病过程中痰、瘀、火、毒等病理产物上犯脑神，致神明失用，产生各种临床症状。治疗则针对所感外邪，按照卫、气、营、血的病位不同，采用卫气营血辨证和相应的治疗方法。

【病因病理】

一、西医病因病理

1. 急性病毒性脑炎　病毒经血液和神经干等途径侵入中枢神经系统而引起脑实质性炎症改变。可为弥漫性损害，呈大片边界不清的神经细胞水肿、变性、坏死及胶质细胞增生；血管周围可见炎症细胞浸润，神经元和胶质细胞内有包涵体。

2. 克－雅病　本病是由一种可传染的蛋白物质，即缺乏核酸的朊病毒感染所致。此病依感染的朊病毒结构不同分为四种亚型，散发性克－雅病主要是感染 1 型和 2 型朊病毒，医源性克－雅病则是感染 3 型朊病毒，变异型克－雅病则是感染 4 型朊病毒。主要侵犯大脑皮质、基底节和脊髓。病理改变大体可见脑组织呈海绵状、萎缩变性，镜下可见神经元丢失、星形细胞增生、细胞胞浆中空泡形成，朊蛋白淀粉样斑块，无炎症反应。

二、中医病因病机

中医认为本病主要是外感风热病毒。由于正气虚弱，卫外不固，起居不节，寒热失调，风热病毒乘虚而入，首先经口鼻上犯肺卫。风热病毒为阳热之邪，极易耗气伤阴，使之起病急骤，传变迅速。若顺传则由气入营，逆传则热入心营；轻者热灼营阴，扰乱心神；重则热陷心包，蒙闭心窍，从而产生神昏谵语、精神错乱等神明失调、神机失守、脑神被扰之证。后期则灼伤阴液，以致肝肾阴虚。总之，其病位在脑，与肺、肝、肾、心四脏功能失调密切相关。基本病机是热毒内陷心营，脑神被扰，神机失用。病性初期属实、属热，后期虚证多见，或虚实相兼。

【临床表现】

一、急性病毒性脑炎

1. 一般症状　取决于病毒性质及病变部位、范围和严重程度。大多数为急性或亚急性起病，部分病人病前就有上呼吸道或肠道感染史。急性起病者常有发热、头痛、无力等全身感染性症状；多数病人在早期有意识障碍，定向障碍，大小便失禁；癫痫发作常见，有的以癫痫持续状态为首发症状；有的可出现偏瘫、舞蹈样动作、扭转性斜颈、震颤等各种不随意运动；颅神经损害常见；自主神经症状以多汗为常见，伴有面部潮红、呼吸增快等；脑膜刺激征阳性。

2. 精神症状　可以是首发症状或唯一症状，也可以是主要临床表现。精神运动性抑制症状较多见，也可表现为精神运动性兴奋；可有视听幻觉、各种妄想等；记忆、计算、理解等智能障碍常见。

3. 实验室检查　可见血象中白细胞总数轻度增高；脑电图检查大多呈弥漫性高波幅改变，或在弥漫性改变的基础上出现局灶性改变；头颅 CT 可正常或呈局灶性低密度区，头颅 MRI 则可发现脑实质内长 T1 或 T2 信号灶；脑脊液检查压力正常或轻度增高，重症者明显增高，白细胞和（或）蛋白质轻度增高，糖、氯化物正常；血和脑脊液 IgG 可增高。

二、克-雅病

1. 初期　表现为类似神经症，如易疲劳、头晕头痛、失眠等。

2. 中期　以痴呆综合征为主，伴有神经系统症状如失语、偏瘫、肌阵挛、肌张力增高、腱反射亢进、病理征阳性等。

3. 晚期　表现为缄默、尿失禁，甚至昏迷等。

4. 实验室检查　脑电图检查60%~80%出现特征性的0.5~2.0Hz的双相波或三相周期性复合波；脑CT和脑MRI可见脑萎缩，MRI的T2呈对称性高信号，无增强效应，T1可完全正常；脑活检对诊断CJD有重要意义。

【诊断与鉴别诊断】

一、西医诊断与鉴别诊断

（一）诊断要点（CCMD-3诊断标准）

1. 急性病毒性脑炎所致精神障碍　①符合颅内感染所致精神障碍的诊断标准；②出现意识障碍前，常有呼吸道或消化道感染史，可有明显的精神运动性紊乱；③至少有下列1项智能损害或神经系统症状：肌张力增高、偏瘫、腱反射亢进、病理反射阳性、脑膜刺激症状、自主神经症状、颞叶或额叶损害；④EEG或颅脑CT检查异常；⑤实验室检查：病毒分离、聚合酶链反应（PCR），或病毒抗体测定（如免疫酶联吸附分析法，简称ELISA）阳性；⑥日常生活或社会功能受损；⑦急性或亚急性起病，精神障碍的发生、发展及病程与颅内感染相关；⑧排除功能性精神障碍及其他颅内感染性精神障碍；⑨本病有颅内占位性病变症状时，应作CT等检查，并与脑瘤鉴别。

2. 克-雅病所致精神障碍　①符合颅内感染所致精神障碍的诊断标准；②在智能损害发生前或早期，就有神经系统的症状和体征；③病程为亚急性，迅速发展，可在1~2年内死亡；④特征性的三相脑电图（在一个慢波和低电压背景下出现周期性尖波）改变；⑤神经病理学检查有助于确诊；⑥排除阿尔茨海默病、皮克病、帕金森病、进行性核上性麻痹、橄榄脑桥小脑萎缩、脑囊虫病、肌阵挛性癫痫等病。

（二）鉴别诊断

1. 精神分裂症、心境障碍、神经症　此类疾病无发热等感染征象，无神经系统症状和体征。必要时行脑电图、脑脊液检查、头颅影像学检查以资鉴别。

2. 其他非病毒感染性疾病所致精神障碍　与之相鉴别有赖于脑脊液、血液的病原学检查、脑影像学检查。

二、中医辨证与辨病

1. 辨病位　本病为风热病毒外犯肺卫，传于气营，上逆于脑，内陷心包所为。其病位在肺卫，可见表证，如发热、恶寒、头痛、项强等；在气营可见里热实证，如壮热烦躁、颈项强直、口渴、舌红绛、苔黄燥；在脑和心包，则闭窍动风，可见神昏谵语、四肢抽搐。

2. 辨病性 病初多实热表现，如发热、口渴等；后期多气阴两虚，或兼余热未清而呈虚实夹杂之象，表现为面色苍白、神倦气弱、低热不退、舌绛少苔等。

【治疗】

一、治疗原则

早期诊断和治疗是降低本病死亡率的关键。宜采用中西医结合治疗，主要包括病因治疗、免疫治疗、对症治疗和中医药辨证治疗。在病变处于危重阶段当以西医学方法处理为主，可配合中医药辨证施治。若生命体征稳定、病情平稳，当以中医药治疗为主。通过中西医结合治疗可减轻西药的不良反应，并控制病情的反复。在疾病的恢复期及后遗症期更应注重中医药的综合治疗，如中药、针灸等方法的联合应用，对改善预后及减少残障有较大作用。

二、西医治疗

1. 急性病毒性脑炎所致精神障碍 抗病毒治疗，能有效降低脑炎病人（如单纯疱疹病毒性脑炎）的死亡率，但必须在患病初期使用。另外，可合并免疫治疗，如干扰素、转移因子、肾上腺皮质激素等；支持对症治疗，如维持水、电解质和酸碱平衡、供给足够的营养、降温、脱水降颅压、加强护理等都十分重要。对伴有精神障碍者，宜给予小剂量抗精神病或抗焦虑药物治疗，但应慎用，以免产生副作用或依赖性。

2. 克－雅病所致精神障碍 目前尚无有效治疗方法。主要是对症治疗和加强护理，中医药治疗对缓解症状有一定帮助。

三、中医治疗

（一）辨证论治

1. 风温犯卫
症状 发热恶寒，头痛项强，恶心欲呕或烦躁不安；舌尖红、苔黄，或黄白相间，脉浮。
治法 清热解毒，疏风宣肺。
方药 银翘散（《温病条辨》）。金银花、连翘、桔梗、薄荷、牛蒡子、竹叶、荆芥穗、豆豉、鲜苇根、甘草。

2. 气营两燔
症状 壮热烦躁，颈项强直，口渴唇干，神昏谵语，四肢抽搐，大便秘结；舌红绛，苔黄燥，脉洪大。
治法 清气凉营，解毒醒神。
方药 清瘟败毒饮（《疫疹一得》）送服安宫牛黄丸（《温病条辨》）。生石膏、生地黄、犀角、黄连、栀子、桔梗、黄芩、知母、赤芍、玄参、连翘、竹叶、丹皮、甘草。

3. 气阴两虚

症状　神倦气弱，口干舌燥，面色苍白，形体消瘦或低热不退，尿黄便秘；舌红少苔，或光滑无苔，脉细弱或细数。

治法　益气养阴，填精补髓。

方药　三甲复脉汤（《温病条辨》）。炙甘草、生地、白芍、麦冬、阿胶、火麻仁、牡蛎、鳖甲、龟板。

（二）中成药

牛黄清心丸适用于邪在卫分者；安宫牛黄丸适用于气营两燔者；清开灵和醒脑静均可静脉给药，用于治疗热毒内盛者。

（三）针灸治疗

可选取廉泉、手三里、劳宫、期门、章门、承山、鱼腹、委中等穴针刺治疗。若完全昏迷者，刺少商、中冲、涌泉穴，以醒神开窍；高热者，刺曲池、大椎、十宣放血以泄热；头痛剧烈者，针百会、列缺、太阳、风府以止痛。

【预防与调护】

1. 预防要点　注意生活起居卫生，劳逸结合，增强体质；注意保暖，防止受寒，保持卧室清洁通风，避免感冒。应加强防护，严格执行医院的规章制度，避免医源性传播。

2. 调护要点　急性病毒性脑炎一般预后较好。重型病例的死亡率为 22.4% ~ 60%。一部分存活者遗留轻重不等的神经损害体征或高级神经活动障碍，对此需要进行特殊教育、劳动训练和功能锻炼。CJD 目前无有效治疗，90% 病例于病后 1 年内死亡。调护重在生活照顾，延缓病程。

第六节　脑外伤所致精神障碍

该类疾病是指颅脑遭受直接或间接创伤后，由于脑组织的损伤而产生的各种精神障碍。随着神经外科及急救医疗技术的发展，脑外伤的死亡率明显下降，但脑外伤所致精神障碍仍十分普遍，约占存活者的 1/4 以上。急性期和慢性期均可以出现精神症状。脑组织损伤越严重，产生精神症状的机会越大。

本病相当于中医头部内伤病。其对本病早有认识，如唐·王焘《外台秘要》命名为"破脑"，清·赵廷海《救伤秘旨》则称为"脑骨髓伤"。主要是"有所击堕，恶血在内"（《灵枢·厥病论》）致脑损神伤，产生一系列脑病症状。

【病因病理】

一、西医病因病理

主要是外力所伤，包括非穿通性直接损伤、穿通性直接损伤、间接损伤。按照病理生理可分为开放性颅脑损伤和闭合性颅脑损伤。其精神障碍的产生与损伤部位及程度有关。急性期精神障碍多系大脑弥漫性损伤所致，慢性期精神障碍则与大脑细胞坏死、胶质细胞增生、瘢痕形成、粘连、囊肿等病理变化有关。损伤越重，部位越广泛，越易出现精神障碍。一般颞叶损伤最易出现精神症状，顶枕叶损伤后出现精神症状的机会较少。精神症状的出现除了颅脑损伤外，还与心理社会因素有关，如人格特征、对外伤的态度和对生活工作的影响、赔偿动机等。

二、中医病因病机

由于直接或间接暴力损伤大脑，导致气机紊乱，脑脉受损，血溢脉外，瘀血凝塞，脑髓损伤，神明失用，遂发外伤性脑病，并出现精神症状。

其病因为不内外因中的外伤暴力；病位在脑；基本病机为脑髓损伤；急性期以瘀血实证为主，慢性期多为虚证，气血或肾精不足，或兼有痰、瘀阻窍的虚实夹杂证。

【临床表现】

脑外伤所致精神障碍大体可分为两类。一类是急性精神障碍，脑外伤后即可出现；另一类是慢性精神障碍，可以是急性期的延续，或是急性期后经过一段时间才逐渐发展而来。

一、急性期精神障碍

1. 意识障碍 轻者如脑震荡，意识障碍较短暂，可持续数秒至数十分钟不等。严重者意识障碍时间超过半小时，此时则不是单纯的脑震荡。若意识障碍持续数小时，完全康复的机会减少；若持续数月者，则可能转为痴呆。

2. 精神障碍 多见于较严重的脑外伤后，先有数小时昏迷，然后继以数日或数周的意识模糊，并伴发多种精神病性症状，如幻觉、妄想、精神运动性兴奋等。可有智能障碍；也可表现易疲劳与精神萎靡，或行为冲动；亦可出现谵妄状态。总之，脑外伤后急性精神障碍的临床表现多种多样，通常 1 个月内逐渐恢复。

3. 记忆障碍 记忆障碍主要是近事记忆障碍，如顺行性遗忘和逆行性遗忘。

二、慢性期精神障碍

1. 脑外伤后综合征 多见于程度较轻的脑外伤之后，如脑震荡后综合征（post - concussional syndrome），主要表现为头痛、眩晕、注意力不集中、记忆力减退、对声光敏感、疲乏、情绪不稳及失眠等。多数情况下躯体及实验室检查并无异常发现。该综合征与社会心理因素有很大关系，如索赔等。又如遗忘综合征，是以记忆力减退为突出临床表现的一种慢性器质性障碍，尤以近事记忆力减退明显，病人意识清楚，非外伤后的顺行性和逆行性遗忘。

2. 外伤性癫痫 可出现各种类型的癫痫表现，常由外伤后脑膜与脑粘连、瘢痕牵扯及局限性萎缩所致。

3. 人格改变 脑外伤后，相当多病人可有不同程度的人格改变，如情绪不稳、焦虑、抑郁、易激惹，甚至阵发暴怒，或变得孤僻、冷漠、自我为中心、丧失进取心等。常伴智力障碍，如仅损害额叶，可出现如行为放纵等症状，但智力正常。人格改变以颞叶、前额叶，或额叶眶部的损害为多见，部分是病人对脑外伤及其后果的心理反应的表现。

4. 精神病性症状 部分脑外伤者会出现精神病性症状，如精神分裂样症状与情感症状等。

【诊断与鉴别诊断】

一、西医诊断与鉴别诊断

（一）诊断要点（CCMD–3 诊断标准）

1. 符合器质性精神障碍的诊断标准。
2. 脑外伤导致不同程度的意识障碍。
3. 精神障碍的发生、发展及病程与脑外伤相关。

（二）鉴别诊断

脑外伤所致急性精神障碍者较易识别，但在脑外伤所致慢性精神障碍者则需与精神分裂症和心境障碍、神经症等相鉴别。脑外伤后引起的精神障碍与功能性精神障碍需从外伤史、病前人格、既往精神病史、家族精神病史、临床症状、病程及对治疗的效果等方面进行鉴别。脑外伤伴发的精神障碍有脑外伤史，临床上可出现意识障碍、近事遗忘及人格改变，且精神障碍的出现与脑外伤直接相关。脑震荡综合征病人的脑电图、核磁共振检查可有异常发现，而功能性精神障碍者无异常发现。

二、中医辨证与辨病

1. 辨轻重 外伤性脑病是脑部受外力所伤，其临床表现有显著差异，病情有轻重之别。轻者短暂意识障碍，一般不超过半小时，神经系统无阳性体征，属脑髓震荡，而无脑实质受损，病情多轻浅；重者则昏迷时间长，常超过半小时，或醒后再昏迷，往往有神经系统阳性体征，生命体征也可有改变，属脑髓受损，病情多险重，需中西医结合抢救治疗。

2. 辨虚实 本病急性期以实证居多，以神明被蒙，脑窍被阻为主。除昏迷外，多兼面赤气粗、发热烦躁、头痛呕吐、脉弦滑；亦有虚实夹杂或虚脱之证，可表现为昏迷、面色苍白、气短息弱、四肢厥冷、目合口开、汗出手撒、二便自遗、舌淡脉弱等。病之后期则多呈本虚标实证。本虚为气血亏虚，肝肾阴虚；标实为病理产物痰瘀阻滞脑络，神窍失用。

3. 辨并病 并发瘀证、喘证、癃证等常预示着病属重危难治，应详查，并及时进行正确有效的救治。如唇色紫黯、肌肤瘀斑、瘀点、或出血则为瘀证；若气喘欲脱、呼吸浅快、张口抬肩等则为喘证；若呕吐频繁、少尿或无尿等则为癃证。

【治疗】

一、治疗原则

脑外伤急性期的救治主要采取西医方法进行抢救，同时也可内服中药缩短病程，提高疗效。对精神症状的治疗主要是小剂量抗精神病、抗焦虑和抗抑郁剂等对症治疗，并结合心理治疗。中医辨证施治，结合针灸及推拿、按摩等康复治疗，有益于脑功能的恢复，对慢性期精神障碍的恢复可发挥出更大优势。

二、西医治疗

1. 外伤性谵妄的治疗原则与其他谵妄相同，重点是加强护理、补充营养、保持水电解质和酸碱平衡，以及对脑外伤的处理。

2. 对于幻觉、妄想、精神运动性兴奋等症状可给予苯二氮草类药物，或小剂量抗精神病药物口服或注射，对有意识障碍者则慎用抗精神病药物。

3. 对智能障碍者，可根据其程度制订出康复训练计划，主要是学习和动手能力的训练。

4. 对人格改变的病人可尝试行为治疗和心理治疗。

5. 对于外伤后神经症者的治疗应给予支持性心理治疗、认知行为治疗及适当的药物治疗（如抗抑郁药、抗焦虑药等）。

三、中医治疗

急性期的治疗可参阅有关中医伤科学专著。现主要介绍恢复期的治疗。

（一）辨证论治

1. 气血亏虚

症状　眩晕，活动则甚，面色苍白，唇甲无华，失眠善忘，神疲乏力；舌质淡，脉细弱。

治法　益气养血，补脑充髓。

方药　八珍汤（《正体类要》）。党参、白术、茯苓、甘草、当归、白芍、熟地、川芎、生姜、大枣。

2. 肝肾阴虚

症状　头脑空虚，眩晕耳鸣，失眠健忘，腰膝酸软，午后潮热，心烦易怒；舌红少苔，脉弦细。

治法　补肝益肾，荣脑安神。

方药　杞菊地黄丸（《医级》）。熟地黄、山萸肉、山药、茯苓、泽泻、牡丹皮、枸杞子、菊花。

3. 瘀阻脑络

症状　头痛如刺，记忆力下降，或口眼㖞邪，或舌强语涩，或肢体活动不利，麻木不仁；舌黯红，或有瘀点，脉细涩。

治法　活血化瘀，通窍定志。

方药　通窍活血汤加减（《医林改错》）。赤芍、川芎、桃仁、红花、老葱、鲜姜、红枣、元胡索、白芷。

4. 痰浊阻窍

症状　头昏沉，摇头则甚，或恶心欲呕，或口吐清涎，或神情呆滞，或痫症发作，多寐易忘，或口眼㖞邪，肢体麻木；舌淡胖边有齿印，脉滑。

治法　健脾化痰，通络利脑。

方药　涤痰汤（《济生方》）。半夏、胆南星、橘红、枳实、茯苓、党参、石菖蒲、竹茹、甘草、生姜。

（二）中成药

全天麻胶囊适用于肝风内动者；逍遥丸适用于肝气郁结者；甜梦胶囊适用于失眠者。

（三）针灸治疗

恢复期行针灸治疗是根据病人的主要临床表现，辨证取穴。

1. 体针　常取穴足三里、内关、合谷、三阴交、气海、血海等，用平补平泻手法。

2. 头针　取双侧运动区或感觉区。

3. 耳针　取穴神门、肾、皮质下、心等。

【预防与调护】

1. 预防要点　在和平年代主要是在各类活动中注意安全，一旦发生意外事故，则迅速进行抢救，以防本病的发生、发展与恶化。

2. 调护要点　加强护理，保持一定体位，防止各种并发症发生，如吸入性肺炎、褥疮的发生；朦胧及谵妄状态者，应防自伤和伤人。由于本病常易引起心理障碍，应给予心理治疗，有利于疾病康复。

第七节　癫痫所致精神障碍

癫痫（epilepsy）是一组由大脑神经元异常放电所致，以短暂性中枢神经系统功能障碍为特征的慢性脑部疾病。每次发作或每种发作称为痫性发作。有 1/5～1/3 的癫痫病人伴有精神障碍，在原发性和继发性癫痫病人中均可出现。癫痫年发病率为 50～70/10 万，年患病率约 5‰，估计我国约有 600 万癫痫病人。

本病相当于中医学的癫痫，又有"痫证"、"羊痫风"之称。其精神障碍的临床表现类似于癫狂证，或情志疾病。对于本病的病因病机和临床表现，历代均有确切的描述。如《素问·奇病论》："人生而有病巅疾者……此得之在母腹中时，其母有所大惊，气上而不下，精气并居，故令子发为巅疾也。"《灵枢·癫狂》："巅疾始作，先反僵，因而脊痛。"明确地提出了癫痫可因先天因素引起，同时也观察到癫痫在抽搐之初，先有肌肉僵直，发作后常有背痛。隋·巢元方《诸病源候论·风癫候》指出："其发则仆地，吐涎沫，无所觉是也"；"发作时，反目口噤，手足相引，身体皆然"；"阳癫，发如死人，遗尿，食顷乃解"；"风癫，发作时眼目相引，牵纵反强，羊鸣，食顷方解"；"若惊僵，起如狂"。认识到癫痫有反复发作性的意识障碍、肢体抽搐的特点，也可有精神异常。《奇效良方》则描述了精神运动性发作的症状："痰痫为病，此患似张狂，作之不常，……其人张狂，如梦中，如半醉，灯下不知人，……如狂。"癫痫的中、西医病名是一致的，临床表现的描述也大同小异，故中西医易于融会贯通。

【病因病理】

一、西医病因病理

（一）病因分类

1. 原发性癫痫　病因未明，故又称为隐源性癫痫或特发性癫痫。虽然病因不明，但研究认为与遗传因素有较密切的关系，其发病年龄也多在儿童期或青春期发病。

2. 继发性癫痫　由于多种脑部病损和代谢障碍所致，占癫痫病例的大多数。癫痫发作仅是其中的一个症状，故又称为症状性癫痫。

常见的原因为脑发育异常、颅内肿瘤、脑外伤、颅内感染、脑血管疾病、脑缺氧、产前与产时损伤、中毒、妊娠高血压综合征、尿毒症、营养和代谢性疾病、变性疾病等均可引发癫痫。

（二）发病机理

由于各种致病因素导致神经元结构改变、膜电位异常、神经生化改变，从而使神经元异常放电引起痫性发作。由于神经元的高频重复放电，使兴奋性突触后电位明显增大，极易发生连续传播，大脑各部位的抑制能力不同，其传播的范围也不一致，故临床上就会有各种各样的发作形式。痫性活动的终止与神经元的能源消耗无关，而是与抑制作用有关。由于兴奋作用过强，反馈引起抑制作用增强，从而终止痫性活动。

二、中医病因病机

（一）先天因素

1. 孕妇失于调养　主要是孕妇精神和饮食的调养失衡，使先天禀赋不足，胎气内动，发为痫病。

2. 胎儿发育不全　《千金要方·惊痫》指出："新生即痫者，是其五脏不收敛，血气不聚，五脉不流，骨怯不成也，多不全育。"

上述原因引起者，痫病多始于幼年。

（二）后天因素

1. 七情失调

（1）怒伤肝、恐伤肾，七情不节，暗耗肝肾之阴精，阴虚不敛阳，产生内热虚风致癫痫发作。

（2）思虑过度，损伤脾胃，痰湿内生，中阻气逆，或聚久化火生风，脑神被蒙，发为癫痫。

2. 脑部外伤　由于跌仆撞击，或出生时难产，均能导致颅脑受伤，使神志逆乱，昏不知人；气血瘀阻，则络脉不畅，肢体抽搐，遂发痫病。

3. 其他　外感时疫瘟毒，或虫积脑内，均可直接损伤脑窍发为痫病。饮食不节，劳累过度，或患它病之后，均可造成脏腑虚损，功能失调。如脾失健运，痰浊内生；或心血不足，心火旺，神不守舍；或肾阴亏损，水不涵木，肝风内动，风阳夹痰，上巅犯脑，致成痫病。

总之，各种致病因素均可引起痫病。病位在脑，与心肝脾肾四脏关系密切。基本病机为风、火、气、痰、瘀蒙蔽脑窍，脑络闭塞，神机逆乱，脑神失控发为痫病。病性为虚实夹杂。

【临床表现】

1. 发作前精神障碍　精神障碍可以是痫性发作的先兆或前驱症状。先兆是在痫性发作前数秒至一分钟内发生。不同类型痫性发作的先兆表现不同，但同一病人每次发作前的先兆往往相同。

前驱症状是在痫性发作前数小时至数天内发生，以儿童多见。主要表现为情感和认知障碍，如易激惹、思维紊乱、失眠、坐立不安、紧张，甚至抑郁等，通常随痫性发作终止而消失。

2. 发作时精神障碍　主要见于单纯部分性精神性发作和复杂部分性发作。

（1）单纯部分性发作：主要为遗忘症、情感异常、错觉、幻觉。遗忘症，如似曾相识感、陌生感、快速回顾往事、强迫思维等，病灶多在海马部；情感异常，如无名恐惧、愤怒、忧郁、欣快等，病灶多在扣带回；错觉，如视物变大或变小、听觉变强或变弱、感觉本人肢体变化等，病灶在海马部、颞枕部；复杂幻觉，如复杂视幻觉、听幻觉，病灶多在海马部、颞枕部。可单独发作，但常为复杂部分性发作或强直－阵挛发作的先兆。

（2）复杂部分性发作：发作起始为各种精神症状或特殊感觉症状，随后出现意识障碍，或精神自动症、遗忘症，即精神运动性发作。病灶多在颞叶，故又称颞叶癫痫。

3. 发作后精神障碍　病人发作后可出现意识模糊、定向力障碍、反应迟钝、自动症、朦胧状态，或产生短暂的偏执、幻觉等症状，通常持续数分钟至数小时不等。

4. 发作间隙期精神障碍　人格障碍较多见，好发于左颞叶病灶和大发作的病人。此外与脑器质性损害、社会心理因素、长期使用抗癫痫药及病人原有人格特征等因素相关。表现为人际关系紧张、自我为中心、易激惹和冲动、挑剔好斗、敏感多疑、思维粘滞等。少数病人则出现智能障碍，如记忆力减退、注意力和判断力下降、行为障碍，称为癫痫性痴呆。这些症状多见于继发性癫痫和长期、严重的癫痫病人。此外，还可表现为类精神分裂样症状、焦虑为主的情感症状等。

【诊断与鉴别诊断】

一、西医诊断与鉴别诊断

（一）诊断要点（CCMD－3诊断标准）

1. 符合器质性精神障碍的诊断标准。
2. 有原发性癫痫的证据。
3. 精神障碍的发生及其病程与癫痫相关。
4. 社会功能受损。
5. 分发作性和持续性两类病程。前者有突然性、短暂性、反复发作的特点；后者（如分裂症样障碍、人格改变或智能损害等）为迁延性病程。
6. 排除感染或中毒所致精神障碍，需注意它们可产生继发癫痫。
7. 排除癔症、睡行症、精神分裂症、情感性精神障碍。

（二）鉴别诊断

1. 癔症　与癫痫不同的是癔症多受到情感刺激后发作，有人在场发作明显；发作时间一般较长，持续数十分钟或数小时，甚至整天整夜发作，杂有哭泣和喊叫；一般意识清楚，无撞伤和二便失禁；暗示性高，有表演色彩。病前有癔症性格，脑电图无特殊改变。

2. 晕厥　晕厥也是短暂的意识障碍，要和癫痫的失神发作相鉴别。晕厥前常有先兆，如头晕、眼前发黑、心慌等，不像失神发作的突然发生，突然休止。

3. 偏头痛　偏头痛常有一些先兆，如视觉先兆、肢体感觉异常，需与癫痫的局限性发作鉴别，这些先兆持续时间较长，达数分钟，继而出现头痛、恶心。

4. 短暂性脑缺血发作（TIA）　主要见于中老年人，为短暂性脑缺血发作。症状为损害的血管所支配的脑区功能失常，一般无抽搐发作，脑电图等实验室检查可资鉴别。

二、中医辨证与辨病

1. 辨病证

（1）中风病：痫病重证与中风病均有突然仆倒、昏不知人的主症，但本病无半身不遂、口眼㖞斜等症；而中风病亦无本病之口吐涎沫、两目上视或怪叫等症，并呈反复发作病程，以资区别。

（2）厥证：厥证除见突然仆倒、昏不知人主症外，还有面色苍白、四肢厥冷，而无口吐涎沫、两目上视、四肢抽搐和怪叫之症，临床上亦不难区别。

（3）惊风：惊风分急惊风和慢惊风。急惊风一定有高热，慢惊风多发于脾虚久泻之后。而癫痫发作一般无发热，也无腹泻。急惊风在退热后，抽搐不再发生；慢惊风在健脾止泻后，抽搐也不再发生；而癫痫则反复发作，这是它们有别之处。

（4）痉病：痉病常为持续性，病因消除后可以不再发作；而癫痫发作有反复性，自解性。痉病只有抽搐；而癫痫临床表现复杂。痉病是筋病，由肝风内动引起；而癫痫则由逆气引动肝风致抽搐。

（5）癫狂：癫狂主要表现为精神方面的症状，如躁动多言，易怒，甚至毁物伤人，通宵不眠或沉默不语，呆滞，健忘，甚至神志不清，但不抽搐，不经治疗往往呈持续状态。有些痫病可有精神失常，但有其自解性和反复性。

2. 辨病位　本病病位在脑，与心肝脾肾四脏相关，若出现心悸、心烦、不寐、健忘等症，则表明心神不宁；若出现急躁易怒、情绪不稳、口苦咽干等症，则表明肝火上炎；若出现腹胀纳呆、神疲乏力等症，则表明脾虚不运；若出现腰膝酸软、头晕耳鸣等症，则表明肾虚失养。

3. 辨病性　本病常为虚实夹杂；或脾虚不运，痰湿内聚；或气血不足；或气滞血瘀，脑窍闭塞；或肝肾阴亏，肝风内动。临床当详辨之。

【治疗】

一、治疗原则

治疗癫痫的一般原则是：长期用药、单一用药的原则。依癫痫类型选择药物；依血药浓度调整剂量；注意药物副作用，停药宜缓慢。癫痫性精神障碍的治疗，应在癫痫治疗的基础上根据精神症状选用药物，避免使用加重癫痫发作的精神类药物。心理治疗可增加病人对治疗的依从性，减少发作。中医治疗当分清标本虚实。一般初期频繁发作期，邪实为主，应先治标，注重祛痰；久发致虚，治以补虚，标本兼顾。中西医结合治疗可提高整体疗效，增加依从性，减少药物不良反应。

二、西医治疗

可选用的一线抗癫痫药，如丙戊酸钠、卡马西平、苯妥英钠、苯巴比妥等，必要时可配用新型的 AEDs，如加巴喷丁、拉莫三嗪、非尔氨酯、氨己烯酸、托吡酯等。可加用辅助的药物，如维生素 E、西比灵等。

苯二氮䓬类药物有抗焦虑、镇静和改善睡眠作用，同时又有抗癫痫作用；SSRIs 类可抗抑郁和焦虑，引起癫痫发作可能性较小；治疗精神病性症状以选用致癫痫较小的新型抗精神病药，不宜使用氯氮平等。

三、中医治疗

（一）辨证论治

1. 痰火扰神
症状　急躁易怒，心烦失眠，卒然仆倒，不省人事，手足抽动强直，口中有声，声高气粗，口吐白沫，口苦咽干，便秘溲黄；舌红苔黄腻，脉弦滑。
治法　清肝泻火，化痰开窍。
方药　当归龙荟丸（《丹溪心法》）加味。龙胆草、青黛、芦荟、大黄、黄连、黄芩、黄柏、栀子、木香、麝香；加茯苓、姜半夏、橘红健脾益气化痰。

2. 风痰闭窍

症状　病前多有情绪忧虑，头晕，胸闷，痰多，卒然昏仆，四肢抽搐，口吐白沫，喉中痰鸣；舌质淡红，苔白腻，脉滑。

治法　涤痰熄风，开窍定痫。

方药　定痫丸（《医学心悟》）。天麻、全蝎、僵蚕、川贝母、胆南星、菖蒲、姜半夏、竹沥、琥珀、茯神、远志、辰砂、茯苓、陈皮、丹参、麦冬、姜汁、甘草。情志抑郁，气郁不舒者，加佛手、香附、合欢花顺气解郁。

3. 瘀阻脑络

症状　头部或有外伤史，头刺痛常有定处，发作时昏仆倒地，四肢抽搐，口吐涎沫，面唇青紫；舌紫黯，或有瘀斑、瘀点，脉弦或涩。

治法　活血化瘀，通窍定痫。

方药　通窍活血汤（《医林改错》）加减。赤芍、川芎、桃仁、红花、麝香、老葱、大枣、鲜姜；加僵蚕、全蝎、天麻。

4. 心脾两虚

症状　癫痫反复发作，神疲乏力，面色苍白，纳呆便溏，体瘦；舌淡苔白腻，脉沉弱。

治法　补益心脾，化痰定痫。

方药　定痫丹（《医宗金鉴》）。人参、当归、炒白芍、远志、琥珀、化橘红、姜半夏、天麻、茯神、炒枣仁、炒白术、天竺黄、钩藤、炙甘草。精神恍惚、恐惧、焦虑、抑郁者，合甘麦大枣汤养心润燥缓急；心悸、烦躁不寐、心神不宁者，加磁石、代赭石等镇心安神。

5. 肝肾阴虚

症状　发作日久，腰膝酸软，头晕眼花，失眠多梦，记忆力差，心悸不宁，五心烦热，口干舌燥，大便秘结，发作时昏仆，面色苍白，四肢抽搐，二便自遗；舌红少苔，脉细数。

治法　滋补肝肾，潜阳熄风。

方药　大定风珠（《温病条辨》）加减。生地、麦冬、阿胶、龟板、鳖甲、白芍、五味子、山萸肉、牛膝、丹参、远志、牡蛎、甘草。精神恍惚、烦躁、心悸、少寐者，加百合地黄汤和熟枣仁、磁石、琥珀粉等养心安神。

（二）中成药

抗癫灵、痫宁片可用于治疗各类癫痫；癫痫片适用于风痰闭阻者；羚羊角胶囊适用于高热惊痫者。

（三）针灸治疗

1. 主穴　①百会、印堂、人中、内关、神门、三阴交；②鸠尾、中脘、内关、间使、太冲。

2. 配穴　抽搐较重者，加风池、风府、合谷、阳陵泉；痰湿甚者，加天突、丰隆，灸百会、气海、足三里；反复频发者，加印堂、人中，灸中脘。

【预防与调护】

1. 预防要点 注意妊娠期保健，定期做好妊娠检查，注意孕妇饮食和精神调节，尽量避免感冒，防止分娩意外，避免产伤；严防颅脑外伤；缓解期注意精神调节，坚持服药，维持治疗，防止发作。

2. 调护要点 抗癫痫治疗是一个长期的任务，要将有关防治知识交给病人和家属，提高治疗依从性。不要随意换药、减药、停药；注意劳逸结合，禁烟酒；不宜进行高空、炉旁、水上或水边、机床旁作业及驾驶车辆等危险活动，以防意外发生。另有精神障碍时则要注意防自伤或他伤等行为发生。

【复习思考题】

1. 何谓脑器质性精神障碍？主要有哪些精神症状？
2. 谵妄的主要临床表现是什么？引起谵妄发生的主要原因有哪些？
3. 引起痴呆的主要原因有哪些？中医认为痴呆的病因病机是什么？
4. 阿尔茨海默病病人的脑部病理特征如何？有何临床表现？中西医结合如何治疗？
5. 试述癫痫性精神障碍的中医辨证论治。
6. 试述脑外伤、血管性痴呆、颅内感染所致精神障碍的中医辨证与辨病。

第九章

躯体疾病所致精神障碍

第一节 概 述

躯体疾病所致精神障碍（mental disorders due to physical diseases）是指各种躯体疾病直接导致脑功能紊乱所致的精神障碍，包括躯体感染、内分泌疾病、结缔组织疾病、内脏器官疾病等原发的躯体疾病基础上产生的急性或慢性精神症状。临床以急性精神症状为多见，属于原发疾病中的一个临床表现。此类精神障碍不包括脑部疾病直接导致的精神障碍。

病变特点是躯体疾病的病因不同可引起相似的精神障碍，相同病因也可出现不同的精神障碍；精神障碍与原发躯体疾病二者病情呈平行关系；不论原发病为何种疾病，精神障碍一般起病较急，急性期以意识障碍为主，恢复期则为人格改变或智能障碍。此外，躯体疾病从急性过渡到慢性期间可有精神病性症状、情感症状、神经症症状或以上症状的混合状态；病人常有日常生活能力或社会功能受损；精神障碍呈波动性，易由一种状态向另一种状态转变，且反复多变、交织出现、错综复杂；精神障碍常随原发病的恢复而消失，不遗留精神缺陷。

发病机制主要是由于毒素作用、能量供应不足、神经递质改变、酸碱平衡失调等导致脑功能紊乱。个体差异也是影响临床表现的常见因素。

CCMD-3诊断躯体疾病所致精神障碍的标准是：

1. 通过病史、躯体及神经系统检查、实验室检查发现躯体疾病的证据。

2. 精神障碍的发生、发展及病程与原发躯体疾病相关，并至少有下列1项：①智能损害；②遗忘综合征；③人格改变；④意识障碍（如谵妄）；⑤精神病性症状（如幻觉、妄想或紧张综合征等）；⑥情感障碍（如抑郁或躁狂综合征等）；⑦神经症样症状；⑧以上症状的混合状态或不典型表现。

3. 无精神障碍由其他原因导致的足够证据（如酒精或药物滥用、应激因素）。

4. 社会功能受损。

5. 精神障碍的发生、发展及病程与原发性躯体疾病相关。

6. 排除精神分裂症、情感性精神障碍的严重躁狂发作或抑郁发作。

中医认为躯体疾病所致精神障碍是由于各种脑部以外病变，即在五脏六腑的疾病过程中，均可导致阴阳失衡、气血逆乱、内扰神明、心神不宁或神不内守遂发各类精神疾患，是原发疾病中的一个证候群。治疗可在脏腑辨证论治基础上酌加安神定志之品，如酸枣仁、柏子仁、夜交藤、远志、合欢皮、朱砂、琥珀等。

第二节　躯体感染所致精神障碍

　　躯体感染所致精神障碍是指由病毒、细菌、螺旋体、真菌、原虫或其他病原体等所引起的除脑部以外的其他脏器组织感染后产生的精神异常。如人类免疫缺陷病毒（HIV）感染、败血症、钩端螺旋体病、梅毒、伤寒、血吸虫病、恶性疟疾等所致的精神障碍。无颅内感染的直接证据，但部分严重病人可有继发性脑炎、中毒性脑病等。

　　躯体感染所致精神症状多较轻微，且短暂。如注意力不集中、轻度意识障碍、失眠、抑郁、易激惹、焦虑、易疲劳等。急性感染主要为意识障碍和谵妄等综合征；慢性感染主要为遗忘综合征或痴呆。其临床表现具备与躯体疾病所致精神障碍相同的特点。

　　中医学认为躯体感染性疾病所致精神障碍是一种外感疾病过程中邪气内陷、神明被扰、心神不宁或神不内守的结果。汉·张仲景在《伤寒论》中对此有较全面的论述。如第106条原文"太阳病不解，热结膀胱，其人如狂，血自下，下者愈。其外不解者，尚未可攻，当先解其外。外解已，但少腹急结者，乃可攻之，宜桃核承气汤。"又如第124条原文"太阳病六七日，表证仍在，脉微而沉，反不结胸，其人发狂者，以热在下焦，少腹当硬满，小便自利者，下血乃愈。所以然者，以太阳随经，瘀热在里故也。抵当汤主之。"再如第212条原文"伤寒若吐若下后不解，不大便五六日，上至十余日，日晡所发潮热，不恶寒，独语如见鬼状；若剧者，发则不识人，循衣摸床，惕而不安，微喘直视，脉弦者生，涩者死。微者，但发热谵语者，大承气汤主之；若一服利，则止后服。"清·吴鞠通《温病条辨》也作了详细的论述，如"脉虚夜寐不安，烦渴舌赤，时有谵语，目常开不闭，或喜闭不开，暑入手厥阴也。手厥阴暑温，清营汤主之；舌白滑者，不可与也。"又如"热多昏狂，谵语烦渴，舌赤中黄，脉弱而数，名曰心疟，加减银翘散主之；兼秽，舌浊口气重者，安宫牛黄丸主之。"这些古籍文献的记载表明中医学对躯体感染性疾病所致精神障碍已有较全面的认识，从病因病机、临床表现和治疗方药，以及适应证和禁忌证等方面均有涉及。临证可采取六经辨证、卫气营血辨证、三焦辨证，并结合脏腑辨证方法进行临床论治。

【病因病理】

一、西医病因病理

　　1. 病因　各种病毒、细菌、螺旋体、真菌、原虫、寄生虫及其他微生物等侵犯机体导致躯体感染发病。

　　2. 发病机制　发病机制尚未十分明了，一般认为是多因素影响脑功能的结果。如致病微生物（细菌、病毒等）的毒素对中枢神经系统的直接损害、代谢产物在脑内蓄积、短暂性脑水肿和脑缺氧，以及机体代谢障碍、发热、水和电解质紊乱及药物的不良反应等对脑功能的影响。此外，个体差异，如病前性格特点和遗传倾向等与精神障碍的发生和发展相关联。

二、中医病因病机

由于正气不足，六淫邪气或疫疠之气乘虚由皮毛或口鼻而入，所谓"正气存内，邪不可干"；"邪之所凑，其气必虚。"外邪内犯，五脏受累，神明失司而出现各种精神障碍。本病特点为邪气盛，正气虚，传变迅速，变化较多。病的初期以邪实为主，热毒闭窍或阳明腑实或痰热上扰均可导致神经、精神症状。日久可致痰瘀互结或耗伤肾阴，导致虚风内动。其传变规律为肺卫之邪既可自上焦顺传中焦阳明气分、下焦肝肾或内陷血分，也可不经气分而逆传心包，陷入营血。

【临床表现】

全身各系统的感染均可发生精神障碍，其临床表现与感染的轻重缓急密切相关。下面简介几种常见感染所致的精神障碍：

一、艾滋病所致精神障碍

艾滋病是由人类免疫缺陷病毒–1（HIV–1）引起的传染病，主要通过性接触或血及血制品等传染，导致人体免疫功能障碍，故又称为获得性免疫缺陷综合征（acquired immuno deficiency syndrome，AIDS）。

AIDS 的神经病理学改变可有神经元减少、弥散性星形细胞增生、小胶质结、多核巨细胞、白质空泡形成、脱髓鞘及脑萎缩等。本病可高度选择性地侵袭基底神经核和皮质下白质，而大脑皮质灰质影响较少。

艾滋病在临床上可分为带毒期、艾滋病相关综合征期、艾滋病期。HIV 感染者易出现各种不同的精神障碍。疾病之初常表现为焦虑、抑郁；随着病情进展，可出现认知功能障碍，表现为痴呆，以皮质下痴呆为主；疾病晚期，可出现典型的皮质症状，如失语症和失用症，并可伴发运动迟缓、笨拙和步态不稳。此外，还可有表情淡漠、主动性差、社会功能退缩、或谵妄、或抑郁自杀、或躁狂样和类分裂样症状、或癫痫发作、缄默和昏迷。

对艾滋病目前无有效治疗方法，可试用抗病毒剂和免疫增强剂。关键做到预防为主，洁身自爱，严格管理血液制品。

二、肺炎

急性肺部感染出现精神症状多见于高热时，表现为精神错乱和谵妄。慢性肺部感染时精神障碍可表现为焦虑、记忆障碍、烦躁或嗜睡、短时的定向障碍或易激惹、心境恶劣等。

三、伤寒和副伤寒

感染初期（潜伏期），病人可出现头痛、疲乏、表情呆板、昏睡，偶尔可表现欣快；急性期，高热时出现意识障碍或谵妄，通常表现为白天昏昏欲睡和精神恍惚，而晚上则出现急性妄想–幻觉综合征；缓解期，可发生易疲劳、精神萎靡、感觉过敏、易受惊、易紧张、易激动、抱怨等，或逐渐出现神经衰弱症状。

四、斑疹伤寒和其他立克次体感染

精神症状初期表现为情感淡漠，可伴头痛、疲乏等症；从发病的第 4 ~ 5 天起，持续发热，并出现皮疹，常有嗜睡、迟钝，严重时则出现谵妄、幻觉、人格解体等精神症状，并可伴有激越行为；发病 10 ~ 14 天以后，体温逐渐下降，精神症状主要为情绪不稳定、主动性差和注意力不集中，少数则出现短暂欣快和虚构症。

五、疟疾

疟疾所致精神障碍主要见于脑型疟疾。脑型疟疾是由一种毒力强的亲神经恶性疟原虫严重感染所致，故又称为恶性疟疾。精神症状的表现无特异性，有些病人先有前驱症状如头痛、恶心呕吐、肌肉酸痛、烦躁不安等，然后出现精神错乱或谵妄。有些则骤然发生精神症状，甚至早于发热，继而病情很快恶化，或朦胧或谵妄状态，或突然昏迷，可兼有癫痫发作、行为紊乱。恢复期则出现人格改变、表情淡漠、抑郁状态、焦虑、激越行为、癔症样发作及其他精神症状。

六、小舞蹈病

小舞蹈病（Sydenham's chorea）又称风湿性舞蹈病，是与 A 族溶血性链球菌感染有关的自身免疫性疾病。小舞蹈病的临床特征为不自主舞蹈样动作，肌张力低，肌力减弱，自主运动障碍和精神症状。有时精神症状为其首发症状，如失眠、躁动不安、精神错乱、幻觉、妄想、易激惹、情绪不稳和冲动行为等。偶可出现木僵和缄默。本病为自限性，若不治疗，3 ~ 6 个月后也可自行缓解；适当治疗可缩短病程。

【诊断与鉴别诊断】

一、西医诊断与鉴别诊断

（一）诊断要点（CCMD - 3 诊断标准）

1. 符合躯体疾病所致精神障碍的诊断标准。
2. 有明显的感染史。
3. 在体检或细菌学检查中可发现与感染相关的症状、体征与实验室检查异常。
4. 社会功能受损。
5. 精神障碍的发生、发展及病程与原发性感染相关。
6. 排除其他疾病的意识障碍，如中毒性谵妄、癔症样意识障碍等；排除精神分裂症。

（二）鉴别诊断

根据病史、临床表现、躯体体征及有关辅助检查，首先明确原发疾病，特别是要与非感染性器质性精神病及伴发的功能性精神病相鉴别。

二、中医辨证与辨病

1. 辨病证　首先是辨外感或内伤。本病是外感在先，继而出现精神障碍，先有卫表之证，如发热恶寒等。内伤则无表证，首发症状当以内脏功能失调为先，此为辨证要点。

2. 辨病位　本病遵循六经或卫气营血传变规律，当有恶寒发热、气喘咯痰时，为邪在上焦肺卫气分；或腹满硬痛、便秘等腑实证者，则表明热毒在中焦肠胃；若出现精神症状时，则邪热疫毒在脑；日久可痰瘀互结，或耗伤肾阴，虚风内动。本病与心肺肝肾胃肠等脏腑有关。

3. 辨病性　本病之初多邪实为主，邪正相争，病情变化较大。若出现口干舌燥，烦躁好动，腰膝酸软，舌红绛少苔，脉细数则表明阴虚动风，为虚证；若邪气未尽则形成虚实夹杂之候。

【治疗】

一、治疗原则

对因治疗主要是针对病原体给予相应的抗感染治疗；对症治疗主要是抗精神病的治疗及各种支持疗法。对本病的不同阶段均可采用中西医结合治疗，对促进疾病的康复，缩短病程具有重大意义。治疗时因人制宜，灵活取舍。中医辨证论治多采用卫气营血、三焦辨证，并结合脏腑辨证的方法。

二、西医治疗

根据感染的病原体或药物敏感性选择抗感染药，做到及时、药量充分。精神症状的治疗可选用地西泮、奋乃静或氟哌啶醇、奥氮平等。一般情况下宜小剂量开始，逐渐增量。明显的幻觉妄想和较长时间的兴奋，可用抗精神病药系统治疗。支持治疗应补充营养水分，纠正酸碱失衡和电解质紊乱。

三、中医治疗

（一）辨证论治

1. 热毒闭窍
症状　高热，神昏谵语，斑疹隐隐，口渴；舌质红，苔黄，脉细数。
治法　清心开窍。
方药　清宫汤（《温病条辨》）加减。水牛角、玄参、麦冬、连翘、莲心、淡竹叶、丹皮、龙胆草、丹参。

2. 阳明腑实
症状　神昏谵语，日晡潮热，大便秘结，腹胀硬痛；舌质红，苔黄燥，脉沉实有力。
治法　通腑泻热。
方药　大承气汤（《伤寒论》）加味。大黄、芒硝、枳实、厚朴、银花、龙胆草。

3. 痰热上扰

症状　躁扰不安，心烦易怒，谵妄好动，口苦；舌质红，苔黄腻，脉滑数。

治法　化痰清热，开窍醒神。

方药　黄连温胆汤(《六因条辨》)加味。黄连、竹茹、枳实、法夏、茯苓、胆星、枣仁、珍珠母、石菖蒲、郁金、远志。

4. 瘀热内结

症状　神昏谵语，躁狂时作，大便秘结，小便黄；舌质红，苔黄燥，脉沉实。

治法　通腑泻热，化瘀醒神。

方药　桃核承气汤(《伤寒论》)加味。桃仁、芒硝、大黄、白芍、甘草、银花；兴奋好动者加钩藤、珍珠母、龙胆草。

5. 阴虚动风

症状　身热已尽，烦躁好动，兴奋话多，口干咽燥，腰膝酸软；舌质红绛，苔少，脉细数。

治法　滋补肝肾，柔肝熄风。

方药　二至丸(《医方集解》)加天麻钩藤饮(《杂病证治新义》)。女贞子、桑椹、旱莲草、白芍、生地、钩藤、全蝎、刺蒺藜、山楂。

（二）针灸治疗

根据主要临床表现，选取不同治疗穴位。如高热者，针刺曲池、大椎、十宣穴，放血以泻热；若昏迷者，则针刺人中、少商、中冲、涌泉穴以醒神；头痛剧烈者，针刺列缺、太阳、风府、百会穴以止痛；情绪抑郁者，针刺印堂、百会穴以解郁；幻觉妄想者，针刺听宫、翳风、攒竹、鱼腰、心俞穴；兴奋躁动者，取人中、曲池穴。

【预防与调护】

1. 预防要点　加强体育锻炼，增强体质，搞好环境卫生和个人卫生，避免致病微生物等有害病菌内侵机体，从而发生各种感染。及时有效地治疗各种感染性疾病，能避免精神症状的出现。

2. 调护要点　对本病的调护重在清淡饮食；昏迷者需专人护理，口噤不开者宜鼻饲；环境要安静，尽量减少外界各种不良刺激的影响；对幻觉妄想、恐怖兴奋者，应专人护理，以免发生自伤、伤人等意外事故。

第三节　内分泌疾病所致精神障碍

内分泌疾病所致精神障碍是指内分泌功能亢进或低下时所出现的精神障碍。临床上可分为三类：第一类是内分泌系统改变所致精神障碍，主要表现为意志增加或减弱、情感激越或迟钝、本能活动亢进或低下及精神活动的周期性改变；第二类为急性严重的内分泌改变引起脑内代谢障碍，导致急性外因性反应型，如糖尿病性昏迷、甲状腺危象等；第三类为慢性严重的内分泌疾病导致持续的弥漫性脑部损害，从而出现慢性脑器质性精神障碍，如腺垂体功能减退、甲状腺功能减退等引起的精神障碍。

　　此类疾病可归纳在中医的内伤杂病中。肾上腺皮质醇增多属于中医"肾亢"，低下属于中医"黑胆"、"肾劳"的范畴；甲状腺功能亢进属于中医"瘿气"，低下属于"瘿劳"范畴；月经前紧张综合征相当于中医"经行情志异常"、"经行乳房胀痛"等；席汉综合征相当于"血风（产后）劳"。主要病因病机是脏腑阴阳失衡、气血失调、痰火内扰，特别是脑髓神机受损而导致精神障碍。临床常以脏腑辨证、气血津液辨证等方法论治。

【病因病理】

一、西医病因病理

　　内分泌疾病的发病机制尚未充分阐明，内分泌器官病变引起内分泌紊乱影响到中枢神经系统功能、脑代谢障碍和弥漫性脑损害时，则会产生各种精神症状。

　　内分泌疾病所致精神障碍与精神因素、遗传因素、病前性格有关。此外，不同的内分泌器官功能障碍所致精神障碍又与其分泌的激素水平失衡，导致躯体和脑功能障碍相关。如肾上腺皮质功能亢进所致精神障碍，则由于肾上腺皮质激素浓度的增加使血钾或血氨降低而引起碱中毒、高血压、浮肿等，或痉挛阈值降低促发精神神经症状；若肾上腺皮质激素缺乏，则使电解质、蛋白质和糖代谢紊乱产生器质性脑病综合征，病人也可出现各种各样的精神症状。甲状腺功能亢进所致精神障碍则与代谢亢进，甲状腺产生的毒性物质直接引起中毒，或脑细胞因代谢亢进，导致缺氧和营养不足，从而产生精神症状；甲状腺功能减退所致精神障碍则可能是与某种先天性因素加上甲状腺功能不足而引起的蛋白合成及脂质组成的异常相关。垂体功能异常所致精神障碍，一方面是垂体前叶生长激素分泌过多或病人脑垂体异常增大，引起蝶鞍扩大与变形，视交叉及第三脑室受压，或颅内压升高或全身各内分泌腺功能紊乱而造成精神症状；另一方面垂体前叶功能减退，使激素分泌减少，引起性腺、甲状腺及肾上腺皮质等继发性功能减退，导致内分泌系统与神经系统的相互调节的障碍，从而出现精神症状。月经前期综合征则与黄体酮降低导致雌激素相对增多，使雌激素与黄体酮不均衡，或水钠蓄积或抗利尿激素过多或血催乳素增多有关；妊娠期精神障碍则与妊娠时内分泌发生改变相关。

二、中医病因病机

　　由于内脏功能紊乱、阴阳不和、气血津液失调以致脑神失养、神不内守、神明失用，发为精神障碍。本病病位在脑，与心肝脾肾等脏腑有关；基本病机为脑髓失用，神不内守。病性以虚或虚实夹杂为主。虚者阴阳气血亏虚；实者以痰瘀、风火等病理产物为主。

【临床表现】

一、肾上腺皮质功能异常所致精神障碍

1. 肾上腺皮质功能亢进所致精神障碍　　由于皮质激素分泌过多，影响儿茶酚胺代谢从

而产生精神症状，称为肾上腺皮质功能亢进所致精神障碍。Cushing 于 1932 年首先报道了肾上腺皮质功能亢进症，故又称为库欣综合征（Cushing's syndrome）。

临床表现：①躯体症状：满月脸、面部红润、向心性肥胖、多毛、高血压和女性闭经等。②精神症状：以抑郁最常见。此外，可有幻听、幻视和错觉等；持续情感不稳定为主的性格改变、易怒或哭泣等；类似脑动脉硬化性痴呆状态；严重者有意识障碍，如嗜睡等。③神经系统症状：可见肌无力或萎缩、震颤及痉挛发作。

2. 肾上腺皮质功能减退所致精神障碍　由肾上腺的三种类固醇激素（糖皮质激素、盐皮质激素和雄性激素）分泌不足所致精神障碍，称为肾上腺皮质功能减退所致精神障碍。肾上腺皮质功能减退症又名艾迪生病（Addison's disease）。

临床表现：①躯体症状：低血压、体位性头晕伴恶心、呕吐和便秘；体重减轻、食欲下降、性欲减弱、皮肤有色素沉着；或乏力、恶心、剧吐、腹痛、低血容量性休克。②精神症状：可类似于抑郁症、情感淡漠、易激惹、睡眠障碍、周期性幻觉或妄想、全面性痴呆状态，甚则谵妄、木僵或昏迷。③神经系统症状：可见头痛、眩晕、肌肉痉挛、乏力、晕厥、复视、视力减退、癫痫发作等。若突然发生意识障碍则为肾上腺危象，治疗不及时，可导致死亡。

二、甲状腺功能异常所致精神障碍

1. 甲状腺功能亢进所致精神障碍　由于甲状腺激素分泌过多所致脑内代谢改变引起的精神障碍，称为甲状腺功能亢进所致精神障碍。

临床表现：①躯体症状：可见心悸、胸闷、气短、怕热、多汗、细微震颤、多食消瘦、月经紊乱、突眼、心律失常、血压增高等。②精神症状：可出现性格改变，如情感不稳、易激惹、神经兴奋性增高、抑郁或欣快、烦躁、多言好动、紧张忧虑、疲劳、失眠，甚至出现幻视、幻听和被害妄想；此外，还可出现意识障碍，如谵妄等；甲状腺危象（thyroid crisis）时以意识障碍为主，表现为嗜睡、昏睡、谵妄甚至昏迷，伴有发热、多汗、震颤、心率加快（140～240 次/分）。③神经系统症状：如甲亢性肌病（肌无力、肌肉萎缩）、周期性麻痹、眼肌麻痹、帕金森综合征及癫痫样发作等。

2. 甲状腺功能减退所致精神障碍　由于甲状腺素分泌不足，或缺乏引起脑代谢异常导致的精神障碍，称为甲状腺功能减退所致精神障碍。按起病年龄，临床上分为三型：发生于胎儿或新生儿者称为呆小病（cretinism），临床表现为低体重、不活泼、不主动吸奶、体格及智力发育迟缓等；发生于儿童者称为幼年型甲状腺功能减退；发生于成年者为成年型甲状腺功能减退，主要表现为低钙血症。

临床表现：①躯体症状：如怕冷、少汗、乏力、食欲下降、便秘、体重增加、脱发等；女性月经不调、男性阳痿、心动过缓、心肌肥大、低体温等。病情严重可有黏液性水肿。②精神症状：记忆力下降、智能低下、注意力不集中、思维贫乏、幻觉和妄想等精神分裂样症状；情感障碍如抑郁等；意识障碍如嗜睡，甚至昏迷等。③神经系统症状：听力减退、共济失调、眼球震颤、视神经萎缩、面神经麻痹等。

三、垂体功能异常所致精神障碍

1. 垂体功能亢进（肢端肥大症）所致精神障碍　由于腺垂体各种生长激素分泌过多引起的精神障碍，称为垂体功能亢进（肢端肥大症）所致精神障碍。

临床表现：①躯体症状：肢端肥大症、巨人症。②精神症状：性格改变，如情感不稳、易激惹、焦虑不安、迟钝少动、沉默寡言等；也可出现妄想、躁狂或抑郁、痴呆、嗜睡等。③神经系统症状：视野缩小、视力模糊、视盘水肿和耳鸣等。

2. 垂体功能减退所致精神障碍　由于各种原因引起垂体分泌激素不足所致精神障碍，称为垂体功能减退所致精神障碍。由分娩大出血引起的垂体功能减退者，称为席汉病（Sheehan disease）。

临床表现：①躯体症状：性腺、甲状腺、肾上腺功能减退时出现的症状；若临床呈现出高热、循环衰竭、休克、恶心、呕吐、头痛、神志不清、谵妄、抽搐、昏迷等，则表明垂体危象。②精神症状：主要为无力、疲倦、失眠、迟钝等脑衰弱综合征；或出现幻觉妄想、抑郁；或人格改变，如淡漠、懒散等。③神经系统症状：肌阵挛发作、手足徐动等。

四、性腺功能异常所致精神障碍

1. 月经前期综合征　主要是雌激素和黄体酮失衡所致。

临床表现：①躯体症状：如在经前5～7天直到月经开始之前出现乳房胀痛、腹胀恶心、食欲和性欲亢进。②精神症状：为情绪不稳，如易激惹、烦躁不安、焦虑；抑郁或偶有失神发作。

2. 妊娠期精神障碍　在妊娠期由于丘脑－垂体－性腺内分泌病理生理的改变而出现的精神障碍，称为妊娠期精神障碍。

临床表现：①躯体症状：为口渴、少尿、血压下降等。②精神症状：为情感不稳、心烦易怒、敏感多疑和脑衰弱证候群。

【诊断与鉴别诊断】

一、西医诊断与鉴别要点

（一）诊断要点（CCMD－3诊断标准）

1. 符合躯体疾病所致精神障碍的诊断标准。
2. 有内分泌疾病和内分泌功能亢进或低下的证据，精神症状随原发疾病的严重程度变动。

（二）鉴别诊断

需与其他躯体疾病所致精神障碍相鉴别，如感染性疾病有感染征象，见发热、周围血白细胞总数增高并以嗜中性粒细胞为主等。其他内脏器官疾病所致精神障碍者有其相应系统疾病的临床表现。相应疾病的鉴别可参阅相关专著。

二、中医辨证与辨病

1. 辨病证　首先是辨内伤或外感。本病是内伤杂病而无表证。首发症状当以内脏功能失调为主，继而出现精神障碍；外感则是先有卫表之证，如发热恶寒等，此为辨证之要点。

2. 辨病位　本病病位在脑。脑神失调的表现为心烦、失眠、情绪改变等神经精神症状。该病还与心肝脾肾功能失调密切相关，病程中出现相应脏腑的病证，如心系病证为心悸、胸闷、不寐等；肝系病证为口苦、易怒、胁痛等。

3. 辨病性　病性有虚实之别。虚者出现气血阴阳不足之表现，如气短懒言、神疲耳鸣、腰膝酸软、月经不调、遗精早泄等；实者出现痰瘀风火的表现，如口中痰涎涌盛、头痛如裹或如刺、癫痫样发作、口苦口干等。

【治疗】

一、治疗原则

首先是原发疾病的治疗可按照内科的原则治疗。精神障碍可根据临床主要症状选用抗精神病药、抗抑郁药，或抗焦虑药治疗。临床用药需注意药物间的相互作用，剂量不宜过大，症状缓解后应及时停药。对本病的中西医结合治疗思路宜在西药治疗的同时，运用中医辨证论治的方法进行治疗。这样可减轻西药的不良反应，同时还可增强疗效，缩短病程，特别是一些需长期用药维持治疗的内分泌异常疾病。心理治疗对改善精神症状有积极作用。

二、西医治疗

针对相应内分泌异常的疾病进行治疗，通常精神症状随原发疾病的好转而好转。对严重的抑郁、焦虑可选用小剂量抗抑郁和抗焦虑剂治疗；对精神病性症状和躁狂症状可选用抗精神病药，或情绪稳定剂治疗，中病即止。如甲亢者，可服用甲巯咪唑等；若是肾上腺皮质功能减退者，可采用肾上腺皮质激素替代治疗，如强的松和盐皮质激素制剂；对伴有精神症状的甲亢、垂体功能亢进病人的治疗，抗精神病药物用量要小，避免不良反应；甲低病人对镇静药、催眠药、麻醉药和抗精神病药敏感，应慎用或禁用；肾上腺皮质醇功能低下者选用抗精神病药时应避免诱发低血压和虚脱；性腺功能障碍、甲低病人的抗精神病药物选用均为小剂量对症治疗。临床上一般慎用吩噻嗪类药物以免加重意识障碍。

三、中医治疗

（一）辨证论治

1. 气血亏虚

症状　自汗乏力，少气懒言，神疲唇淡；舌质淡嫩，苔薄白，脉细弱。

治法　气血双补。

方药　八珍汤（《内科摘要》）。党参、白术、茯苓、甘草、白芍、熟地、当归、川芎。忧思不解，情感淡漠，失眠健忘，神志恍惚，心悸易惊者，可用养心汤健脾养心安神。

2. 肝肾亏虚

症状 头晕耳鸣，腰膝酸软，视物不清，记忆力下降；舌红少苔，脉沉细而弱。

治法 补益肝肾。

方药 六味地黄汤（《小儿药证直诀》）。熟地黄、山药、茯苓、丹皮、泽泻、山萸肉。烦躁易怒、失眠多梦、口干咽燥等阴虚火亢者，可用天王补心丹加减，滋阴降火，宁心安神。

3. 痰浊中阻

症状 胸闷欲呕，纳差，脘腹胀满，或咳痰色白；舌尖红，苔白腻，脉滑。

治法 祛湿化痰。

方药 导痰汤（《校注妇人良方》）。半夏、陈皮、枳实、茯苓、甘草、制南星、生姜。神情痴呆、表情淡漠、精神抑郁等痰浊阻窍者，可用涤痰汤加减，化痰开窍。

4. 瘀血阻窍

症状 头晕头痛，部位固定不移，健忘，胸闷心悸；舌黯淡边有瘀点或瘀斑，脉弦涩。

治法 活血化瘀。

方药 血府逐瘀汤（《医林改错》）。当归、川芎、牛膝、生地黄、桃仁、红花、枳壳、赤芍、柴胡、甘草、桔梗。躁扰不宁、恼怒多言、妄见忘闻者，可用癫狂梦醒汤，化瘀理气安神。

（二）针灸治疗

1. 体针治疗 实证取穴耳门、听会、大陵、合谷、太冲、上脘、中脘、足三里等；虚证取穴大椎、身柱、神门、三阴交、听宫、翳风；若虚实夹杂证，两组穴位可随证加减。

2. 耳针治疗 取穴神门、心、胃、脑等。

【预防与调护】

1. 预防要点 加强健康知识宣教，以正确的态度对待本病。保持生活的规律性和适当体育锻炼，避免不良情绪刺激，防止精神症状和危象发生。

2. 调护要点 家庭、社会给予关爱和精神支持及鼓励，有利于病人树立战胜疾病的信心，并提高治疗依从性，提高治疗效果。此外，对病人的精神障碍需给予心理治疗、生活照料和悉心护理，以防意外发生。

第四节 结缔组织疾病所致精神障碍

结缔组织疾病是弥漫性结缔组织疾病的简称，属自身免疫疾病。其特点：病理改变以血管和结缔组织慢性炎症为基础，病变常累及多个系统，糖皮质激素治疗可取得较好疗效，诊治恰当可有较长的生存率。在结缔组织病变过程中出现精神障碍，称为结缔组织疾病所致精神障碍。

类风湿性关节炎相当于中医"尪痹"；系统性红斑狼疮相当于"蝶疮流注"，既往归入"痹证"等范畴。这些疾病引起精神障碍的治疗，在原发疾病辨证论治基础上加用安神定志、调畅情志的药物。

【病因病理】

一、西医病因病理

结缔组织疾病的病因未明，常为自然发病，有遗传史，好发于育龄妇女。临床表现多样，可累及多个器官，血中可测出多种高滴定度的自身抗体。病理改变主要为组织病变中有大量淋巴细胞和浆细胞浸润。当病变累及到中枢神经系统时可出现相应的神经精神症状。

二、中医病因病机

中医学认为本病是由于先天禀赋不足，正气虚弱，卫外失职，腠理不密所致。风、寒、湿、热等外邪乘虚杂合而至，使经脉痹阻，痰浊内聚，气血瘀闭，皮肤受损，渐及关节、筋骨、脏腑而成本病。临床表现以肌肉、筋骨、关节疼痛，或麻木、灼热、重着、屈伸不利为特征；若上犯脑神，脑神失调，神不内守而发生精神异常。《诸病源候论·风痹候》："痹者，风寒湿三气杂至，合而成痹。其状肌肉顽厚，或疼痛，由人体虚，腠理开，故受风邪也。"《素问·痹论》："所谓痹者，各以其时重感于风寒湿之气也。"

【临床表现】

一、类风湿性关节炎

类风湿性关节炎（rheumatoid arthritis，RA）是一种累及周围关节为主的多系统性、慢性进行性、炎症性的自身免疫性疾病。临床特征是对称性，周围多个关节慢性炎性疼痛、肿胀、功能障碍。病程呈持续，反复发作。精神症状主要是焦虑、抑郁等。此外，药物治疗类风湿性关节炎可导致精神症状，如糖皮质激素可致情绪不稳、睡眠障碍、谵妄和精神病性症状，且症状与药物的剂量有关。非甾体类抗炎药（nonsteroid anti - inflammatory drug，NSAIDs）可引起认知功能损害、谵妄、抑郁、躁狂和精神病性症状，老年人更易出现此类不良反应；NSAIDs可增加锂盐的血清浓度，若病人同时服用锂盐，必须定期监测血锂浓度，以便调整用药。

二、系统性红斑狼疮

系统性红斑狼疮（systemic lupus erythematosus，SLE）病因未明，可能与遗传、环境和性激素有关的反复发作的结缔组织疾病。常累及中枢神经系统，伴有神经精神症状者，又称神经精神性红斑狼疮。

临床表现：①躯体症状：主要是游走性关节痛和皮疹，可伴疲乏、发热和体重减轻。此外，可出现受累脏器相应生理功能改变的表现。②精神症状：在早期或恢复期则表现为脑衰弱综合征；慢性迁延期多见类分裂症症状、抑郁状态和类躁狂状态，最终发展为痴呆状态；病情严重者可出现意识障碍，如嗜睡、谵妄、昏迷，此时死亡率较高。③神经系统症状：主要是癫痫发作、面瘫、眼震、眼肌麻痹、视神经萎缩、周围神经病、偏瘫、失语、舞蹈样不自主运动等。

【诊断与鉴别诊断】

一、西医诊断与鉴别诊断

（一）诊断要点（CCMD－3 诊断标准）

1. 符合躯体疾病所致精神障碍的诊断标准。
2. 有结缔组织疾病的证据，精神症状随原发疾病的严重程度变动。

（二）鉴别诊断

结缔组织疾病引起的神经精神症状，必须与中枢神经系统感染、高血压性脑病和类固醇制剂治疗所致的精神障碍相鉴别。脑 CT 扫描、磁共振、血液生化、自身抗体、补体、DNA 测定、脑脊液检查和组织活检等有助于鉴别诊断。

二、中医辨证与辨病

1. 辨病邪 痹证在临床上易于诊断，但外邪不同则临床症状有别。若风邪胜者则肢体关节疼痛呈游走不定；寒邪胜者则疼痛剧烈，遇寒加重，得热缓解；湿邪胜者则痛而重着，手足沉重，肌肤麻木；热邪胜者则红肿热痛，筋脉拘急。

2. 辨病位 本病病位在肝脾肾三脏。脾主肉、肝主筋、肾主骨，肝脾肾亏损，肌肉筋骨失养，外邪客之，发为痹病。影响到脑，则脑髓神明失调，见神不内守之精神异常。

3. 辨病性 本病初期以实证为多，久病以虚证为主或虚实夹杂。实者邪气盛实，有痰瘀等病理产物；虚者气虚血亏，阴精不足。临证宜详查明辨，分清主次。

【治疗】

一、治疗原则

首先是对原发病的治疗。其次是对症治疗，如使用抗精神病药物、抗抑郁剂、抗焦虑剂等治疗精神症状。心理治疗和健康教育，有益于缓解心理压力，提高治疗依从性。本病宜采取中西医结合治疗，中医药辨证施治，能有效改善病情，缓解疼痛，减轻激素和免疫抑制剂的不良反应，改善体质。对精神症状的治疗，中医药能减少精神药物的用量和药物间的相互作用，使疗效增加，病程缩短，不良反应减轻。

二、西医治疗

对伴有中枢神经系统病变的结缔组织疾病病人，可使用类固醇或大剂量免疫抑制剂治疗；精神症状可使用抗精神病药和情感稳定剂，如卡马西平等。使用此类药物宜从小剂量开始。应注意治疗结缔组织疾病的药物使用，如类固醇类药物都有引起精神症状的不良反应；必须避免引起明显锥体外系不良反应的药物，使已有运动受限的病人出现肌强直。第二代抗精神病药控制精神症状较为适宜。

三、中医治疗

（一）辨证论治

1. 风寒湿阻

症状　关节肿胀疼痛，痛有定处，晨僵屈伸不利，遇寒则痛剧；局部畏寒怕冷，表情淡漠，沉默不语；舌苔薄白或白腻，脉浮紧或滑。

治法　祛风散寒，除湿安神。

方药　蠲痹汤（《医学心悟》）加减。羌活、独活、桂心、秦艽、当归、川芎、炙甘草、海风藤、桑枝、乳香、木香、酸枣仁、远志、合欢皮。

2. 风湿热郁

症状　关节红肿疼痛如燎，晨僵，活动受限；兼有恶风发热，有汗不解，心烦易怒，失眠，口渴，便干尿赤；舌红苔黄或燥，脉滑数。

治法　清热祛湿，止痛安神。

方药　二妙散（《丹溪心法》）加减。炒黄柏、炒苍术、延胡索、知母、郁金、石菖蒲、酸枣仁。

3. 痰瘀互结

症状　关节肿胀日久，强硬变形，屈伸受限，疼痛固定，痛如锥刺，昼轻夜重，失眠心烦，急躁易怒，口干欲饮；舌质紫黯，苔白腻或黄腻，脉细涩或细滑。

治法　化痰祛瘀，搜风通络。

方药　桃红饮（《类证治裁》）加味。桃仁、红花、川芎、当归、威灵仙、柴胡、丹皮、石菖蒲、龙骨、牡蛎。

4. 肾虚寒凝

症状　痹病日久，肢节肿大，僵硬变形，晨僵，活动不利，畏寒怕冷，神倦懒动，腰背酸痛，俯仰不利，郁闷不乐，善太息，心烦失眠；舌淡胖，苔薄白或白滑，脉沉细。

治法　温经补肾，活血化瘀。

方药　独活寄生汤（《备急千金要方》）加减。地黄、杜仲、牛膝、人参、桑寄生、当归、川芎、芍药、独活、细辛、桂心、茯苓、秦艽、防风、甘草、合欢皮、柏子仁、远志。

（二）中成药

元胡止痛软胶囊适用于各型疼痛明显者；大活络胶囊和昆明山海棠片适用于痹证各型。

（三）针灸治疗

1. 体针　可取痹痛局部腧穴，配穴神门、内关、血海、三阴交等，以通络止痛，安神定志。行平补平泻手法。

2. 耳针　取穴神门、心、肝、肾、内分泌、皮质下、脑等。

【预防与调护】

1. 预防要点　注意防寒、防湿，避免久居阴冷、潮湿之地。住所宜干燥，朝阳；忌汗后冷水洗浴；对有精神异常者要防意外事故的发生。使用 NSAIDs、类固醇类药物时，注意观察精神状况的变化。

2. 调护要点　给予心理治疗，让病人以正确的态度对待疾病，树立战胜疾病的信心。生活要有规律，适当进行体育锻炼、康复训练以促进血液循环，改善局部营养，避免关节僵硬挛缩，防止肌肉萎缩。出现精神症状者，按精神科护理常规护理，防止意外事故的发生。

第五节　内脏器官疾病所致精神障碍

内脏器官严重疾病导致的脑供血、供氧不足，或代谢产物蓄积，或水电解质失衡继发脑功能紊乱所致的精神障碍，称为内脏器官疾病所致精神障碍。精神症状的严重程度随原发疾病的严重程度而波动。

内脏器官疾病所致精神障碍在中医学的内伤杂病中多有论述。主要是五脏六腑的阴阳失调，功能失衡，痰瘀火毒等病理产物上逆于脑，脑神被蒙，神灵失用而发生各种精神症状。在内脏器官疾病的治疗基础上，对精神症状进行辨证论治。内脏器官的治疗可参阅有关专著。

【病因病理】

一、西医病因病理

主要是由于各种有害因素对内脏重要器官的损害，引起其功能障碍，影响机体的循环、代谢、水电解质和酸碱平衡，继发脑供血、供氧的不足及代谢产物蓄积导致脑功能受损，从而产生神经精神症状。

二、中医病因病机

由于各种致病因素，如六淫邪气、七情失调、饮食不节、内生风寒湿燥火五邪及痰瘀、劳倦、外伤等致使阴阳不调，气血紊乱，五脏六腑的功能受损，可表现出各种相应脏腑功能失常的临床表现。内脏器官疾病影响到脑，导致神机失守，神明不用，则出现各种脑系病证，如不寐、郁证、痫证、健忘、癫证、狂证、恐证等。

【临床表现】

一、肝豆状核变性

肝豆状核变性（hepatolenticular degeneration，HLD）于 1912 年首先由 Wilson 报道和描述，故又称 Wilson 病（WD）。它是一种隐性遗传铜代谢障碍所致的遗传性疾病。由于血浆铜蓝蛋白减少，铜沉积在肝脏、脑部豆状核、角膜、肾脏等脏器，导致肝病证候群，如倦怠无力、食欲不振、肝区疼痛等；神经系统症状，如肢体舞蹈样及手足徐动等锥体外系病症；精神症状，如情绪不稳、情绪高涨，或幻觉－妄想综合征等；眼部症状主要为角膜外缘出现黄褐色环（Kayser－Fleischer ring，K－F环），95%～98%病人可出现此环，是最重要的体征。其他症状如肾损害、皮肤色素沉着等。血清铜蓝蛋白及铜氧化酶活性降低、血清铜降低、尿铜含量显著增加、肝铜量增加等实验室检查对诊断有重要价值。

二、肝性脑病

肝性脑病又称肝脑综合征。由于严重的肝脏疾患，肝功能重度受损，氨基酸代谢障碍，氨在血和脑脊液中明显升高，其他各种中间代谢产物蓄积等多种因素导致中枢神经功能失常，从而发生各种神经精神症状。早期肝功能不全所致的精神障碍类似于双相情感障碍，可有欣快或情感淡漠交替出现，并伴有睡眠障碍和情绪不稳。随肝功能受损加重，可有注意难以集中、认知功能损害，甚至昏迷。肝功能不全的早期可发现脑电图异常。神经系统症状主要为扑翼样震颤、肌阵挛、肌张力增高、病理反射阳性等。

三、肾性脑病

由各种原因引起肾功能急性或慢性衰竭，导致多种代谢紊乱，体内含氮代谢产物等聚集，使脑功能异常而出现神经精神症状，又称为尿毒症性脑病。急性尿毒症最常见的精神症状是疲劳、精神运动迟滞和情感淡漠；慢性尿毒症早期，精神症状常为主要临床表现，这些症状不具有特异性，可表现为情感淡漠、失眠、易激惹和类神经衰弱综合征。部分病人可出现被害妄想、幻觉等精神病性症状，或类情感障碍，如抑郁或躁狂。慢性进行性肾衰竭时常有明显的记忆力减退、智能障碍等痴呆表现。若出现嗜睡、昏睡和昏迷等意识障碍则表明病情处于严重阶段。神经系统症状可有全身性痉挛发作、面神经麻痹、眼球震颤等，颅内压增高时，可出现头痛和锥体系统受损症状。

透析疗法是治疗急慢性肾功能不全的有效方法，但长期的透析可引起持久的神经精神症状，如构音障碍、口吃、语言困难、肌阵挛、广泛性震颤，甚至癫痫发作、记忆障碍、抑郁、猜疑和明显兴奋、精神错乱的精神病性症状。由于透析治疗时血液内尿素氮浓度急剧下降，脑脊液和脑组织中尿素氮下降缓慢，脑脊液渗透压高于血液渗透压，从而引起颅内压增高和脑水肿，故又称为"平衡失调综合征"（disequilibrium syndrome）或透析性脑病。

四、肺性脑病

肺性脑病又称肺脑综合征。几乎所有严重的呼吸系统疾病都可产生精神症状。由于肺功能不全，呼吸困难导致低氧血症和高碳酸血症，引起脑缺氧，从而出现神经精神症状。临床以意识障碍为多见，嗜睡、昏睡甚至昏迷，或谵妄状态，或错乱状态；也可表现为躁狂、抑郁、焦虑及幻觉妄想状态。神经系统症状则为头痛、震颤、不自主运动、癫痫样发作等。

五、心源性脑病

由各种原因所致心脏疾病引起的神经精神障碍，称为心源性脑病，又称心脑综合征。心功能障碍致心输出量下降，使脑供血不足，脑组织缺血缺氧。临床以脑衰弱综合征为主要表现，如倦怠、焦虑、易激惹、抑郁等，甚至可出现幻觉、妄想等精神病性症状；少数病人则出现痴呆症状；重症者可出现意识障碍。神经系统症状主要为痫性发作、脑中风。

【诊断与鉴别诊断】

一、西医诊断与鉴别诊断

（一）诊断要点（CCMD－3 诊断标准）

1. 符合躯体疾病所致精神障碍的诊断标准。
2. 有脏器病变的证据，精神症状随原发疾病的严重程度变动。

（二）鉴别诊断

首先是进行相应原发病的鉴别诊断。各系统疾患将出现各自的临床表现，并有相应的实验室指标的支持，如心脑综合征则有心脏疾患的依据，心悸、胸闷、心绞痛、心电图异常改变等，又出现有神经精神症状，并排除其他原因所致精神障碍即可诊断为心脑综合征。

二、中医辨证与辨病

1. 辨病证　首先要分清脏腑病变所致精神症状与癫狂、情志疾病的区别。前者以脏腑疾患为主，伴有精神症状，辨证可参阅中医内科学等专著；后者以癫狂、情志疾病为首发症状，属中医脑病范畴。

2. 辨病位　本病精神症状的病位主要在脏腑，涉及到脑。临床辨证需进一步辨别疾病主要涉及的脏腑，即相应脏腑功能失常则表明涉及相应的脏腑病变，辨证时注意相应脏腑与脑的关系。

3. 辨病性　内脏疾病所致精神障碍的病性可以是实证、虚证，或虚实错杂证。实证为邪气盛，如痰、瘀、火等病理性毒邪为患；虚证主要是气血阴阳亏虚，有相应的虚损症状，常见于疾病的后期阶段；临床上也可出现虚实夹杂的复杂性变化，需明辨详察。

【治疗】

一、治疗原则

首先积极治疗原发病，其次是对症、支持治疗，包括中医辨证论治和心理治疗。对本病采取中西医结合治疗主要是因病施治，可根据疾病的不同阶段或单纯西药治疗，或单纯中药治疗，或中、西药并用，旨在提高病人的治疗依从性，有利于缩短病程，减轻药物的不良反应，达到康复目的。精神药物的应用主要是对症治疗，宜采用小剂量，安全高的药物，中病即止。

二、西医治疗

对原发病的治疗，如 WD 首选 D－青霉胺治疗以排铜；肺性脑病则使用抗生素控制感染，保持呼吸道通畅，改善缺氧，纠正酸中毒，减轻脑水肿等。对精神症状可小剂量使用苯二氮䓬类药和抗精神病药治疗，并注意药物的不良反应，禁用麻醉剂、吩噻嗪类药等中枢抑制剂。此外，尚需维持营养、水电解质和酸碱平衡。

三、中医治疗

（一）辨证论治

1. 肝气郁结

症状　忧郁叹息，胸胁胀闷，脘痞，月经不调；舌红苔黄，脉弦数。

治法　疏肝理气解郁。

方药　柴胡疏肝散（《景岳全书》）。柴胡、陈皮、川芎、香附、枳壳、芍药、炙甘草。急躁易怒，脉弦数，气郁化火者，丹栀逍遥散主之。

2. 痰气郁结

症状　忧郁多疑，神情痴呆，妄见妄闻，胸闷叹息，淡漠少语；舌体胖苔白腻，脉滑。

治法　理气解郁，化痰开窍。

方药　顺气导痰汤（《李氏医鉴》）。陈皮、茯苓、半夏、甘草、胆南星、枳实、木香、香附。狂躁不眠，面红目赤，苔黄腻，脉滑数等痰火扰神者，用生铁落饮镇心涤痰，泻肝降火。

3. 瘀血阻窍

症状　情绪不稳，行为紊乱，兴奋躁动，妄见妄闻；舌质黯淡，边有瘀点或瘀斑，脉涩。

治法　活血化瘀。

方药　血府逐瘀汤（《医林改错》）。当归、生地黄、桃仁、红花、枳壳、赤芍、柴胡、甘草、桔梗、川芎、牛膝。

4. 气血亏虚

症状　善思多虑，善悲欲哭，心悸易惊，失眠健忘，少气懒言，语声低微，自汗倦怠；舌淡苔薄，脉细弱。

治法　补益气血。

方药　八珍汤（《内科摘要》）。党参、白术、茯苓、甘草、白芍、熟地、当归、川芎。

5. 阴阳两虚

症状　眩晕耳鸣，神疲，畏寒肢凉，五心烦热，心悸腰酸；舌淡少津，脉弱。

治法　滋补阴阳。

方药　十补丸（《济生方》）。鹿茸、五味子、肉桂、炮附子、熟地、山药、山茱萸、泽泻、丹皮。以阳虚为主的情感淡漠，懒散呆滞，思维贫乏者，用金匮肾气丸治疗；神志恍惚，多言善惊，心烦易躁等阴虚火旺为主者，用知柏地黄丸滋阴降火。

（二）中成药

安宫牛黄丸适用于神昏烦躁者；六味地黄丸适用于肝肾阴虚者；杞菊地黄丸适用于肝肾

阴虚，虚火上炎者。

（三）针灸治疗

1. 体针 取穴神门、心俞、肝俞、脾俞、肺俞、肾俞、足三里、丰隆、曲池等。根据病证虚实采用相应补泻手法。

2. 耳针 取穴心、脑、肾、神门、枕、额等。

【预防与调护】

1. 预防要点 积极开展体育锻炼，增强体质，保持良好的心理素质；积极治疗原发病，同时注重心理调节，避免出现精神障碍。

2. 调护要点 对患有各种内脏疾病者，要做好健康宣教工作，让病人树立战胜疾病的信心，提高治疗依从性。通过药物、体疗、食疗等综合手段治疗原发病，对伴有精神障碍者要加强心理治疗、防护措施和生活照料，以防意外发生。

【复习思考题】

1. 躯体疾病所致精神障碍有何特点？主要的发病机制是什么？
2. 试述躯体疾病所致精神障碍的诊断标准。
3. 躯体疾病引起精神症状的治疗原则如何？
4. 躯体感染所致精神障碍如何进行中医治疗？
5. 中医认为躯体疾病所致精神障碍的病因病机如何？
6. 内脏器官疾病所致精神障碍的治疗原则是什么？

第十章
精神活性物质所致精神障碍

第一节　药物依赖

精神活性物质（psychoactive substances）又称物质，或成瘾物质（substances）、药物（drug）。是指能够影响人类心境、情绪、行为，改变意识状态，并产生依赖作用的一类化学物质。这类物质按药理特性可分为：①中枢神经系统抑制剂，如巴比妥类、苯二氮䓬类等；②中枢神经系统兴奋剂，如咖啡因、苯丙胺、可卡因等；③大麻；④致幻剂，如麦角酸二乙酰胺（LSD）、仙人掌毒素等；⑤阿片类，如海洛因、吗啡、鸦片、美沙酮、二氢埃托啡、盐酸哌替啶、丁丙诺啡等；⑥挥发性溶剂，如丙酮、苯环己哌啶等；⑦烟草。近年来由于这类物质的滥用，产生依赖的人数迅速增加，特别是海洛因依赖造成的中毒死亡人数在大量增加。物质依赖造成严重的社会问题和医学问题，已引起全世界的高度重视。

1. 依赖（dependence）　个体尽管明白使用成瘾药物会带来明显的问题，但是为了取得或保持某些特殊的心理、生理状态，还在继续使用，并导致了耐受性增加、戒断症状和强制性觅药行为（compulsive drug seeking behavior）。一般将依赖分为躯体依赖（physical dependence）和精神依赖（psychological dependence）。躯体依赖又称生理依赖（physical dependence），是指反复使用精神活性物质使机体产生了病理性适应改变，以至需要精神活性物质在体内长期存在，否则机体不能适应正常工作。临床表现为耐受性增加和戒断症状。精神依赖又称心理依赖，是指使用者对精神活性物质强烈的渴求，以其获得服用后的特殊快感。

2. 滥用（abuse）　是一种适应不良方式。由于反复使用某种药物导致了明显的不良后果，损害了躯体或心理健康，导致了法律上的问题等。滥用者没有明显的耐受性增加和依赖。

3. 耐受性（tolerance）　是指药物使用者必须增加使用剂量方能获得所需的效果，或使用原来的剂量达不到使用者所追求的效果。

4. 戒断状态（withdrawal state）　如果停止使用药物，或减少使用剂量，或使用拮抗剂占据受体后，即出现特殊的心理生理证候群。

中医学对精神活性物质导致的精神障碍的记载较为零散。如《素问·腹中论》中记载了"石药发瘨症，芳草发狂"，指明了药物可以导致精神障碍。又如在晚清时已认识到鸦片"药（月引）"及"脱瘾"等。其余皆可称之为药毒致病。

【病因病理】

一、西医病因病理

药物依赖是社会心理因素和生物学因素共同作用的结果。药物的存在和药理特性是药物依赖的必要条件。但是否成瘾与个体的人格特征、生物易患性有关。

1. 社会因素 包括家庭因素、同伴影响、社会环境、药物的获得途径等。

2. 心理因素 滥用者往往有明显的个性问题，如反社会性、情绪控制较差、易冲动、缺乏有效的防御机制、追求即刻满足等。

3. 生物学因素 边缘系统和丘脑下部可能是犒赏系统的中枢所在，其中被盖腹侧区和伏隔区是研究的重点，他们可能是药物依赖的结构基础；单胺类等递质变化，特别是愉快情绪有关的多巴胺等神经递质的增加，是成瘾药物作用的后果，由此导致一系列受体、受体后的变化是药物依赖行为产生的重要条件。药物对犒赏系统的作用是产生精神依赖及觅药行为的根本动因。人体代谢速度的不同对精神活性物质的耐受性也不同，成瘾的易患性也不同。双生子研究表明药物滥用的易患性部分是由基因所决定的，包括直接遗传药物易患性和间接遗传反社会人格造成药物的滥用。社会心理因素与生物学因素相互影响，互为因果，加强了药物的滥用倾向。

二、中医病因病机

中医学对精神活性物质所导致的精神障碍的记载较为零散。总的来说，大致可分为以下三类：一类为鸦片、烟草、大麻，三者性味均为辛、香、苦、温的有毒之品，然而三者之间又有不同之处，其毒以鸦片为最。鸦片、大麻之类毒性大，长期依赖后耗伤津液导致痿证，而烟草其毒性较小，所致精神障碍相对较少。二类为镇静、催眠、抗焦虑药物，其长期依赖后可耗气伤津，气化不利，痰浊内生，使人精神恍惚、神志不宁、癫痫、不寐、抑郁等。三类为兴奋剂药物，长期依赖后使人精神高度兴奋，情绪高涨，久之"心火旺，肾阳衰，乃失志而狂越"（《河间六书》）。

【临床表现】

一、阿片类药物

阿片类药物（opiates）是指任何天然的或合成的，对机体产生类似吗啡效应的一类药物。主要包括阿片（opium）、阿片中提取的生物碱吗啡（morphine）、吗啡的衍生物海洛因（heroin），及人工合成的哌替啶（pethidine）、美沙酮（methadone）、镇痛新（panlazocine）等。

1. 临床表现 海洛因依赖，以中青年男性多见，近年来女性依赖者有上升的趋势，大多在吸食一个月后产生依赖。海洛因依赖主要临床表现包括以下几个方面：

（1）精神症状：情绪低落，易激惹；性格变化，自私，说谎，缺乏责任感；记忆力下降，注意力不集中，睡眠障碍。

（2）躯体症状：营养状况差，体重下降，食欲下降，性欲减退，头晕，冷汗，心悸，体温升高或降低，白细胞升高，血糖降低。

（3）神经系统症状：震颤，步态不稳，瞳孔缩小，腱反射亢进；也可出现掌颏反射、吸吮反射阳性，脑电图轻度异常，如 β 或 θ 波活动增加。

2. 戒断综合征　阿片类物质的品种、剂量不同，使用时间的长短、使用途径、停药的速度不同，对中枢神经系统影响程度存在差异，故戒断症状的强度也不一致。短效药物，如吗啡、海洛因一般停药后 8~12 小时出现戒断症状，于 48~72 小时最为突出，戒断症状持续 7~10 天。长效药物，如美沙酮戒断症状出现在戒断 1~2 天，于 3~8 天最为突出，症状持续数周。典型的戒断症状可分为两大类：

（1）客观体征：哈欠，流涕，流泪，寒战，出汗，鸡皮疙瘩，瞳孔散大，血压升高，脉速增加，体温升高，呕吐，腹泻，失眠等。严重者可出现意识障碍。

（2）主观症状：恶心，肌肉、骨骼疼痛，腹痛，烦躁不安，疲乏无力，食欲下降，发冷，发热，渴求药物等。

二、镇静、催眠、抗焦虑药物

此类药物包括范围较广，在化学结构上有较大的差异，但都具有抑制中枢神经系统活动的作用。目前临床上主要有两类：巴比妥类和苯二氮䓬类。

巴比妥类药物包括戊巴比妥、司可巴比妥（速可眠），临床上主要用于失眠，滥用可能性最大。巴比妥类诱导的睡眠与正常睡眠的区别在于巴比妥类药物能缩短快动眼睡眠，故服药时做梦减少。长期用药者一旦减药或突然停药，会引起快动眼睡眠反跳，出现多梦，噩梦频繁，严重干扰睡眠，病人只好再次服用而产生依赖。较大剂量的巴比妥类药物可使感觉迟钝，活动减少，引起困倦和睡眠；中毒剂量可致麻醉、昏迷乃至死亡。

苯二氮䓬类药物包括阿普唑仑和地西泮等，其药理作用是抗焦虑、松弛肌肉、抗癫痫。临床上应用广泛，但使用不当，易产生依赖现象。不同的苯二氮䓬类药物的作用时间和产生依赖的程度差异较大，一般半衰期较短的药物，更容易产生戒断症状。

1. 临床表现

（1）巴比妥类药：一次大量服用可出现意识障碍，震颤，吐字不清，步态不稳。长期大量服用可出现智能障碍，如记忆、计算、理解、学习等能力下降。依赖后可出现人格改变，食欲下降，消瘦，性功能减退，以及面色青灰等躯体症状。

（2）苯二氮䓬类：长期大量服用可出现消瘦，面色苍白，性功能低下，肌张力降低，步态不稳。依赖后会出现人格改变，表现为易激惹、说谎、欺骗、偷窃、缺乏责任感等。

2. 戒断综合征　一般在停药 1~3 天后出现。轻者周身不适、心慌、眩晕等。重者肌肉抽搐、癫痫大发作、幻觉、意识障碍、兴奋、冲动等。

三、中枢神经系统兴奋药物

中枢神经系统兴奋剂，包括咖啡或茶中所含的咖啡因，但引起关注的主要是可卡因、苯丙胺类（如苯丙胺、冰毒、摇头丸、麻黄碱、芬氟拉明、哌甲酯、匹莫林、伪麻黄碱等）药物。此类药物主要抑制儿茶酚胺、去甲肾上腺素以及多巴胺的回收，干扰单胺氧化酶降解儿茶酚胺，产生强烈的中枢兴奋作用。依赖后可产生如下表现：

1. 临床表现 一次适量用药引起兴奋，欣快，脸红，脉速加快；欣快感消失后，出现情绪低沉，恐惧，疲劳无力感。一次大量用药或小量短时间反复用药可导致精神症状：情感以欣快为主，话多，可有短时间的幻视、幻触或幻听。幻触是可卡因依赖的特征性症状，病人感到皮肤瘙痒有针刺感、小动物在身上爬（又称 Magmon 征）以及身体失重感。严重者可见谵语。

2. 戒断综合征 与阿片类和镇静、催眠和抗焦虑类药物相比，戒断症状不甚明显。可有短暂的不安、乏力及情绪低落等症状。

【诊断与鉴别诊断】

一、西医诊断与鉴别诊断

（一）诊断要点

1. 药物依赖

（1）症状标准：有反复使用某种精神活性物质的历史，并具有下列情况中的两项：①对某种精神活性物质有强烈欲望及耐受性；②明知该精神活性物质有害，但仍应用，主观希望停用或减少使用，但总是失败；③经常放弃其他活动或爱好，觅取药物的意志增强；④有精神活性物质进入体内的证据，并有理由推断精神障碍系该物质所致；⑤因减少或停用精神活性物质后出现了戒断症状；⑥使用时体验到快感。

（2）严重标准：社会功能受损。

（3）病程标准：除残留性或迟发性精神障碍外，精神障碍发生在精神活性物质直接效应所能达到的合理期限之内。

2. 戒断综合征

（1）症状标准：有使用某种精神活性物质史；并因停用或少用该物质后出现下列精神症状中的至少三项：①寒战，体温升高；②手颤；③出汗，心动过速或过缓；④流泪、流涕、打哈欠；⑤瞳孔扩大或缩小；⑥全身疼痛；⑦食欲减弱或增加；⑧腹痛，腹泻；⑨抽搐。

（2）严重标准：症状及严重程度与所用物质种类和剂量有关，再次使用可缓解症状。

（3）病程标准：起病和病程在时间上均与停用或减少精神活性物质的时间有关。

（二）鉴别诊断

精神活性物质所致精神障碍可呈现不同形式的症状，症状的变异受药物种类及使用者人格特征的影响。可卡因、苯丙胺等兴奋性药物所致精神障碍通常与高剂量或长时间应用密切相关。当多种精神活性物质同时服用时，诊断应以最重要的一种或一类精神活性物质进行归类。精神病性障碍持续时间超过了与精神活性物质有关的直接效应所能达到的合理期限，应考虑其他精神障碍的诊断。

二、中医辨证与辨病

1. 辨病位 本病病位主要在脑、心、肝、肾。药毒影响到脑，则脑神失用，出现神明失常之候；肝体阴而用阳，肝肾同源，药毒内结，伤肝损肾，则见急躁易怒、两目失神、耳鸣耳聋等；心为君主之官，药毒攻心，则见心悸不安、幻觉等症。

2. 辨病性 本病多为虚实夹杂。病初可见邪实之证，日久则可损及脏腑、气血、阴阳，临证宜分清主次。

【治疗】

一、治疗原则

阿片类戒断治疗包括两个方面，即脱毒治疗（替代与非替代治疗）和康复治疗（应用阿片类阻断剂与社会心理干预）。镇静催眠药的戒断治疗应遵循缓慢撤药的原则，递减速度依据药物种类和半衰期而定，一般先快后慢。兴奋剂停药后绝大多数躯体与精神症状会很快消失，对严重的精神症状需给予抗精神病药治疗。

中医治疗以安心神、养肺肝肾阴、清虚热、润燥痰为主；阴阳离绝者以固阴津、补阳气为主。教育病人远离毒品，增强戒毒的意志。

二、西医治疗

（一）阿片类药物

1. 脱毒治疗 替代疗法的理论基础是利用与毒品有相似作用的药物来替代毒品，以减轻戒断症状的严重程度，使病人能较好耐受。常用药物有 μ 受体激动剂美沙酮和 μ 受体半激动剂丁丙诺非（buprenorphine）。非替代疗法常用药物有 α₂ 受体激动剂可乐定、镇静催眠和茛菪碱类药物。

2. 防止复吸和社会心理干预 μ 受体阻滞剂纳洛酮与纳曲酮能阻断阿片类效应，且毒性低，常用于防止复吸治疗。认知行为治疗、群体治疗、家庭治疗能帮助病人改变不良的认知和行为方式，促进病人之间、病人与家庭成员之间相互理解和改善不良关系，起到相互监督和相互支持作用，对防止复吸起到很好的效果。

（二）镇静催眠和抗焦虑剂

1. 药物剂量递减 为避免癫痫和其他严重的戒断症状的发生，脱瘾治疗时必须递减药物剂量，递减速度应根据药物的种类和药物的半衰期而定。短半衰期的苯二氮䓬类药较长半衰期药物发生戒断症状早而重，巴比妥类较苯二氮䓬类发生戒断症状重。递减原则是先快后慢，一般开始减量为原剂量的 10%～25%，以后可根据戒断症状程度决定减量速度。一般在 2 周左右可将药物减完。

2. 相关治疗 对长期大剂量应用镇静催眠药物的病人在减药期间为防止癫痫发作，可同时服用抗癫痫药，如卡马西平、丙戊酸钠等；抗抑郁药可治疗戒断过程中出现的焦虑和恐惧；对于出现精神症状者，可短暂应用抗精神病药。上述药物都有一定的镇静作用，能帮助减缓戒断症状。支持治疗有利于改善病人大脑的代谢和躯体营养状况。

（三）中枢神经兴奋剂

苯丙胺类兴奋剂滥用可以产生精神依赖，停吸后常不会产生类似阿片和酒类物质的严重躯体戒断症状。出现精神症状绝大部分在 2～3 天后自动消失，症状严重者可用氟哌啶醇和地西泮治疗。对高热、代谢性酸中毒和肌痉挛症状的处理原则是足量补液，维持水和电解质平衡，利尿促药物排泄。对伴发的其他内科情况可给予相应处理。

三、中医治疗

（一）辨证论治

1. 燥毒内结，耗气伤阴

症状　幻觉，烦躁不安，或抑郁，夜寐不安，噩梦纷纭，形体消瘦，皮毛干枯，咳吐粘稠唾液涎沫，气急喘促，口干咽燥；舌质红绛而干，脉细虚数。

治法　益气安神，滋阴润燥。

方药　十全育真汤（《医学衷中参西录》）。野台参、生黄芪、生山药、知母、玄参、生龙骨、生牡蛎、丹参、三棱、莪术。阴虚火旺者，加丹皮、黄柏、黑栀子。

2. 邪毒内结，耗气伤阳

症状　精神不振，嗜睡懒言，形体羸瘦，面色黧黑，两目失神，耳鸣耳聋，腰膝酸软；舌质淡，苔薄白不燥，脉沉细。

治法　益气安神，温阳壮火。

方药　十补丸（《济生方》）。鹿茸、五味子、肉桂、炮附子、熟地黄、山药、山茱萸、泽泻、丹皮、食盐。痰湿者，加泽泻、车前子、茯苓；瘀滞者，加水蛭、丹参、香附子。

3. 元气耗竭，阴阳离绝

症状　精神萎靡或昏睡，乃至意识模糊，大汗淋漓，四肢厥冷，呕吐，小便浑浊，或二便失禁；舌苔白滑，脉微欲绝。

治法　益气固脱，温阳救逆。

方药　四逆加人参汤（《伤寒论》）。炮附子、野人参、炮干姜、炙甘草。阴脱者，加五味子、生龙骨、生牡蛎、山茱萸。

（二）中成药

西洋参片、杞菊地黄丸、肾气丸等适用于元气虚衰者；朱砂安神丸、清开灵胶囊、元胡止痛片等适用于燥毒内结，耗气伤阴者。

（三）针灸治疗

1. 体针

（1）辨证取穴：益脾肾取穴阴陵泉、三阴交、太溪、照海、脾俞、肾俞、命门、关元、中脘、神阙；气血两虚取穴内关、中脘；气血凝滞取穴本神、曲池、大陵。

（2）对症取穴：流泪加太冲穴；幻听加听宫、听会、翳风穴；幻视加攒竹、睛明、风池穴。

2. 耳针　取穴神门；心、肝、脑点缘中等。

【预防与调护】

1. 需要不断改善家庭、社会环境，减少滥用的各种诱发因素；加强精神活性物质管理，控制麻醉品的非法需求，取缔非法种植和贩运毒品。

2. 戒断后的复吸率相当高。因此长期教育与监督非常重要。教育病人自觉地抵制诱惑，长期坚持心理咨询与心理治疗，才能戒药成功。

3. 饮食宜营养和易于消化；加强文体活动，转移对成瘾药物的注意，提高体质。

第二节　酒精所致精神障碍

饮酒在世界上已有很长的历史，并且是一种极其普遍的行为，故很多人出于各种原因长期饮酒而导致酒依赖和酒中毒。由于酒精是一种亲神经性物质，一次大量饮酒即可导致精神异常，如果长期饮酒可以引起各种精神障碍，包括依赖、戒断综合征及其他精神症状，并且常出现内脏系统、神经系统损伤的症状和体征。慢性酒中毒这一术语的含义，一般将它规定为至少具有以下四种含义：①理解为一种特殊的疾病单元；②与酒过度消耗的残废；③问题酗酒；④酒依赖。

一、酒精的吸收代谢

酒的种类很多，它们的共同成分是酒精，化学名为乙醇。酒精对人体各种器官都有不同程度的损害。酒精的效应并不全部依赖于一个人饮用了多少数量的酒，而在于有多少酒精被吸收于血液之中。酒精被吸收依赖于下列因素：①一般的酒精约有 20% 是通过胃壁吸收，其余的 80% 是通过小肠被吸收到达血液；②吸收的速度：酒精到达小肠一般很快吸收，如果胃溃疡病人手术取走幽门瓣膜以后，引起胃壁吸收障碍，做过此种手术的病人更易引起酒中毒。③其他因素：如胃中内容物性质或饮用酒的类别等与酒的吸收有关。

被吸收的酒精几乎是均一而迅速地渗透到人体各内脏组织中。然而酒精在各组织器官分布是不均一的，以脑组织、脊髓和肝脏含量最高，均超过血浆酒精浓度的 1/3 以上。有 90%~98% 的酒精被完全氧化，释放出高达 30 焦耳/克的能量（介于脂肪与碳水化合物之间），这些热能可为人的机体所利用。人体对酒精的氧化速度较为恒定，不受血液浓度的高低影响。因此，大量饮酒超过人体对酒精的氧化速度，就会蓄积而造成酒精中毒。未被氧化的 2%~10% 酒精主要通过肾、肺排出。此外，在汗、泪、胆汁、唾液中也有微量排出。

二、酒精的药理机制

1. 对中枢神经系统的作用　酒精基本上与麻醉药相似，但由于它引起的兴奋期太长，且大量饮用则会导致延脑麻痹，安全性不够高，故不能作为麻醉药来使用。酒精对中枢神经的作用与脑组织中酒精的含量相关。酒精中毒时可使血－脑脊液屏障通透性增加，对中枢神经系统损害既广泛又严重。神经系统的损害，如末梢神经损害、癫痫等。进入组织的酒精排除体外非常缓慢，故有不少酒精中毒的病人可能经常处于中毒状态。一般酒精剂量递增时对脑的作用分三个阶段：第一期欣快和行为轻度障碍，表现为约束情绪的能力受损、好交际的人变得更加健谈、沉默的人往往更为孤僻；第二期功能损害的症状明显，如病人讲话随便和步态不稳、动作完成得不够准确、自我控制明显受损，不过所看到的效应则取决于个人的性格和他所处环境的特点；第三期为深睡眠过渡到昏迷，亦称"烂醉期"，更大量的酒精引起延髓中枢性的损害，可因呼吸衰竭而致死。

2. 循环系统的作用 中等量的酒精可扩张皮肤血管，在饮酒后出现潮红反应，包括脸部及身体其他部位皮肤发红、头昏、头痛、嗜睡、呕吐、心率加快等。研究认为该潮红反应的出现是由于机体缺乏乙醛脱氢酶（ALDH）致乙醛在体内聚积而引起的毒性反应。

3. 消化系统的作用 视饮酒的酒精含量，即人们俗称的"酒度"而定。饮酒精含量较低的酒类（10%左右），胃液、胃酸的分泌都有增加。因此，少量饮用低浓度的酒，对一般人有增进胃的消化吸收机能，但对胃溃疡病人则是有害的。饮酒精含量达20%以上的酒类，则不仅抑制胃液的分泌，还会减弱胃蛋白酶的活性，从而削弱了人体消化吸收机能。而饮用酒精含量高达40%以上的酒类，则对胃黏膜有强烈的刺激性，容易诱发慢性胃炎。另外，酒精氧化的中间产物乙醛刺激延髓的呕吐中枢，使人产生恶心甚至呕吐反应。过度饮酒还能造成营养不良、肝硬化、肾硬化、心肌炎及胎儿酒精综合征等。

此外，若用酒精外擦人体皮肤，可加速热量的挥发，产生凉感，用于高热病人的物理降温；高浓度酒精还能使细胞原浆脱水并发生沉淀，所以有收敛及刺激作用；酒精含量为70%时有很强的杀菌作用，用于医用消毒，低于60%或高于80%者杀菌功效皆较低。

本病相当于中医的"酒病"、"酒癖"、"酒厥"、"醉酒发狂"、"醉酒致癫"等，属于中医文献的"恶酒候"、"饮酒大醉连日不解候"、"饮酒中毒候"、"饮酒后诸病候"等范畴。最早见载于《诸病源候论》："酒者，水谷之精也，其气慓悍而有大毒。入于胃则胃胀气逆；上逆于胸，内熏于肝胆，故令肝浮胆横，而狂悖变怒，失于常性，故云恶酒也。"由此而产生"饮酒后诸病候"，即"酒性有毒，而复大热，饮之过多，故毒热气渗溢经络，浸渍脏腑，而生诸病也。或烦毒壮热而似伤寒；或洒淅恶寒，有同温疟；或吐利不安；或呕逆烦闷，随脏气虚实而生病焉。病候非一，故云诸病。"至其症状前人也有酒后妄见的记载，如《名医类案》记载："一言吏酒后见空中有五彩云，耳闻风雨声。"乃言其酒中毒后的幻觉症状。

【病因病理】

一、西医病因病理

1. 遗传与环境因素 本病与遗传有关。双生子研究证实单卵双生子（MZ）酒精依赖的同病率明显高于双卵双生子（DZ），寄养子研究也证明后代嗜酒与其亲生父母相关，嗜酒者的子女酒中毒发生率高于不嗜酒者子女的4~5倍。但亦有研究证实，环境因素对某些酒中毒者是主要因素，且男女均受影响。而遗传所致者多为从父到子，妇女很少罹病。曾有报告称儿童常仿效其父母饮酒方式，尤其是男孩子常在早年被鼓励饮酒，而逐渐产生酒依赖。

2. 生化、酶学方面的研究　①东方人中有些人少量饮酒后即出现潮红反应。该潮红反应是由于机体缺乏 ALDH，以致乙醛在体内聚积，释放胺类等物质而引起的毒性反应；②酗酒者血小板单胺氧化酶（MAO）活性较低，并且大多系原发性的，可能是导致酒滥用倾向素质的组成部分；③血内酒精浓度与脑功能障碍的产生及严重程度成正相关。

3. 神经内分泌研究　有阳性家族史者，饮酒后促肾上腺素皮质激素（ACTH）水平显著升高，并认为此现象与垂体腺功能密切相关。

4. 受体系统　内啡呔在饮酒过程中起介质作用，纳洛酮在中枢神经系统通过占据内啡肽受体而起抑制作用，由此可解释将四氢并喹林（TIQ）注入猫脑室中，可使猫大量饮酒，并在停止喂酒后出现戒断反应，而这种现象可被纳洛酮所抑制。

5. 心理因素　精神疾病是造成问题饮酒的重要原因。有学者调查住院酒依赖者中77%有一种或多种精神疾病；60%酒中毒发生前患有不同程度的抑郁症等。有些研究资料报告，在男性酗酒中50%曾诊断为反社会人格。患注意缺陷障碍 ADHD 的儿童和品行障碍者，成年后患酒中毒危险性升高。受饮酒可减少焦虑的观念影响，"借酒消愁"往往成为人们饮酒的心理动因。

二、中医病因病机

因酒者乃谷物酵解后酿制出来的精华，其气慓悍滑利，其性湿热，具有较大的毒性。故饮酒入胃以后，能使胃胀气逆，浊气上逆于胸，内熏于肝胆，则致肝气上浮，胆气横逆，狂悖易怒，一反常态。饮酒过多之人，酒毒浸渍于胃肠，流散到经络，使血脉充盈，令人心烦意乱、神志模糊、频频呕吐，甚至昏睡终日不醒等。

酒性辛热宣通，善于走散而不停聚，所以酒醉以后，又能复醒，这是饮酒入胃，通过运化而随血脉以流散之故。若其人营卫气血运行不畅，气化不利，久而服之，复因痰饮停积不化，酒毒和痰饮互相搏结，毒性不散，令人心烦意乱、神志模糊、狂悖易怒、一反常态。

【临床表现】

一、急性酒精中毒性精神障碍

一次大量饮酒，可出现急性神经精神症状，首先出现兴奋期，继续饮酒者进入麻痹期。血乙醇浓度达到 54mmol/L（250ml/dl）时，患者进入昏迷期，血乙醇超过 87mmol/L（400ml/dl），可出现呼吸循环麻痹而危及生命。急性酒精中毒性精神障碍分为普通醉酒与异常醉酒。

1. 普通醉酒（common drunkenness）　是指一次大量饮酒引起的一过性精神兴奋状态。兴奋期表现为欣快话多，对熟人更加融洽，对陌生人也无拘无束，表情得意，精力充沛和幸福感。普通醉酒严重者可出现明显的麻痹症状，如运动失调、构音不清、眼颤等，精神兴奋症状则随之消失。

2. 异常醉酒　分为复杂性醉酒和病理性醉酒。

（1）病理性醉酒（pathological drunkenness）：见于少数特异性体质的人对酒精过敏。是指平时不饮酒，而一次少量饮酒，就引起严重的意识障碍。表现为定向力丧失，病理性幻觉、错觉、被害妄想、兴奋、焦虑、恐惧，或易激惹，行为冲动，或痉挛发作等。病理性醉酒常急剧发生，一般持续时间不长，通常数十分钟到数小时，最后多陷入酣睡，即所谓麻醉样的睡眠，对其过程完全遗忘或岛性记忆。

（2）复杂性醉酒（complex drunkenness）：是介于普通醉酒与病理性醉酒的中间状态。病人一般存在脑病史，或脑器质性损害的症状或体征，或影响酒精代谢的躯体疾病。其特点是一次饮酒后急速出现急性中毒症状、意识障碍，伴有精神症状，如错觉、幻觉、被害妄想、行为冲动等。发作持续数小时，醒后能部分回忆。

二、慢性酒精中毒性精神障碍

长期饮酒可产生慢性神经精神症状。

1. 酒精性幻觉症（alcoholic hallucinosis）　是在酒依赖状态下，习惯性饮酒后（通常在戒酒 24 小时以内）出现以幻觉为主要症状的精神状态。

2. 痉挛发作（convulsion rumfits）　是指严重酒精中毒病人在突然中断饮酒后（通常指戒酒后 24 小时内），或大量饮酒等情况下出现的痉挛大发作，也称之酒精性癫痫。

3. 震颤谵妄（delirium tremens）　是一种在慢性酒精中毒基础上突然停酒，或减少酒量数小时内引发的急性发作性精神障碍，是一组最严重的酒精戒断证候群。主要临床表现有：①肢体粗大震颤、步态不稳、共济失调等；②谵妄：在意识障碍基础上出现大量的错觉、幻觉；③自主神经功能亢进：表现为多汗、潮红、苍白、脉速而弱、瞳孔扩大、体温升高等；④充分发展的震颤谵妄综合征：包括鲜明的幻觉、妄想、严重意识障碍、震颤、易激惹、不眠及自主神经功能亢进。

4. 酒精性嫉妒妄想（alcoholic delusion of jealousy）　是指慢性酒中毒病人出现的坚信配偶对自己不贞的妄想。

5. 柯萨可夫精神病（Korsakov's psychosis）　以严重近记忆障碍、遗忘、错构、虚构，及定向力障碍为主要临床表现。

6. 酒精性痴呆（alcoholic dementia）　在长期大量酗酒病人中，有的出现人格改变、智力低下、记忆障碍等脑器质性痴呆状态。

7. 人格衰退（personality deferionation）　此类病人对饮酒的需要超过其他一切活动，日趋加重的自我为中心、自私、行为标准下降。为得到酒而采用不诚实、欺骗，甚至偷窃和诈骗手段，丧失了对家庭和社会的责任感。

【诊断与鉴别诊断】

一、西医诊断与鉴别诊断

（一）诊断要点（CCMD – 3 诊断标准）

1. 符合精神活性物质所致精神障碍的诊断标准。
2. 有饮酒史，症状可推断是由于饮酒或戒断所引起。

3. 至少出现以下症状之一：①智能障碍；②遗忘综合征；③急性中毒症状，可有不同程度的意识障碍；④人格改变；⑤精神病性症状或情感障碍；⑥依赖综合征；⑦戒断综合征；⑧神经症样症状。

4. 社会功能下降。

（二）鉴别诊断

1. 反社会人格障碍 反社会人格障碍一般在15岁之前就出现反社会行为，如冲动、暴力、冒险，不能从失败中汲取教训，并持续到成年。反社会人格障碍在酒精滥用或酒依赖形成之前已经存在。反社会人格障碍容易继发严重饮酒问题，可能与其对物质滥用的控制能力较弱有关。

2. 精神分裂症 精神分裂症继发出现酒精滥用或依赖的发生率高于一般人群。其原因可能与病人孤独，或病人自己将饮酒作为控制精神分裂症症状的手段有关。酒精可减低抗精神病药物的药效，恶化精神症状。饮酒问题与精神症状有关。

3. 心境障碍 躁狂发作时，由于情感高涨、冲动、活动过度、判断力和自控能力下降，会出现短暂的酒精问题。抑郁发作时，病人为了摆脱抑郁情绪，借酒消愁，也可以出现酒精问题。饮酒与情绪障碍有关。

二、中医辨证与辨病

1. 酒厥 因过量饮酒，神识不清，或昏迷不醒，身热肢厥，面色潮红，呕吐腐酒，脘腹胀满；舌红苔垢，脉沉细滑数。

2. 醉酒发狂 因饮酒后致头昏目眩，四肢震颤，行路踉跄，步态不稳，心神烦乱，胸满呕吐，面红目赤，面目怒视，狂呼乱骂，妄闻妄见，伤人毁物，昼夜不得眠，饮食少进，小便不利；舌苔黄腻，脉滑数。

3. 醉酒致癫 因长期饮酒致面色黧黑，目神呆板，神情恍惚，头晕目眩，如履棉毯，记忆力减退，智能低下，四肢震颤，步态不稳，时哭时笑，夜寐不安，恐惧害怕，妄闻妄见，胸满腹胀，食少干呕，小便不爽；舌苔白腻，脉濡滑。

【治疗】

一、治疗原则

酒精依赖的治疗分为急性期治疗（戒毒治疗）和恢复期治疗。控制躯体戒断症状是戒酒早期的关键；早期干预能有效预防酒依赖的发生；药物治疗可抑制心理渴求，但戒酒协会对酒依赖者的戒断是最有效的手段。

中医治疗酒精所致精神障碍，急性期以吐、下、利三法为主排出酒毒。《兰室秘藏》说："若伤之……上下分消其湿，何酒病之有。"恢复期以清湿热、健脾胃、养肾阴为主，化解余邪，匡复正气。

二、西医治疗

1. 戒酒　应在密切观察和监护下进行，防止严重的戒断反应危及生命。首先应断绝酒的来源，根据酒中毒的轻重采取一次性断酒，或递减法逐渐戒酒。戒酒硫（disulfiram antabuse）抑制肝细胞乙醛脱氢酶，使体内乙醛聚积产生恶心、呕吐、脸红、心悸、焦虑而厌恶饮酒。一般在最后一次饮酒后的 24 小时开始应用。最初剂量是 0.25g 或 0.5g，每日口服 1 次，可连用 1～3 周。

2. 支持疗法　大量补充维生素 B 族和维生素 C，并及时补充营养，维持水电平衡。维生素 B_1 能补充慢性酒中毒者的缺乏，防治威尼克脑病的发生。

3. 对症治疗　对于焦虑、紧张、失眠、痉挛发作等戒断症状以苯二氮䓬类药物治疗为主。对于中毒性幻觉症及嫉妒妄想可用小剂量的抗精神病药。对抑郁状态可给予抗抑郁药。

4. 行为疗法　在饮酒时，给病人看可怕的画片、影片等，或应用阿扑吗啡和催吐剂使其形成对酒的呕吐反射，对酒产生厌恶，即所谓厌恶治疗。

5. 康复治疗　包括改善环境，消除病人借酒消愁的不利因素，鼓励病人参加各种社会及文体活动，促进其职业康复与社会适应。参加戒酒组织及各种形式的戒酒活动，进一步促进其戒酒的决心和动机，同时接受以治疗者为主导的集体治疗等。然而这类组织或活动中心在我国为数尚少，应给予扩大发展。

三、中医治疗

（一）辨证论治

1. 湿热壅滞

症状　大量饮酒后，神识昏愦，或烦躁，或不语，或呕吐痰涎，或气喘发热，或咳嗽吐血，大便干燥；舌红苔黄腻，脉滑或滑数。

治法　清泄湿热。

方药　抽薪饮(《景岳全书》)。黄芩、石斛、木通、栀子、黄柏、枳壳、泽泻、甘草。

2. 酒毒内积

症状　饮酒太过，呕吐痰涎，头痛心烦，胸脘痞塞，手足震颤，或见神昏；舌苔白滑或白腻，脉弦滑。

治法　消食解毒。

方药　葛花解醒汤(《脾胃论》)加减。葛花、青皮、木香、橘皮、白茯苓、白蔻仁、猪苓、砂仁、生姜、姜半夏。若躁动不安，夜不能卧者，加茯神、远志、石菖蒲、朱砂、郁金、黄连、熟大黄。

3. 肾精亏损

症状　长期饮酒，眩晕耳鸣，腰膝酸软，阳痿或不孕，精神失守或精神呆钝，动作迟缓；舌红少苔，脉细无力。

治法　补肾益精。

方药　大补元煎(《景岳全书》)加减。人参、山药、熟地、杜仲、当归、山茱萸、枸杞子、炙甘草。元阳不足加附子、肉桂、炮姜。气分偏虚者，加黄芪、白术；血滞者，加川芎，去山茱萸；遗精滑泄者，加五味子、补骨脂。

4. 脾虚湿盛

症状　长期饮酒，面色阴黄，胁痛脘闷，腹痛泄泻，形汗肢冷，呕吐清水，手足麻木颤动，纳呆；舌淡胖，苔白腻，脉细无力。

治法　温阳健脾，理气化湿。

方药　缩脾饮（《和剂局方》）加减。砂仁、草果仁、葛根、炙甘草、党参、茯苓、苍术、白术、附子、干姜。

（二）中成药

元胡止痛片、气滞胃痛颗粒适用于气滞胃痛者；藿香正气水、香砂养胃丸适用于脾虚湿盛者；杞菊地黄丸、龟龄膏适用于肾精亏损者；牛黄解毒片、黄连上清丸适用于酒毒内积者。

（三）针灸治疗

1. 体针　胃痛取穴中脘、足三里、阳陵泉、内关；呕吐加胃俞、璇玑；肾虚取穴命门、三阴交、关元、肾俞；神昏取穴人中、十二井、劳宫；头痛取穴神庭、合谷；目不明者取穴上星、肝俞、肾俞、光明等。

2. 耳针　取穴胃、大肠、小肠、交感等。

【预后与调护】

1. 加强精神卫生宣传工作，尤其应宣传文明饮酒，不劝酒、不空腹饮酒、不喝闷酒、不大量饮酒。严格禁止和控制未成年人饮酒。

2. 如有酗酒依赖的征象应及时就医，及时戒酒，以免造成酒中毒所致的躯体疾病及精神障碍。

3. 对于已醉酒者应让其卧床休息，不得单独外出、驾车、高空作业等。并用鲜柑皮煮水再加少许细盐，或葛花煎水内服以达到醒酒作用。急性酒精中毒而有意识障碍者，注意口腔护理，防烫伤、坠伤、冲动等。

第三节　非依赖性药物所致精神障碍

非依赖性药物所致精神障碍是指某些非依赖药物，虽不产生心理或躯体依赖，但可引起的精神障碍。如剂量过大可产生中毒症状，或突然停药也可产生停药综合征。这些药物一般主要作用于中枢神经系统，能透过血－脑脊液屏障，容易对中枢神经系统产生直接毒性作用的药物。

1. 肾上腺皮质激素所致精神障碍　临床较常用的肾上腺皮质激素有醋酸可的松、氢化可的松、强的松、地塞米松等，均可引起精神症状，其发生率为 6%～7%。精神障碍发生在用药早期，与用药剂量、用药时间的关系仍不清楚。精神障碍的发生与病前性格，既往精神异常史和躯体功能状态有关。

2. 抗胆碱能药物所致精神障碍　临床上常用的抗胆碱能药物包括阿托品、颠茄、莨菪碱、盐酸苯海索等及民间治疗风湿热、支气管哮喘、关节痛的洋金花（或称风茄花、曼陀罗花）。此类药物引起中毒的原因为多服或误服。表现为交感神经兴奋、副交感神经抑制、中枢神经兴奋等症状。

3. 抗结核药物所致的精神障碍　在各种抗结核药物中，异烟肼（isoniazid）、环丝氨酸（cycloserin）及乙硫异烟胺（ethionamide），都可引起中枢神经系统的毒性反应和显著的精神异常。异烟肼为常用的抗结核药，一般认为中枢神经系统中毒症状的发生与剂量关系不大；也有人提出较大剂量或进行椎管内注射时极易发生中毒症状。研究表明，有精神病史或遗传素质、慢性酒精中毒与高龄动脉硬化者，易发生严重的神经系统并发症。

中医认为是药三分毒，药有气味偏胜，长期服用或大量服用可致机体阴阳气血平衡失调而发病，称为"药毒"。在葛洪的《肘后备急方》中已认识到"服莨菪令人狂"；明代药物学家李时珍对中药曼陀罗服后能"令人笑，令人聋"做了临床研究；纪昀《阅微草堂随笔》亦谓药所以攻伐疾病，调补气血，哪怕是仙丹，亦必依法运用，如"缓急先后，稍一失调，或结为痈疽，或滞为拘挛，甚或精气瞀乱，神不归舍，竟至于癫痫……"

【病因病理】

一、西医病因病理

1. 肾上腺皮质激素所致精神障碍　发病机理尚不明确。有人观察到此种精神病的症状与 Cushing 氏病引起的相类似，因此认为服用皮质激素可致脑机能改变而发生精神障碍。有人认为精神症状与皮质激素引起电解质障碍或代谢障碍有关。

2. 抗胆碱能药物所致精神障碍　这类药物可引起交感神经兴奋、副交感神经抑制而产生精神障碍，乃至昏迷。

3. 抗结核药物所致的精神障碍　异烟肼引起的精神障碍，一方面与该药通过竞争性抑制，引起维生素特别是维生素 B_6 和烟酸缺乏有关。另一方面由于抑制单胺氧化酶活性，引起儿茶酚胺代谢障碍而引发精神障碍。

二、中医病因病机

中医认为肾上腺皮质激素助阳，耗气伤阴，燥热内结，瘀血内停而致病；抗胆碱能药所致精神障碍为毒入营血，阴虚火旺所致；抗结核药物所致的精神障碍，系肝肾阴虚，内风上扰，或挟痰浊闭窍，血随气逆所致。

【临床表现】

一、肾上腺皮质激素所致精神障碍

1. 躯体症状　长期使用者可表现满月脸、毛发增多、皮肤紫纹和向心性肥胖等。

2. 精神症状

（1）躁狂状态：兴奋话多，情绪高涨，易激惹等。

（2）妄想状态或幻觉妄想状态：多为片断的妄想，以被害妄想为主；幻觉则以幻触、幻视为主。病人感到有人刺他的身体，吸他的血，或看到身上、床上有许多虫子，表现恐惧不安。

（3）意识障碍：表现为轻度的意识障碍，病人对时间定向力不完整，对外界反应迟钝。上述精神症状波动性大，症状易变换。

二、抗胆碱能药物所致精神障碍

1. 意识障碍　初期表现口齿不清，步态不稳，无力，嗜睡；重者出现幻视，谵妄，抽搐发作，昏迷等。有些病人可出现错觉、幻觉，幻视内容多鲜明生动，病人可表现冲动行为，自伤或伤人。

2. 副交感神经抑制，交感神经兴奋　症状可见口干或口渴，瞳孔散大，视物模糊，头痛，颜面潮红，呼吸脉搏加速，血压升高，发热，腱反射亢进，共济失调及抽动等。

三、抗结核药物所致精神障碍

1. 精神症状

（1）意识障碍：此症状多见。可由轻度意识模糊、混浊、谵妄，以至昏迷。并伴有丰富而恐怖性的幻觉，如看到毒蛇、猛兽、死人的形象，听到威胁或污蔑性的声音，病人因此恐惧不安。

（2）幻觉妄想状态：病人意识清楚，有明显幻听，自罪妄想和被害妄想。

（3）柯萨可夫综合征：记忆减退，虚构症，定向障碍，并有判断错误。

2. 神经系统症状及体征

（1）周围神经改变：肢体末端感觉障碍、膝腱反射减退或消失。严重者有肌肉麻痹、震颤。

（2）可有癫痫大发作。

（3）自主神经功能障碍：口干，便秘，阳痿，排尿困难，皮肤变色，出汗等。

【诊断和鉴别诊断】

一、西医诊断与鉴别诊断

（一）诊断要点

1. 肾上腺皮质激素所致精神障碍

（1）有使用肾上腺皮质激素的病史。

（2）以前没有精神病史，使用激素过程中突然出现精神症状，减药或停药后精神症状缓解或消失。

（3）排除某些疾病本身诱发的精神障碍。

2. 抗胆碱能药物所致精神障碍

（1）有使用抗胆碱药物的病史。

（2）在用药过程中出现精神障碍。

3. 抗结核药物所致的精神障碍

（1）有长期使用抗结核病药的病史。

（2）在用药过程中出现上述临床症状及体征。

（二）鉴别诊断

1. 成瘾物质所致精神障碍　包括药物依赖和药物滥用。药物依赖病人所使用的是成瘾物质，表现为一种强烈地渴求，并反复地应用，以取得快感和避免不快感为特点；药物滥用指长期反复过量使用某药物，以导致对健康或身体的损害，一旦中断即出现一定的躯体和精神症状。非依赖性药物所致精神障碍不产生心理或躯体依赖，但也可影响个人精神状态。

2. 器质性精神障碍　器质性精神障碍是指有明显的脑或全身组织形态学改变所致的精神障碍，通过理化检查不难与非依赖性药物所致精神障碍鉴别。

3. 精神分裂症　精神分裂症是一组病因未明的精神疾病，具有思维、情感、行为等多方面的障碍，以精神活动和环境不协调为特征，精神症状与服药无关，停用相关药物后精神症状无改善。糖皮质激素所致精神障碍用药史明确，可表现为分裂症样或类似偏执状态，或类似情感障碍。如原有器质性精神病者，在使用激素后急性发作的精神障碍，或伴谵妄与定向障碍等，可判定精神症状与药物有关。

二、中医辨证与辨病

1. 辨病位　本病宜采取脏腑辨证之法，辨明病变部位，主要与心、肝、肾三脏关系密切，临证常出现心、肝、肾三系证候，临床当辨明主次。

2. 辨病性　本病特点是久病暗耗阴血，损伤阴精，常以阴虚为主，也可有阳虚证候。

【治疗】

一、治疗原则

一般主张减量或停用致精神障碍的药物，并对症处理。精神症状控制后不再使用原来的药物。躯体中毒症状明显者按内科中毒处理。中医治疗以滋阴潜阳、凉血解毒为法则。善后以调理脏腑为主。

二、西医治疗

1. 肾上腺皮质激素所致精神障碍

（1）逐渐减量，或停药，或改换其他种类激素。如因躯体疾病不能停用激素，可继续小量使用，如强的松剂量一般小于每日 40mg，或同时配合精神药物治疗。

（2）对精神症状可根据不同情况分别给予地西泮 2.5 ~ 5mg、奋乃静 2 ~ 4mg、氯丙嗪 25 ~ 50mg，每日 3 次。有报道强的松引发的精神障碍，服用吩噻嗪类药物得以改善，服用三环类抗抑郁药则加重。

2. 抗胆碱能药物所致精神障碍

（1）急性中毒：可按内科急救原则处理，洗胃输液，服用维生素等。对昏迷者可用拮抗药，如毒扁豆碱（physostigmine）2mg加入25%葡萄糖溶液中缓慢静脉注射，15分钟后可再重复。因为此药在体内分解甚快，待症状消失后，仍应每小时静脉注射1mg或口服2mg，连用3小时。

（2）精神症状：可予抗焦虑药物，如苯二氮䓬类药，不宜用抗精神病药物。

3. 抗结核药物所致的精神障碍

（1）停用异烟肼，改用其他抗结核药。补充大量B族维生素、菸酰胺100~200mg，每日3次，口服或肌注；维生素 B_6 10~20mg，每日3次口服；或50~100mg，每日1次肌内或静脉注射等。

（2）精神药物治疗：对精神症状可采用抗焦虑剂，必要时可予小量奋乃静或奥氮平等第二代抗精神病药对症治疗。

三、中医治疗

（一）辨证论治

1. 肾阴亏虚，燥毒内结

症状　五心烦热，失眠盗汗，口干咽燥，腰膝酸软，遗精，月经不调；舌红干裂，苔薄黄或花剥，脉细数。

治法　益气养阴，润燥化毒。

方药　六味地黄汤（《小儿药证直诀》）加减。生地黄、山茱萸、山药、丹皮、泽泻、朱茯神、生黄芪、生牡蛎、甘松、磁石。

2. 热入营血，滋扰神明

症状　神志失常，发热夜甚，漱水不欲咽，斑疹紫黑；舌有瘀斑或紫黯，无苔，脉沉涩有力。

治法　清营凉血，滋阴降火。

方药　犀角地黄汤（《备急千金要方》）加减。犀角（水牛角代）、生地黄、赤芍、丹皮、石斛、玉竹、生甘草。

3. 肝肾阴虚，阳亢化风

症状　眩晕，头痛，震颤抽搐，腰痛，耳鸣，甚者神志不清；舌红绛，无苔或少苔，脉弦细数。

治法　滋水涵木，潜阳熄风。

方药　羚角钩藤汤（《通俗伤寒论》）加减。羚羊角、桑叶、川贝母、鲜生地、双钩藤、菊花、茯神、生白芍、淡竹茹、生甘草。意识障碍为主者，去淡竹茹加天竺黄、石菖蒲、白芷；以幻觉症状为主者，加生龙骨、生牡蛎、川牛膝；以柯氏症状为主者，加益智仁、葛根、白芷。

（二）中成药

六味地黄丸适用于肾阴亏虚，燥毒内结者；羚羊角胶囊适用于热入营血者；安宫牛黄丸适用于肝肾阴虚，阳亢化风者。

【预防与调护】

1. 使用肾上腺皮质激素要注意精神障碍的出现，一旦发现应逐渐减药或停药或改换其他种类激素。精神障碍的护理同精神病人。精神症状一般1~3月可缓解，病人预后良好。

2. 服用抗胆碱能药物剂量不宜过大，防止滥用和误服；急性中毒按内科急诊护理；停用抗胆碱能药物后精神症状可消失。本症预后好。

3. 抗结核病药物所致的精神障碍在停药后，仍有一定的后遗症，预后较差。患结核病者应注意生活规律和休息；增加营养，多喝水、可食冬瓜、西瓜等瓜类食物。禁止吸烟。

【复习思考题】

1. 什么是精神活性物质？精神活性物质的分类有哪些？
2. 如何诊断药物依赖和戒断综合征？
3. 试述中医对精神活性物质所致精神障碍的辨证论治。
4. 试述中医对酒的认识及酒精所致精神障碍的病因病机。
5. 试述慢性酒精中毒性精神障碍的临床表现。
6. 非依赖性药物所致精神障碍如何预防与调护？

第十一章

精神分裂症及其他精神病性障碍

第一节　精神分裂症

精神分裂症（schizophrenia）是一种常见的病因未完全阐明的精神疾病。临床表现为知觉、思维、情感、行为等多方面障碍及精神活动的不协调。病人一般意识清楚，智能基本正常，但部分病人在疾病过程中可出现认知功能损害。本病多在青壮年起病，病程多迁延，缓慢进展，如不积极治疗可逐渐加重或恶化，有发展为衰退的可能。部分病人可保持痊愈或基本痊愈状态。

精神分裂症曾有过不少名称，如法国 Morel（1856 年）命名为"早发性痴呆"（dementia praecox）；德国 Kahlbaum（1871 年）命名为"紧张症"（catatonia）；Hecker（1871 年）称之为"青春痴呆"（hebephrenia）。德国 Krapelin（1896 年）将上述命名统一为"妄想性痴呆"（dementia paranoid），第一次对精神疾病进行了分类。1911 年 E. Bleuler 通过细致的临床观察，指出本病是由于病态思维过程所导致的人格分裂，并非皆以衰退为结局，首次将"精神分裂症"这一术语引入精神病学，并一直沿用至今。

精神分裂症的发病年龄多集中在 15～45 岁年龄段。世界卫生组织（WHO）1992 年公布的资料显示，该病时点患病率为 1‰～11‰；估计全球精神分裂症的终身患病率大概为 3.8‰～8.4‰。我国 1982 年 12 地区精神疾病流行病学调查结果显示，精神分裂症的终生患病率为 5.69‰。1994 年进行的 12 年随访，上升为 6.55‰。城市患病率高于农村，前者为 7.11‰，后者为 4.26‰，女性患病率高于男性。1978 年全国残疾人抽样调查结果显示，精神分裂症残疾率为 1.67%。

本病相当于中医"癫病"、"狂病"，属于中医文献中的"花痴"、"心风"、"风邪"、"呆病"等范畴。癫狂病名出自于《内经》。《灵枢·癫狂》是论述癫狂病的最早专门篇章。它将其症状描述为："癫疾始生，先不乐，头重痛，视举目，赤甚作极，已而烦心候之于颜……"；狂疾是"病甚则弃衣而走，登高而歌，或至不食数日逾垣上屋"。（《素问·阳明脉解》）。在病因病机上，《素问·奇病论》记载了："人生而有病巅疾者，……此得之在母腹中时……"，指出本病与遗传因素有关的论点；《内经》还提出了"诸躁狂越皆于火"的火邪致病学说，创制了方剂"生铁落饮"和针灸治疗本证，首创"与背腧以手按之立快"点穴治疗狂病的方法；《难经》提出了"重阴则癫、重阳则狂"的阴阳失调理论；汉·张仲景在《金匮要略》中指出该病的病因是心虚而血气少；金·张从正的《儒门事亲》、朱丹溪的《丹溪心法》中，均提出了该病"痰迷心窍"的病因病机学说；明·王肯堂在《证治准绳》

中将癫、狂、痫进行明确区分；清·王清任提出了"血瘀"可致癫狂的观点，并认识到该病与脑有密切的关系，创制了"癫狂梦醒汤"治疗该类疾病，并沿用至今。

【病因病理】

一、西医病因病理

1. 遗传因素 遗传因素在精神分裂症的发病中起重要作用。家系调查发现：病人一级亲属中同病危险率为4%～14%，是一般人群的10倍。若双亲均患精神分裂症，其子女的患病危险率可高达40%。在病人的二级亲属中，患病危险率是一般人群的3倍。血缘关系越近，患病率越高。双生子研究发现：单卵双生子（MZ）同病率是双卵双生子（DZ）的4～6倍。寄养子研究也同样支持遗传因素在发病中的重要作用。

随着分子遗传学研究的进步，在精神分裂症的高发家族中寻找染色体和基因异常，引起了人们的广泛兴趣，但易感基因的定位和遗传方式等方面，虽有一些研究发现，但至今尚无公认的研究结果。

2. 神经生化病理假设

（1）多巴胺（DA）功能亢进假说：DA 受体激动剂苯丙胺（amphetamine）等能升高大脑神经突触间隙 DA 水平，导致正常人出现妄想型精神分裂症样精神障碍，亦可使精神分裂症病人的精神症状加重；几乎所有抗精神病药物都是 D_2 受体的阻滞剂；精神分裂症病人死后的尸检发现，部分病人脑组织 DA 及其代谢产物高香草酸（HVA）水平增高，D_2 受体密度高于正常对照组。这种假说的基础是脑内多巴胺通路异常。

近20年来，这种假说又有所发展。认为 D_1 受体可能与阴性症状有关，甚至有学者开始研究利用 D_1 受体激动剂来治疗阴性症状。尽管精神分裂症的多巴胺假说在精神分裂症的生化研究中占了主导地位，但也有不少相反资料对它提出疑问，这些资料提示精神分裂症的发病机制是复杂的。

（2）5-羟色胺（5-HT）功能异常假说：一种吲哚复合物麦角酰二乙酰胺（LSD）是抗 5-HT 代谢药物，能在健康人身上引起一过性类似精神分裂症的症状；第二代抗精神病药物，如氯氮平、利培酮、奥氮平等除了对中枢 D_2 受体有拮抗作用外，还对 5-HT_{2A} 受体有很强的拮抗作用，能有效地改善精神分裂症病人的阳性症状和阴性症状。第二代抗精神病药对 5-HT_{2A} 受体有较高的亲和力，而 5-HT 神经元传递也可调节 DA 的激动和释放。以上研究间接提示 5-HT 在精神分裂症病理生理机制中起重要作用。

（3）氨基酸类神经递质假说：中枢谷氨酸的功能降低可能是精神分裂症的病理之一。放射配基结合法及磁共振波谱技术发现，精神分裂症病人大脑某些区域谷氨酸受体亚型的结合力有显著变化；谷氨酸受体拮抗剂，如苯环己哌啶（PCP）可引起一系列类似精神分裂症的阳性、阴性症状和认知功能损害，而甘氨酸能增加谷氨酸受体的功能，与抗精神病药物合用能减轻精神分裂症病人的阴性症状和阳性症状等。

（4）其他假说：有人提出乙酰胆碱（Ach）假说，理由是乙酰胆碱在脑区内都有抗 DA 能效应。多项研究发现精神分裂症病人血浆 MAO 活性较正常人低。有关神经肽的研究，主要涉及内啡肽、促甲状腺释放激素、促肾上腺皮质激素、促肾上腺皮质激素释放激素、胆囊收缩素、生长抑素、神经肽 Y 等研究，但作用机制尚不清楚。

3. 神经病理和神经发育学说

（1）神经病理假说：典型病例尸检研究证实，精神分裂症病人脑组织萎缩恒定在颞叶（海马、嗅外皮质、海马旁回）和额叶；70 年代以来随着 CT、MRI、SPEG、PET 等技术的应用，逐渐发现精神分裂症病人存在脑室扩大，脑回增宽；脑血流灌注下降以额叶和颞叶明显；额叶功能低下等。这些变化在精神疾病早期，甚至治疗开始之前就已经存在，提示其病因学可能是神经系统发育异常。

（2）神经发育假说：精神分裂症神经发育缺陷，与母孕期病毒感染影响胎儿神经发育，大脑皮质神经细胞结构紊乱有关；母孕期及围产期合并症可能增加精神分裂症的易患性。如遗传因素相近，是否患精神分裂症，这些环境因素有很大的影响。

4. 其他生物学因素　精神分裂症大多在青春期前后的性成熟期发病，部分妇女分娩后急速起病，绝经期复发较高，说明内分泌在发病中的作用。部分病人存在甲状腺、性腺、肾上腺皮质和垂体功能障碍，被一些学者疑为本病的病因，但这些研究均无肯定结论。

研究发现，相当一部分精神分裂症病人有免疫功能异常，涉及的成分有 NK 细胞、淋巴细胞亚群、淋巴细胞转换功能、淋巴因子、人类白细胞抗原、自身抗体、免疫球蛋白以及补体等。这些异常与家族史、内稳态紊乱、神经内分泌、神经递质变化等有联系，孰因孰果尚无定论。

5. 心理社会因素　大多数病人病前性格具有孤僻、内向、敏感、多疑、好幻想、依赖性强等特点，有人称之为"分裂性人格"；环境因素包括家庭和家庭以外两方面，调查显示精神分裂症病人的生活事件明显多于一般人群，40%～80%的病人在发病前有不同程度的精神因素。家庭成员不正常角色关系、家庭内部交流障碍常诱发本病，说明精神因素在精神分裂症的发生中有重要意义。

二、中医病因病机

中医对癫证和狂证的认识植根于阴阳学说。阴阳失调是本病的基本病因病机，故有"重阴者癫，重阳者狂"（《难经》）之说。导致阴阳失调的主要病因是先天禀赋失衡、七情内伤和饮食失节；气郁、痰浊、血瘀、火邪等是导致本病的主要病机；该病的病位在脑，与脏腑心、肝、脾关系密切。

1. 先天禀赋失衡　本病与遗传因素有关系。先天禀赋不足，可致脑失所养；或胎儿在母腹中受惊扰，气机升降失常，阴阳失衡，出生后或受到其他因素的影响，易触发神明逆乱而引发本病。

2. 痰迷心窍　七情内伤可导致气机不畅，肝郁犯脾，痰涎内生；或思虑过度，饮食不节，损伤心脾，脾气不伸，运化无权，而生痰浊。痰气郁结，蒙蔽心窍，或痰随气火，逆乱神明，可致癫狂。《丹溪心法》说"癫属阴，狂属阳，癫多喜而狂多怒……大多因痰结于胸之间。"《儒门事亲》也阐述了该种观点："肝，屡谋屡不决，屈无所伸，怨无所泄，心血日涸，脾液不行，痰迷心窍则成风。"

3. 气血失调　清代王清任明确提出了气血凝滞学说，如"癫狂一症，……乃气血凝滞，脑气与脏腑气不相接，如同做梦一样。"七情所伤，气郁渐致血凝，气血凝滞于脑，可致神明逆乱，导致癫狂。气郁日久可致心脾受损，气血亏虚，心神失养，神不守舍，可致癫证。虞搏《医学正传》有"大抵狂为痰火实盛，癫为心血不足，多为求望高遂不得志者有之"的看法。

4. 火热过亢 金·刘元素发挥了《素问·至真要大论》"诸躁狂越，皆属于火"的理论，强调癫狂是由火热过亢而引起，并指出"多喜为癫，多怒为狂。然喜为心志，故心热甚多喜而为癫；怒为肝志，火实克金不能平木，故肝实多怒而为狂"。"骂詈不避亲疏，喜笑恚怒而为狂，本火热之所生也。"七情损伤，气郁化火，火郁结于内，扰乱脑神；或煎熬津液为痰，痰热壅盛，心窍受阻，而成癫狂。

【临床表现】

一、精神症状

精神分裂症病人的精神症状，绝大多数都是在意识清楚的情况下出现，病人无明显智能障碍，缺乏自知力。起病多较隐袭，急性起病者较少，病中可出现各种精神症状。

1. 阳性症状群（positive symptoms） 阳性症状是指精神功能的异常或亢进，包括幻觉、妄想、明显的思维形式障碍、反复的行为紊乱和失控。

（1）幻觉：精神分裂症的幻觉体验可以是十分逼真、生动，也可以是朦胧模糊的。特点为内容荒谬，脱离现实。有时可持续相当长的时间，内容固定。幻觉能影响病人的思维、情感和行为，使病人做出一些违背本意、不合常理的事情。最常见的有幻听，主要是言语性幻听，其内容可以是争论性的，或评论性的，也可以是命令性的；幻听还可以思维化声的形式表现出来。幻视也不少见，有时可出现幻味、幻触、幻嗅，或假性幻觉，可有人格解体综合征。

（2）妄想：妄想是最常见的症状之一，可成为部分病人的突出症状。他具有内容离奇，逻辑荒谬，发生突然，涉及范围不断扩大，或妄想具有特殊意义。妄想内容与病人的文化背景、教育程度有一定关系。病人往往不愿意主动暴露、企图隐蔽等特点。原发性妄想对诊断精神分裂症具有特殊意义。临床以关系妄想、被害妄想和影响妄想（被控制感）及被洞悉感最常见。其他多见的妄想还有释义妄想、嫉妒或钟情妄想、非血统妄想等。影响妄想和被洞悉感是诊断精神分裂症的特征性症状。妄想可逐渐形成，或继发于幻觉、内感性不适和被动体验等。

（3）思维联想和逻辑性障碍：思维联想过程缺乏连贯性和逻辑性是精神分裂症最具特征的障碍。病人在交谈过程中，其语言忽视常规修辞、逻辑法则，言语不流畅、不完整。可表现为思维散漫、思维破裂，甚至思维不连贯。也可表现为病理性象征性思维、语词新作等。有时病人出现逻辑倒错性思维、诡辩症、矛盾思维。有的病人可出现思维中断、思维被夺、强制性思维（思维云集）、思维插入等。

（4）情感障碍：急性期表现为情感反应与环境不协调，与思维内容的不配合，如情感倒错、矛盾情感等。

（5）行为障碍：病人可表现出吃一些不能吃的东西（意向倒错），可对一些事物产生对立意向（矛盾意向），或顽固拒绝一切（违拗），或机械地执行外界任何要求（被动服从），机械地重复周围人的语言或行为（模仿语言、模仿动作）。可以在一段时间内保持所给予的姿势不动（蜡样屈曲）等紧张性状态。有时可出现突然、无目的的冲动行为，称之为紧张综合征。

（6）内向性思维：是精神分裂症的经典症状，主要表现为病人分不清主观思维和客观现实之间的界限，总是沉浸在自己的主观世界里，表现出明显的脱离现实。

2. 阴性症状群（negative symptoms） 阴性症状是指精神功能的减退或缺失，包括情感平淡、言语贫乏、意志缺乏、无快感体验、注意障碍等。

（1）思维贫乏：病人表现为语言简短、内容贫乏、词汇短缺、缺乏主动言语、应答反应时间延长等。

（2）情感淡漠：是精神分裂症的特征性症状。轻者情感平淡，重则情感淡漠。病人表现出对自己及周围环境的变化漠不关心、表情呆板、自发动作减少、缺少肢体语言等。

（3）意志减退：是较常见的症状之一。病人表现为活动减少，缺乏主动性，行为被动、退缩，生活懒散，随遇而安。对自己的现在和未来均无任何计划、打算。

3. 认知功能障碍 认知功能障碍是精神分裂症的常见症状。由于认知功能障碍可表现为注意分散、注意转移困难、选择注意障碍、工作记忆障碍及执行功能障碍等，往往导致病人独自生活、工作和适应社会很困难。

4. 攻击敌意 精神分裂症的攻击行为多继发于幻觉妄想，在急性期较常见。可表现为伤人毁物，或自伤。

5. 情感症状 精神分裂症的情感症状除阴性症状和阳性症状外，抑郁和焦虑情绪也较常见，他可出现在精神分裂症早期、发病期和恢复期。

二、常见临床类型

1. 单纯型 青少年时期发病，起病缓慢，持续发展。早期可出现类似神经症的症状，或病人个性和生活习惯、行为方式的变化等。疾病初期常不会引起重视，日后逐渐加重。临床幻觉、妄想不明显，而以阴性症状为主要表现，如孤僻退缩、情感淡漠、生活懒散、丧失兴趣、社交活动贫乏、生活毫无目的、日益脱离现实等。多数发展为衰退，预后较差。

2. 青春型 发病多见于青春期，起病较急，病情发展较快。主要症状为：言语零乱，内容荒谬离奇，有思维散漫或思维破裂；情感反应喜怒无常，变幻莫测，或情感肤浅、不协调；行为愚蠢、幼稚、奇特，常有兴奋性冲动行为或作态。部分病人出现暴饮暴食、本能活动亢进、意向倒错等。可伴有片断、杂乱的幻觉、妄想。本型发展较快，治疗较易缓解，但常常复发。

3. 紧张型 发病年龄多在青壮年，起病较快，部分病人缓解也较快，较少产生精神衰退，预后相对较好。临床症状除具有精神分裂症的一般特征外，以紧张证候群为主要表现，如亚木僵状态，或木僵状态。紧张性木僵可与短暂的紧张性兴奋交替出现。

4. 偏执型 又称妄想型，是最常见的临床类型。发病年龄多在青壮年或中年，起病缓慢。发病以后相对较长时间内病人可以保留部分社会功能，较少出现精神衰退，预后较好。主要症状以相对稳定的妄想为主，以关系妄想、被害妄想最常见。病人往往伴有幻觉（特别是幻听）和相应的情感和行为障碍等。

5. 其他类型

（1）未分型：除具精神分裂症的一般特征外，还有明显的阳性症状，但不符合上述各种亚型，或为各种亚型的混合形式。

（2）精神分裂症后抑郁：精神分裂症症状部分控制或基本消失后，病人出现抑郁症状。这种抑郁状态可能是本病的组成部分，也可能是精神症状控制后出现的心理反应，还可能是精神药物所致。精神分裂症后抑郁症状多为轻度到中度，部分病人可为重度，甚至出现自杀。

（3）残留型：该型为精神分裂症病程迁延的结果，病期两年以上，病情大部分好转，但残留个别阳性症状或阴性症状，或人格改变等。

（4）衰退型：该型病人被诊断为精神分裂症三年以上未愈，最近一年以阴性症状为主，社会功能严重受损。

20世纪80年代初，Crow提出了精神分裂症生物异质性的观点，把生物学、现象学结合在一起，将精神分裂症按阳性、阴性症状群进行分型。以阳性症状为主的是Ⅰ型精神分裂症，以阴性症状为主的为Ⅱ型精神分裂症，不符合Ⅰ型、Ⅱ型精神分裂症标准或同时符合二者的归类为混合型精神分裂症（表11-1）。

表 11 - 1　　　　　　　　　　　　　　　**精神分裂症的Ⅰ型、Ⅱ型分类比较**

	精神分裂症Ⅰ型	精神分裂症Ⅱ型
主要症状	妄想、幻觉等阳性症状为主	情感淡漠、言语贫乏等阴性症状为主
对抗精神病药反应	良好	差
认知功能	无明显改变	伴有改变
预后	良好	差
生物学基础	多巴胺功能亢进	脑细胞丧失、退化（额叶萎缩），多巴胺功能没有特别变化

【诊断与鉴别诊断】

一、西医诊断与鉴别诊断

（一）早期诊断

疾病早期，由于症状不典型、不充分，故判定有较大困难。多数在20岁左右隐匿起病，急性发病者较少。早期症状表现为不能用其他原因解释的个性方面的改变，情感平淡或不协调，零星的行为异常，或类似神经症的某些症状等。这种变化可持续数月，甚至数年。随着疾病的发展，精神症状也逐渐明显。

符合精神分裂症的各项诊断标准，但符合症状标准的持续时间不到1个月者，诊断为分裂样精神病（schizophrenia - like psychosis）。

（二）诊断标准（CCMD - 3诊断标准）

1. 症状标准　至少有下列2项，并非继发于意识障碍、智能障碍、情感高涨或低落，单纯型另有规定。

（1）反复出现的言语性幻听。

（2）明显的思维松弛、思维破裂、言语不连贯，或思维内容贫乏。

（3）思维被插入、被撤走、被播散、思维中断，或强制性思维。

（4）被动、被控制，或被洞悉体验。

（5）原发性妄想（包括妄想性知觉、妄想性心境）或其他荒谬的妄想。

（6）思维逻辑倒错、病理性象征性思维，或语词新作。

（7）情感倒错，或明显的情感淡漠。

（8）紧张综合征、怪异行为，或愚蠢行为。

（9）明显的意志减退或缺乏。

2. 严重程度标准　自知力障碍，并有社会功能严重受损或无法进行有效交谈。

3. 病程标准

（1）符合症状标准和严重程度至少已持续1个月，单纯型另有规定。

（2）若同时符合分裂症和心境障碍的症状标准，当情感症状减轻到不能满足心境障碍症状标准时，分裂症状需继续满足分裂症的症状标准至少2周以上，方可诊断为分裂症。

4. 排除标准　排除器质性精神障碍；排除精神活动物质和非成瘾物质所致的精神障碍。尚未缓解的分裂症病人，若又患本项中的前述两类疾病，应并列诊断。

（三）鉴别诊断

1. 器质性精神障碍　与精神分裂症不同的是，器质性精神障碍的精神症状是器质性损害的结果。起病的缓急、症状的昼轻夜重、意识障碍、智能障碍、记忆障碍等，可作为鉴别诊断的重要参考；原发性器质性损害的临床症状、体征和实验室检查异常可作为鉴别的主要依据；器质性疾病的精神症状与器质性疾病同步消长对鉴别诊断更有帮助。

2. 心境障碍　躁狂和抑郁发作均可出现精神病性症状，如幻觉、妄想等。心境障碍病人以情绪症状为主要表现，精神症状是在心境障碍的基础上产生。病人与外界接触相对较好，情感与自身思维、行为较协调。二者的病史、病程与转归不一样，可作为鉴别诊断参考。

3. 神经症　精神分裂症早期可表现为某些神经症症状，但神经症病人的现实检验能力完整存在，自知力充分，主动寻求和配合治疗。神经症病人不具备分裂症的感知、思维、情感和行为异常的特征。仔细追溯病史，详细了解病情，追踪观察有益于进一步鉴别诊断。

二、中医辨证与辨病

1. 辨癫狂　癫证属阴，多虚证，与精神分裂症的阴性症状相类似；狂证属阳，多实证，多见于精神分裂症急性期，与精神分裂症的阳性症状相类似。二者可互相转化，重叠出现，故又有虚实夹杂证。

2. 辨郁证与癫证　郁证多见于情绪抑郁，烦躁不宁，心悸失眠，胸闷胁胀，或咽中如有物梗塞，吐之不出，自制力差，但神志尚清。癫证多见表情淡漠，喜怒无常，言语紊乱，或见痴呆等症。癫证一般失去自制力，神志紊乱。

3. 辨病位 本病是脑神功能失调的一类疾病。病位多涉及到心、肝、胆、脾。病变在心则自言自语，妄见妄闻，神志恍惚，心悸易惊，夜寐多梦；在肝则情绪不稳，喜怒无常，时而抑郁，时而刚暴，甚至冲动毁物，外跑伤人，骂詈狂叫，不避亲疏；在脾则病程日久，面色㿠白，自言自语，呆滞，生活懒散，肢体倦怠，喜静恶动；在胆则易惊胆怯等。

4. 辨病性 病初多邪实，表现为气滞、火盛、痰壅、血瘀等；病的中后期则虚实夹杂，或正气虚弱，表现为气、血、津液亏虚，或兼痰气郁结，血凝脑神。

【治疗】

一、治疗原则

目前主要是对症治疗和预防复发。治疗力求系统、规范、早期、足量、足疗程的"全病程治疗"。

1. 急性期治疗 以抗精神病药为主，治疗的主要目的是缓解精神分裂症主要症状，为恢复社会功能和回归社会做准备；应注意预防自杀及防范危害社会的冲动行为发生；抗精神病药物治疗一般从小剂量开始，10天至2周内加至治疗剂量。治疗时间不少于4~6周。电针治疗对部分幻觉及控制阴性和阳性症状有效。配合中药治疗的目的是增加疗效和治疗谱，减少西药用量以及消除抗精神病药物治疗过程中的不良反应，改善部分精神症状。

2. 恢复期治疗 是防止症状的反复，或进一步提高疗效，促进病人恢复社会功能，回归社会；同时可控制和预防精神分裂症后抑郁和强迫症状。治疗药物仍用原有效药物、有效剂量巩固治疗，疗程一般3~6月，配合中医中药治疗可进一步提高和巩固疗效，治疗遗留症状和各种伴发症状，消除治疗过程中出现的不良反应。

3. 维持期治疗 主要目的是预防复发，进一步缓解症状；提高药物维持治疗的依从性；帮助病人或家属应对社会或躯体应激，恢复社会功能。症状缓解后根据个体及所用药物情况，确定是否减少剂量。减量应逐步渐少，剂量是治疗量的1/4~2/3。维持治疗时间2~5年。病人系反复发作或慢性阶段，应进一步控制症状，提高疗效。可采取换药、加量、合并治疗的方法，服药时间可能更长。对恢复期或慢性阶段的病人，配合中医中药治疗，采用心理社会康复措施，对预防精神分裂症的复发和提高病人社会适应能力十分重要。对难治性精神分裂症，应重新审定诊断、既往用药史及有关影响因素，考虑用药个体化，必要时测定血药浓度，重新制定治疗方案。

中医治疗应遵从辨病与辨证相结合的原则。癫证以理气化痰为基本治疗原则，若初病体实可考虑用攻逐法，荡涤痰浊；或用开窍法，温通豁痰。病久正虚，则应运用养血安神，补养心脾的治法，但仍需考虑气郁痰结的一面。如伴有瘀血内阻，又当活血化瘀。狂证应以降火豁痰治标、调整神明治本为基本治法。初起邪实为主，涤痰降火；日久邪热伤阴，瘀血阻络，气阴两虚或虚实夹杂，可滋阴降火，活血通络。可配合针灸等治疗方法。

中西医结合治疗精神分裂症，可以贯穿在治疗的全过程，对提高临床整体疗效，减少抗精神病药物的不良反应及预防复发具有较明显的优势。

二、西医治疗

（一）药物治疗

1. 经典抗精神病药 主要通过阻断 D_2 受体起到抗幻觉、妄想的作用，对阳性症状的疗效较好。按照抗精神病药临床特点分为高效价和低效价两类。前者以氯丙嗪为代表，镇静作用强，抗胆碱能不良反应明显，对心血管及肝功能影响较大，锥体外系不良反应较小；后者以氟哌啶醇为代表，抗幻觉、妄想作用较强，镇静作用弱，锥体外系不良反应明显，对心血管及肝功能影响较小。注射剂可用于口服药物不合作病人；长效剂适应于慢性病人的维持治疗。

常用的经典抗精神病药物是氯丙嗪、奋乃静、氟哌啶醇、舒必利；长效抗精神病药有肌内注射剂哌普噻嗪棕榈酸酯、氟奋乃静葵酸酯、氟哌啶醇葵酸酯；口服长效剂五氟利多。

2. 非经典抗精神病药 80 年代以后出现了新一代抗精神病药。代表药物有氯氮平、利培酮、奥氮平、喹硫平等。主要通过阻断 $5-HT_2$ 和 D_2 受体起到治疗作用，不但对幻觉、妄想等阳性症状有效，对情感淡漠、意志减退等阴性症状以及认知功能改善也有一定疗效，不良反应较经典抗精神病药小，安全性较高。因氯氮平易引起粒细胞缺乏症，临床应用时应谨慎。

（二）电抽搐治疗

部分精神分裂症病人因极度兴奋、躁动，特别是有冲动伤人、毁物、自伤自杀，或外出、拒食、违拗或木僵等，对药物治疗效果不佳、不能耐受药物治疗时可选用电抽搐治疗。一般每疗程 10～12 次。无抽搐电休克治疗在原 ECT 基础上进行了改良，克服了病人恐惧、家属不愿接受的缺点，较传统 ECT 的不良反应轻。

（三）心理治疗

心理治疗是精神分裂症治疗的一部分。根据病人的具体情况选择心理治疗的不同方法，有利于病人改善精神症状，恢复自知力，增加治疗的依从性，降低复发率，改善家庭成员间的关系，解决病人的心理问题和心理需要，促进病人恢复社会功能。行为治疗有助于纠正病人的某些功能缺陷，提高人际交往技巧，宣泄不良情绪，恢复学习或工作能力，全面达到社会康复。

疾病不同时期心理治疗方法的选择有所侧重。急性期多采取支持性心理治疗；恢复期心理治疗侧重集体心理治疗、心理咨询与技能训练、认知治疗、家庭治疗、行为治疗。慢性期以行为治疗、集体心理治疗、工娱治疗和支持性心理治疗为主。

三、中医治疗

（一）辨证论治

1. 癫证

（1）痰气郁结

症状　表情淡漠，神志呆钝，忧虑多疑，自语或不语，出言无序，喜怒无常，秽洁不分，胸闷叹息，不思饮食；舌苔薄白而腻，脉弦细或弦滑。

治法　理气解郁，化痰开窍。

方药　顺气导痰汤（《李氏医鉴》）加减。陈皮、茯苓、半夏、甘草、胆南星、枳实、木香、香附、郁金、菖蒲、苍术。气郁较著者，加沉香、川朴、佛手理气开郁；痰气郁结者，加控涎丹祛痰逐饮；痰浊壅盛，形体壮实者，暂用三圣散，涌吐风痰；痰迷心窍者，可用苏合香丸，芳香温通开窍；痰郁化热者，用黄连温胆汤加白金丸以清热化痰。

（2）气虚痰结

症状　情感淡漠，或忧虑少语，傻笑自语，甚则目瞪若呆，妄闻妄见，面色萎黄，便溏溲清；舌质淡，舌体胖，苔白腻，脉滑或脉弱。

治法　益气健脾，涤痰开窍。

方药　四君子汤（《和剂局方》）合涤痰汤（《济生方》）加减。人参、白术、茯苓、炙甘草；半夏、胆星、枳实、橘红、石菖蒲、竹茹。加远志、郁金理气化痰开窍。兼脾湿者，加苍术、厚朴燥湿运脾；兼气血瘀结者，加桃仁、红花、丹参、水蛭活血化瘀；若症状较重，加服苏合香丸。

（3）心脾两虚

症状　神志恍惚，言语错乱，善悲欲哭，心悸易惊，夜寐不安，食少倦怠；舌质淡，苔白，脉细弱无力。

治法　健脾养心，益气安神。

方药　养心汤（《证治准绳》）加减，或送服越鞠丸（《丹溪心法》）。炙黄芪、白茯苓、茯神、半夏曲、当归、川芎、炙远志、肉桂、柏子仁、酸枣仁、北五味子、人参、炙甘草；加生姜、大枣；合苍术、香附、炒山栀、神曲。心神失宁较著者，加龙齿、磁石以镇心安神；兼有血瘀者，加丹参、红花、当归、地龙以化瘀；病久脾肾阳虚者，加附子、肉桂、仙茅、仙灵脾、巴戟天以温补脾肾。

2. 狂证

（1）痰火内扰

症状　彻夜不眠，头痛躁狂，两目怒视，面红目赤，甚则狂乱莫制，骂詈毁物，逾垣上屋，高歌狂呼；舌质红绛，苔黄腻或黄燥而垢，脉弦大滑数。

治法　镇心涤痰，泻肝清火。

方药　生铁落饮（《医学心悟》）。天冬、麦冬、贝母、胆南星、化橘红、远志肉、石菖蒲、连翘、茯苓、茯神、玄参、钩藤、丹参、朱砂，用生铁落煎熬3小时，取此水煎药服。痰火壅盛者，合礞石滚痰丸泻火逐痰，再用安宫牛黄丸清心开窍；肝胆火盛者，可用当归龙荟丸泻肝清火。阳明腑实者，加大承气汤；胃肠实火，热蒸伤阴者，加生石膏、知母、天花粉以清热生津；心烦不寐者，可用温胆汤合朱砂安神丸以化痰清热。

(2) 阴虚火旺

症状　狂病日久，病势较缓，有疲惫之象。时而烦躁不安，时而多言善惊，恐惧不安，形瘦面红，心烦不寐，口干唇红；舌质红，少苔或无苔，脉细数。

治法　滋阴降火，安神定志。

方药　二阴煎(《景岳全书》)，或合用定志丸(《千金方》)。生地黄、麦冬、酸枣仁、生甘草、黄连、玄参、茯苓、木通、灯心草；合人参、茯神、石菖蒲、远志、甘草调理。痰火未清者，加胆南星、竹茹、天竺黄者，清热化痰；阴虚较著者，加鳖甲、阿胶、白芍以滋养阴液；虚火旺盛者，加白薇、地骨皮、银柴胡以清虚热。

(3) 气血瘀滞

症状　躁扰不安，少寐易惊，恼怒多言，言语支离，甚则登高而歌，或妄闻妄见，面色黯滞，胸胁满闷，头痛心悸；舌质紫黯，或有瘀斑，脉弦数或细涩。

治法　理气解郁，祛瘀通窍。

方药　癫狂梦醒汤(《医林改错》)加减。桃仁、柴胡、香附、木通、赤芍、半夏、大腹皮、陈皮、桑白皮、青皮、苏子、甘草；加红花、丹参、郁金、石菖蒲、琥珀粉、大黄。本证亦可用血府逐瘀汤，或桃核承气汤治疗。血瘀较重可送服大黄蟅虫丸；兼心肝瘀火加木通、丹皮、栀子、黄芩清火；兼痰热，加胆南星、天竺黄、贝母、礞石清热豁痰；兼阳虚，加干姜、附子助阳温经。

(二) 中成药

舒血宁适用于气血瘀滞者；牛黄宁宫片、牛黄清心丸适用于火盛伤阴者；清心滚痰丸、苏合香丸适用于痰火扰神者；朱砂安神丸适用于神志不宁者。

(三) 针灸治疗

1. 体针　以辨证取穴为主，亦可对症取穴。常用穴位有听宫、耳门、听会、中渚、攒竹、鱼腰、大椎、陶道、十宣、涌泉、人中、曲池、关元、百会、印堂、三阴交、哑门、太阳等穴。

(1) 癫证：①中脘、神门、三阴交；②心俞、肝俞、脾俞、丰隆。针法平补平泻。两组穴位交替治疗。

(2) 狂证：①人中、少商、隐白、大陵、丰隆；②风府、大椎、身柱；③鸠尾、上脘、中脘、丰隆；④人中、风府、劳宫、大陵。四组穴位交替选取治疗，针用泻法。

2. 耳针　常取穴心、肝、胃、神门、肾、枕、额等。幻听取穴：①脑点、皮质下、外耳；②神门、内耳。两组交替应用，每次2～3穴，采用耳针刺或耳穴上贴敷王不留行子、埋磁珠、埋耳环针等方法。

【预防与调护】

1. 预防要点　预防精神分裂症的发病，应从心理卫生科普宣传着手，重点做好高危人群的心理健康保健与遗传咨询工作；加强孕娠期保健，减少各种可能造成发病的因素。

精神分裂症病程大多呈慢性，或反复发作，其中部分病人可出现衰退。一般起病较急，有明显的诱因，病前无明显性格缺陷，无家族史者，预后较好；反之，预后较差。阴性症状严重程度及心理因素也可影响预后。因此，早期发现，早期治疗，维持治疗，争取完全缓解；帮助病人掌握应对应激的办法，加强锻炼，是争取良好预后，防止复发和精神残疾的重要因素。

2. 调护要点

（1）确保病人安全：急性期病人，应防止冲动、伤人、毁物、自伤自杀的行为发生；缓解期病人由于抑郁也可能产生自杀等，应引起高度关注。防止藏药行为，保证病人按医嘱服药。在家中药物应由家属保管，防止吐药和藏药行为，尤其是积存药物，伺机吞服等现象，避免意外事故发生。

（2）保持病人清洁卫生，合理饮食：对生活不能自理的病人要定期清洁、更衣、理发、修面、剪指甲；合理安排饮食，既要保证病人营养物质的摄入，又要避免暴饮暴食，同时要注意药物引起的吞咽障碍。

（3）保证充足睡眠：保持环境安静，按时作息，防止夜间病人发生意外，必要时根据医嘱用药物诱导入睡。

（4）心理护理：根据病人不同的心理状态，做好心理安慰与指导，建立良好的医护关系；合理安排好工娱活动及健康教育。

第二节　其他精神病性障碍

偏执性精神病（paranoid mental disorders）是一组病因未明的精神疾病。以持久系统、较固定的妄想为主要临床特征，情感反应与妄想观念相一致，无幻觉或偶有幻觉，病期长而无精神衰退，智能保持良好，人格保持相对完整。在不涉及妄想的情况下，不表现明显的精神异常。

分裂情感性精神病（schizoaffective psychosis）是一组精神分裂症和躁郁症同时存在而又同样突出的精神障碍。具有反复发作趋向，起病较急，病前可有不同诱因，间歇期缓解良好，个性无明显缺陷，社会功能恢复良好等特征。发病以青壮年多见，女性多于男性。

急性短暂性精神病（acute and brief psychotic disorders）是一组病程短暂的精神病性障碍。起病较急，以精神病性症状为主要表现，症状缓解迅速。包括妄想阵发、分裂样精神病、旅途精神病等。

周期性精神病（periodic psychosis）是一组急性起病，病情反复发作，症状相仿，有内分泌失调，自主神经症状，以及思维、情感、行为紊乱为主的精神病性障碍。该病病程短暂，抗精神病药物疗效不显著。本病多见于青少年女性，发病常与月经周期变化相关，又称月经周期性精神病。其发病年龄多在15~20岁，以未婚女性占绝大多数。男性偶可见到。该病是否为一个独立的疾病单元，或是归属于其他疾病单元，目前尚无定论。

其他精神性障碍属于中医的癫证、狂证和郁证范畴。因此，中医诊断治疗均参照精神分裂症的癫证和狂证。当出现情感性精神障碍症状时，应结合心境障碍中的癫狂证、郁证进行中医的诊断治疗。但周期性精神病另有特点，它相当于中医的"行经情志异常"，中医文献见于"经血不调"、"气滞血瘀"的范畴。特点是经期或行经前后，出现烦躁易怒，悲伤若哭，彻夜不眠，或情志抑郁，喃喃自语，甚或狂躁不安为主要表现。早在《陈素庵妇科补解·经行发狂谵语论》就对本病的临床表现、病因病机、证治方药进行论述："经正行发狂谵语，忽不知人，与产后发狂相似。缘此妇，素系气血两虚，多怒而动肝火，今经行去血过多，风热乘之，客热与内火并而相搏，心神昏闷，是以登高而歌，去衣而走，妄言谵语，如见鬼神，治宜清心神、凉血清热为主。有痰，兼豁痰；有食，兼消食。宜用金石清心饮。"而《妇科一百十七症发明》则责之于心、肝二经为患，认为与肝火、心火有关。该病的中西医结合研究较多，大多数研究认为与气滞血瘀有关，活血化瘀治疗有明显效果。本章重点介绍周期性精神病的中医和中西医结合内容。

【病因病理】

一、西医病因病理

1. 偏执性精神病　该类病人多在30岁以后发病，女性较多见；病前大多具有偏执性人格，即固执、敏感、多疑、自我为中心、自尊心较强、不能正确对待挫折、人际关系较差等；当环境中遭受挫折时，常将周围事实予以曲解，产生妄想观念。生活环境的改变，或老年人的感觉器官出现障碍时易发生妄想观念。另有报道，认为该类病人与遗传因素有关。

2. 分裂情感性精神病　有学者认为该病在遗传学上介于精神分裂症和双相情感障碍之间，而与单相重症抑郁无关。部分病人可有分裂症、躁郁症家族史。

3. 急性短暂性精神病　相当多的学者认为病人在发病前均受到了一些能使大多数人构成应激的事件。如旅途精神病的发生则与乘车时间过长，车箱内空气浑浊，进食进水少，过度疲劳以及高度紧张等精神躯体应激有关；病人性格内向，过度紧张也有关系。

4. 周期性精神病　临床和内分泌实验研究发现，本病与内分泌系统机能障碍或缺陷相关。病人病前性格特征为多疑、过敏、胆小、脆弱等，约占发病的50%；病前有心理社会因素诱发者，占35%～75%。

二、中医病因病机

周期性精神病的中医病因病机可归纳为：

1. 肝气郁结　情志过激，或情志郁结则气机失于调畅，肝气郁结，气郁化火，肝胆火炽。冲脉隶属于阳明而附于肝，经前冲气旺盛，肝火夹冲气上逆，扰乱神明。

2. 气滞血瘀　情志不畅，事不遂心，致气滞血瘀，日久化火，瘀火上逆，上犯心窍，导致本病。经前气血逆乱，神明被扰，故经前发病；经后瘀下，故精神症状随之缓解；瘀滞不除，逢经作乱，故呈周期性发作。

3. 气郁痰结　素体痰盛，或肝郁犯脾，脾失健运而痰湿内生；或肝气郁结，气郁化火，火性炎上，炼液成痰，痰火壅积于胸，循经上扰清窍，神明逆乱。

4. 心血不足　忧思积虑，耗伤心液，心血不足，心神失养，经来则出现抑郁、惊悸等症状。

【临床表现】

一、偏执性精神病

起病缓慢隐匿，早期常不被人们所发现。临床以妄想为主，其内容接近现实，且牢固系统。可表现为被害妄想、诉讼妄想、嫉妒妄想、钟情妄想等。妄想多持久，有时持续终生。个别病人可出现幻觉，但无精神分裂症的其他特征性症状。

二、分裂情感性精神病

有精神分裂症症状，同时具有典型的抑郁症状或躁狂症状。这两种症状同时存在，或先后在发病中出现。一般起病较急，病前可有诱因；病程呈间隙性发作，症状缓解后不遗留明显缺陷。

三、急性短暂性精神病

主要表现为急起、短暂的精神病性症状，即幻觉或妄想等，可以是片断的，也可以是多种幻觉妄想同时出现。病人存在一定的情绪障碍和言语行为紊乱或紧张症，临床症状复杂多变。多数病人可缓解或基本缓解。

四、周期性精神病

自主神经功能和内分泌系统紊乱症状，如月经紊乱、泌乳；心动过速、手足冷、多汗、肢端轻度发绀、色素沉着、食欲增多、多饮多尿等。精神症状以行为和情感变化为主，或为兴奋多言、躁动紊乱，或为嗜睡、呆滞、拒食、单调的哭喊、惊恐不安，也可出现幻听和片断的被害、自罪或关系妄想，偶尔可见缄默、违拗，甚至蜡样屈曲。部分病人可见梦样意识改变，表情迷惘、情绪惊恐或僵住表现，过后有不同程度遗忘；也有呈躁狂、抑郁、兴奋木僵而不伴明显意识障碍者。每次发作的临床表现为"复写"症状。

【诊断与鉴别诊断】

一、西医诊断与鉴别诊断

（一）诊断要点

1. 偏执性精神障碍　以系统妄想为主要症状，妄想内容较固定，并有一定的现实性，不经了解，难辨真伪。主要表现为被害、疑病或钟情等妄想。若出现幻觉则历时短暂且不突出。在不涉及妄想的情况下，无明显的其他心理方面异常。30岁以后起病较多。若病程持续3个月以上，可诊断为偏执性精神障碍。

2. 分裂情感性精神病　对同时符合精神分裂症和情感性精神障碍躁狂或抑郁发作的症状标准，分裂症状和情感症状在整个病程中同时存在至少2周以上，并且症状出现与消失的时间较接近，可诊断为分裂情感性精神病。如在不同的发作中表现以分裂症状或情感症状为主要临床表现，仍按各自的主要临床表现，做出各自的诊断。分型有分裂情感性精神病躁狂型、抑郁型和混合型。

3. 急性短暂性精神病　是一组起病急速，表现为精神病性症状为主的短暂性精神障碍，如片断或多种妄想、幻觉；言语或行为紊乱，或紧张症。病程数小时到两周，多数病人能缓解或基本缓解。分裂样症状超过 1 月者，可诊断为精神分裂症。

4. 周期性精神病　具有内分泌失调与自主神经症状，并至少有下列 1 项症状：①非协调性精神运动性兴奋，少数为运动抑制；②伴有轻度意识障碍的行为紊乱；③片断的幻觉、妄想与言语紊乱；④明显的情感高涨或低落。

每次发作的症状几乎相同，称之为"复写"症状。发作期间病人的社会功能严重受损，间歇期完全缓解，恢复病前状态。急性起病，每次发作不超过 2 周；在 6 个月内至少发作 3 次。

（二）鉴别诊断

1. 双相情感障碍　双相障碍是以情感症状为主要表现，虽然可出现精神病性症状，但不是主要临床表现，以上特征可与分裂情感性精神障碍相鉴别。双相障碍发作无固定的月经周期性变化规律，内分泌失调症状不突出，可与周期性精神病相鉴别。

2. 精神分裂症　女性精神分裂症病人，往往在月经期加重，但该类病人每次发作无"复写"症状和周期性发病特征，可与周期性精神病相鉴别。精神分裂症症状持续迁延，间歇期缓解不完全，可有残留症状和个性缺陷，且不具备心境障碍特征，可与急性短暂性精神病和分裂情感性精神病相鉴别。精神分裂症的妄想内容离奇，不具备固定系统的特点，可与偏执性精神障碍相鉴别。

3. 癔症性精神障碍　癔症性精神障碍可出现意识朦胧、反复出现片断的幻觉或妄想，主要内容是幻想性的生活情节，精神症状以表演性矫饰动作或幼稚与混乱的行为为主。癔症具有特定的人格基础，起病常受心理社会（环境）因素影响，暗示性较强。病程反复发作，常见于青春期女性，但不具备固定的周期性。可与其他精神病性障碍相区别。

二、中医辨证与辨病

1. 辨病要点　行经期情志异常的特点是每值月经前或行经期周期性出现情绪异常的基本特征，如烦躁、多疑、悲伤若哭，或情志抑郁、失眠、精神恍惚、詈骂狂言等；症状可单个出现或相兼出现，月经过后症状可完全消失，下次月经前又可复发。可有精神刺激史或过度思虑史。

2. 辨脏躁与癫病　脏躁有明显的精神因素和性格特征，表现为抑郁、烦躁不宁、悲伤若哭等；癫病病程持续，临床有神志错乱、表情淡漠、沉默痴呆、静而少动，但它们均不具备随月经周期呈现规律性发作的特点。

【治疗】

一、治疗原则

其他精神病性障碍，一般依据主要临床表现对症治疗。精神分裂症症状为主者，宜选用抗精神病药物治疗；对不合作病人，极度兴奋、行为紊乱者可选用抗精神病药的针剂或电休克治疗。躁狂症状为主者，宜用碳酸锂等情绪稳定剂治疗。抑郁焦虑症状为主者，可用抗抑郁剂、抗焦虑药物控制症状。中医治疗可比照精神分裂症、心境障碍的辨证论治。

周期性精神病在发病期首选内分泌制剂治疗。根据临床精神症状的特点，选用不同的抗精神病药物对症治疗。间歇期可单独试用内分泌药物巩固治疗，预防复发。中医认为气滞血瘀是该病的主要病机；行气导滞，活血化瘀是基本治疗法则，但应注意气滞血瘀的成因，审证治疗。此外，气滞血瘀与痰阻、火邪有密切关系，日久还会造成气血亏虚，治疗又当解郁化痰降火，或补血养心。对症状较轻者，可单一中医药治疗。精神症状控制以后，可以中医药巩固治疗为主，或配合内分泌制剂治疗，以巩固疗效，预防复发。

二、西医治疗

1. 对症治疗 精神病性症状明显，可选用舒必利、奋乃静、奥氮平、利培酮等抗精神病药物治疗。焦虑、抑郁症状明显，选用苯二氮䓬类抗焦虑剂控制焦虑症状。抗抑郁剂在改善抑郁症状的同时，亦有抗焦虑作用，如三环类抗抑郁剂等。躁狂症状为主者，可用碳酸锂和其他情绪稳定剂治疗，对双相障碍者有维持治疗作用。对药物治疗无效或不能耐受药物治疗，有严重的自伤、自杀、拒食，或极度的行为紊乱者可选用电抽搐治疗，能起到立竿见影，快速控制症状的作用。

2. 内分泌制剂治疗周期性精神病 甲状腺片（thyroid tablet）每日 $60 \sim 180$mg，在应用期间，应检查基础代谢，逐渐加量；黄体酮（progesterone）可在月经前 10 天开始肌内注射，每日 10mg，10 次为一疗程治疗周期不要任意中断，以防突然停药引起阴道流血或月经紊乱，一般要坚持 $2 \sim 4$ 个周期，方能控制发作；丙酸睾酮（testosterone propionate）肌内注射，每次 25mg，每周 $1 \sim 2$ 次，$10 \sim 20$ 次为一疗程，不宜长期使用。可配合谷维素（oryzanol）、维生素 B_6 治疗。

三、中医治疗（周期性精神病）

（一）辨证论治

1. 肝郁化火

症状 经前或行经期间情绪激动，心烦易怒，或狂躁不安，胸胁胀痛；舌质红，苔黄，脉弦数。

治法 疏肝理气，清热泻火。

方药 当归龙荟丸（《丹溪心法》），药用当归、龙胆草、栀子、黄连、黄柏、黄芩、芦荟、大黄、青黛、木香、麝香；或丹栀逍遥散（《内科摘要》），药用丹皮、栀子、当归、白芍、柴胡、白术、茯苓、煨姜、薄荷、炙甘草。若肝火盛者，以龙胆泻肝汤加减。

2. 痰气郁结

症状　经前或行经期间情绪抑郁，寡言少欢，或自悲自泣，语无伦次，多虑多疑，头昏目眩，痰多嗜睡；苔白腻，脉弦滑。

治法　疏肝理气，解郁化痰。

方药　温胆汤(《千金要方》)。半夏、竹茹、陈皮、枳实、茯苓、大枣、生姜、甘草。心烦不寐者，加朱砂安神丸；大便秘结，舌苔黄燥者，可用礞石滚痰丸；痰火内盛，阳气独亢者，用生铁落饮。

3. 气滞血瘀

症状　兴奋躁动，心烦意乱，言语狂悖，时而妄见，急躁易怒，哭笑无常，行为紊乱，面部色素或瘀斑；舌质红赤苔黄，或有瘀点，脉弦细数。

治法　行气活血，清热泻火。

方药　血府逐瘀汤(《医林改错》)加味。当归、生地黄、桃仁、红花、枳壳、赤芍、柴胡、甘草、桔梗、川芎、牛膝；加五灵脂、香附、延胡索、乌药。便秘者，加大黄；睡眠差者，加夜交藤、合欢皮。

4. 心血亏虚

症状　悲伤若哭，精神恍惚不能自主，沉默寡言，夜寐不安，心悸；舌质淡，苔薄，脉细弱。

治法　补血养心，安神定志。

方药　甘麦大枣汤(《金匮要略》)合养心汤(《证治准绳》)。炙甘草、小麦、大枣；炙黄芪、茯苓、茯神、当归、川芎、半夏曲、柏子仁、炒枣仁、远志、肉桂、人参、五味子。

(二) 针灸治疗

1. 体针　心肝火旺，取穴少府、行间、心俞、肝俞、风府；心血不足，取穴心俞、巨厥、太白、脾俞、百会、章门、足三里等；痰热气结，取穴大陵、丰隆、足三里、丘墟、蠡沟、神庭。每次选3～4穴；章门、足三里可隔药饼间接灸治，每次2～3壮。

2. 耳针　取穴心、肝、脾、神门、枕、脑。每次3～4穴（单侧），双耳交替取穴。

【预防与调护】

1. 预防　偏执性精神病预后较差，预防发病主要是培养良好的性格，减少精神刺激。加强青春期月经知识教育，避免惊慌、烦恼可减少周期性精神病的发作。加强心理健康教育，培养良好的性格，增强心理应激能力，减少心理、社会、环境等不良刺激，对减少其他精神病性障碍的发生有积极作用。

2. 调护　在发病期间应针对病人的思想情绪，进行解释安慰。将本病的生理、病理特点解释清楚，通过心理疏导，使病人思想开朗，心情愉快，主动配合治疗；安排病人适当休息，劳逸结合，避免精神紧张及各种不良的精神刺激；注意饮食结构均衡，调整环境以利于疾病的康复。

缓解期间，应加强心理疏导，调整情绪，增强心理应激能力。周期性精神病病人还应调整好月经周期，运用内分泌制剂、中医中药预防复发。对分裂情感精神病人也应解释维持治疗的重要性，避免反复发作。

【复习思考题】

1. 精神分裂症的诊断标准及中医辨病与辨证有哪些主要内容？
2. 精神分裂症有哪些临床亚型及主要中医证型？临床特点是什么？
3. 试述精神分裂症的治疗原则；预后有哪些特点？
4. 其他精神性障碍主要包括哪些疾病，各自临床特点有哪些？
5. 周期性精神病的中西医结合治疗有何特点？

第十二章
心 境 障 碍

第一节　概　述

心境障碍（mood disorders）又称情感性精神障碍（affective disorders），是以显著而持久的心境改变（情绪持续性高涨或低落）为主要临床特征的一组精神障碍，并有相应的思维和行为改变，可伴有精神病性症状，如幻觉、妄想等。大多数病人有反复发作倾向，每次发作多可缓解，部分病人可有残余症状或转为慢性。

公元前500年，古希腊医学家希波克拉底（Hippocrates）对躁狂症和抑郁症作了详尽生动的描述。1854年法国医生 Falret 描述了躁狂和抑郁在同一病人身上交替出现，命名为环性精神病（cyclothymia）。1896年德国精神病学家 Kraepelin 在他的分类诊断系统中用了躁狂抑郁性精神病（manic depressed insanity，MDI）的名称。1911年 Ziehen 首先提出情感性精神病（affective psychosis）一词，直至1957年德国 Leonhard 按情感的相应特征把情感性精神障碍分为两大类：即双相情感性精神障碍和单相情感性精神障碍，并被人们所接受，现已成为 ICD-10、DSM-Ⅳ及 CCMD-3 心境障碍分类的基础。

根据中国精神疾病分类方案与诊断标准（第3版），心境障碍包括抑郁症、躁狂症、双相障碍、持续性心境障碍等。在心境障碍的长期自然病程中，始终仅有躁狂发作者非常少见（约1%），且这些病人的家族史、病前性格、生物学特征、治疗原则及预后等与双相障碍相似。因此，ICD-10及 DSM-Ⅳ分类系统中把它列入双相障碍。环性心境障碍、恶劣心境除症状较轻及病程较长外，临床特征与双相障碍和抑郁症相似，在本章中合并讨论。

西方发达国家心境障碍终身患病率一般为3%～25%之间。而我国上世纪90年代的流行病学调查结果显示，心境障碍的终生患病率为0.083%，时点患病率为0.052%，远远低于西方国家报道的数字。导致心境障碍患病率不一致的原因是多方面的，可能与经济和社会状况有关，但主要原因可能与诊断标准不一致、流行病调查方法学的差距有关。

心境障碍发病的原因尚不十分清楚，大量的研究资料显示遗传因素、神经生化因素和社会心理因素对本病的发生发展，以及预后有明显的影响。心境障碍的预后一般较好，但反复发作、慢性、老年、有心境障碍家族史、病前性格不良、有慢性躯体疾病、缺乏社会支持系统、未经治疗或治疗不充分者，往往预后较差。

心境障碍的治疗原则分两大类，即躯体治疗（包括药物治疗和其他躯体治疗的方法，如电抽搐）和心理治疗。目前对抑郁和躁狂状态均可给予安全有效的药物治疗，能恢复病人的生活和工作能力，明显减少了疾病给社会家庭带来的沉重负担。电抽搐是治疗心境障碍快速、有效的方法。无抽搐电休克较传统电抽搐治疗更安全。第二类治疗，即情感障碍的心理治疗，特别是对抑郁障碍的治疗越来越受到重视，对缓解症状，预防复发，提高社会适应能力非常重要。中医药治疗本病方法多样，可减轻西药不良反应，提高治疗依从性。对轻中度抑郁症的治疗，电针及单味中药的效果与西药相当。

心境障碍相当于中医"癫狂病"、"郁病"。早在春秋时期，《内经》就有癫狂专篇论述该病的病因病机，并有情志致病病机的较多论述，为郁病理论打下基础。此后，《难经》不但总结了"重阳者狂"，并对癫与狂病的不同表现加以鉴别，指出："狂之始发，少卧而不饥，自高贤也，……妄笑，好歌乐，……。癫疾如发意不乐，直视僵仆，……。"金元时代开始较明确地把郁病作为一种独立的病证来论述，元代《丹溪心法·六郁》载："气血冲和，万病不生，一有怫郁，诸病生焉，故人耳诸病，多生于郁"。而明代虞抟《医学正传》则首先采用"郁病"作为病证名称。金元之后所论述的郁大都是指以情志不舒为病因，以气机郁滞为基本病机的郁，即情志之郁。本病与中医肝之脏象的关系密切，肝郁是造成郁病的核心，中医临床辨证以肝郁气滞、肝郁脾虚等为多见。中医肝脏现代研究显示：肝郁病人中枢 NE 含量下降，神经内分泌功能失调，提示其与抑郁症有共同的病理学基础。

第二节 抑郁障碍

抑郁障碍（depressive disorders）是一种常见的心境障碍，临床以显著而持久的心境低落为主要特征，且心境低落与其处境不相称。临床表现情绪低落、兴趣和愉快感减退或丧失，导致劳累感增加、精力降低和运动减少；有食欲减退、睡眠障碍，甚至自杀观念和行为；部分病人有明显的焦虑和运动性激越；严重者可出现幻觉、妄想等精神病性症状。多数病例呈反复发作，每次发作大多可以缓解，部分病人可有残留症状或转为慢性。抑郁障碍主要是指抑郁症（depression）、恶劣心境（dysthymia）两大类型。

抑郁障碍是一类常见的精神障碍。1994 年美国国立卫生研究所的流行病学调查显示，抑郁症的终生患病率为 17.15%，恶劣心境为 6%。WHO 的一项以 15 个城市为中心的全球性合作研究，调查综合医院就诊者中的心理障碍，其中抑郁症和恶劣心境患病率达 12.5%。抑郁症女性患病率大于男性，男女之比约 1：2。大约 2/3 的抑郁症病人曾有自杀企图或尝试过自杀，约 15% 的病人最终死于自杀。

本病相当于中医的"郁病"、"癫病"，中医文献中"脏躁"、"梅核气"、"百合病"等有类似症状的描述。郁病是以心情抑郁，情绪不宁，胸部满闷，胁肋胀痛或易怒欲哭，咽中如有异物梗阻感，欲食不能食，欲卧不能卧等为主要表现的一类病证。《金匮要略》记载了脏躁、梅核气及百合病，症状与郁病重叠，并观察到前两种病证多发于女性，所提出的治疗方药沿用至今，如甘麦大枣汤、半夏厚朴汤、百合地黄汤等。自明代之后，已逐渐把情志之郁作为郁病的主要内容，如《古今医统大全·郁证门》说"郁为七情不舒，遂成郁结，既郁之久，变病多端"。《景岳全书·郁证》将情志之郁称为因郁而病，着重论述了怒郁、思郁、忧郁三种郁证的证治。

【病因病理】

一、西医病因病理

1. 心理社会因素　心理社会因素对抑郁障碍的产生有重要影响。多数病人（68.8%）病前发生过生活事件，是促发抑郁的一个重要因素，特别是首次发作者更为明显。研究表明6个月内有重大生活事件，抑郁发作的危险率增高6倍，自杀的危险率增高7倍。重大生活事件可以作为发生抑郁症的直接原因；但是经济拮据、人际纠纷和罹患慢性躯体疾病等一般性生活事件的强度虽不如急性重大生活事件，但若长期持续存在也能诱发抑郁障碍；婚姻状况不满意也是发生抑郁症的重要危险因素，其中男性更为突出。

然而并非每个遭受重大生活事件者都患情感性疾病，本病尚有生物学因素。因此，不应人为地把生物学、社会心理学因素相互割裂开来，因为心理社会应激也是通过大脑中介而发挥作用。

2. 神经生物学因素

（1）单胺类神经递质假说：Segal 等（1974 年）首先提出受体假说，认为抑郁症是脑中 NE/5－HT 受体敏感性增高（超敏）之故，受体超敏可能是抑郁病人突触部位可利用的单胺类神经递质减少引起的一种适应性（代偿性）反应。此假说得到以下几方面的证实：①药理学资料表明，选择性 5－HT 再摄取抑制剂抗抑郁有效；②抑郁障碍病人的脑脊液中 5－HT 代谢产物 5－羟吲哚乙酸（5－HIAA）浓度较低；③抑郁症病人脑的尸检发现，其 5－HT_2 受体结合力增加，而经治疗病人的尸脑中 5－HT_2 受体结合力正常。抑郁障碍病人 β 受体超敏可能是突触间 NE 含量低导致 β 受体敏感性增加所致。近期研究表明，抑郁症病人 β 受体数量增加，而且在尿中查出 NE 代谢产物 3－甲氧基－4－羟基苯乙二醇（MHPG）排泄减少，说明其 NE 功能低下。

（2）神经内分泌因素假说：在心境障碍特别是重性抑郁病人，神经内分泌异常相当常见，尤其是下丘脑－垂体－肾上腺轴（HPA）和甲状腺素轴（HPT）。约有50%的重性抑郁症病人存在 HPA 功能亢进，表现为血浆皮质醇24小时分泌节律尽管正常，但昼夜浓度普遍升高，地塞米松抑制试验（DST）阳性。

新近研究发现抑郁症病人生长素（GH）系统对可乐定刺激反应是异常的，通过测定突触后 α 受体敏感性发现，抑郁症病人 GH 反应低于正常对照组。有人还发现抑郁症病人 GH 对地昔帕明的反应降低，有些抑郁症病人 GH 对胰岛素的反应降低，在双相抑郁及精神病性抑郁病人中更为明显。但抑郁症病人 GH 调节不正常的机制尚未阐明。

3. 遗传因素　抑郁障碍的发生与遗传素质密切相关。家系研究发现亲属同病率远高于一般人群。血缘关系越近发病率越高，父母兄弟子女发病率为12%～24%，堂兄弟姐妹为2.5%。双生子研究发现双卵双生子的发病一致率为12%～38%，单卵双生子为69%～95%；寄养子研究发现病人的亲生父母患病率为31%，养父母仅为12%，提示遗传因素起重要作用。在抑郁症病人的调查中发现有40%～70%的病人有遗传倾向，将近或超过一半以上的病人可有抑郁症家族史，特别是一级亲属发生抑郁症的危险性明显高于一般人群。关于其遗传方式，目前多数学者认为是多基因遗传。

4. 其他因素

（1）睡眠脑电图改变：抑郁症患者总睡眠时间减少，觉醒次数增多，快眼动睡眠潜伏期缩短，非快眼动睡眠第 1 期增加，3、4 期减少。Abrams 和 Taylor（1979 年）研究了 132 例心境障碍病人 EEG，发现顶/枕叶改变较多（24%），且 71% 在右侧，与年龄、病情严重程度无关。

（2）抑郁症病人及慢性应激模型均存在以海马神经元可塑性下降为主的器质性病变。抑郁症病人死后尸检发现眶前皮质神经元萎缩，前额皮质的胶质细胞变小、数目减少、皮层变薄。由此可见，抑郁症发病存在器质性的病理基础。

二、中医病因病机

中医学认为抑郁障碍多由忧愁思虑，忿闷郁怒所致。肝主疏泄，性喜条达，情志过极可使肝失调达，疏泄失司，气机不畅，而致肝气郁结。表现为情志抑郁，悲观厌世，善叹息等症状。病久则由气及血，影响五脏。如肝郁横逆犯胃克脾，脾胃受制，纳谷运化失常，水谷不为精微，反为痰湿；肝病及脾，肝脾气结，气滞则脾精不布，聚湿生痰，痰气郁结；肝郁化火，扰动心神，心血亏耗，神失所养；肝气上逆犯肺，肺气不展，百脉失朝，气血不畅；肝郁可影响肾之封藏，肝气郁久化火，暗耗阴精，致肾阴亏虚或阴虚火旺，在临床上形成肝郁气滞、肝郁痰阻、肝郁脾虚、心脾两虚、肝肾阴虚等常见中医证候。

由此可见，抑郁症的病因多为情志内伤，基本病机为肝失疏泄，致脾失健运，心失所养以及脏腑阴阳气血失调。病变初起以气滞为主，常兼血瘀、痰凝，多属实证；病久则由实转虚，随其影响脏腑及损耗气血阴阳的不同，而形成心、脾、肝、肾亏虚的不同病变。

【临床表现】

一、临床症状

抑郁障碍的典型症状包括情绪低落、思维缓慢和意志行为减退，称为"三低"症状。其中情绪低落是其核心症状，可呈晨重晚轻的变化。多数病人缓慢起病，但精神刺激诱发者起病较急。病程呈间隙性发作，自然病程半年左右，少数病人持续 1～2 年。与恶劣心境相比，抑郁症的抑郁症状较重且典型，反复发作。每一次发作，病程相对较短，缓解较为充分。

1. 情绪低落（抑郁心境） 从轻度的心情不佳、心烦意乱、忧伤、苦恼到悲观绝望。表现为无精打采，郁郁寡欢。病人主诉生活没有意思，对亲人也没有感情，对任何事物的体验，即便是使人高兴的事，也感到痛苦难熬。在情绪低落的背景下，绝大多数病人的自我评价和自信心降低，也是一种特征性症状。

很多病人往往伴有焦虑、紧张症状，如忧心忡忡、坐立不安、不停地来回踱步、搓手等，老年抑郁症病人更为突出。

2. 兴趣减退及愉快感缺乏 病人对日常活动丧失兴趣，对能享受乐趣的活动无愉快感，在愉快的环境中高兴不起来。很少参加正常活动，如聚会、走亲访友、异性交往等。开始仅几方面，以后发展到一切活动都不参加，包括与家人的交往，闭门独居，疏远亲友，回避社交，活动减少；性欲低下，对性生活无要求或缺乏快感；病人常用"没有感情"、"变得麻木了"来描述自己的状况。

3. 精力减退或丧失　病人的精力明显减退，无原因地持续疲乏感。开始感到精力不足，疲乏无力，被动机械地参加一些日常活动，随着病情加重，更加无精打采，度日如年，做任何事情都感到吃力、丧失主动性和积极性，生活变得懒散。病人出现无助感，不少病人不愿意就医，他们感到一切都无法挽回，谁也救不了自己。

4. 精神运动迟缓或激越　约半数病人有精神运动迟缓，是抑郁症的典型症状之一。病人整个精神活动呈现显著的、普遍的抑制。思维闭塞，联想困难，反应迟钝，记忆力减退，注意力难以集中。表现为活动及言语少，声音低，答话简单，走路行动缓慢，卧床或独居一处。严重时不语、不食、不动，可达木僵程度。激越病人与之相反，脑中反复思考一些没有目的的事情，思考内容无条理，大脑持续处于紧张状态。由于无法集中注意力来思考一个中心议题，因此思维效率下降，无法进行创造性思考，在行为上则表现为烦躁不安、紧张激越，有时不能控制自己的动作，但又不知道自己为何烦躁。

5. 食欲、体重及睡眠症状　多数病人食欲下降，导致体重减轻，也有少数病人食欲增加；早醒是典型的症状之一，也可表现为难以入睡、睡眠不深、易醒。

6. 自杀观念和行为　自杀是抑郁症病人最严重而危险的症状，也是抑郁症病人的主要死亡原因。据统计，抑郁症的自杀率比一般人群约高 20 倍，在各种自杀中因抑郁症自杀的约占 80%。自杀观念可出现在疾病早期及发展期，应提高警惕。随着症状加重，自杀念头日趋强烈，感到生活是负担，人生不值得留恋，千方百计了结此生，以求解脱。

7. 自责自罪　病人对自己既往的一些轻微过失或错误痛加责备，认为自己的一些行为让别人感到失望，自己给家庭、社会带来巨大的负担。严重时病人会对自己的过失达到自罪妄想的程度。

8. 其他症状　抑郁障碍还可具有其他多种症状，包括各种躯体不适主诉。常见的主诉有头痛、颈痛、腰背痛、肌肉痉挛、胸闷、心跳加快、尿频、出汗、恶心、呕吐、咽喉肿胀、口干、便秘、胃部烧灼感、消化不良、肠胃胀气、视力模糊，以及排尿疼痛等，有这些症状的病人常常到综合医院反复就诊。

二、临床类型

1. 抑郁症　属于重性抑郁障碍，可具有上述症状，程度较重。出现幻觉和妄想，以妄想多见，又称妄想性抑郁，或精神病性抑郁；较罕见的为木僵性抑郁，其精神运动性抑郁，表现缄默不语、不食不动。抑郁症病程往往呈反复发作性，每次发作的持续时间因人而异，自然病程半年左右，少数病例可达 1～2 年。与恶劣心境相比，抑郁障碍的症状大多比较典型且程度较重，但缓解往往较为充分。

2. 恶劣心境　又称抑郁性神经症（depressive neurosis），属于轻性抑郁障碍，具有上述症状的一部分或全部。病人起病年龄较早，大多在青少年或成年早期隐匿起病，病前精神因素较明显。临床上抑郁症状相对较轻，或不太典型，常伴有焦虑、躯体不适、睡眠障碍。无明显的精神运动性抑制或精神病性症状。病人自知力完整，有治疗要求，对生活影响程度较抑郁症轻，社会功能保持较好，且病程迁延，可持续数年不愈。

【诊断与鉴别诊断】

一、西医诊断与鉴别诊断

（一）诊断要点（CCMD - 3 诊断标准）

1. 抑郁发作诊断标准

（1）症状学标准：以心境低落为主，并至少有下列 4 项：①兴趣丧失，无愉快感；②精力减退或疲乏感；③精神运动性迟缓或激越；④自我评价过低、自责，或有内疚感；⑤联想困难或自觉思考能力下降；⑥反复出现想死的念头或有自杀、自伤行为；⑦睡眠障碍，如失眠、早醒，或睡眠过多；⑧食欲降低或体重明显减轻；⑨性欲减退。

（2）严重标准：社会功能受损，给本人造成痛苦或不良后果。

（3）病程标准：①符合症状标准和严重标准至少已持续 2 周；②可存在某些分裂性症状，但不符合分裂症的诊断；若同时符合分裂症的症状标准，在分裂症状缓解后，满足抑郁发作标准至少 2 周。

（4）排除标准：排除器质性精神障碍，或精神活性物质和非成瘾物质所致者。

2. 恶劣心境诊断标准

（1）症状学特点：①兴趣减退，但未丧失；②对前途悲观失望，但不绝望；③自我评价下降，但愿意接受鼓励和赞扬；④不愿主动与人交往，但被动接触良好，愿意接受同情和支持；⑤有想死的念头，但又顾虑重重；⑥自觉病情严重难治，但主动求治，希望能治好；⑦一般无下列症状：明显的精神运动性抑制、早醒和症状晨重夕轻、严重的内疚或自责、持续性食欲减退和明显的体重减轻（并非躯体疾病所致）、不止一次自杀未遂、生活不能自理、幻觉或妄想、自知力缺损。

（2）恶劣心境的诊断必须满足以下标准：①症状学标准：持续存在心境低落，不符合任何一型抑郁的症状标准，同时无躁狂症状；②严重标准：社会功能受损较轻，自知力完整或较完整；③病程标准：符合症状标准和严重标准至少已 2 年，在这 2 年中，很少有持续 2 个月的心境正常间歇期；④排除标准：a. 心境变化并非躯体疾病（如甲状腺功能亢进症），或精神活性物质导致的直接后果，也非分裂症及其他精神病性障碍的附加症状；b. 排除各型抑郁（包括慢性抑郁或环性情感障碍），一旦符合相应的其他类型情感障碍标准，则应作出相应的其他类型诊断；c. 排除抑郁性人格障碍。

（二）鉴别诊断

1. 心因性抑郁（应激性抑郁）　心因性抑郁的起病与精神因素有直接联系。临床症状主要反映与心理因素有关的内容。病人情绪波动性大，易受外界影响，精神运动性抑制不明显；失眠多为入睡困难，没有昼重夜轻的特点；情绪多为怨天尤人，很少责备自己。精神因素消失后，精神症状随之缓解。

2. 神经衰弱　恶劣心境（抑郁性神经症）常出现失眠、头痛、无力、头晕等，易被诊断为神经衰弱。神经衰弱病人的一级亲属中其患病率与群体患病率无显著差异，而抑郁症具有明显的家族聚集性；神经衰弱病人的临床表现以易于疲劳、易兴奋和烦恼情绪为主，而心境恶劣以情绪抑郁为主要临床症状。在 DSM 诊断系统中神经衰弱诊断已取消，当临床上不能清楚地区分神经衰弱和心境恶劣时，建议抗抑郁治疗。

3. 焦虑障碍　相当一部分的抑郁症或恶劣心境伴有焦虑症状，有时难以与焦虑障碍区分。一般来说，抑郁和焦虑障碍病人都可以出现各种自主神经功能紊乱的症状，如心悸、失眠、担忧、抑郁等。焦虑障碍病人更多地表现为交感神经系统功能活动增强，首发症状和核心症状是焦虑；而抑郁或恶劣心境病人可能更多地有自我评价过低或消极观念，以抑郁症状为首发，焦虑症状是伴随症状。

4. 精神分裂症　精神分裂症的任何一个病期均可有抑郁症状。精神分裂症有其核心的症状，如思维散漫或破裂、幻觉、妄想等突出；抑郁症状多继发于思维障碍或缓解期。根据典型的分裂症病史和病程特点可资鉴别。

5. 药物及躯体疾病所致抑郁障碍　某些抗高血压药物、抗精神病药物及躯体疾病如流感、帕金森病、阿狄森病、席汉病、脑动脉硬化、脑部肿瘤等均可引起抑郁症状，属继发性抑郁障碍，其与抑郁症的鉴别诊断则有赖于详细询问病史、临床表现、体格检查及必要的辅助检查。

6. 痴呆　部分痴呆病人早期抑郁症状明显，与老年抑郁症易于混淆。一般而言，痴呆起病隐袭，进展缓慢但症状进行性加重，通常病人情感肤浅，主观苦恼及罪恶感不明显，智能障碍随病情发展逐渐凸现。神经系统及脑电图、神经影像学检查等常有阳性发现。抑郁症尽管起病缓慢，但起病时间多较明确，病情进展较快，往往 1 周或 2 周内便可达高峰，症状呈发作性，间歇期可完全恢复正常状态；情绪以苦恼、焦虑较突出；神经系统及脑电图、神经影像学检查一般无阳性发现，无智能障碍。

二、中医辨证与辨病

1. 辨脏腑　中医学认为抑郁症状的发生主要为肝失疏泄，脾失健运，心失所养，应依据临床症状，辨明其受病脏腑侧重之差异。一般说来，气滞主要病变在肝，痰凝主要病变在脾，虚证则与心肾的关系密切。

2. 辨虚实　气滞、血瘀、痰凝属实，而心、脾、肝的气血或阴精亏虚所致的证候则多属虚证。

3. 辨郁病与脏躁　郁病是由于情志不舒，气机郁滞所致。以心情抑郁，情绪不宁，胸部满闷，胁肋胀痛，或易哭易怒，或咽中如有异物梗阻等为主要临床表现。脏躁属于郁病的一种，多发于青中年女性，常因精神刺激而诱发，表现为精神恍惚、心神不宁、善悲欲哭、时时欠伸等。

【治疗】

一、治疗原则

目前主要是对症治疗和预防复发。治疗力求系统、充分，以求得稳定的疗效。治疗目标：首先是提高临床的显效率和治愈率，最大限度减少病残率和自杀率。成功的关键是彻底消除临床症状，减少复发风险，提高生存质量，恢复社会功能。

药物的剂量逐步递增，尽可能采取最小有效量，不良反应减至最小。急性期治疗以抗抑郁药物和（或）中药、针灸治疗为主，配合心理治疗；对轻、中度抑郁障碍，可考虑单一中药、针灸等中医治疗，配合心理治疗。巩固期治疗至少 4～6 月。维持期治疗主要目的是防止复发，一般倾向 3～5 年，多次反复发作者主张长期维持治疗。心理治疗和中医治疗方法，对巩固疗效，防止复发有优势。对不能耐受西药，或有躯体疾病，或西药治疗效果不佳者，配合中医药治疗，能减少不良反应，提高治疗依从性，增加疗效。

中医治疗应以辨病与辨证相结合的原则。治疗郁病的基本原则是理气开郁，调畅气机，怡情易性。对于实证，首应理气开郁，并根据是否兼有血瘀、痰结、化火等分别采用活血、降火、祛痰等治疗方法。虚证则应根据损及的脏腑及气血津精亏虚的不同情况而施治，或养心安神，或补益心脾，或滋养肝肾。对于虚实夹杂者，则当视虚实的偏重而虚实兼顾。郁病一般病程较长，用药不宜峻猛。在实证的治疗中，应注意理气而不耗气，活血而不破血，清热而不败胃，祛痰而不伤正；在虚证的治疗中，应注意补益心脾而不过燥，滋养肝肾而不过腻。

二、西医治疗

（一）药物治疗

抗抑郁剂是目前治疗各种抑郁障碍的主要药物，能有效解除抑郁心境及伴随的焦虑、紧张和躯体症状，有效率为 60%～80%。根据临床需要也可合并抗焦虑药、心境稳定剂、甲状腺制剂以及抗精神病药等。

1. 三环类抗抑郁剂 常用药物有阿米替林、氯咪帕明、多塞平等。适用于各种类型及不同严重程度的抑郁障碍。有严重的心、肝、肾病者及孕妇、老年人慎用。TCAs 过敏者禁用；禁与 MAOIs 联用。本药有抗胆碱能及心血管等副作用，宜从小剂量开始，缓慢增量至通常有效剂量。药物起效时间约 2～4 周。

2. 选择性 5 – HT 再摄取抑制剂 常用药物有氟西汀、帕罗西汀、舍曲林、氟伏沙明、西酞普兰。SSRIs 的副作用较三环类药轻，安全性高。对 SSRIs 过敏者及严重的心、肝、肾疾病者慎用；禁与 MAOIs、氯咪帕明、色氨酸联用；慎与锂盐、抗心律失常药、降糖药联用。

3. 其他抗抑郁剂 5 – HT 和 NE 再摄取抑制剂（SNRIs）代表药物有文拉法新。该药常有胃肠道反应，对高血压者慎用。常用剂量为每日 75～225mg。NE 能与特异性 5 – HT 能抗抑郁药（NaSSAs）代表药有米氮平，对入睡困难者，有改善睡眠作用，不良反应是头昏。常用剂量为开始每日 15mg，4 天后增至每日 30～45mg，日服 1 次。NE 与 DA 再摄取抑制剂（NDRIs）是一种相对较弱的 DA/NE 再摄取抑制剂。代表药安非他酮，不良反应轻微，对年老体弱及伴心脑疾病者相对较为安全。

（二）电抽搐治疗

该疗法适用于情感障碍的某些特殊情况，对解除病人拒食、严重自杀企图、抑郁木僵等有良好效果，常在1~2次电抽搐治疗后病情即可显著改善，而且有利于精神药物及心理治疗的继续实施。另外，对抗抑郁剂疗效不好的抑郁症及伴有精神病性症状的抑郁症均有效，能阻断双相快速循环型的反复发作。

（三）心理治疗

心理治疗能减轻和缓解抑郁症状，改善病人对服药的依从性，矫正病人的不良认知，最大限度地使病人达到心理社会功能和职业功能的恢复；协同抗抑郁药维持治疗，可预防抑郁症的复发；对心境恶劣治疗尤为重要。

支持性心理治疗可适用于所有就诊的病人，各类抑郁症病人均可采用或联用；精神动力学的短程心理治疗可用于治疗抑郁障碍的某些亚型，适用对象有所选择；认知行为治疗，可矫正病人的认知偏见，减轻情感症状，改善行为应对能力，并减少抑郁障碍病人的复发；人际心理治疗主要处理抑郁障碍病人的人际问题，提高他们的社会适应能力；婚姻或家庭治疗可改善康复期抑郁障碍病人的夫妻关系和家庭关系，减少不良家庭环境对疾病复发的影响。

音乐对情绪有疏导作用，可以疏泄攻击性、抑郁、不安等情绪；选择适合病人心理（尤其情绪方面）及病情的音乐，制定出一系列适用的音乐处方，在治疗过程中根据病人的反应随时调整，可以达到较好效果。

三、中医治疗

（一）辨证论治

1. 肝郁气滞

症状　精神抑郁，情绪不宁，焦虑烦躁，思维迟缓，动作减少，胸部满闷，胁肋胀痛，脘闷嗳气，妇女闭经；舌质紫黯，苔薄白，脉弦。

治法　疏肝解郁。

方药　柴胡疏肝散（《景岳全书》）加减。柴胡、香附、枳壳、陈皮、川芎、芍药、甘草。胁肋胀痛较甚者，加郁金、青皮、佛手疏肝理气；脘闷嗳气者，加旋覆花、代赭石、半夏和胃降逆；兼见血瘀者，加当归、丹参、郁金、红花活血化瘀。

2. 肝郁脾虚

症状　情绪抑郁，多愁善虑，悲观厌世，善叹息，动作减少或虚烦不宁，身倦纳呆，两胁胀满，腹胀腹泻；舌质淡红，苔薄白，脉沉细。

治法　疏肝解郁，健脾和胃。

方药　逍遥散（《和剂局方》）加减。当归、白芍、柴胡、茯苓、白术、薄荷、生姜、大枣。可加郁金、青皮以助解郁；亦可同服越鞠丸以行气解郁。如嗳气频频，胸脘不畅，加旋覆花、代赭石、陈皮以平肝降逆。兼食滞腹胀者，加神曲、山楂、鸡内金以消食化滞。若胸胁胀痛不移，或女子月事不行，脉弦涩者，此乃气滞血瘀之象，宜加当归、桃仁、红花之类以活血化瘀。

3. 肝郁痰阻

症状　精神抑郁，胸部胀闷，胁肋胀满，咽有梗塞感，吞之不下，咯之不出；苔白腻，脉弦滑。

治法　行气开郁，化痰散结。

方药　半夏厚朴汤（《金匮要略》）加减。厚朴、紫苏、半夏、茯苓、生姜。加香附、枳壳、佛手、旋覆花、代赭石以增强理气开郁，化痰降逆之效。兼呕恶、口苦、苔黄腻，可用温胆汤加黄芪、知母、瓜蒌皮以化痰清热。

4. 心脾两虚

症状　情绪低落，多思善疑，心悸易惊，悲忧善哭，头晕神疲，失眠，健忘，纳差，便溏，面色不华；舌质淡或有齿痕，苔薄白，脉细或细弱。

治法　健脾养心，补益气血。

方药　归脾汤（《济生方》）加减。党参、茯苓、白术、甘草、黄芪、当归、龙眼肉、酸枣仁、远志、木香。可酌加郁金、合欢花之类以开郁安神。

5. 肝肾阴虚

症状　情绪低落，精神萎靡，自罪自责，健忘，少寐，颧红盗汗，耳鸣，胁痛，腰膝酸软；舌干红，苔薄白，脉弦细或数。

治法　补益肝肾，滋养阴精。

方药　一贯煎（《柳州医话》）加减。生地、沙参、麦冬、枸杞子、川楝子、当归。失眠、多梦者加珍珠母、磁石、生铁落等重镇安神。腰酸、遗精、乏力者，加龟板、知母、杜仲、牡蛎以益肾固精。月经不调者，加香附、益母草以开郁理气调经。

（二）中成药

逍遥丸用于肝气郁结者；归脾丸用于心脾两虚者；柴胡舒肝丸用于肝气犯胃者；解郁丸、安乐片用于肝郁气滞，心神不安者。

（三）针灸治疗

1. 体针　主穴：神门、内关、后溪、百会、人中、听宫、太阳等。实证可配间使、合谷、劳宫、太冲、照海、十宣等；虚证配足三里、三阴交、太溪、肾俞、脾俞等穴。亦可用电针治疗。

2. 穴位埋线　①大椎、心俞、肝俞；②肺俞、内关、三阴交。两组俞穴交替埋线，每月一次。

3. 耳针　选耳穴心、神门、脑点、耳尖等。针刺、或埋耳环针、或贴敷王不留行子自行按压等方法治疗。

【预防与调护】

1. 预防要点　预防抑郁障碍的发病，应从心理卫生的科普宣传着手，重点做好高危人群的心理健康保健与遗传咨询工作；减少应激事件等可能造成发病的因素。对抑郁症的诊断治疗应做到早期发现、早期治疗，争取完全缓解与良好的预后，能有效地预防复发。

2. 调护要点 抑郁症的早期、发作期、慢性期都可能有自伤自杀行为，应严密监护。病人不宜单独居住，应安排在易观察的病室里，以防意外发生。护理病人服药，应注意防止病人蓄积藏药，尔后一次大量吞服。有些抑郁症病人，自杀前伪装痊愈，表现愉快的假象以麻痹周围人，达到乘机自杀的目的，医务人员对此必须提高警惕。对生活不能自理的病人要定期清洁，合理安排饮食。应保证充足睡眠，防止夜间病人发生意外。建立良好的医护关系，根据病人不同的心理状态做好心理安慰与指导。合理安排好病人的工作娱乐活动，适时进行家庭干预及健康教育。

第三节　双相障碍

双相障碍（bipolar disorder）是指既有躁狂发作，也有抑郁发作的一类心境障碍。躁狂发作时，表现为心境高涨，思维奔逸，语言行动增多。病情轻者社会功能无损，或轻度损害，严重者可出现幻觉、妄想等精神病性症状。抑郁发作时临床症状同抑郁症。双相障碍一般呈躁狂和抑郁反复、交替发作，也可以混合方式存在。双相障碍可分为双相 I 型和双相 II 型：躁狂和抑郁循环发作属于双相 I 型；反复的抑郁发作和轻躁狂发作，属于双相 II 型。仅有躁狂发作的病人非常少见。

西方国家在 20 世纪 70～80 年代的调查资料显示双相障碍终生患病率为 3.0%～3.4%，而 90 年代为 5.5%～7.8%。1982 年国内 12 地区流行病学调查资料为 0.042%，台湾地区为 0.7%～1.6%（1982～1987 年），香港特区为 1.5%～1.6%（1993 年）。港台地区与大陆资料相差约 35 倍，主要原因可能是方法学和诊断标准的差异有关。

双相障碍相当于中医的"癫狂病"。其中躁狂发作相当于中医的"狂病"，抑郁发作相当于"郁病"、"癫病"。癫狂病以情感高涨与低落，躁狂与抑郁交替出现为主要表现的脑神疾病。远在 2000 多年前的《内经》就有癫狂专篇，论述该病的病因病机。如"诸躁狂越，皆属于火"；"阳尽在上，而阴气从下，下虚上实，故癫狂疾也"。"病甚则弃衣而走，登高而歌，或至不食数日，逾垣上屋"为躁狂发作的基本特征和表现，创制生铁落饮和针灸治疗本病，首创"与背腧以手按之立快"的点穴治疗法。此后，《难经》对癫与狂病的不同表现加以鉴别；金代张从正、朱丹溪首次提出该病"痰迷心窍"的病因病机学说；清代王清任首创"气血凝滞"说，且创制癫狂梦醒汤用以治疗本病，并沿用至今。

【病因病理】

一、西医病因病理

1. 遗传因素 家系研究表明本病呈家族聚集性，与遗传因素关系密切。大样本流行病学调查揭示：心境障碍先证者亲属患病率是一般人群的 10～30 倍，血缘关系愈近，患病率愈高；双生子调查发现双相障碍的单卵双生子同病率为 72%，而双卵双生子为 14%；寄养子研究发现该病亲生父母患病率明显高于寄养父母。以上三个方面的资料，均提示本病与遗传因素有关。

近年来，包括限制性片段长度多态性技术（RFLPs）在内的分子遗传学研究提示，心境障碍（特别是双相障碍）可能与第 4、第 11、第 18 号常染色体或 X 性染色体上的基因异常有关。

2. 神经生物学因素

（1）神经生物化学因素：去甲肾上腺素（NE）和 5 - 羟色胺（5 - HT）能神经递质系统紊乱与双向障碍关系密切。一般认为 NE 异常是心境障碍的状态标记，NE 减少出现抑郁症状，NE 增加则表现躁狂症状；而 5 - HT 缺乏可能是抑郁和躁狂症状的共同生化基础。躁狂发作病人存在鸟苷酸结合蛋白亚型 G 蛋白活性的增强，情绪稳定剂调节 G 蛋白，因而起到治疗作用。

（2）神经内分泌因素：约 30% 的重性抑郁症病人有甲状腺素释放迟缓，约 10% 的病人体内可检测到甲状腺抗体。有人推测，甲状腺素机能减退与临床上抑郁和躁狂快速转换有关。

3. 其他因素 从脑血流图（CBF）和正电子发射扫描（PET）研究双相障碍病人，发现其两侧前额叶皮质不对称、额叶功能低下和全皮质葡萄糖代谢低下；治疗后前额叶不对称消失，但额叶功能低下和全皮质代谢低下持续存在。近年来单光子发射电子计算机扫描（SPECT）研究提示抑郁发作时存在某些脑区的血流灌注下降，以及双侧脑功能区局部的血流不对称性。

二、中医病因病机

中医理论认为本病的病因与七情内伤、饮食不节和先天遗传有关。病位在脑、心、肝、脾，而瘀血、痰结闭塞心窍，阴阳失调，形神失控是其病机所在。

1. 情志所伤 卒受惊恐，情志过激，勃然大怒，引动肝火上升，冲心犯脑，神明失其主宰；或突遭惊恐，触动心火，上扰清窍，神明失主，神志逆乱，躁扰不宁而发为狂病；或思虑太过，所愿不遂，心脾受伤，思则气结，心气受抑，脾气不发，则痰气郁结，浊阴不降，蒙蔽心神，神志逆乱而成癫病、郁病。日久则心血内耗，脾失化源，心脾两虚，血不荣心；或药物所伤，中阳虚衰，神明失养而成癫狂之虚证。

2. 饮食不节 过食肥甘，膏粱炙煿之品，酿成痰浊，复因心火暴张，痰随火升，蒙蔽心窍，神明无由出入发为狂证；或贪杯好饮，内湿素盛，聚湿成痰，发为癫病。

3. 先天遗传 母腹中受惊而致神机紊乱，或禀赋不足和家族遗传，出生后突受刺激则阴阳失调，神机逆乱而引发癫狂病。

【临床表现】

双相障碍的抑郁发作，临床症状同抑郁症。躁狂状态的基本特征是心境高涨、思维奔逸、活动增多，称之为"三高"症状。本病多数为急性起病，部分病人可表现为轻躁狂、或躁狂发作后转为抑郁、或躁狂与抑郁混合发作。躁狂发作时的主要表现有：

1. 情感高涨 病人表现为愉快、轻松、乐观、热情，体验到周围的一切都很美好，自我感觉良好，精力充沛。情感高涨且生动鲜明，与内心体验及周围环境相协调，有一定的感染力，这是躁狂症的一个特征性症状。病人情绪或有明显的易激惹性，常因一些小事或要求未予满足或遭到批评而大发脾气，甚至出现伤人毁物等行为。

2. 思维奔逸　病人联想过程明显加速，话多、声高、滔滔不绝，自觉"脑子非常灵活"，言语跟不上思维活动的速度。注意力不集中，话题常随境转移，可出现意念飘忽、音联意联。在情感高涨的背景上，自我评价过高，高傲自大，自命不凡。有些病人则态度傲慢，颐指气使，常以长官或权威自居，动则教训和呵斥别人。也可出现关系妄想和被害妄想，一般历时短暂。

3. 精神运动性兴奋　病人社交活动增多，喜欢热闹场面，对人热情，与素不相识的人一见如故。好开玩笑，爱管闲事，整天忙忙碌碌，但办事缺乏深思熟虑，虎头蛇尾。经济上表现慷慨大方，滥买物品，造成浪费。性欲增强，睡眠需要减少，但面无倦容，精力充沛。有时易激惹，行为轻率，好接近异性，自知力早期丧失。躁狂发作时，病人活动增多与睡眠减少形成鲜明对比，体力与精力都显得特别旺盛。

4. 混合发作　通常在躁狂与抑郁快速转换时发生，病人既有躁狂的表现，又有抑郁的表现。如一个活动明显增多，讲话滔滔不绝的病人，同时又有严重的消极抑郁想法；又如有抑郁心境的病人可有言语和动作的增多。但这种混合状态一般持续时间较短，多数较快转入躁狂发作或抑郁发作。

【诊断与鉴别诊断】

一、西医诊断与鉴别诊断

（一）诊断要点（CCMD-3诊断标准）

1. 躁狂发作的诊断标准

（1）症状标准：以情绪高涨或易激惹为主，且至少有下列症状中的3项（若仅为易激惹，至少需4项）。①注意力不集中或随意境转移；②语量增多；③思维奔逸（语速增快，言语迫促等）、联想加快或意念飘忽的体验；④自我评价过高或夸大；⑤精力充沛、不感疲乏、活动增多、难以安静或不断改变计划和活动；⑥鲁莽行为（如挥霍、不负责任，或不计后果的行为等）；⑦睡眠需要减少；⑧性欲亢进。

（2）严重标准：严重损害社会功能，或给别人造成危险或不良后果。

（3）病程标准：①符合症状标准和严重标准，并至少已持续1周；②可存在某些分裂性症状，但不符合分裂症的诊断标准。若同时符合分裂症的症状标准，待分裂症状缓解后，满足躁狂发作标准至少1周。

（4）排除标准：排除器质性精神障碍，或精神活性物质和非成瘾物质所致的躁狂。

2. 双相障碍诊断标准　目前发作符合躁狂或抑郁症标准，以前有相反的临床表现或混合性发作，如在躁狂发作后又有抑郁发作或混合性发作。双相障碍的临床类型分为双相Ⅰ型障碍、双相Ⅱ型障碍、环性心境障碍，及其他未标明的双相障碍。

3. 环性心境障碍诊断标准

（1）症状标准：反复出现心境高涨或低落，但不符合躁狂或抑郁发作症状标准。

（2）严重标准：社会功能受损较轻。

（3）病程标准：符合症状标准和严重标准至少已 2 年，但这 2 年中，可由数月心境正常间歇期。

（4）排除标准：①心境变化并非躯体疾病或神经活性物质的直接后果，也非分裂症及其他精神病性障碍的附加症状；②排除躁狂或抑郁发作，一旦符合相应标准即诊断为其他类型情感障碍。

（二）鉴别诊断

1. 精神分裂症 精神分裂症的精神运动性兴奋不协调性，病人并无轻松愉快的感觉，言语内容零乱，行为多具冲动性，无法让他人产生共鸣。有精神分裂症的其他核心症状，病程呈慢性进行性；而躁狂症主要特征是起病急剧，情绪高涨具有协调、渲染的特点，加之家族史、既往发作史及间歇期精神状态正常，可资鉴别。

2. 分裂情感性精神病 分裂情感性精神病指分裂症状和情感症状（躁狂或抑郁）同时存在又同样突出。而双相障碍以躁狂发作或抑郁发作的情感症状为主要临床表现，不伴有或偶尔出现分裂症样症状，不具备精神分裂症的诊断。因此，详细了解病史和观察病程可以鉴别。

3. 脑器质性精神障碍 如麻痹性痴呆、阿尔茨海默病、脑肿瘤、脑血管病等所致精神障碍，脑炎后综合征等，都可出现类躁狂症状，但伴有不同程度的智能障碍，欣快症状突出。详细询问病史、躯体和神经系统检查、CT 检查、其他实验室检查，对鉴别诊断可提供重要依据。

4. 中毒性精神障碍 精神活性物质，如毒品、酒的使用可能出现兴奋状态。某些非成瘾性物质如皮质激素、异烟肼、阿的平等中毒可引起躁狂状态，这种兴奋状态与躁狂状态的发生、发展与使用这些物质关系密切，停用或减药后症状迅速减轻或消失。此外，中毒性精神病往往伴有不同程度的意识障碍。

二、中医辨证与辨病

1. 辨癫狂 狂证属阳，多实证，动而多怒，见于躁狂发作期；癫证属阴，多虚证，静而多喜，情绪抑郁，见于抑郁发作。两者相互转化，故又有虚实夹杂之证。

2. 辨虚实 本病早期或初病多以狂暴无知、情绪高涨为主要表现，临床多属心肝火炽、痰火或腑实内扰证，病性以实为主；治不得法或迁延，邪热伤阴，瘀血阻络，可致阴虚火旺，或瘀血阻窍兼气阴两虚等证，病性以虚或虚中夹实为主。

3. 辨病性 情绪抑郁，哭笑无常，多喜叹息，胸胁胀闷，此属气滞；神情呆滞，沉默痴呆，胸闷痞满，此属痰阻；情感忧虑，昏昏愦愦，气短无力，此属气虚；沉默少动，善悲欲哭，肢体困乏，此属脾虚；神情恍惚，多疑善忘，心悸易惊，此属血虚。

【治疗】

一、治疗原则

双相障碍的治疗，目前主要是对症治疗和预防复发。治疗力求系统、充分，以求得稳定的疗效。在双相障碍的治疗中应特别注意抑郁转向躁狂状态，或躁狂向抑郁状态的转化，因为转化可能最终导致双相循环的加快，使治疗更加棘手，疗效更差。躁狂发作期以抗躁狂状态药物治疗为主，应用情绪稳定剂，攻逐、开窍的中药，及电休克治疗；抑郁发作可抗抑郁治疗，应用抗抑郁剂和（或）中药、针灸治疗，同时配合心理治疗。双向障碍具有反复发作性，在抑郁发作或躁狂发作之后应采取维持治疗。急性期药物治疗一般6～8周；巩固期治疗的药物剂量应维持在急性期治疗水平，抑郁发作巩固治疗4～6月，躁狂或混合发作巩固治疗2～3月；维持期治疗应根据病人发作情况而定，对于反复发作、间隔时间缩短病人的服药时间应延长。对恢复期病人，配合心理治疗、家庭干预及社会康复措施，对预防复发和提高病人社会适应能力十分重要。

中医治疗郁病以理气解郁，畅达神机为其治疗原则。若初病体实可用攻逐法或开窍法；久病正虚，则应养血安神，补养心脾。狂病治疗基本原则是降（泄）火豁痰以治标，调整阴阳，恢复神机以治本。此外，加强护理、移情易性不但是防病治病的需要，也是防止疾病反复与发生意外不可忽视的原则。

二、西医治疗

（一）药物治疗

1. 情绪稳定剂

（1）锂盐：碳酸锂是治疗躁狂发作的首选药，它既可用于躁狂的急性发作，也可用于缓解期的维持治疗，预防躁狂与抑郁复发。治疗有效率约80%。急性躁狂发作时碳酸锂的剂量为每日600～2000mg。一般从小剂量开始，3～5天内逐渐增加至治疗剂量，每日2～3次；维持治疗剂量为每日500～1500mg。老年及体弱者剂量适当减少，与抗抑郁药或抗精神病药合用时剂量也应减少。一般起效时间为7～10天。由于锂盐的治疗剂量与中毒剂量比较接近，在治疗中应监测血锂浓度。急性期治疗血药浓度应维持在0.8～1.2mmol/L，维持治疗时为0.4～0.8mmol/L。缺钠或肾脏疾病易致锂盐蓄积中毒，必须加以注意。

在合并电抽搐治疗时，由于锂盐具有加强肌肉松弛剂的作用，使呼吸恢复缓慢，故锂盐剂量宜小。

（2）抗惊厥药：卡马西平和丙戊酸钠广泛用于治疗躁狂发作、双相障碍维持治疗及用锂盐治疗无效的快速循环型。卡马西平和丙戊酸钠的治疗剂量均为每日400～1200mg，也可与碳酸锂联用，但剂量应适当减小。卡马西平常见不良反应有镇静、恶心、视物模糊、皮疹、再生障碍性贫血、肝功能异常等。丙戊酸钠较为安全，常见不良反应为胃肠道症状、震颤、体重增加等。

2. 抗精神病药　氯丙嗪、氯氮平、氟哌啶醇控制急性躁狂起效快，第二代抗精神病药奥氮平、利培酮、喹硫平等均能有效地控制双相情感障碍发作。病情严重者可肌内注射氯丙嗪每日 50～100mg，分 2 次给药；或用氟哌啶醇，每次 5～10mg，每日 2～3 次。病情较轻的病人宜口服抗精神病药物氯丙嗪每日 200～600mg、氟哌啶醇每日 10～20mg、氯氮平每日 200～500mg，按每日 2～3 次给药；奥氮平每日 5～20mg，晚 1 次服用，利培铜每日 2～6mg。

（二）电抽搐治疗

电抽搐治疗对急性重症躁狂发作或对锂盐治疗无效的病人有效，可单独应用或合并药物治疗，一般隔日 1 次，4～10 次为一疗程。合并药物治疗的病人应适当减少药物剂量。

（三）心理治疗

研究表明躁狂发作在药物治疗的基础上，辅助心理治疗，优于单一药物治疗效果；对抑郁发作的治疗和预防效果优于躁狂发作。采用支持性心理治疗、认知行为治疗、人际关系治疗和短程精神分析治疗等均能提高病人的社会适应能力，使病人学会面对现实，改善人格结构，更好地应付现实中的各种问题。可采用个别心理治疗、家庭婚姻治疗和小组治疗等形式。结合心理治疗可以提高病人服药的依从性，提高自知力的恢复，减慢抑郁、躁狂间的转化，稳定病情，减少复发，降低再住院率，促进心理社会功能的恢复。

三、中医治疗

双相情感障碍抑郁发作的中医治疗，郁证参照抑郁症、癫证参照精神分裂症。躁狂发作的中医治疗如下：

（一）辨证论治

1. 痰火扰神

症状　性情急躁易怒，头痛失眠，两目怒视，面红目赤，烦躁，突然狂乱无知，骂詈叫号，不避亲疏，或毁物伤人，气力逾常，少食或多食不眠；舌质红绛，苔多黄腻或黄燥而垢，脉弦大滑数。

治法　清泄肝火，涤痰醒神。

方药　生铁落饮（《医学心悟》）。生铁落、钩藤、胆星、贝母、橘红、菖蒲、远志、茯神、茯苓、辰砂、天冬、麦冬、玄参、连翘、丹参。如痰火壅盛而舌苔黄腻甚者，同时用礞石滚痰丸泻火逐痰，再用安宫牛黄丸清心开窍。脉弦实，肝胆火盛者，可用当归龙荟丸泻肝清火。阳明火盛，大便秘结，舌苔黄糙，脉实大者，可用加减承气汤荡涤秽浊，清泄胃肠实火。烦渴引饮者，加石膏、知母以清热。神志较清，痰热未尽，心烦不寐者，可用温胆汤合朱砂安神丸以化痰安神。

2. 火盛伤阴

症状　狂病日久，其势较急，呼之能自止，但有疲惫之象，多言善惊，时而烦躁，形瘦面红而秽；舌红少苔或无苔，脉细数。

治法　滋阴降火，安神定志。

方药　二阴煎（《景岳全书》）。生地、麦冬、玄参、黄连、木通、竹叶、灯心草、茯神、酸枣仁、甘草。亦可合定志丸以资调理。

3. 痰结血瘀

症状　狂病日久不愈，面色黯滞而秽，躁扰不安，多言，恼怒不休，甚至登高而歌，弃衣而走，妄见妄闻，妄思离奇，头痛，心悸而烦；舌质紫黯有瘀斑，苔薄黄，脉弦细或细涩。

治法　豁痰化瘀。

方药　癫狂梦醒汤（《医林改错》）。桃仁、赤芍、柴胡、大腹皮、陈皮、青皮、苏子、桑皮、半夏、木通、香附、甘草。

4. 心肾失调

症状　狂病久延，时作时止，势已轻瘥，妄言妄为，呼之已能自制，寝不安寐，烦闷焦躁，口干便难；舌尖红，无苔或有剥裂，脉细数。

治法　育阴潜阳，交通心肾。

方药　黄连阿胶汤（《伤寒论》）合天王补心丹（《摄生秘剖》）。川黄连、牛黄、黄芩、生地黄、阿胶、当归身、生白芍；人参、丹参、玄参、酸枣仁、柏子仁、天门冬、麦门冬、茯苓、远志、桔梗、五味子。

（二）中成药

躁狂发作参照精神分裂症的狂证选药：牛黄安宫丸、牛黄清心丸用于火盛伤阴者；苏合香丸用于痰火扰神者；朱砂安神丸适用于神志不宁者。抑郁发作参照抑郁症的郁证选药：解郁安神冲剂用于情志不舒，肝郁气滞；逍遥丸用于肝气郁结；柴胡舒肝丸用于肝气犯胃。

（三）针灸治疗

1. 体针　辨证取穴或对症取穴。

主穴：水沟、少商、隐白、大陵、风府等。辨证属痰、热者，配曲池、丰隆、大椎、百会等。躁狂发作时用泻法；亦可在水沟与百会、大椎与风府这两组穴位上加用强刺激电针治疗。

2. 水针　取心俞、巨阙、足三里、三阴交等。每次取 1～2 穴，用 25～50ml 氯丙嗪穴位注射，每日 1 次，各穴交替应用。主要用于治疗躁狂发作。

【预防与调护】

1. 预防要点　预防双相障碍的发病，应重点做好高危人群的心理健康保健与遗传咨询工作；有效防止外界因素的侵扰，提高心理应激能力是预防心境障碍发生的有效途径。预防抗抑郁药和抗精神病药诱发的躁狂与抑郁发作。

2. 调护要点　对于躁狂发作的病人，首先迅速采取有效的治疗措施，力争短期控制病人的兴奋症状；将躁狂的病人安置在安静的隔离房间，或暂时与其他病人隔开，防止冲动伤人；对极度兴奋的病人，可采取保护带约束于床上。在约束期间，应严密观察，防止皮肤损伤或妨碍血液循环，保护病人的安全。还应加强个人卫生护理，及时补充液体和营养，防止由于躁狂发作引起的衰竭。对抑郁发作病人，按抑郁障碍调护。

根据病人不同的心理状态做好心理安慰与指导，建立良好的医护关系；合理安排好工作和娱乐活动，进行家庭干预及健康教育，有益于病人康复。

【复习思考题】

1. 试述心境障碍的概念。
2. 简述抑郁障碍的常见中医证候类型及各型主要症状。
3. 试述心境障碍的临床类型及各型主要临床特征。
4. 简述抑郁障碍和躁狂发作的症状诊断标准。
5. 简述抑郁障碍与神经症、心因性抑郁、精神分裂症的鉴别。

第十三章
神经症与癔症

第一节　概　述

　　神经症（neurosis）过去又称神经官能症或精神神经症（psychoneurosis），它不是一个特定的疾病名称，而是一组精神障碍的总称。主要症状为焦虑、抑郁、恐惧、强迫、疑病等。其共同特征为：①起病常与生活事件或心理社会因素有关；②病前多有一定的素质和人格基础；③目前的检测手段无任何可证实的器质性病变；④无精神病性症状；⑤自知力相对完整，疾病痛苦感明显，有求治要求；⑥社会功能受损不明显，日常行为一般保持在社会规范允许的范围之内；⑦病程大多波动不定，持续迁延；⑧临床表现多样化，如常见焦虑情绪、恐惧症状、强迫症状、疑病症状、脑功能衰弱等症状。这些症状在不同类型的神经症病人身上可混合存在，但总以某种症状为主要临床表现。

　　神经症的病因尚不十分明了，一般认为与下列因素相关：①促发因素：主要指精神应激、生活事件等社会心理因素；②易感素质：包括遗传、人格类型、年龄、性别及躯体状况；③持续因素：指社会文化因素及个体病后附加的反馈信息。各国的学者们对神经症看法不尽一致，目前美国的精神疾病诊断系统已取消神经症的诊断，将其解体为焦虑障碍、躯体形式障碍和解离（转换）性障碍。在国际疾病诊断系统和中国精神障碍诊断分类系统中仍保留该诊断名称。癔症的归属问题一直争论不休，以往属于神经症的一种类型，但新近的中国精神疾病分类与诊断标准第3版已将癔症从神经症中分离出来，单列一病。

　　神经症是精神卫生门诊中常见的精神障碍。神经症的总患病率因民族和地区不同而异。国外报告在5%左右，我国1990年的调查结果为神经症总患病率1.5%、癔症0.13%，其患病率之高是毋庸置疑的。研究资料还表明其总的发病率女性高于男性；初发者多为20～29岁，患病率最高的年龄段是40～44岁。

　　中国精神障碍分类与诊断标准第3版（CCMD-3）关于神经症的诊断标准如下：

　　1. 症状标准　至少有下列1项：①恐惧；②强迫症状；③惊恐发作；④焦虑；⑤躯体形式症状；⑥躯体化症状；⑦疑病症状；⑧神经衰弱症状。

　　2. 严重标准　社会功能受损或无法摆脱的精神痛苦，促使其主动求医。

　　3. 病程标准　符合症状标准至少3个月，惊恐障碍另有规定。

　　4. 排除标准　排除器质性精神障碍；精神活性物质与非成瘾物质所致精神障碍；各种精神病性障碍，如精神分裂症、偏执性精神障碍、心境障碍等。

　　神经症的治疗原则是药物治疗与心理治疗并用。一般来说，药物治疗对于控制或缓解神经症的某些症状有效，但神经症的病因与心理社会应激因素、个性特征等有密切关系，病程有迁延倾向，即使是发作性的神经症，如惊恐发作，也易随生活事件的呈现而反复发作。因此，适时的心理治疗不但可以缓解症状，而且能帮助病人学会应对新的应激和提高处理新问题的能力，对部分病人还可以达到根治的目的。

该类疾病症状繁多，属于中医的"脏躁"、"奔豚气"、"梅核气"、"哑风"、"惊悸"、"怔忡"、"百合病"、"恐证"、"惊证"、"不寐"、"气厥"、"尸厥"、"眩晕"、"虚劳"、"肝风"、"健忘"、"头痛"、"遗精"等范畴。究其病因病机，多为内伤七情，破坏机体阴平阳秘的平衡状态，使脏腑功能失调。正如《素问·阴阳应象大论》所言"喜伤心"、"怒伤肝"、"思伤脾"、"忧伤肺"、"恐伤肾"、"惊伤胆"，从而出现多种多样的临床症状。此外，七情太过尚可导致脏腑气机紊乱，令痰火内生、气血瘀滞、阴精耗损，从而蒙扰神明。《素问·举痛论》："余知百病生于气也。怒则气上，喜则气缓，悲则气消，恐则气下，……思则气结。"七情太过，五志化火，痰浊阻滞等皆可上扰神明，诸症由生。对其治疗多以疏肝解郁，祛痰化瘀，泻火安神。

第二节　恐惧症

恐惧症（phobia）又称恐怖症、恐怖性神经症，是对某些特殊的客观物体、活动或情境产生过分强烈的恐惧和紧张等急性焦虑反应，常伴有心悸、气促、面红、出汗等自主神经功能紊乱症状。病人明知这种恐惧既过分强烈也不合情理，但每遇到相同场景仍难以控制恐惧情绪的出现，为此极力回避，或畏惧而痛苦地忍受，以至影响其正常活动。

恐怖症的患病率国内报道为 0.59‰（1982 年全国 12 个地区神经症流行病学调查），占全部神经症病例的 2.7%，城乡患病率无明显差异，在神经症专科门诊中约占 5%。患病率女性比男性多，约为 2：1。一般认为发病在青年期（年龄在 20 岁左右），晚年发病者较少，多数恐惧症病程迁延。一般病程越长、起病越早、恐惧对象越广泛，预后就越差；反之，预后较好。

本病相当于中医的"恐证"，又名"善恐"。该病名最早见于《内经》。《素问·四时刺逆从论》认为该病的病因是"血气内却，令人善恐。"《灵枢·本神》曰："恐怖者，神惮散而不收……神伤则恐惧自失。"《灵枢·经脉》曰："肾足少阴之脉，……气不足则恐。"后世医家对其临床表现亦有进一步描述，如《伤寒论》描述恐证的脉象是"脉形如循丝，累累然，其面白脱色。"《沈氏尊生书》载有："心胆俱怯，触及易惊，梦多不详。"历代医家对恐惧症的临床表现、舌苔、脉象、病程转归等均有一定的认识。

【病因病理】

一、西医病因病理

1. 遗传因素　调查发现广场恐怖症病人的近亲中，患病危险率较正常对照组的近亲为高；并发现广场恐怖症病人的亲属中惊恐障碍的患病率增高，且女性亲属的患病率较男性亲属高 2~3 倍。研究结果提示广场恐怖症可能与遗传有关，且与其他惊恐障碍存在一定联系。

2. 心理社会因素 精神分析理论认为恐怖症起源于童年期的俄底浦斯情结未解决的冲突所导致的结果。条件反射理论认为某些无害的事物或情境与令人害怕的刺激多次重叠出现，形成条件反射，成为病人恐怖与焦虑的对象。这种焦虑是一种不愉快的情感体验，促使病人采取某种行为去回避它。如果回避行为使病人的焦虑得到减轻或消除，便与条件刺激合成为一种强化因素固定下来，成为临床症状。

3. 生物化学因素 有研究发现，恐怖症病人神经系统的警觉水平增高，体内交感神经系统兴奋占优势，肾上腺素、去甲肾上腺素分泌增加。由于交感神经兴奋是恐惧症的临床症状之一，因此这种生理状态与恐惧症的因果关系不能确定。

二、中医病因病机

中医学认为本病的病因与素体虚弱、七情所伤，尤其是惊恐伤神有关。明·王肯堂《证治准绳·恐》曰："脏腑恐有四：一曰肾。经云：在脏为肾，在志为恐。又云：精气并于肾则恐是也。二曰肝胆。经云：肝藏血，血不足则恐。……三曰胃。经云：胃为恐是也。四曰心。经云：心怵惕思虑则伤神，神伤则恐惧自失者是也。"历代医家对本症的认识趋向一致。本病病位主要在肾、肝、心、胆。肾藏精，在志为恐，肾虚精亏则恐惧不安；肝藏血舍魂，胆附于肝而主决断，肝胆不足则魂不守舍，胆失决断，善恐胆怯；心主血藏神，气血亏虚，心神失养则心悸不宁而易恐。精血不足，脏气亏虚，神失荣养，肾之功能失调是本病的主要病机。

【临床表现】

恐惧症的共同特征是：某种客体或情境常引起强烈的恐惧；恐惧时常伴有焦虑和明显的自主神经症状，如头晕或晕倒、心悸或心慌、颤栗、出汗等；对恐惧的客体和情境极力回避；病人知道这种恐惧是过分的或不必要的，但不能控制。根据不同的恐惧对象，恐惧症的分类可多达数百种，临床上常分为三大类。

一、场所恐惧症 (agoraphobia)

也称广场恐惧症、聚会恐惧症、旷野恐惧症等，约占恐惧症的 60%。起病于 20~30 岁，有报道 25 岁和 35 岁左右是两个发病高峰年龄，女性较男性多见。主要表现为对某些特定环境的恐惧，如广场、高处、拥挤的公共场所或密闭的环境等，病人担心在这些场所出现无法逃避的恐惧感，并得不到帮助，因此竭力回避。恐惧发作时焦虑症状突出，常伴有抑郁情绪、强迫、人格解体等症状。

二、单一恐惧症 (simple phobia)

指病人对某一具体的物件、动物等有一种不合理的恐惧，尤以儿童、女性多见。恐怖对象一般是不具伤害能力的动物或昆虫，如猫、鼠、青蛙、鸟、毛毛虫等；或不祥物品，如血污、骨灰盒、花圈等；或尖锐锋利的物品，如刀、笔尖；还有对处境产生恐惧，如黑暗、幽闭、空旷处、雷电等。单一恐惧症的症状恒定，既很少改变也很难泛化。临床上有部分病人可能在消除了某种恐惧之后，又出现新的恐惧对象。

三、社交恐惧症（social phobia）

发病多在 17～30 岁之间，主要害怕被人注视，怕出洋相，感到羞愧，或无地自容。若被迫进入社交场合时，则会出现严重的焦虑反应，并伴有自主神经功能紊乱，如脸红、心慌、出汗等。病人一般回避社交集会，不敢与人正面交谈，不敢与人对视（对视恐惧），更不敢在公共场合演讲。社交恐惧的对象可以是陌生人或是熟人，甚至是自己的配偶、亲属等。临床更多见的恐怖对象是异性、上司，或未婚夫（妻）的父母等。

【诊断与鉴别诊断】

一、西医诊断与鉴别诊断

（一）诊断要点（CCMD－3 诊断标准）

1. 符合神经症的诊断标准。
2. 以恐惧为主，需符合以下 4 项：①对某些客体或环境有强烈的恐惧，恐惧的程度与实际危害不相称；②发作时有焦虑和自主神经症状；③有反复或持续的回避行为；④知道恐惧是过分的，不合理的，或不必要的，但无法控制。
3. 对恐惧情景和事物的回避必须是或曾经是突出的症状。
4. 排除其他精神疾患。

（二）鉴别诊断

1. 焦虑症　焦虑情绪是恐惧症和焦虑症共同的情绪症状，但恐惧症的焦虑情绪是继发于对特定的对象或处境的恐惧，呈境遇性和发作性，伴有回避反应；而焦虑症的焦虑情绪多持续存在，常没有明确的对象，因而很难回避。

2. 强迫症　恐惧症状可见于强迫症。强迫症的恐惧源于自己内心的某些思想或观念，是一种内在的强迫与自我反强迫的过程，并非对外界具体事物的恐惧。

3. 疑病性神经症　疑病性神经症可能伴发恐惧，其恐惧情绪一般不突出。恐惧情绪的产生是因过分担忧自身的健康，怀疑自己患某种疾病，因而并不认为这种恐惧是不合理的。追述病史可以发现怀疑自己患病的症状在先。恐惧症所害怕的对象常是外在的客观物体或场景，并且知道这种恐惧过分且不合理，但自身无法摆脱。

4. 抑郁障碍　抑郁障碍可以因为情绪的低落，行为减少而回避社会的交往。抑郁症的社交障碍与社交恐惧症不同的是病人以言语减少、思维速度减慢、情绪低落及行为动作的减少为主的精神障碍。值得注意的是长期的社交恐惧症可以诱发抑郁障碍的发作。

5. 颞叶癫痫　癫痫发作时可表现为无明确对象的、阵发性恐惧，发作时常常伴有意识障碍、神经系统体征及癫痫样脑电图改变（颞叶的棘波或棘慢综合波），以此可以鉴别。

二、中医辨证与辨病

本病就病性而言，以虚证居多；就病位而言，主要涉及肾、肝、胆、心等。在肾则善恐而兼见腰膝酸软、虚烦盗汗、潮热遗精；在肝胆则善恐而兼见两胁不舒、平素胆小怕事、遇事优柔寡断；在心则易恐而兼见心悸失眠、气短自汗、脉细弱。善恐是本病的主要临床特征。

【治疗】

一、治疗原则

西医治疗采用药物控制焦虑情绪，减轻自主神经反应，能增强病人的治疗信心。但更重要的是采用心理行为疗法以消除其回避行为，如暴露疗法配合放松训练等。中医治疗多从心、肾、胆三脏辨证论治，可以采用中药、针灸或中医意疗等方法治疗。

二、西医治疗

1. 药物治疗　控制紧张、焦虑或惊恐发作，可选用米帕明每日 150～250mg 或吗氯贝胺每日 150～250mg，或苯二氮䓬类药物治疗。普奈洛尔对减轻躯体性焦虑疗效较好；帕罗西汀等 SSRIs 类药物能缓解社交恐怖症的症状。

2. 行为疗法　对各种恐怖症都可取得良好的效果。治疗以暴露疗法为主，可选用系统脱敏或冲击疗法，同时配合生物反馈技术，减轻或消除回避行为。

3. 心理治疗　精神分析疗法、领悟法、催眠法，以及支持性心理治疗等都可用于治疗恐怖症。

三、中医治疗

（一）辨证论治

1. 肾精不足

症状　善恐心慌，精神不振，记忆力减退，失眠虚烦，腰膝酸软，遗精盗汗，面部烘热；舌质红，少苔，脉细弱。

治法　滋阴降火，补肾益精。

方药　知柏地黄汤(《医宗金鉴》)加减。知母、黄柏、熟地、山药、山萸肉、泽泻、茯神、丹皮；加远志、枸杞。

2. 肝胆两虚

症状　虚怯善恐，遇事优柔寡断，两胁不舒，面色无华，气短乏力；舌质淡，苔薄白，脉弦弱。

治法　疏肝健脾，益气和胆。

方药　柴芍六君子汤（《医宗金鉴》）加味。柴胡、白芍、党参、茯苓、白术、陈皮、半夏、甘草、远志、郁金。

3. 气虚血亏

症状 触事易恐，心慌心悸，失眠多梦，身倦乏力，自汗气短，面色无华；舌质淡，苔薄，脉细弱。

治法 补益气血，养心安神。

方药 远志丸(《济生方》) 合八珍汤(《正体类要》) 加减。远志、石菖蒲、茯神、龙齿(先煎)、党参、茯苓、当归、熟地、白芍、甘草、川芎、酸枣仁。

(二) 中成药

天王补心丸适用于心肾不足，阴血亏少者；安神定志丸适用于心胆气虚者；归脾丸适用于气血双亏者；解郁安神冲剂适用于情志不舒，肝气郁滞者。

(三) 针灸治疗

常用于治疗紧张恐惧的穴位有：百会、人中、太冲、合谷、涌泉等。

【预防与调护】

患者应保持情绪稳定，避免惊吓等刺激；人的许多恐惧往往来源于无知，掌握科学知识对消除恐惧有一定的作用；转移注意力，将注意力从恐惧的对象上转移到无关的事物上；学习一些放松的方法。善恐症状消失后仍需加强饮食及生活调养，密切注意善恐的有无和轻重，一经出现或加重，当及时纠正。

第三节 焦虑症

焦虑症 (anxiety) 即焦虑性神经症 (anxiety neurosis)，是指没有明确客观对象和具体观念内容的提心吊胆和恐惧不安的情绪，还有显著的自主神经症状和肌肉紧张，以及运动性不安。凡是继发于妄想、强迫症、疑病性神经症、抑郁症、恐怖症等的焦虑情绪都不应该诊断为焦虑性神经症。焦虑性神经症有两种主要的临床形式，即广泛性焦虑 (generalized anxiety) 与惊恐障碍 (panic disorder)，后者又被称为急性焦虑发作。

我国焦虑症的患病率为 1.48‰，男性少于女性，约为 1：2 (1982 年全国 12 个地区精神疾病流行病学调查)。在不同国家之间焦虑症患病率存在着明显差异，其原因可能与不同的国家使用不一致的诊断标准有关。广泛性焦虑症发病年龄大多在 20～40 岁，而惊恐发作的发生年龄稍早。

个体素质在很大程度上影响焦虑症的预后，如治疗及时得当，大多数病人能在半年内好转。一般来说，病前个性无明显缺陷、社会适应能力好、病程短、症状较轻者预后好；反之，则预后不佳。一部分学者认为，临床表现为晕厥、激越、人格解体、癔症样症状群及自杀观念者，常提示预后不佳。

本病相当于中医"惊证"、"百合病"。其症状类似于中医的"烦躁"。《素问·至真要大论》描述该病症状为"心中澹澹大动，恐人将捕之"，"心怵惕思虑"。《金匮要略》曰：

"百合病者,……意欲食复不能食,常默默,欲卧不能卧,欲行不能行,欲饮食,或有美时,或有不用闻食臭时。"后世医家对本症也有论述,如金代刘完素提出:"惊,心卒动而不宁也。火主动,故心火热甚也。"明·王肯堂《证治准绳》曰:"肝、胆、心、脾、胃皆有惊证明矣。"对其治疗,《针灸甲乙经》曰:"善惊,悲不乐……行间主之。"清·张璐《张氏医通》则提出"宜温胆汤加熟枣仁"治之。历代医家的诸多观点均沿用至今。

【病因病理】

一、西医病因病理

研究显示惊恐发作者的一级亲属约有15%患有此病,为一般人群的10倍。而广泛性焦虑的一级亲属发病率并不增加。有人由此认为两者可能存在不同的发病机理。通过单卵、双卵双生子的研究结论提示,惊恐发作者的遗传效应在发病中的作用较广泛性焦虑者明显。另外,研究资料还显示,病人血液中乳酸盐浓度增加,去甲肾上腺素能活性增加、5-羟色胺的功能增加均可诱发焦虑障碍。焦虑症的发生与社会心理因素存在着一定的关系,有人认为社会心理因素是一种诱发作用。

二、中医病因病机

中医学认为,本病多因素体气血亏虚,复为七情惊恐所伤,心脾肝胆亏损,痰热瘀血内阻所致。心气虚心神失主,胆虚决断失职;或心脾气血双亏,心神失养;或阴血不足,气机郁滞,化火伤阴,扰乱心神;或痰郁化火,痰热扰心,心神不宁;或七情过激,气滞血郁,心血瘀阻,神明无主。故本病以脏腑亏损,或痰热瘀血扰心为主要病因病机。

【临床表现】

一、广泛性焦虑症

广泛性焦虑症占焦虑症的57%左右。常缓慢起病,其主要临床特点是经常或持续存在无明确对象的焦虑,包括紧张、害怕、过分担心等。伴有交感神经功能活动过度的表现,如口干、出汗、心悸、气急、尿频、尿急与运动性不安等。

广泛性焦虑的病人常同时合并其他症状,常见的是睡眠障碍、抑郁、疲劳、强迫、恐惧、人格解体等症状。不过,这些症状不是主要临床表现,多继发于焦虑情绪。

二、惊恐障碍

该疾病临床上并不少见,占焦虑症的41%左右。主要表现是突然感到一种突如其来、莫名的惊恐体验,且常常伴有濒死感,或失控感,以及严重的自主神经功能紊乱症状。病人自觉死期将至,表现为惊恐不安,甚至奔走、惊叫、四处呼救;有胸闷、心悸、心动过速、呼吸困难,或过度换气;或头痛头昏、眩晕、四肢麻木和感觉异常;常有出汗、肉跳、全身发抖或全身无力等自主神经症状。通常起病急骤,突起突止,一般历时5~20分钟,很少持续1个小时;可反复发作,发作期间始终意识清晰,发作后警觉性增高、心有余悸。可产生预期性焦虑，担心再次发作时无法控制而精神失常，不过此时焦虑的体验不再突出，表现为虚弱无力，若干天后恢复。60%的病人由于担心发病时得不到帮助而产生回避行为，如不敢单独出门，不敢到人多热闹的场所，表现为场所恐怖症。有些病人一生中只发作一次，多数呈反复发作病程。

【诊断与鉴别诊断】

一、西医诊断与鉴别要点

（一）诊断要点（CCMD-3诊断标准）

1. 广泛性焦虑

（1）符合神经症的诊断标准。

（2）以持续性的原发性焦虑症状为主，并符合以下两项：①经常或持续的无明确对象和固定内容的恐惧或提心吊胆；②伴有自主神经症状和运动性不安。

（3）社会功能受损，病人因难以忍受却又无法解脱而感到痛苦。

（4）符合症状标准至少6个月。

（5）排除：甲状腺功能亢进、高血压、冠心病等躯体疾病继发的焦虑；兴奋药物过量和药物依赖戒断后伴发的焦虑；其他类型精神疾病或神经症伴发的焦虑。

2. 惊恐障碍

（1）符合神经症的诊断标准。

（2）惊恐发作需符合以下四项：①发作无明显诱因、无相关的特定情境，发作不可预测；②在发作间歇期，除害怕再发作外，无明显症状；③发作时表现强烈的恐惧、焦虑及明显的自主神经症状，并常有人格解体、现实解体、濒死恐惧，或失控感等痛苦体验；④发作突然，并迅速达到高峰，发作时意识清晰，事后能回忆。

（3）病人因难以忍受却又无法解脱，因而感到痛苦。

（4）一个月内至少有3次惊恐发作，或首次发作后继发，害怕再发的焦虑持续1个月。

（5）排除其他精神障碍继发的惊恐发作；排除躯体疾病，如癫痫、心脏病发作、嗜铬细胞瘤、甲状腺功能亢进症或自发性低血糖等继发的惊恐发作。

（二）鉴别诊断

1. 躯体疾病伴发的焦虑　许多躯体疾病可以伴发焦虑症状，如甲状腺疾病、心脏疾病及某些神经系统疾病等。对初诊、年龄大、无心理应激因素、病前个性素质良好的病人，要警惕焦虑是否继发于躯体疾病。鉴别要点包括详细的病史、体格检查、精神状况检查及必要的实验室检查。

2. 药源性焦虑　长期使用某些药物以及突然停用或撤药过程中会出现焦虑情绪。如某些拟交感药物；苯丙胺、可卡因、咖啡因及阿片类物质；长期应用激素、镇静催眠药、抗精神病药物等。根据服药史可资鉴别。

3. 精神障碍伴发的焦虑　在许多精神障碍，如精神分裂症、心境障碍、疑病性神经症、强迫症、恐惧症、创伤后应激障碍等常可伴焦虑或惊恐发作。若诊断为精神分裂症，原则上不再诊断焦虑症；抑郁和焦虑经常有共病的现象，当抑郁与焦虑严重程度主次分不清时，应先考虑抑郁症的诊断，以免耽误抑郁症的治疗；其他神经症伴发焦虑时，焦虑症状在这些疾病中常是次要或继发的临床表现。

二、中医辨证与辨病

1. 辨虚实　虚者多素体虚弱，病程较长，以气血亏虚或阴血不足为主；实者多以痰热内盛或瘀血内阻为主。本病虚证多于实证。

2. 辨病位　本病主要病位涉及心、脾、肝、胆等脏腑。在心者心悸失眠，在脾者食欲不振，在胆者胆怯多虑，在肝者急躁多言。

3. 辨病情轻重　病程长而正气虚者为重，反之为轻；轻者易治，重者难医。

【治疗】

一、治疗原则

惊恐障碍的治疗在于尽早控制惊恐发作、预防再发和引起广泛性焦虑。苯二氮䓬类抗焦虑剂一般治疗急性焦虑发作，维持治疗可选用非苯二氮䓬类抗焦虑剂或抗抑郁剂治疗。焦虑障碍以认知行为疗法较好，如认知重建、放松训练等。中医认为本病多为虚证，或虚实夹杂，故急性发作时中医治疗以祛邪为主，病程迁延者一般以补虚为主。虚证宜益气养血滋阴，酌情加入宁心安神之品；实证以清热化痰，祛瘀镇惊为主。治疗过程中应注意药物治疗与心理治疗并重，同时结合其他方法综合施治。

二、西医治疗

（一）心理行为治疗

一般性心理治疗常采用解释、鼓励的方法，使病人了解疾病的性质以消除疑虑，掌握应对方式，改变不良认知方式和不良生活习惯等。认知治疗主要是改变病人的错误认知，如过高地估计负性事件出现的可能性，过分戏剧化或灾难化地想像事件的结果。行为治疗主要是针对焦虑引起的肌肉紧张、自主神经功能紊乱而给予放松训练、系统脱敏等处理焦虑引起的躯体症状，可收到事半功倍之效。亦可结合生物反馈进行放松训练。我国本土化的道家认知治疗对焦虑症有较好的疗效，临床上可以选用。

（二）药物治疗

1. 抗焦虑剂　苯二氮䓬类药是临床上最常用的抗焦虑药，抗焦虑作用强，起效快，安全，很少有药物间的相互不良作用。其药理作用是缓解焦虑、松弛肌肉、镇静、镇痛及催眠。发作性焦虑一般选用短程作用药物；持续性焦虑则多选用中、长程作用的药物；入睡困难者一般选用短、中程作用药物；易惊醒或早醒者，选用中、长程作用药物。治疗时一般从小剂量开始，逐渐加至最佳有效治疗量，维持 2~6 周后逐渐减少药量。停药过程不应短于

2 周，以防症状反跳。

非苯二氮䓬类抗焦虑剂，如丁螺环酮等虽较苯二氮䓬类药起效慢，但疗效肯定且不产生依赖性，适宜长期使用。

2. β - 肾上腺素能受体阻滞剂　最常用普奈洛尔。这类药物对于减轻焦虑症病人的自主神经功能亢进所致的躯体症状，如心悸、心动过速、震颤、多汗、气促或窒息感等有较好的疗效，但对减轻精神焦虑和防止惊恐发作效果不明显。临床上一般与苯二氮䓬类药物合用。常用量为每次 10～30mg，每日 3 次。有哮喘史者禁用。

3. 联合用药　三环类抗抑郁剂多塞平、选择性 5－羟色胺再摄取抑制剂帕罗西汀等无成瘾性，但起效慢，对某些焦虑病人有良效。临床上多采用苯二氮䓬类药起效快的特点，在早期与抗抑郁类药物合用，然后逐渐停用苯二氮䓬类药物，用抗抑郁剂维持治疗。

三、中医治疗

（一）辨证论治

1. 心胆气虚

症状　心悸胆怯，善惊易恐，多疑善虑，精神恍惚，情绪不宁，坐卧不安，少寐多梦；舌质淡，苔薄白，脉数或虚弦。

治法　益气养心，镇惊安神。

方药　安神定志丸(《医学心悟》)加减。茯苓、茯神、远志、党参、石菖蒲、龙齿、灵磁石、琥珀、炙甘草、炙黄芪。

2. 心脾两虚

症状　心悸，善惊多恐，失眠多梦，头晕，面色不华，倦怠乏力，食欲不振，便溏；舌质淡，苔薄白，脉细弱。

治法　益气养血，健脾宁心。

方药　归脾汤(《济生方》)加减。党参、白术、炙黄芪、当归、炙甘草、茯神、炙远志、酸枣仁、广木香、红枣、生姜。

3. 阴虚内热

症状　多疑惊悸，少寐多梦，欲食不能食，欲卧不能卧，欲行不能行，口苦尿黄；舌红，少苔或无苔，脉细数。

治法　滋阴凉血，清热安神。

方药　百合地黄汤(《金匮要略》)合知柏地黄汤(《医宗金鉴》)加减。百合、生地、知母、山药、茯苓、炒枣仁、炙甘草、丹皮、赤芍、黄柏。盗汗加五味子、煅牡蛎；闻声易惊者加朱砂冲服。

4. 痰热扰心

症状　心烦意乱，坐卧不宁，夜寐多惊，性急多言，头昏头痛，口干口苦；舌质红，苔黄腻，脉滑数。

治法　清热涤痰，宁心安神。

方药　黄连温胆汤(《六因条辨》)加减。黄连、法半夏、陈皮、茯苓、炙甘草、胆南星、枳实、竹茹、酸枣仁、炙远志、天竺黄、焦山栀、龙胆草、大枣。大便干燥加生大黄；小便短赤加白茅根。

5. 瘀血内阻

症状　心悸怔忡，夜寐不安，或夜不能寐，多疑烦躁，胸闷不舒，时或头痛心痛如刺，或眼圈黯黑；舌质黯红，边有瘀斑；或舌面瘀点，口唇紫黯，脉涩或弦。

治法　活血化瘀，通络安神。

方药　血府逐瘀汤(《医林改错》)加减。桃仁、红花、当归、川芎、生地、赤芍、牛膝、柴胡、枳壳、桔梗；加丹参、生龙齿、琥珀粉、甘草。

（二）针灸治疗

1. 体针　主穴：风府、百会、通里、神门、内关等。痰郁配肺俞、合谷、列缺、天突、丰隆；心血虚配心俞、脾俞；瘀血内阻配血海、膈俞。烦躁不安配印堂、太阳、水沟；失眠配神庭、四神聪、印堂、三阴交等。除心血虚者外，均用泻法。

2. 耳针　取穴脑点、皮质下、神门、心等。针刺或敷贴王不留行子。

3. 电针治疗　主穴：神门、三阴交、百会、足三里、大椎。每次选用 2～3 穴。心胆气虚配心俞、胆俞；心脾两虚配心俞、脾俞；阴虚内热，心肾不交配心俞、肾俞、太溪；兼肝胆痰热上扰配肝俞、太冲。每日 1 次，每次 20～30 分钟。

（三）气功治疗（放松功）

1. 调气训练　通过肢体震颤，静气调息和肢体升降开合，调整呼吸达到细匀深长。

2. 松弛训练　通过意念诱导，使机体处于松弛状态。

3. 意守丹田训练　通过意守丹田和腹式呼吸，达到凝神、聚气和宁静大脑的目的。

疗程 6 周，隔日 1 次，每次 15 分钟。

【预防与调护】

患者当注意培养良好的生活习惯，保持良好的精神状态，症状消失后亦应坚持调理气血，养心益脑，并定期复查。告知病人该病的性质，可降低其对健康的焦虑，增加治疗的依从性。约 7% 的惊恐障碍病人有自杀未遂史，约半数的病人合并重性抑郁发作，使本病的自杀危险性增加。在调护过程中，应严密观察病情变化，防止意外情况发生。

第四节　强迫症

强迫症即强迫性神经症（obsessive - compulsive neurosis），是以强迫观念、强迫意向和强迫动作为主要临床症状的一类神经症。临床特征是病人意识到强迫观念、强迫意向和强迫动作是不必要的，欲控制而不能控制。由于病人的自知力完好，常为这些强迫症状苦恼和不安。我国强迫症的患病率约为 0.3‰。国外有资料显示普通人群患病率为 0.5‰。发病年龄多在 16～30 岁之间。男女患病率相近，其中脑力劳动者居多。

部分强迫症病人能在一年内缓解；约 2/3 的病人症状持续超过一年者，病程通常是持续波动，可达数年甚至终生。病程短，有明显环境因素，生活环境较好，社会适应能力较强，强迫性人格特征不突出者预后较好；伴有强迫人格特征及持续遭遇较多生活事件的病人预后较差。

本病中医学无相应的病名，历代文献亦无具体论述。但《内经》有云："肝为将军之官，谋虑出焉"；"胆为中正之官，决断出焉"。本病病变关乎谋虑决断，故《内经》之论揭示了本病病变所在，对于指导临床治疗具有重要意义。

【病因病理】

一、西医病因病理

1. 遗传因素 遗传因素的影响目前尚不清楚。有研究报道，强迫症病人的一级家属中焦虑障碍的患病率显著高于对照组，强迫症的风险率并不增加。但由于有关强迫症的遗传学研究不多，结论缺乏一定的说服力。

2. 神经生化 不少研究证据支持强迫症病人存在 5 - HT 功能异常。精神药理学研究发现：具有抑制 5 - HT 再摄取的药物对强迫症的疗效较好，如氯米帕明、氟西汀等；一些研究发现，5 - HT 受体拮抗剂能逆转氯米帕明的治疗作用，口服 5 - HT 受体激动剂 MCPP（M - 氯苯哌嗪）能使病人的强迫症状恶化。新近的一些研究提示，强迫症病人血液中 5 - HT 的浓度较正常对照组低。研究还提示单胺类神经递质中的多巴胺和胆碱能系统可能也参与了部分强迫症病人的发病。有学者认为强迫症可能是一种在病理生理方面具有异源性的障碍。

3. 脑病理学 脑影像学的研究发现，强迫症病人可能存在额叶和基底节神经回路的异常。1988 年 Rapoport 等人综合有关强迫症影像学研究的文献资料后指出：基底节存在一个对初始刺激认知和行为释放机制。感觉刺激从感觉器官到皮质，然后到纹状体，如果感觉刺激与纹状体中储存的信息内容相一致，那么就发生对感觉输入的正常反应；如果感觉输入信息起源于前扣带皮质，这部分皮质能在没有适当感觉刺激的情况下引起行为反应，就发生强迫行为。近年来，这一假说得到了神经影像学及神经药理学研究的支持。

4. 心理学理论 行为学理论认为强迫症是一种对特定情境的习惯性反应。由于某些强迫行为和强迫性仪式动作可能暂时减轻焦虑，而被认为是减轻焦虑的手段；由于病人反复使用这种应付方式，从而导致了重复的仪式行为的发生。

此外，个体的人格特征（强迫型人格）和生活事件在疾病的发生中也起到一定作用。

二、中医病因病机

中医学认为，本病的发生与情志因素，或体质的衰弱密切相关。肝主谋虑，胆主决断，病变脏腑多涉及肝胆。本病的发生多为平素胆怯之人，复为情志所伤，以致肝胆谋虑失职，气血失和而为气、火、痰、瘀、虚之变，临床特点主要表现为多虑而犹豫不决。

【临床表现】

一、强迫观念

1. 强迫性怀疑（obsessive doubt）　指对已经完成的事情，明知已经做得很好，但仍要怀疑，不能放心。常见反复怀疑门窗是否锁好，或担心曾经粘好的信封是否粘牢、是否贴邮票等，反复怀疑医生的处方剂量是否适量等。

2. 强迫性回忆（obsessive reminiscence）　对于既往的事件、经历，进行反复地回忆，明知回忆无实际意义，也没有必要，但无法摆脱，萦绕不去。

3. 强迫性穷思竭虑（obsessive ruminations）　思索一些无实际意义的问题，如"地球为什么取名叫地球？地球上的人为什么分男女？先有男还是先有女……"等等。

4. 强迫性对立思维（obsessive contradictory ideas）　病人脑海中经常有一些对立的思想出现。如看到墙上的标语"和平"，立即想到"战争"；看见"快乐"就想到"痛苦"等相反的概念。

二、强迫意向及动作

1. 强迫意向（obsessive intention）　指强迫性地出现相反的意愿。如某律师每次出庭就忍不住想说出对自己当事人不利的理由，但又知道不能说，因此引起恐惧和焦虑，回避上法庭做辩护。

2. 强迫性洗涤（obsessive washings）　指病人总担心自己没洗干净，而反复洗涤。如反复洗手，明知道手已经洗净，没必要再洗，但无法控制，甚者将手洗破仍然无法阻止自己的行为，为此而痛苦不已。

3. 强迫性计数（obsessive count）　表现为不可控制的计数欲望。如见到路旁的树木就开始计数，如果受到干扰又要重新开始，否则感到烦躁，难以克制。

4. 强迫性仪式动作（obsessive rituals）　指病人总是要做一个固定的程序动作才能心安理得，否则就会焦虑不安。如某学生进教室门槛时总得先停下来，继而立正，才进教室，只有这样才会安心。

上述症状中以强迫观念最多见，强迫行为多为减轻强迫观念引起的焦虑而采取的顺应行为。病人体验到观念来自于自我，意识到强迫症状是异常的，但欲罢不能。病程迁延者可表现为以仪式化动作为主，而精神痛苦减轻，但此时社会功能受损。强迫症病人常伴有抑郁、焦虑以及其他神经症症状，但都继发于强迫症。

【诊断与鉴别诊断】

一、西医诊断与鉴别诊断

（一）诊断要点（CCMD - 3 诊断标准）

1. 症状标准

（1）符合神经症的诊断标准，并以强迫症状为主，至少有下列一项：①以强迫思维为主，包括强迫观念、回忆或表象，强迫性对立观念、穷思竭虑、害怕失去自控能力等；②以强迫行为（动作）为主，包括反复洗涤、核对、检查，或询问等；③上述的混合形式。

（2）病人称强迫症状起源于自己内心，不是被别人或外界影响强加的。

（3）强迫症状反复出现，病人认为没有意义，并感到不快，甚至痛苦，因此试图抵抗，但不能奏效。

2. 严重标准　社会功能受损。

3. 病程标准　符合症状标准至少已 3 个月。

4. 排除标准　①排除其他精神障碍继发的强迫症状；②排除脑器质性疾病，尤其是基底节病变所继发的强迫症状。

（二）鉴别诊断

1. 恐惧症和焦虑症　恐惧症和强迫症的焦虑症状是继发性的。焦虑症的焦虑情绪无具体对象，是原发症状。恐惧症的对象来自于外界客观现实；强迫性恐惧观念和行为常源于病人内心的主观体验，其回避恐惧行为与强迫怀疑和强迫担心有关。

2. 抑郁症　20% 抑郁症可伴发强迫症状，但强迫症状往往较轻，病人多无积极的反强迫愿望。而强迫症也可继发抑郁情绪，鉴别主要是识别哪些症状为原发性的。

3. 精神分裂症　精神分裂症可出现强迫症状，但往往没有相应痛苦体验，无主动克制或摆脱的愿望，无主动的治疗要求，且强迫症状内容多荒谬离奇，无自知力。精神检查可发现精神分裂症症状。

4. 脑器质性精神障碍　中枢神经系统的器质性病变，特别是基底节病变，可出现强迫症状。发病年龄较晚的病人诊断强迫症应慎重，此时应根据有无神经系统的体征及相关辅助检查，如头颅 CT 或磁共振（MRI）进行鉴别。

二、中医辨证与辨病

1. 辨病位　本病病位主要在肝、胆，涉及心等脏腑。在肝胆者常表现谋虑而不能决断；在心则表现心神不守之心悸失眠等。

2. 辨病性　本病有虚有实。虚者多为阴血不足，心神失养；实者多为气滞、火热、痰浊、瘀血等阻滞肝胆气机，谋断失职。

【治疗】

一、治疗原则

西医治疗以药物治疗和心理治疗的联合应用效果较好。药物选择主要是氯咪帕明、选择性5-HT再摄取抑制剂。可根据其他临床症状，在原有治疗药物基础上加用其他药物进行强化治疗；心理行为治疗包括支持性心理治疗、暴露疗法和反应防止法等；极少数病人可考虑精神外科手术治疗。

中医治疗以辨证论治为指导，脏腑辨证重在肝胆，随症变通。临床尤当辨清病性之气、火、痰、瘀、虚，方不失偏颇。

二、西医治疗

1. 药物治疗　氯米帕明最为常用，每日用量为150~300mg，分2次服。一般由小剂量开始，10天左右加到治疗量，2~3周开始显效。治疗时间不少于3~6个月。SSRIs类的舍曲林、帕罗西汀等也可用于治疗强迫症，其疗效与氯米帕明相似，不良反应较少。此外，若强迫症伴有焦虑情绪者可适当合并苯二氮䓬类药物；对难治性强迫症，可合用卡马西平或锂盐等心境稳定剂，可能会取得一定疗效。

2. 心理治疗　心理治疗的目的是提高病人对自己的个性缺陷和所患疾病的客观认识，以减轻其因疾病所致的精神负担和焦虑情绪，让病人认识到这种疾病的病程多是迁延的，丢掉精神包袱以减轻不安全感；学习合理的应对方式，提高战胜疾病的信心。同时也可以提高家属对该病的认识，努力帮助病人治愈疾病。鼓励病人积极从事有益的文体活动，使其逐渐从强迫的境地中解脱出来。

行为治疗、认知治疗均可用于强迫症。其中行为治疗的系统脱敏疗法和厌恶治疗法均可采用，如前者通过逐渐减少病人重复行为的次数和时间，后者以弹击手臂的方法治疗强迫观念。森田疗法对强迫症有一定疗效。

三、中医治疗

（一）辨证论治

1. 胆郁痰扰

症状　情绪低沉，恐惧多疑，易惊多梦，头昏呆滞，幻想，胸闷口苦；舌苔腻，脉弦滑。

治法　化痰解郁，温胆安神。

方药　温胆汤（《千金要方》）加减。半夏、云苓、陈皮、甘草、枳实、竹茹、生龙齿、远志、石菖蒲。痰郁化热者，加胆南星、黄芩、黄连；血瘀者，加桃仁。

2. 气郁血瘀

症状　情志抑郁，多疑善虑，不安易怒，噩梦纷纭，两胁窜痛，遇怒益甚，嗳气泛酸；舌有瘀斑，脉弦涩。

治法 疏肝解郁，理气活血。

方药 逍遥散(《和剂局方》)加减。柴胡、赤芍、当归、香附、白术、淡竹叶、茯苓、麦芽、枳实、莱菔子、薄荷、石菖蒲。情志抑郁甚者，加合欢皮、郁金；血瘀甚者，加桃仁、红花；有热象者，加栀子、丹皮。

3. 肝胆湿热

症状 情绪躁动，烦躁不已，穷思竭虑，联想不断，喜怒无常，面红口苦，胁肋胀满；舌红，苔黄或黄腻，脉弦数。

治法 清肝利胆，泻火安神。

方药 龙胆泻肝汤(《医方集解》)加减。龙胆草、柴胡、丹皮、栀子、当归、郁金、黄芩。若热耗阴伤者，加沙参、麦冬、生地、枸杞子；痰热盛者，加生铁落饮、胆南星。

4. 虚火扰神

症状 多虑烦恼，心悸，失眠多梦，精神紧张，胸闷不舒，五心烦热，咽干口燥，盗汗；舌红少津，脉细数。

治法 滋阴清热，养心安神。

方药 天王补心丹(《摄生秘剖》)加减。生地、五味子、当归身、天门冬、麦门冬、柏子仁、酸枣仁、人参、玄参、丹参、茯苓、远志、桔梗。思绪纷乱者，加石菖蒲、龙齿；气郁不舒者，加郁金。

(二) 针灸治疗

1. 体针 根据病症取相应穴位。①情绪不稳、烦躁、失眠为主者，取阳陵泉、太冲、三阴交等穴；②情绪低落、烦闷、多疑为主者，取支沟、期门、脾俞等穴；③精神不振、思虑、胆怯为主者，取内关、神门等穴；④情绪不稳、烦躁易怒、惊恐为主者，取肾俞、太溪、三阴交等穴。

2. 耳针 取穴：神门、交感、心、肝、肾、皮质下。每次选 2～3 穴，每日或隔日 1 次。针刺，或耳穴埋针，或用王不留行子穴位贴压。

【预防与调护】

注意心理卫生，引导病人把注意力从强迫症状转移到日常生活、学习和工作中去，有助于减轻焦虑；帮助病人学习应对各种压力的积极方法和技巧，增强自信，不回避困难，培养敢于承受艰苦和挫折的心理品质，是预防和调护的关键。

第五节 躯体形式障碍

躯体形式障碍(somatoform disorders)是一种持久存在的担心或相信各种躯体症状的病理性优势观念的神经症。临床特征为：病人因各种躯体症状而反复就医，尽管各种检查阴性和医生保证其无病，但仍不能消除疑虑。即使某些病人确实存在某种躯体障碍，但病人痛苦、疑虑的超价观念与症状的性质、程度严重不符。其心理冲突和个性倾向是产生这些躯体症状的重要原因，但病人常常否认，尽管症状与应激性或心理冲突密切相关，他们也不愿意探究心理病因的可能。多数病人伴有抑郁或焦虑情绪。

躯体形式障碍包括躯体化障碍（somatization disorder）、未分化的躯体形式障碍（undifferentiated somatoform disorder）、疑病障碍（hypochondriasis）、躯体形式的自主神经功能紊乱、躯体形式的疼痛障碍（somatoform pain disorder）等多种形式。起病多在 30 岁以前，以女性居多，病人文化程度偏低，暗示性较高。一般认为，有明显精神诱发因素、急性起病者预后良好；病程呈慢性、波动性者预后较差。由于各国诊断标准的不同，缺乏可比较的流行病学资料。

中医没有完全相对应的病名，其主要症状可见于"百合病"、"郁证"、"腹痛"、"泄泻"、"奔豚气"、"呃逆"、"疼痛"等。依据主要症状，可涉及到中医各科的许多疾病。

【病因病机】

1. 遗传因素 有研究提示躯体形式障碍与遗传易患素质有关。寄养子研究（如 1984 年 Cloninger 等、1986 年 Sigvardsson 等）表明遗传因素可能与一些非器质性的躯体症状发生有关。但目前尚不能肯定。

2. 性格特征 已有很多研究发现，这类病人多具有"神经质"的个性，表现为敏感多疑、固执、对躯体的不适和对自身健康过度关心，导致感觉阈值降低，增加了对躯体感觉的敏感性。因而，他们容易产生各种躯体不适和疼痛。

3. 神经生理和神经心理 有研究认为，躯体形式障碍的病人存在脑干网状结构的注意和唤醒功能障碍，即脑干网状结构的滤过功能受损有关。一般个体内脏器官的正常活动在网状结构或边缘系统等整合机构中被滤掉，使个体不能感受到这些活动，以保证个体将注意力指向外界，而不是集中在内部。当滤过功能失调后，病人的内脏器官活动被感知，导致注意转向，加之情绪冲突时体内的神经内分泌、血液生化的改变，各种生理变化信息不断被感受，如此循环，这些生理变化就可能被病人体会为躯体症状。

4. 心理社会因素 早年的经历（儿童早期的疾病、受到父母过度照顾、长期与慢性疾病病人共同生活），父母对疾病的态度，可能是躯体化障碍的易患因素；继发性获益可能是另一个重要因素。精神分析学者认为，这类躯体症状可以在潜意识中为病人变相发泄、缓解情绪冲突，还能扮演病人的角色而回避社会责任，并取得关心、保护和照顾。认知学派以为此类病人多具有敏感、多疑，过于关注自身的人格特点，他们中的很多人会认为自己患有某种疾病尚未诊断出来，然后产生焦虑，并频繁地看医生，但又不相信检查结果和医生的解释。由于这种焦虑的增加导致病人对自身变化的感知选择性增强。反之，病人对自身感知增强又加重焦虑，如此形成一种恶性循环，躯体症状加重并伴有明显的焦虑或抑郁。

文化因素对躯体化症状有一定影响。一般不发达的国家不太接受个体公开的表达情绪，常认为负性情绪是不理智或无耻的，而将关怀和照顾常给予那些有躯体症状的人；此外，多数国家对精神病人持有偏见和歧视。这些文化因素潜在地鼓励人们用躯体症状来替代心理症状。

【临床表现】

一、躯体化障碍

躯体化障碍也称 Briquet 综合征。主要表现为多种、多变、反复出现的躯体不适症状为主的神经症，各种医学检查不能证实有任何器质性病变而解释其躯体症状。临床症状可涉及身体的任何部位或器官，常导致反复多次就医和明显的社会功能障碍，常伴有明显的焦虑、抑郁情绪。起病多在 30 岁以前，以女性多见，病程至少 2 年以上。临床上常见的症状可归纳为以下几类：

1. 疼痛和异常的皮肤感觉症状　此为一组常见症状，如瘙痒、烧灼感、麻木、刺痛或酸痛感、皮肤斑点等。部位涉及广泛、不固定，例如头部、颈部、胸部、腹部及四肢等均可发生。疼痛一般不很强烈，与情绪状况关系密切，情绪不好时出现疼痛或加重，反之，则减轻或消失。发生的时间不定，可发生于月经期、性交或排尿时。

2. 胃肠道症状　较常见，临床上多表现为嗳气、反酸、恶心、呕吐、腹胀、腹痛、腹泻、便秘等症状，或对某些食物感到特别不适。有的病人可能存在肠道激惹综合征，或浅表性胃炎，但很难解释长期存在的严重症状。

3. 呼吸、循环系统症状　多表现为心慌、气短、胸闷、心悸等。

4. 性功能障碍和泌尿系统症状　常表现为性冷淡、勃起或射精障碍；月经紊乱、经血过多；生殖器官及其周围的不适或分泌物的异常；部分病人伴有尿频、排尿困难等。

5. 假性神经系统症状　常见共济失调、肢体无力或瘫痪、咽部梗阻或吞咽困难、皮肤感觉缺失、失聪、失明、复视、抽搐等。

二、未分化躯体形式障碍

未分化躯体形式障碍的病人常诉述一种或多种躯体症状，症状多变而相对不固定。临床表现为疲乏无力、胃肠道和泌尿系统等症状，症状类似于躯体化障碍，但临床症状的典型性与严重程度不够，其症状涉及的部位不如躯体化障碍广泛，也不那么丰富。病程超过半年，但不足 2 年，可视为不典型的躯体化障碍。

三、疑病性神经症

疑病性神经症也称疑病障碍，是一组以疑病症状为主要临床特征的躯体形式障碍。病人主要表现为害怕或相信自己患有某种严重的躯体疾病，并为此十分烦恼和特别关注。其烦恼和关注的程度与实际健康状况很不相称。这类病人由于对自身变化的敏感性增加，对自身的关注增强，夸大或曲解躯体一些细小的变化，病人会产生不适，做出疑病性解释，但不是妄想，并因此而反复就医。不相信各种医学检查的阴性结论和医生的解释。部分病人确实存在某些躯体疾病，但病人所述症状的性质、程度或病人的痛苦体验与实际存在的疾病严重程度不符，多数伴有焦虑与抑郁情绪。躯体变形障碍（body dysmorphic disorder）是对身体畸形（虽然根据不足，甚至毫无根据）的疑虑或先占观念，也属于本症。

四、持续躯体形式的疼痛障碍

这是一种不能用生理过程或躯体障碍予以合理解释的、持续而严重的疼痛，全身各个部位均可涉及，常见背部、头部、腹部和胸部，性质可为钝痛、胀痛、酸痛或锐痛。病人社会功能受损，并影响其生活的各个方面。情绪冲突或心理社会问题直接导致了疼痛的发生，医学检查不能发现疼痛部位有相应的躯体病变。病程常迁延，持续 6 个月以上。发病高峰为 30~50 岁，女性多见。病人常以疼痛为主诉，并伴有焦虑、抑郁和失眠。

【诊断与鉴别诊断】

一、西医诊断与鉴别诊断

（一）诊断要点（CCMD-3 诊断标准）

1. 症状标准

（1）符合神经症的诊断标准。

（2）以躯体症状为主，至少有下列一项：①对躯体症状过分关心（严重性与实际情况明显不相称），但不是妄想；②对身体健康过分关心，如对通常出现的生理现象和异常感觉过分关心，但不是妄想。

（3）反复就医或要求医学检查，但检查的阴性结果和医生的合理解释，均不能打消其顾虑。

2. 严重标准 社会功能受损。

3. 病程标准 符合症状标准至少已 3 个月（躯体化障碍要求至少 2 年、未分化的躯体形式障碍和躯体形式的疼痛障碍要求至少半年以上）。

4. 排除标准 排除其他神经症性障碍、抑郁症、精神分裂症及偏执性精神障碍等。

（二）鉴别诊断

1. 躯体疾病 一些躯体疾病在早期可能难以找到客观的医学证据。因此，各类躯体形式障碍的诊断要求病程至少 3 个月以上，有的甚至超过 2 年，以便自然排除各类躯体疾病所引起的躯体不适。临床上，对 40 岁以上而首次表现躯体不适为主要症状者，应仔细检查和观察，不可轻易诊断。实践证明，根据病人有心理诱因、有一定的暗示性、初步检查未发现阳性体征等就轻易做出躯体形式障碍的诊断，有可能导致误诊、误治。

2. 抑郁症 多数抑郁症伴有躯体不适症状，躯体形式障碍也常伴有情绪抑郁。在鉴别时首先要考虑症状发生的先后；其次，重性抑郁常有早醒、晨重夜轻的节律改变等一些生物学方面的症状特性。如部分抑郁症病人可能有体重减轻、精神运动迟滞、兴趣缺乏、自责自罪、自杀言行等症状，而求治欲望不够强烈，抗抑郁治疗效果较好等可与躯体形式障碍者鉴别。

3. 精神分裂症 分裂症早期可伴有疑病症状，但其内容多荒谬离奇、片断不固定，病人有幻觉、妄想和思维联想障碍，无求治欲望或并不强烈，临床上不难鉴别。

4. 其他神经症 各种神经症均可出现疑病或躯体不适的症状，但这些症状出现时间较晚，是继发性的，非主要的临床表现，可资鉴别。

二、中医辨证与辨病

根据病人的主要症状确定诊断。病位可涉及心、肝、脾、肺、肾等各个脏腑，辨证可参照中医内科、妇科等相关疾病分型。但要注意病人的心理因素和情绪变化在该类疾病中的作用，如烦躁易怒、情志抑郁、失眠多梦等。

【治疗】

一、治疗原则

建立良好的医患关系，以耐心、同情、接纳的态度对待病人的痛苦和诉说，理解他们的确是有病，而不都是"想像的问题"或"装病"。一旦确诊为躯体形式障碍，给予适当的解释、保证，适当控制病人的要求和处理措施，减轻病人疾病行为和焦虑情绪。心理治疗是该类疾病的主要治疗方法。治疗可以从药物开始，改善病人的情绪、睡眠等症状，有益于心理治疗的介入。中医药治疗的不良反应轻，易被病人接受，对消除病感具有独特的优势，可以作为躯体治疗的主要手段之一。同时应尽早开展对病人的家庭成员进行相关疾病知识的教育，避免强化病人的疾病行为。

二、西医治疗

1. 心理治疗 躯体形式障碍者的主要治疗形式是心理治疗，尽早、适时地向病人提出心理社会因素与躯体疾病关系的问题，鼓励病人将自己的疾病看成是多因素所致的疾病，它涉及躯体、情绪和社会等方面，并与病人进行讨论。心理治疗的目的是让病人逐渐了解所患疾病性质，改变错误的观念，减轻或消除心理因素的影响，使病人对自身的躯体情况与健康状态有一个较为正确的评估。对医学检查结果的解释和保证具有一定的治疗作用。目前常用的心理治疗有精神分析、认知、行为治疗等，不同的心理治疗各有千秋，临床上应根据不同的情况选用。

2. 药物治疗 由于躯体形式障碍常伴有焦虑、抑郁、失眠等症状，而单纯的心理治疗起效较慢。因此，在治疗的早期常常应用苯二氮䓬类、三环类抗抑郁剂、SSRIs 药物以改善情绪、睡眠等症状。一些病人尚需应用镇痛药、镇静药以对症处理。用药从小剂量开始，应向病人说明药物可能出现的不良反应及起效的时间，从而增加病人对治疗的依从性。

三、中医治疗

（一）辨证论治

1. 肝郁气滞
症状 情绪抑郁，悲观厌世，善叹息，烦躁，或胸胁少腹胀痛，纳谷不佳，口干而苦；

伴有经前乳房胀痛，经量或多或少，色黯红且伴有痛经；舌淡苔薄白，脉弦。

治法　疏肝理气解郁。

方药　逍遥散(《和剂局方》)加减。柴胡、白芍、白术、茯苓、当归、蒲黄、甘草、生姜。

2. 心脾两虚

症状　胸闷心悸，善思多虑，失眠健忘，易汗出，或食欲不振，神疲倦怠，神志恍惚，多梦易醒；舌淡苔薄白，脉弦细，或细数无力。

治法　益气养血，健脾补心。

方药　归脾汤(《济生方》)加减。党参、黄芪、白术、茯神、枣仁、桂圆肉、木香、炙甘草、当归、远志、生姜、大枣。多梦易醒者，加黄连、肉桂；脘闷、纳呆、苔腻者，加陈皮、半夏、焦山楂；便溏者，加苍术、炒薏苡仁。

3. 肝脾不调

症状　情绪抑郁或急躁易怒，胁肋及上腹部胀满窜痛，常随情绪变化而加重或减轻，纳呆便溏，或肠鸣矢气，腹痛欲泻；舌淡苔白，脉弦。

治法　疏肝解郁，缓急止痛。

方药　痛泻要方(《景岳全书》)加味。白术、白芍、陈皮、防风。失眠多梦者，加炒枣仁、合欢皮；食欲不振者，加砂仁、山楂。

4. 心肾不交

症状　心悸不宁，五心烦热，口干咽燥，腰背酸痛，小便频数，遗精，夜间盗汗，眩晕耳鸣，动作笨拙，健忘怔忡；舌红少苔，脉细数。

治法　滋阴降火，养心安神。

方药　天王补心丹(《摄生秘剖》)加减。生地黄、麦冬、玄参、太子参、当归、丹参、茯苓、酸枣仁。

（二）中成药

逍遥丸适用于肝气郁结者；归脾丸适用于心脾两虚者；天王补心丸适用于阴虚火旺，心肾不交者。

（三）针灸治疗

肝郁气滞者，取穴肝俞、期门、太冲、阳陵泉等；心脾两虚者，取穴脾俞、心俞、足三里、三阴交、少海、章门；肝脾不调者，取穴膻中、内关、太冲、阴陵泉、公孙；心肾不交者，取穴通里、三阴交、照海、神门。

【预防与调护】

1. 预防要点　该病预后较差。预防的目标在于培养良好的心理素质，及时消除可能造成疾病的各种因素。

2. 调护要点　主要在于减少病人过于频繁的治疗检查，既理解和接纳病人，又不过度重视和关注病人的症状；向病人及时解释病感，培养其他爱好，转移其对自身疾病的关注程度。

第六节 神经衰弱

神经衰弱（neurasthenia）是指在长期的情绪紧张和压力下产生的精神活动能力减弱。主要临床特征是精神易兴奋和易疲劳，常伴有烦恼及躯体症状的主述。需要指出的是这些症状的出现，不能归因于躯体疾病、脑器质性疾病。病程迁延、波动，常易复发。在我国目前还有此诊断名称，而美国和其他一些西方国家已经废弃此诊断，取而代之的是"慢性疲劳综合征（chronic fatigue syndrome，CFS）"。

1982 年我国流行病调查资料显示，在 15～19 岁居民中神经衰弱患病率为 13.03‰，居各类神经症之首，占全部神经症的 58.7%。

本病相当于中医"神劳"，属于中医文献"心劳"等范畴。《内经》中谈到了该病的病因病机，如《灵枢·小针解》曰："神者，正气也，神寓于气，气以化神，气盛则神旺，气衰则神病。"《灵枢·本神论》曰："怵惕思虑者伤神。"《诸病源候论·虚劳病诸候》曰："心劳者，忽忽喜忘。"《景岳全书·不寐》中描述了该病的病机及症状："无邪而不寐，必营气不足也。营主血，血无以养心，心虚则神不守舍，故或惊惕，或为恐畏，或若有所系恋，或无因而偏多妄思，以致终夜不寐，及忽寐忽醒，而为神魂不安等症。"

【病因病理】

一、西医病因病理

目前大多数学者支持心理社会因素在神经衰弱发生中的重要作用。如过重的社会压力，超出病人实际潜能，均会促使本病的发生。另外，负性的情绪，如两地分居的长期存在将会感到压抑、怨恨、委屈而易患神经衰弱。心理社会因素如何导致本病的机制不明。

二、中医病因病机

本病多由长期精神紧张，情志抑郁，致使脏腑功能下降，精气化源不足，脑神亏虚。正如《灵枢·大惑论》曰："人之善忘者，何气使然？岐伯曰：上气不足，下气有余，肠胃实而心肺虚，虚则营卫留于下，久之不以时上，故善忘也。"《景岳全书·不寐》曰："凡人以劳倦思虑太过者，必致血液耗亡，神魂无主，所以不眠"；或由脏腑不运，纵生痰火，气机逆乱，上扰神明，如《景岳全书》所言之"痰火扰乱，心神不宁"等，均可导致本病的发生。

本病主要病机：一是郁怒伤肝，肝失条达，气失疏泄；或郁久化火扰神；或炼液成痰扰神；或日久伤阴，阴虚精亏，脑神失养。二是思虑抑郁，劳伤心脾，气血亏耗，心神四肢百骸失养；或日久伤阴，心肾失养，虚火扰神。

【临床表现】

1. 精神易兴奋与易疲劳 主要表现为学习、工作注意力不能集中或专注于某一主题，且易受外界无关刺激的影响。联想与回忆增多且杂乱、无意义，使人感到苦恼，常诉"脑力下降"。

2. 躯体的不适　常有大量的躯体不适症状，经各种检查找不到病理性改变的证据。这些症状实际上是一种生理功能紊乱的表现，多与病人的心理状态有关。最常见头痛，部位不恒定，但能忍受，工作、学习时加重，休息后疼痛减轻。

3. 睡眠障碍　常入睡困难，睡眠不深，多梦，并认为梦多而影响睡眠质量。易早醒，醒后无睡眠感，且疲乏。

4. 自主神经功能障碍　心悸、血压不稳定、多汗、厌食、便秘或腹泻、尿频；月经不调、早泄或阳痿等。

5. 情绪症状　难以控制和与环境不相称的烦恼、易激惹和紧张，部分病人可有轻中度的焦虑、抑郁，但不持久。有些神经衰弱病人可以完全没有抑郁情绪。

【诊断与鉴别诊断】

一、西医诊断与鉴别诊断

（一）诊断要点（CCMD-3诊断标准）

1. 症状标准

（1）符合神经症的诊断标准。

（2）以持续和令人苦恼的脑力和体力易疲劳，经休息和娱乐不能恢复为特征，至少有以下2项：①情感症状，如烦恼、紧张、易激惹等，可有焦虑、抑郁情绪，但不占主导；②精神易兴奋症状，如回忆、联想增多，注意力不集中，对声光刺激敏感等；③肌肉紧张性疼痛，如头痛、腰背痛等；④睡眠障碍，如入睡困难、多梦易醒、睡眠节律紊乱、睡眠感觉缺失、醒后无清新感等；⑤其他心理生理症状，如头昏眼花、耳鸣、心慌、胸闷、腹胀、消化不良、尿频、多汗、阳痿、早泄及月经不调等。

2. 严重标准　病人感到痛苦或影响社会功能而主动求医。

3. 病程标准　符合症状标准至少3个月。

4. 排除标准　排除其他类型神经症、抑郁症及精神分裂症。因各种躯体疾病伴发的神经衰弱症状，可诊断为神经衰弱综合征。

（二）鉴别诊断

1. 焦虑症　焦虑症可有躯体不适的症状，如头痛与失眠，此时易被误诊为神经衰弱。二者区别在于：神经衰弱最基本的特征是脑力易兴奋又易疲劳，临床表现有注意力不集中、记忆力差、办事效率较低；情绪症状主要表现为烦恼，而焦虑不是主要症状；焦虑症突出症状是焦虑体验，即一种缺乏具体对象和内容的过分担心。

2. 恶劣心境　恶劣心境障碍以持久的抑郁情绪为主，伴有焦虑、疲劳、躯体不适感以及睡眠障碍，病情波动。临床上对一些具有多种不适主诉的病人，如有疲劳、烦恼、头痛、失眠的病人，应仔细询问其有无持久的抑郁心境，确无抑郁心境或持续短暂者，可诊断为神经衰弱。

3. 神经衰弱综合征 是继发于器质性疾病基础上的神经衰弱症状群，可见于肺结核、慢性肝炎等慢性传染病；各种慢性器质性脑病、维生素的缺乏、贫血、营养障碍等。而神经衰弱没有器质性疾病基础。

二、中医辨证与辨病

神劳是指长期神情紧张，思虑过度，导致阴阳失调，神气亏虚，以神疲、失眠、健忘、头晕、头痛、烦躁等为主要表现，同时有肝、脾、肾等脏腑功能失调表现。

1. 辨病位 本病病位主要涉及心、肝、脾、肾、胆等脏腑，其中与心、肝关系最为密切。若以情绪紧张、易于兴奋为主，多属心肝病变；若以失眠、健忘、神疲、遗精早泄为主，则多为心、脾、肾病变。

2. 辨虚实 本病有虚有实，其实有肝气郁结、痰热内扰之别，可见烦躁易怒、情志抑郁、失眠多梦、口苦、脉弦或弦滑等；其虚多责之心脾气血不足、肾阴亏损，可见体倦乏力、心悸少寐、纳呆、语怯、腰酸耳鸣、舌质淡、脉沉细无力等。另外，病程较长、有明显的情志所伤和劳逸失调等亦可资辨证。

3. 辨卑慄与百合病 卑慄虽可有神气亏虚症状，但以自卑、恐惧、胆怯、易于伤心流泪等症状为主；百合病多继发于急性热病之后，以精神恍惚、坐卧行及饮食皆觉不适、难以名状为特点。

【治疗】

一、治疗原则

神经衰弱的治疗一般是以心理治疗为主的综合治疗。西药治疗主要是对症治疗，包括改善睡眠及情绪症状。适当应用益智药和脑代谢剂。调节生活节奏，减轻工作压力以及心理调整非常重要。

中医治疗当辨病机，分虚实。实证以疏肝解郁，清热化痰为主；虚证以养心健脾，益气镇惊，滋补肝肾为主。然无论虚实，皆由心神不宁而致病，故在辨证论治的基础上，还应贯穿安神之法。火热内扰之实证，多重镇安神；脏腑虚衰，心神失养之虚证，多养心安神。至于病情虚实错杂者，当辨虚实之孰多孰少、轻重缓急而综合施治。

二、西医治疗

1. 心理治疗 认知治疗能改变病人的不良认知，如降低不切实际的过高目标；消除负性情绪，如焦虑及紧张等。支持性心理治疗，通过解释、疏导，让病人认识所患疾病的性质是由于长期的工作负担，精神负担所引起；应转移其对自身疾病的关注，增强治疗信心。自我放松训练能减轻紧张性头痛和焦虑情绪，亦可结合生物反馈治疗。森田疗法对该病有一定疗效。

2. 药物治疗 主要消除不适的情绪障碍，改善睡眠，增加病人战胜疾病的信心。可用抗焦虑药物，如地西泮、阿普唑仑、艾司唑仑等改善睡眠和焦虑情绪；抗抑郁剂治疗抑郁症状。对疲劳症状明显的病人亦可用振奋剂或脑代谢剂治疗。

3. 胰岛素低血糖治疗　适用于纳差、衰弱症状、情绪焦虑、睡眠障碍等。每周6次，20～30次为一疗程。

三、中医治疗

（一）辨证论治

1. 肝气郁结

症状　精神抑郁，情绪不宁，心烦失眠，疲乏，胸胁胀闷，脘腹疼痛，不思饮食；苔薄白，脉弦。

治法　疏肝解郁。

方药　逍遥散（《和剂局方》）加减。柴胡、白芍、白术、茯苓、当归、蒲黄、甘草、生姜。失眠多梦者，加炒枣仁、合欢皮；抑郁、心烦甚者，加郁金、莲子心；口苦、苔黄者，去生姜，加栀子、竹茹；胁肋胀满者，加青皮、佛手；若兼腹胀纳呆者，加神曲、麦芽、山楂。

2. 痰热内扰

症状　心烦失眠多梦，烦躁不安，神疲健忘，头痛头晕，口苦口干，胸闷呕恶，痰多黄稠；舌质红，苔黄腻，脉滑数。

治法　清热化痰。

方药　黄连温胆汤（《六因条辨》）加减。黄连、半夏、陈皮、茯苓、甘草、生姜、竹茹、枳实。失眠甚者，加夜交藤、炒枣仁、远志；心烦甚者，加栀仁、莲子心；心绪不宁者，加郁金、龙齿；大便秘结者，加龙胆草、大黄；痰多，苔厚腻者，加胆南星、贝母。

3. 阴虚火旺

症状　焦虑不安，烦躁易怒，虚烦不眠，多梦，神疲，健忘，头晕耳鸣，心悸或盗汗，五心烦热，腰膝酸软，遗精或月经不调；舌红苔少，脉细数。

治法　滋阴降火。

方药　知柏地黄丸（《医宗金鉴》）合黄连阿胶汤（《伤寒论》）加减。知母、黄柏、熟地、山药、山萸肉、丹皮、黄连、阿胶。焦虑烦躁者，加龙齿、郁金、栀子；心烦失眠者，加酸枣仁、柏子仁、合欢皮；烦热盗汗者，加地骨皮、生牡蛎、浮小麦；遗精频繁者，加金樱子、桑螵蛸、芡实；头晕头痛者，加夏枯草、白菊花、蔓荆子；大便秘结者，加麦冬、玄参、麻仁。

4. 心脾两虚

症状　心悸不寐，多梦易醒，神疲乏力，精神不振，头痛头晕，健忘，食少，腹胀便溏，面色萎黄；舌质淡，苔薄白，脉细弱。

治法　养心健脾。

方药　归脾汤（《济生方》）加减。党参、黄芪、白术、茯神、枣仁、桂圆肉、木香、炙甘草、当归、远志、生姜、大枣。多梦易醒者，加黄连、肉桂；脘闷纳呆，苔腻者，加陈皮、半夏、焦山楂；便溏者，加苍术、炒薏苡仁。

5. 心胆气虚

症状　心悸不安，胆怯易惊，多疑善恐，恶闻声响，头晕健忘，神疲乏力，气短自汗；

舌质淡，苔薄白，脉细弱。

治法　益气安神。

方药　安神定志丸(《医学心悟》)加味。党参、茯神、甘草、远志、菖蒲、生龙齿、珍珠母、酸枣仁、夜交藤。心悸甚者，易甘草为炙甘草，加麦冬、五味子；兼痰热者，加竹茹、法半夏；纳呆食少者，加神曲、麦芽。

6. 脾肾阳虚

症状　精神萎靡，倦怠多卧，少寐易醒，健忘淡漠，胆怯恐惧，纳差便溏，性欲减退，阳痿或月经不调，形寒畏冷；舌质淡胖，脉沉迟弱。

治法　温补脾肾。

方药　右归饮(《景岳全书》)加味。附子、肉桂、山萸肉、山药、仙灵脾、巴戟天、柏子仁、女贞子、制首乌、生龙骨。纳差腹泻者，加白术、干姜、党参；性欲减退或阳痿者，加鹿角胶、枸杞子、海马。

（二）中成药

逍遥丸适用于肝气郁结者；归脾丸适用于心脾两虚者；天王补心丸适用于阴虚火旺者；安神补脑液适用于肾精亏虚者。

（三）针灸治疗

1. 体针　根据不同病症选取相应俞穴，毫针刺或加用电针、水针治疗。

（1）主穴：神门、内关、三阴交、足三里、大椎、心俞、肝俞、肾俞、内关、气海、关元等。

（2）辨证配穴：心脾两虚者，配穴心俞、脾俞、足三里；心胆气虚者，配穴心俞、胆俞、大陵、巨阙、膻中；阴虚火旺者，配穴太溪、照海、太冲、大陵；痰热内扰者，配穴足三里、丰隆、内庭。

（3）随症取穴：失眠者，选穴风池、四白、太阳、合谷、太冲、光明、肝俞等；内脏自主神经系统功能障碍者，选穴中脘、天突、膻中、内关、丰隆、足三里、三阴交等。

2. 耳针　选穴心、肝、脑、枕、神门、交感、皮质下、内分泌等。

3. 刺络放血　取穴金津、玉液，点刺放血少量。

（四）推拿按摩与气功治疗

应用推拿疗法，重力按摩有关腧穴，直至有气感出现，同时暗示病人，在按压某一部位或腧穴时，会有酸、麻、胀的感觉沿一定线路走行，使之取得功效。选穴与针灸取穴相同。

气功治疗采用入静调息的方法，能增加大脑的调节功能，消除紧张状态，改善头痛失眠，缓解焦虑情绪等。

【预防与调护】

1. 预防要点　该病的预防重在坚持合理用脑，劳逸结合；合理安排作息制度，调整心态。

2. 调护要点　饮食以富含蛋白质、维生素、微量元素、易消化食品为宜；应鼓励病人积极参加体育锻炼，配合工娱疗法、旅游等，有益于病人摆脱烦恼处境、改善紧张状态。

第七节　癔　症

癔症（hysteria）又称歇斯底里，是由于明显的心理因素，如生活事件、内心冲突或强烈的情绪体验、暗示或自我暗示等作用于易感个体引起的一组病症。临床主要表现为各种感觉障碍、运动障碍、精神病性症状，或意识改变状态等，而不具有相应的器质性的病理基础。症状具有夸大、做作或带有丰富情感渲染等特点，初次发病多能找到诱发因素，有反复发作的倾向，可由暗示诱发或消失。癔症分为三类，即癔症性精神障碍（分离性障碍）、癔症性躯体障碍（转换性障碍）和癔症的特殊表现形式。

癔症的患病率在我国普通人群中为 3.55‰（1982 年的流行病学调查），国外有关资料报道女性患病率为 3‰~6‰，男性罕见。有研究显示文化落后地区发病率较高。

本症青壮年期发病多见，首发年龄大多在 20~30 岁。本病多呈发作性急性起病，消失迅速，预后一般良好，60%~80% 的病人可在一年内自行缓解。少数病人若病程很长，或经常反复发作，或具有明显的癔症性格特征者，治疗比较困难。极个别病人表现为瘫痪或内脏功能障碍，若得不到及时恰当的治疗，病程迁延，可严重影响工作和生活能力。

本病相当于中医的"脏躁"、"奔豚气"、"梅核气"、"气厥"、"百合病"、"失音"、"暴聋"等多种病证，多属于"郁证"范畴。《金匮要略方论》中写道"妇人脏躁，喜悲伤欲哭，像如神灵所作，数欠伸，甘麦大枣汤主之"；巢元方在《诸病源候论》中记载"夫奔豚气者，肾之积气。起于惊恐、忧思所生。若惊恐则伤神，心藏神也；忧思则伤志，肾藏志也。神志伤动，气积于肾，而气下上游走，如豚之奔，故曰奔豚。其气乘心，若心中涌涌，如事所惊，如人所恐，五脏不定，食饮辄呕，气满胸中，狂痴不定，妄言妄见，此惊恐奔豚之状；若气满支心，心下闷乱，不欲闻人声，休作有时，乍瘥乍极，呼吸短气，手足厥逆，内烦结痛，温温欲呕。此忧思奔豚之状……"《仁斋直指方》曰"梅核气者，窒碍于咽喉之间，咯之不出，咽之不下，如梅核之状是也……七情气郁，结成痰涎，随气积聚，坚如大块，在腹间；或塞咽喉如梅核、粉絮样，咯之不出，咽之不下，每发欲绝，逆害饮食。……始因饮食太过，积热蕴隆，乃成历痰郁结，致有斯痰疾耳。治宜早导痰开郁，清热循气。"其他病证的描述均与癔症相类似。

【病因病理】

一、西医病因病理

癔症的发生与遗传因素、个性特征有关，可能在某种性格基础上，因精神刺激而发病，亦可在躯体疾病基础上发病。

1. 遗传因素　国外资料表明癔症病人的近亲中本症发生率为 1.7%~7.3%，较一般居民高；女性一级亲属中发生率为 20%。提示遗传因素对部分病人有影响。

2. 癔症性人格　具有情感反应强烈、丰富幻想性、高度暗示性、表情夸张做作、喜欢寻求别人注意和自我为中心等表演性人格特征的人，在受到挫折，或出现心理冲突，或接受暗示后容易产生癔症发作。

3. 精神因素 一般认为，心理社会因素是癔症的主要病因。急性的、能导致强烈的精神紧张、恐惧或尴尬难堪的应激事件是引起本病的重要因素。一般说来，精神症状常常由明显而强烈的情感因素引起，躯体症状多由暗示或自我暗示引起。首次发病的精神因素常决定以后发病形式、症状特点、病程和转归。再发时精神刺激强度虽不大，甚至客观上无明显原因，因触景生情，由联想激起与初次发病时同样强烈的情感体验和反应，而出现类似的症状表现。文化闭塞、迷信观念重的地区发病率高，甚至可能出现癔症流行。

4. 躯体因素 在某些躯体疾病或躯体状况不佳时，由于能引起大脑皮质功能减弱而成为癔症的发病条件，如颅脑外伤、急性发热性疾病、妊娠期或月经期等。

不同的学者们从心理学、生物学和生理学的不同层面解释该病。心理动力学派根据压抑原理，认为受到超我限制，不完全成功压抑的愿望，通过伪装形式"转换"或转化为症状。巴甫洛夫学派从高级神经活动病理生理学观点出发，认为癔症病人的高级神经活动（特别是第二信号系统）的弱化，使其调节和控制的第一信号系统与皮质部位的活动相对增强，或脱抑制是癔症发生的病理生理基础。行为主义理论认为，转换症状是病人对遭受挫折生活经历的适应方式，而病后的获益则通过操作性条件反射使症状强化。

二、中医病因病机

本病的病因病机主要是阴阳失调，气机逆乱，情志失常，五脏神伤。心为十二官之主，心藏神，在志为喜，其声为笑；肝藏魂，在志为怒，其声为呼；肺藏魄，在志为忧，其声为哭；脾藏意，在志为思，其声为歌；肾藏志（智），在志为恐，其声为呻。若五志过激或七情郁结，损失五脏神情，致使五脏气机紊乱，肝气失于疏泄，脾气失于健运，肺气失于治节，肾气失于化行，心气失于主宰，不仅表现出相应的神情失常，而且表现为一系列气、血、痰、瘀征象。本病虽形质损伤者少见，但病之后期，阴血暗耗，可见一派虚损不足或虚实夹杂之相。病变无规律性亦是本病病机特点之一。

【临床表现】

一、癔症性精神障碍

1. 意识障碍 意识障碍有两种：一是环境意识障碍，主要指意识清晰度下降，表现为朦胧状态或昏睡，严重者可发生木僵状态（癔症性木僵），部分病人可出现癔症性神游；二是自我意识障碍（身份障碍），形式多样，以交替人格、双重人格、多重人格常见。

2. 情感爆发 常见的发作形式。多在精神刺激之后出现情感爆发，如号啕大哭、时哭时笑、捶胸顿足、撕抓衣物；还有的表现为冲动行为，如自伤、伤人、毁物、发泄情绪的特征明显。症状丰富多变，极富表演色彩。大多发作数十分钟，很少超过一小时，可自行缓解，事后可有部分遗忘。

3. 癔症性痴呆 在精神刺激下突然发病，表现为假性痴呆。对简单的问题给予近似而错误的回答，称 Ganser 综合征；也可表现为明显的幼稚行为，称为童样痴呆。

4. 癔症性遗忘 常表现为阶段性遗忘或选择性遗忘，遗忘的内容多与精神创伤有关的某阶段经历或某一事件，遗忘的目的往往能达到回避刺激的场景或事件。

5. 癔症性精神病　该类型可出现意识朦胧状态，精神病性症状，如行为紊乱、片断的幻觉妄想、思维联想障碍等。发作时间较长，但一般在 3 周以内完全缓解，无残留症状，在受到精神刺激时病情可以反复。

二、癔症性躯体障碍

1. 运动障碍　临床上较常见的表现形式有痉挛发作、局部肌肉抽动或阵挛、行走不能、肢体瘫痪或多种形式共存。痉挛发作与癫痫大发作十分相似，但发作时的意识在多数情况下是清晰的，无口舌咬伤、跌伤及大、小便失禁；一般持续时间较长，发作地点具有一定的选择性，如经常在人多的情况下发病。发作时的脑电图资料对鉴别有重要的作用。癔症性肢体瘫痪表现形式多样，可表现为单瘫、截瘫或偏瘫，伴有肌张力增强或弛缓，体格检查并无神经系统损害的体征。若病程持久者可有失用性肌萎缩，但很少见。临床上还经常会出现言语运动障碍，表现为失音、缄默等。

2. 感觉障碍　表现形式多样，常见感觉过敏、感觉缺如。其特点是明显的局部或全身的感觉缺失，而且缺失范围与神经分布并不一致。感觉异常包括癔症球（咽部梗阻感、异物感）、癔症性失明与管视、癔症性失聪等。

三、癔症的特殊表现形式

癔症的集体发作即为流行性癔症，是癔症的特殊形式。大多在共同生活、经历和观念基本相似的团体中发生。往往是一人开始发病，周围人目睹后被感应，在暗示和自我暗示下相继出现类似的癔症症状，可在短时间内形成暴发流行。发作一般历时短暂，恢复较快，女性较多见，继发者不易反复发作。癔症的特殊表现形式还包括赔偿性神经症、职业性神经症等。

【诊断与鉴别诊断】

一、西医诊断与鉴别诊断

（一）诊断要点（CCMD - 3 诊断标准）

1. 明显的精神因素及由此引起的强烈情感体验。
2. 症状的产生和消失与暗示、自我暗示密切联系。
3. 急性起病，症状多样。检查未发现与躯体症状相应的阳性体征和器质性病变的证据。精神症状常有表演和夸张的特点，带有鲜明的情感色彩。
4. 患病前的性格特点、既往类似发作史、阳性家族史及年龄与性别均可作参考。
5. 排除脑及躯体器质性疾病、反应性精神病、情感性障碍和精神分裂症。

（二）鉴别诊断

癔症诊断应十分慎重，因它与许多疾病的症状相似，故必须在充分了解病史、发作时的症状特点、症状演变过程的基础上，仔细进行体格检查、神经系统检查及必要的实验室检查，经全面分析后才能做出诊断。常需与下列疾病作鉴别：

1. 癫痫大发作 两者发作时均有肌肉痉挛。癫痫大发作时意识丧失，瞳孔多散大且对光反应消失，发作不受时间、地点、环境的影响；痉挛发作可分为前兆期、强直期、痉挛期和恢复期四个阶段，痉挛时四肢呈有规则的抽搐，常有咬伤、跌伤和大小便失禁、事后遗忘等，脑电图检查有特征变化（棘波或棘慢综合波）。癔症抽搐不具备这些特征。

2. 诈病 癔症的某些症状具有夸张或表演色彩，给人以一种伪装的感觉，应与诈病相鉴别。诈病常有明确的目的，表现的症状受病人的主观意志控制，但诊断诈病最终需病人的承认方能确立诊断。

3. 心因性精神障碍 首次发病的癔症性精神障碍经常被误诊为心因性精神障碍。他们的区别在于：引起心因性精神障碍的精神刺激一般程度较重（病人体会很重），精神刺激因素与症状的发生、发展密切相关。病人常不具有癔症性格特点，症状不具备夸张表演色彩和暗示性等。但对发作多次（≥2 次）的病人欲诊断为心因性精神障碍时，应持谨慎的态度。

4. 精神分裂症 精神分裂症的附体妄想内容荒谬，持续时间长。癔症的附体妄想为阵发性，且表情生动，情感外露；而精神分裂症则倾向于隐蔽不谈。

5. 其他疾病 癔症中的功能丧失常见失音、失聪、失语以及肢体运动障碍，这些均需与相关的器质性疾病鉴别。必须经过详细的躯体检查与实验室的检查以确诊。癔症有可能与躯体疾患共同存在，所以排除躯体疾病时一定要慎重。

二、中医辨证与辨病

本病病位涉及五脏，其中以心、肝两脏为多，辨证不外虚、实两端。虚者多为阴血不足；实证更为常见，临床当分清气、血、风、痰之不同。临床以受精神刺激而发病，起病急骤，发病迅速，安抚、暗示可控制为要点。

【治疗】

一、治疗原则

目前认为癔症的症状是功能性的，因此心理治疗是主要的治疗方法。根据病人的心理特点、症状类型选用不同的心理治疗方法，可以取得较好的临床效果。症状严重者可辅以药物治疗以改善情绪症状。中医药治疗重在辨证论治，调摄情志；针灸、推拿、按摩及理疗是临床最常用的方法。

二、西医治疗

1. 心理治疗 癔症心理治疗较药物治疗更重要。

（1）暗示治疗：暗示治疗是癔症最传统且有效的治疗方法。包括语言暗示、药物或安慰剂暗示。主要用于急性发作而暗示性较高的病人，机智的暗示治疗常可收到戏剧性的效果。

（2）催眠疗法：催眠状态下可了解病人症状的结构、原因，恢复基本身份和失去的记忆，使被遗忘的创伤性体验重现，受压抑的情绪获得释放，从而达到消除症状的目的。言语催眠不成功者，亦可结合药物催眠治疗。

（3）行为疗法：多采用系统脱敏法循序渐进，逐步强化地进行训练，适用于对暗示治疗无效，有肢体或言语功能障碍的慢性病例。

（4）支持性心理治疗：通过心理支持、疏导、解释对情绪反应激烈，功能障碍明显者有一定疗效。

精神分析、心理动力学等专门的心理治疗须有专门的心理治疗师实施。其他物理治疗等方法均可使用。

2. 药物治疗　有明显焦虑或抑郁症状的病人亦可采用药物治疗，可缓解病人的紧张焦虑、抑郁与愤怒情绪，达到情绪松弛，镇静安眠的作用。

三、中医治疗

（一）辨证论治

1. 肝气郁结

症状　精神抑郁，多虑善疑，胸闷胁痛，善太息，或腹胀腹痛，纳呆食少，或呃逆频作，气恼不快；甚则气厥昏倒，四肢厥冷，或肢体强直，双目紧闭，移时恢复；妇女多伴乳房胀痛，月经不调；舌淡苔白，脉弦。

治法　疏肝解郁，理气降逆。

方药　逍遥散（《和剂局方》）加味。当归、白芍、柴胡、茯苓、白术、甘草、生姜、薄荷、川楝子、旋覆花。气厥昏仆、肢冷僵直者，通关散搐鼻取嚏；腹痛腹泻者，加防风、陈皮；妇女乳房胀痛者，加青皮；月经不调者，加益母草、香附。

2. 痰气交阻

症状　情志抑郁，精神萎靡，表情淡漠，胸闷纳呆，嗳气呕恶；或咽中如有物阻，吐之不出，咽之不下，或气逆喘促；舌淡苔腻，脉弦滑。

治法　理气化痰，降逆利咽。

方药　半夏厚朴汤（《金匮要略》）加味。半夏、厚朴、茯苓、生姜、苏梗、柴胡、郁金、石菖蒲、香附。哭笑无常者，加远志、生龙齿；痰多者，加杏仁、桔梗。

3. 痰热郁结

症状　急躁易怒，胸闷口苦，头痛面赤，咳痰黄稠，便秘溲赤；或自觉少腹之气上冲胸咽，烦闷欲死；或突发仆倒，四肢抽搐；舌红，苔黄腻，脉滑数。

治法　清热化痰，解郁降逆。

方药　黄连温胆汤（《六因条辨》）加味。黄连、枳实、竹茹、半夏、陈皮、茯苓、甘草、胆南星、瓜蒌、黄芩、栀子、制大黄。惊悸不宁者，加生龙齿、磁石；四肢抽搐者，加钩藤、石决明、白芍等。

4. 心肾阳虚

症状　精神萎靡，气怯无力，气从少腹上冲心，惊悸不安，发作欲死，入夜尤甚，形寒肢冷，面色㿠白；舌淡苔白，脉沉细或沉迟。

治法 温阳散寒,降逆平惊。

方药 桂枝加桂汤(《伤寒论》)加味。桂枝、白芍、甘草、大枣、生姜、肉桂。四肢僵硬者,加生龙骨、生牡蛎。

5. 瘀阻脑窍

症状 精神恍惚,性情急躁,心悸失眠,头痛胸痛,入夜尤甚,或暴聋,或暴喑,或突然瘫痪;舌质紫黯,或有瘀斑、瘀点,脉弦涩。

治法 理气活血,化瘀开窍。

方药 通窍活血汤(《医林改错》)加减。桃仁、红花、赤芍、川芎、郁金、香附、青皮、石菖蒲、白芷、远志。烦躁失眠者,加柏子仁、夜交藤;暴盲加夏枯草、决明子;暴聋者,加蝉蜕;暴喑者,加诃子、桔梗;暴瘫者,加地龙、秦艽、鸡血藤。

6. 心肝血虚

症状 悲伤欲哭,哭笑无时,神志恍惚,数欠伸,发无定时,时发时止,过后如常,面色黄白;舌尖淡红,脉细无力。

治法 补肝益心,养血安神。

方药 酸枣仁汤(《金匮要略》)合甘麦大枣汤(《金匮要略》)加减。酸枣仁、知母、川芎、茯苓、炙甘草、浮小麦、大枣、熟地、白芍、当归。心悸易惊者,加生龙齿、珍珠母。

7. 阴虚火旺

症状 精神恍惚,悲伤欲哭,多疑善惊,心烦不寐,头晕目眩,口燥咽干,午后潮热,小便短赤;舌红少苔,脉细数。

治法 滋阴泻火,宁心安神。

方药 百合地黄汤(《金匮要略》)合甘麦大枣汤(《金匮要略》)加减。百合、生地、玄参、炒枣仁、夜交藤、甘草、浮小麦、大枣、太子参、麦冬、五味子。入夜兴奋不寐者,加黄连、阿胶;手舞足蹈或肢体震颤者,加龟板、炙鳖甲;胸胁胀痛者,加川楝子、延胡索;五心烦热、潮热盗汗者,加地骨皮、知母。

8. 虚风内动

症状 兴奋躁动,神志时清时昧,抽搐阵作,形体消瘦,两颧潮红,唇齿焦干;舌光绛,脉细数。

治法 滋阴柔肝,熄风止痉。

方药 羚角钩藤汤(《通俗伤寒论》)加减。羚羊角、钩藤、生白芍、五味子、龟板、鳖甲、白菊花、朱茯神、阿胶、生地、生牡蛎、珍珠母、石斛、桑叶。头晕头痛者,加川芎、天麻。

(二)针灸治疗

1. 体针 根据不同病症选取相应穴位,毫针刺或加用电针、水针治疗。

(1)精神、意识障碍:选穴人中、百会、大椎、风池、神门、大陵、内关、间使、合谷、太冲、后溪、涌泉、丰隆、心俞等。

(2)运动障碍:选穴合谷、曲池、手三里、外关、风市、伏兔、足三里、阳陵泉、丰隆、太冲、三阴交等;失语者,选穴廉泉、承浆、颊车、风池、合谷、通里等。

（3）感觉障碍：肢体感觉障碍者，选穴合谷、曲池、手三里、足三里、血海、风市、丰隆、三阴交等；梅核气者，选穴廉泉、天突、膻中、列缺、照海、内关、合谷、丰隆等；失明者，选穴风池、四白、太阳、合谷、太冲、光明、肝俞等；失听者，选穴风池、听宫、翳风、中冲、合谷、涌泉、中渚、外关等。

（4）内脏、自主神经系统功能障碍：选穴中脘、天突、膻中、内关、丰隆、足三里、三阴交等。

2. 耳针　选穴心、肝、脑、枕、神门、交感、皮质下、内分泌等。

3. 刺络放血　取穴金津、玉液，点刺放血少量。

【预防与调护】

本病的预防在于自幼培养良好的性格，纠正不良的认知态度，增强对精神创伤的应对能力，合理地运用心理防御机制，以便在困难情况下提高应激能力，达到良好的心理状态。发病时应避免各种可引起发作加重的刺激因素，如惊慌失措、大惊小怪等可加重症状。鼓励病人参加一些有益身心的活动，如参加文娱活动、欣赏优美音乐、浏览美景鲜花、适度体育锻炼等，保持心情舒畅以利康复。

【复习思考题】

1. 试述神经症的概念及分类。
2. 试述 CCMD-3 神经症的诊断标准。
3. 恐惧症和焦虑症如何进行中医辨证论治？
4. 癔症的分类及诊断要点是什么？

第十四章

应激相关障碍

第一节 概 述

应激相关障碍（stress – related psychogenic mental disorders）是指一组主要由心理、社会（环境）因素引起异常心理反应，从而导致的精神障碍，也称反应性精神障碍。决定本组精神障碍的发生、发展、病程及临床表现的因素有：生活事件和生活处境，如剧烈的超强精神创伤或生活事件，或持续困难处境，均可成为直接病因；个体的易患性，如人格特点、教育程度、智力水平以及生活态度和信念等，包括价值观、行为模式以及历史形成的信念体系，同时与文化背景等有关。精神病学的临床经验和研究表明：文化背景除影响对应激源的认知、反应和应对方式外，还影响精神疾病的易患性、患病率、诊断技术和求治方式，同时影响精神疾病的体验和疾病行为。本组疾病不包括癔症、神经症、心理因素所致生理障碍及各种非心理因素所致精神障碍。

一、心理社会应激源

应激一词有多重含义，可以指刺激和对刺激的反应，还可以描述个体在面临危险威胁或挑战时的一种状态，包括生理和心理两方面的反应。20 世纪 50 年代，Selye 在"全身适应性综合征"（general adaptation syndrome，GAS）中使用"应激"（stress）一词来描述外界刺激对机体的影响，意为机体的反应，而将 stressor 作为应激源。Selye 将应激源分为两类：一类叫良性应激（eustress），可以给人振奋，增强动力，带来益处；另一类叫不良性应激（distress），使人感到悲痛或苦恼，若不给予适当处理，可导致疾病发生。

心理社会应激源，即生活事件。凡是需要个体动员自身的心理、生理资源或外部资源进行调节，重新加以适应生活境遇的改变和环境改变都可以视为生活事件。常见的生活事件包括婚姻及家庭环境问题；工作或学习方面的问题以及社会环境因素等方面的问题。按照事件的频度和强度，可以将生活事件进一步划分，有的是大多数人都会经历的事件，有的则是相对的罕见事件。将那些威胁到个体的生存或精神世界完整，带来异乎寻常痛苦的一类事件，称之为创伤性事件（traumatic event）。按不同环境因素，将应激源分类如下：

1. 家庭环境因素 家庭中常见的应激因素有父母离异、亲子关系恶劣、家庭成员间（婆媳、翁婿）关系紧张、子女远离父母形成"空巢"状态、家中重大经济困难等。尤其是配偶丧亡，对存活的配偶是极大的痛苦，特别是毫无思想准备的配偶丧亡，刺激更大。此外，随着社会发展，工业化、都市化及经济变革发展，人们价值观的改变、家庭结构和家庭成员关系变化，形成了新的应激因素。如老年人退休后，子女对老年人的关照与尊重可能发生变化，加重了老人的孤独和寂寞。

2. 工作或学习环境因素　常见工作负担过重，兼职过多，过于繁忙，形成角色冲突，加上个人不能左右面临的困境；或工作不能胜任，虽十分努力，事业上成就寥寥无几；或因转换职业，工作与所学专业或与志趣不一致，工作中被动，总有压抑感；或工作过少，单调乏味，缺乏新颖感与创新性等均可构成应激因素。对学生来说，无论是升学竞争，进入新的学习环境，功课负担过重，还是各种测验考试、中止学习、毕业分配不满意、师生及同学间关系不融洽等均可构成学生的应激因素，但是，面对这些因素，随个人的志趣、抱负、能力、价值观不同，受影响的程度会有所不同。

3. 社会环境因素　严重的自然灾害，如水灾、火灾、地震、飓风、泥石流等突然发生，造成巨大损失，甚至家破人亡；城市人口剧增、交通事故、工业噪音、环境污染，以及因工作原因迁徙频繁等，都可视为社会环境应激因素。当今社会结构变迁，生活工作节奏加快，竞争加剧，社会充满了各种应激因素，如行业竞争、商品竞争、信息竞争、人才竞争、经营竞争、就业竞争、升学竞争等，挑战与机遇共存，处处使人们面临新旧压力；移民也是一种社会应激因素；战争给人们带来精神上、物质上巨大的损失，更是一种严重的社会应激因素。

二、应激反应

人们在应激情境，或遭遇应激事件时，可出现一系列心理、生理和行为改变，在心理上表现警觉性增高，对刺激敏感，注意力分散，易出差错；思维单一、刻板，缺乏灵活性，且思维杂乱，毫无头绪；情绪不稳定、易激惹、易哭泣，或表情茫然，或激情发作，或焦虑不安、紧张恐惧，亦可出现抑郁、悲观，或欣喜若狂。在生理上表现自主神经功能紊乱，如心跳加快、血压升高、头昏头痛、睡眠障碍、胃肠不适、食欲下降、肌肉紧张、月经不调等。在行为上表现坐立不安、震颤，或刻板、转换动作等。应激反应对健康的影响，无论从生理、心理还是行为观察的角度都难以确立应激反应与应激源强度的线性对应关系。研究发现，人类应激反应的强度一方面与外界刺激的强度有关，同时受到多种心理、社会因素的影响和制约，如应激的认知评价、应付方式及心理防御机制等。

Selye（1946 年）描述了动物处于不同应激情况下，躯体的生理及病理学方面的改变。他发现无论外界刺激性质如何，机体的反应是非特异性的，并称这种反应为"全身适应综合征"。大致可分为三个阶段：第一阶段是警觉期，此期又可细分为休克期和抗休克期。此时，机体尚未产生适应性。第二阶段是阻抗期或抵抗期，在此阶段机体动员了全身的防御机制，阻抗能力高于正常水平，是适应的最佳时期。第三阶段是耗竭期，此时，获得的适应手段已渐衰竭，若进而发展，则可出现疾病。Selye 提出 GAS 的三个阶段不一定都依次出现，多数只引起第一和第二阶段的反应变化，且绝大多数是可逆的，如得到适当的调节、补偿或休息，机体是可以恢复正常的。只有极严重的反应才会很快导致衰竭。

20 世纪 50～60 年代，以 Lazarus 为代表，提出了对应激反应的调整因素，强调认知评价在应激过程中的中介作用（Dobson，1982 年），把应激看成"相互依赖的变量系统"和高度个体化的过程。对应激的反应取决于个体对自己处置冲突的能力及对这种冲突造成后果好坏的评价。对冲突或事件威胁性质的评价与判断，明显受到个人特点（人格特点、既往经验）的影响。很显然，一个对某人是威胁性的事件，对其他人不一定也构成威胁。在某一时间，某种条件下构成的威胁，并不一定在另一时间或条件下也形成威胁。应激反应不单是外界直接作用的结果，而是受到认知评价的调节。

三、应激反应的中介机制

一般认为，应激源主要通过对机体的以下几个主要系统产生影响。

1. 中枢神经系统 目前的研究表明，情绪状态和行为与神经结构中的边缘系统（情绪脑）关系密切，额叶是与情绪有关的新皮质。应激产生的情绪变化通过神经系统影响机体各系统各器官的功能状态。如处于愤怒或恐惧时，整个交感神经系统被激活，致使心率加快、血压升高、肝糖原转换为葡萄糖而使血糖升高、胃肠功能紊乱，有的出现头痛、腰背疼、唾液分泌减少、呼吸加快、尿频等现象。

2. 神经内分泌系统 在应激状态下，下丘脑分泌促肾上腺皮质激素释放因子（CRF），引起垂体前叶的 ACTH 分泌增加，促使肾上腺皮质激素分泌增加，并刺激糖皮质激素的合成与释放，使机体处于备战或逃跑状态。应激状态下，除垂体分泌 ACTH 外，还有生长激素、泌乳素、甲状腺素、内啡肽等。另外，一些代谢性内分泌激素也参与应激反应。

3. 中枢神经递质系统 神经生化研究的进展，提示了人类和动物的警觉、情绪和行为与某些中枢神经递质的功能有关。目前，公认的中枢神经递质有胆碱类、单胺类、氨基酸类和神经肽类。其中主要的有去甲肾上腺素、下丘脑肽、乙酰胆碱和阿片肽等。

应激引起的中枢神经递质的改变，同样也与应激因素的种类和强度有关。在中等程度应激状态下，可见脑中去甲肾上腺素开始升高，短时期后，降到比原来更低的水平；同时，去甲肾上腺素的合成与分解加速；在严重应激状态下，则出现去甲肾上腺素的耗竭。在弱刺激下，血中 5 - 羟色胺水平增高，其代谢物质 5 - HIAA 排出增加；在强烈刺激下，整个大脑的 5 - 羟色胺有轻度耗竭，如中央隆起、杏仁核、海马、扣带回、背中缝核等的 5 - 羟色胺耗竭，以丘脑下部最为明显。但与去甲肾上腺素能神经元比较，5 - 羟色胺能神经元不那么敏感。

4. 免疫系统的调节作用 研究表明，长期应激状态下可以导致人体免疫功能改变，从而导致器官疾病或心身疾病的发生。实验研究表明，长期应激状态下，除有细胞免疫紊乱、机体组织的特异性改变外，还可以引起抗体水平、细胞免疫活性物质和淋巴细胞数量的变化，导致免疫功能下降。虽然目前许多研究是阐述应激状态下影响应激对免疫调节的单个介体机制，但有理由推测在免疫细胞的微环境中是由内分泌激素及中枢神经递质共同作用，以表达中介机制的。

在中枢神经系统、神经内分泌系统、中枢神经递质以及免疫系统等四大系统之间，实验已证明存在着复杂的反馈调节关系，从而产生了心理神经免疫学的概念（Volhardt，1991年）。当然，在上述四个系统之间，不可能只存在单向联系，它们间存在双向通道，相互作用，形成一个调节应激的反馈网。

四、中医对应激的认识

中医理论认为，在正常的生理状态下，五志既可以表达人的喜怒哀乐，又可以反映脏腑功能的盛衰。如万事如意则喜，久虑不解则思，事后不知结果则忧，逢凶涉险则惊，事出愿违则怒，此乃事所触而志所感。脏腑功能健旺，虽逢喜怒则顷刻即释，虽遇惊恐则顿时即安，虽有忧思则瞬间即解，故不至于伤及意志而为害。若脏腑功能失调，正气抵御无能则喜怒无常，忧思积虑，惊惕恐慌，终日无所安宁，以至意志丧失而酿成诸般病恙。

对于情志因素的致病作用，中医注意到情绪反应的强度、持续的时间、情绪的性质，这三方面因素均是相对于躯体调节能力而言的。从情志反应的强度而言，中医认为暴怒、大悲、骤然大惊、狂喜、极度恐惧等激烈的情志活动，在短时间内波动就可致病；从情志活动持续的时间而言，中医认为抑郁、失志、久悲、苦思、过忧等持续时间较久的不良心境才可成为致病因素。唐代孙思邈《千金要方·养性序》说："又且才所不逮而强思之伤也，力所不胜而强举之伤也，深忧重恚伤也，悲哀憔悴伤也，喜乐过度伤也，汲汲所欲伤也，戚戚所患伤也，久谈言笑伤也。"《类经》中也指出：肝虽在志为怒，"甚则自伤"；肺虽在志为忧，"过则损也"；"恐而不已"，则内感于肾，故伤也；脾虽在志为思，"甚则自伤"；心亦然，"虽志为喜，甚则自伤"。其中"甚"、"过"即指情志活动反应的强度超过一般程度，"不已"则指情志活动持续的时间。陈无择《三因极一病证方论·五劳证治》中也谈到"五劳者，皆用意施为，过伤五脏，使五神不宁而为病，故曰五劳。以其尽力谋虑则肝劳；曲运神机则心劳；意外致思则脾劳；预事而忧则肺劳；矜持志节则肾劳。"也指出了情志太过致伤五脏。以情志刺激的性质而言，中医认为不同的情志刺激，其致病的状况有所不同，一般认为愤怒致病较重，忧思致病较缓慢，惊恐致病发病迅速，而喜悦则较少致病。清代冯曦《颐养诠要·卷之一》中就指出"七情伤人忧愁最深，恼怒最烈。"临床上单纯一种情志致病较少见，多见数种不同性质的情志同时或交错为病，且往往病情较为复杂。中医论情志病因注意到的这几个方面，与现代医学中心理社会因素致病的理论也相吻合。

第二节　常见应激相关障碍

在 CCMD-3 中应激相关障碍包括急性应激障碍、创伤后应激障碍和适应障碍，其中急性应激障碍主要是指急性应激性精神病（急性反应性精神病）。

1. 急性应激障碍（acute stress disorders）　又称急性应激反应（acute stress reaction）是由于突然而至，且异乎寻常的强烈应激性生活事件所引起的一过性精神障碍。对急性应激反应的了解，不仅要观察其临床表现和疾病过程，还要分析发病的主要有关因素，以便采取有效的防治措施。本病发作急骤，经及时治疗，预后良好，精神状态可完全恢复正常。

2. 创伤后应激障碍（post traumatic stress disorder，PTSD）　是对异乎寻常的威胁性、灾难性事件的延迟和（或）持久的反应。PTSD 的早期研究主要以退伍军人、战俘及集中营的幸存者为对象，后逐渐在各种人为和自然灾害的受害者中展开。在美国越战退伍军人及其他高危群体中所报告的 PTSD 患病率多在 3%～58% 的范围内，少数报告患病率在 90% 以上。Green 等对 Buffalo Creek 大坝坍塌的受害者长期追踪发现，PTSD 终生患病率为 59. 4%，14 年后的现患病率仍高达 25. 0%。美国社区样本中终生患病率为 1% ~14%。

3. 适应性障碍（adjustment disorder）　是一种短期的和轻度的烦恼状态及情绪失调，常影响到社会功能，但不出现精神病性症状。本病的发生是对于某一明显的处境变化或应激性生活事件所表现的不适反应，诸如更换新的工作、考入大学、移居国外、离退休后或患严重躯体疾病所引起的生活适应障碍。

国外认为本病较常见，尤其在会诊联络精神病学中，但无精确的统计数据。病人中男女两性无明显差异；也有报道在成年人中以女性多见，男女之比约为 1：2。任何年龄皆可发病，但多见于成年人。

应激相关障碍相当于中医的"怒证"、"忧思证"、"悲证"，"惊恐证"，属于中医情志疾病范畴。中医学很早就认识到心理社会因素在某种情况下可以引起疾病，并将这一类病因集中概括为情志病因。《灵枢·本神篇》说："心，怵惕思虑则伤神，神伤则恐惧自失，……，脾，愁忧不解则伤意，意伤则悗乱，……；肝，悲哀动中则伤魂，魂伤则狂妄不精，……；肺，喜乐无极则伤魄，魄伤则狂，狂者意不存人，……；肾，盛怒不止则伤志，志伤则喜忘其前言，……。恐惧而不解则伤精，精伤则骨痠痿厥，精时自下。"本段文字中所述的致病因素，怵惕思虑、忧愁不解、悲哀动中、喜乐无极、盛怒不止均属情志病因。病位主要在心、肝、肾。中医学也认为心理社会因素致病与人的个性相关。明代医家戴思恭认为："大凡素日性情内向，个性孤独之人，每多以往事的失误而追悔自责，以现时的不是而懊恨嗟叹，或事不遂心，或所求不得，而又不与他人所言，以致情郁不得解，气滞不得散，久成失志之患。"《证治要诀》指出："失志者由所求不遂，或过误，自咎，懊恨嗟叹不已。"

【病因病理】

一、西医病因病理

1. 急性应激障碍　突如其来且超乎寻常的威胁性生活事件和灾难是发病的直接因素。应激源对个体来讲是难以承受的创伤性体验或对生命安全具有严重的威胁性。应激源，无疑是发病的关键所在。可事实上并非大多数遭受异乎寻常应激的人都会出现精神障碍，而只是其中少数人发病，这就表明个体易患性和对应激的应对能力方面有一定的差异。因此，在分析具体病例时，要把应激源的性质、严重程度、当时处境和个性特点等进行综合分析及考虑。此外，整个机体健康状况也有关系，若同时存在躯体或脑器质性疾病，急性应激反应发生的危险性可能随之提高。

Kaplan 将应激的后果归纳为三期：第一期为冲击期，当个体遭受应激后，处于一种"茫然"休克状态，表现出某种程度的定向力障碍和注意力分散，一般持续数分钟到几小时；这就是本病急性期临床主要的症状发生机理。第二期以明显的混乱，模棱两可及变化不定为特点，并伴有情绪障碍，如焦虑、抑郁或暴怒等表现。第三期为长期的重建和再度平衡，其结果是可出现两者之一：即一方面为功能的增强及改善水平；另一方面为心理的、躯体的或人际关系之间的障碍，并可能趋向慢性化。

按照巴甫洛夫学派的论点，急速超强的应激作用于高级神经活动过程，可以导致兴奋、抑制和灵活性的过度紧张及相互冲突，中枢神经系统为了避免进一步的损伤或"破裂"，则往往产生超限抑制。超限抑制属于保护性抑制，在抑制过程的扩散中，中枢神经系统低级部位的机能，包括一些非条件反射就会脱抑制而释放出来，这就产生了皮质与皮质下活动相互作用的异常形式。在临床上可表现为一定程度的意识障碍，精神运动性兴奋或精神运动性抑制状态，无目的的零乱动作和不受意识控制的情绪障碍等。

2. 创伤后应激障碍 致病因素与急性应激障碍大致相近。发病机制主要为 kaplan 的应激反应理论中应激第三期"长期的重建和再度平衡"出现障碍。

3. 适应性障碍 引起适应性障碍的应激源与个性心理特点的两方面因素同样重要。在同样的应激源作用下，有的人适应良好，有的则适应不良，并不是所有的人都表现适应性障碍。这就有理由推断病前个性心理特征（即人格）起着不可忽视的作用。还有青少年的脆弱性，对应激源的体验较深，也是危险因素之一。适应性障碍也可发生于一个集体，如学校、自然灾害人群等。

二、中医病因病机

外有所触，情有所变，情动于内，则脏腑经络，气血津液亦相应地发生变化。情志怫郁而内脏腑，以致气机阻滞。七情五志的太过、不及直接地影响着脏腑功能的运转和气血津液的输化。

1. 肝在志为怒，暴怒则气上，郁怒则气郁。过度愤怒可影响肝的疏泄功能，使肝气上逆，血随气逆，并走于上，故言"怒则气上"、"怒则气逆"，甚则呕血。气郁化火，肝火炽盛，耗伤阴血则水不涵木，使人体处于血亏火旺之中。

2. 肺在志为忧，思为脾志，心亦主思。忧思导致气机郁结，脾气不伸，运化失调。心为脾之母，母气不行，母病及子，子盗母气，则伤及心神。

3. 悲属金，主要伤及心、肺二脏。《素问·举痛论》说"悲则心系急，肺布叶举，而上焦不通，荣卫不散，热气在中，故气消矣。"《针灸甲乙经》说："心虚则悲，悲则忧"。所以悲哀过度可使上焦郁而化火，消耗肺气，悲哀愁郁则心动，可伤及内脏，并诱发情志变化。

4. 肾在志为恐，惊恐不但伤肾，而且伤及心、胆二经。《临证指南医案·惊》有"惊则伤胆，恐伤肾"；《素问·举痛论》"惊则气乱，……惊则心无所依，神无所归，虑无所定，故气乱矣。"

【临床表现】

一、急性应激障碍

急性应激反应发病急速，一般当遭受超强应激性生活事件的影响后几分钟出现症状，临床表现有较大的变异性。

（1）意识障碍：多数初发症状表现为"茫然"状态或"麻木"，并伴有一定程度的意识障碍。意识障碍可见意识范围的缩小，注意力狭窄，不能领会外在刺激，并有定向力障碍，难以进行接触。

（2）精神运动性兴奋或抑制：偶有自发只言片语，词句零乱不连贯，令人难以理解。病情继续发展，可见对周围环境的进一步退缩，有的可呈现木僵状态。此时，病人自发活动明显减少，可在长时间内毫无动作，保持呆坐或卧床不起。虽有时睁眼，协调眼部运动，但缄默不语。有的则表现为激越性活动过多，如兴奋、失眠、逃跑或无目的的漫游活动，或伴有恐惧、焦虑。

（3）自主神经系统症状：心动过速、震颤、出汗、面部潮红等，显示交感神经活动占优势。

本病病程短暂，一般在几小时至一周内症状消失。恢复后对病情可有部分或大部分遗忘，难以全面回忆。

二、创伤后应激障碍

病人以各种形式反复重新体验创伤性事件，有驱之不去的闯入性回忆，频频出现的痛苦梦境。有时可处于意识分离状态，持续时间可从数秒钟到几天不等，称为闪回（Flashback）。病人面临、接触与创伤性事件相关联或类似的事件、情景或其他线索时，通常出现强烈的心理痛苦和生理反应。事件发生的周年纪念日、相近的天气及各种场景因素都可能促发心理与生理反应。

在创伤性事件后病人对创伤相关的刺激存在持续的回避。回避的对象不仅限于具体的场景与情境，还包括有关的想法、感受及话题。病人不愿提及有关事件，避免有关的交谈，在创伤性事件后的媒体访谈及涉及法律程序的取证过程中，往往给当事人带来极大的痛苦。对创伤性事件的某些重要方面失去记忆也被视为回避的表现之一。回避的同时，还有被称之为"心理麻木"或"情感麻痹"的表现。病人在整体上给人以木然、淡然的感觉。而病人自己感到似乎难以对任何事情发生兴趣，过去热衷的活动同样兴趣索然；感到与外界疏远、隔离，甚至格格不入；似乎对什么都无动于衷，难以表达与感受各种细腻的情感；对未来心灰意冷，轻则对生活采取听天由命的态度，严重时可能万念俱灰，以至自杀。

另外一组症状是持续性的焦虑和警觉水平增高，如难以入睡或不能安眠，紧张不安，烦躁易怒，容易受惊吓，或表现为做事不专心等。

三、适应障碍

发病多在应激性事件发生后1~3个月内。病人的临床症状变化较大，而以情绪和行为异常为主，常见焦虑不安、烦恼、抑郁心境、胆小害怕、注意力难以集中、惶惶不知所措和易激惹等；还可伴有心慌和震颤等躯体症状；同时可出现适应不良的行为而影响到日常活动。病人可感到有惹人注目的适应不良行为，或暴力冲动行为出现，但事实上很少发生。部分病人滥用酒或药物。较为严重的症状，如兴趣索然、无动力、快感缺失和食欲不振等则罕见。

1. 焦虑性适应障碍（adjustment disorder with anxiety）　以焦虑担心、神经过敏、心烦、心悸、紧张不安、激越呼吸急促等为主要症状。

2. 抑郁心境的适应障碍（adjustment disorder with depressed mood）　这是在成年人较常见的适应性障碍。临床表现以明显的抑郁心境为主，可见丧失兴趣、自责、无望无助感、沮丧等症状，但比重度抑郁轻。

3. 品行异常的适应障碍（adjustment disorder with conduct disturbance）　品行异常的表现有对他人权利的侵犯，不履行法律责任，违反社会公德，常见的例子如逃学、毁坏公物、乱开汽车、打架和饮酒过量等。这类病例多见于青少年。

4. 情绪和品行混合的适应障碍（adjustment disorder with mixed disturbance of both emotion and conduct）　临床表现既有情绪异常，也有上述品行障碍的表现，但诊断时要谨慎。

5. 混合型情绪表现的适应障碍（adjustment disorder with mixed emotional features）　表现为抑郁和焦虑心境及其他情绪异常的综合征，其症状比重度抑郁和焦虑症为轻。如某青年从家中离开父母后，出现抑郁、矛盾、发怒和明显依赖表现。对这类病人必须除外过去已有的焦虑或抑郁发作。

6. 未分型的适应障碍（adjustment disorder unspecified）　这是不典型的适应性障碍。如表现为社会退缩而不伴有焦虑或抑郁心境；又如有躯体主诉，包括头痛、疲乏、胃肠道不适等症状，既不找医生诊断也不顺从治疗；还有的表现为突然难以进行日常工作，甚至不能学习或阅读资料，而病人并无焦虑或抑郁情绪，亦无恐怖症状。

【诊断与鉴别诊断】

一、西医诊断与鉴别诊断

（一）诊断要点（CCMD-3诊断标准）

1. 急性应激障碍

（1）症状学标准：以异乎寻常的和严重的精神刺激为原因，并至少有一项症状。①有强烈恐惧体验的精神运动性兴奋，行为有一定的盲目性；②有情感迟钝的精神运动性抑制，可有轻度意识模糊。

（2）严重程度：社会功能严重受损。

（3）病程短暂：受刺激后若干分钟至若干小时发病，病程短暂，一般持续几小时至1周，通常在1月内缓解。

（4）排除标准：排除癔症、器质性精神障碍、非成瘾物质所致精神障碍及抑郁症。

2. 创伤后应激障碍

（1）症状标准：①遭受对每一个人来说都是异乎寻常的创伤性事件或处境；②反复出现有创伤性内容的噩梦；③反复出现错觉、幻觉；④反复出现触景生情的精神痛苦，和产生明显的生理反应。

（2）持续性警觉性增高。至少有下列一项：①入睡困难或睡眠不深；②易激惹；③集中注意力困难；④过分担惊受怕。

（3）对刺激相似或有关情景的回避，至少有下列2项：①极力不想有关创伤性经历的人与事；②避免参加能引起痛苦回忆的活动，或避免到会引起痛苦回忆的地方；③不愿与人交往，对亲人冷淡；④兴趣爱好范围变窄，但对与创伤性经历无关的某些活动仍有兴趣；⑤

选择性遗忘；⑥对未来失去信心和希望。

（4）严重标准：社会功能受损。

（5）病程标准：精神障碍延迟发生（即在遭受创伤后数日至数月后，罕见延迟半年以上才发生），符合症状标准至少已 3 月。

（6）排除标准：排除情感性精神障碍、其他应激障碍、神经症、躯体形式障碍。

3. 适应障碍

（1）症状标准：①有明显的生活事件为诱因，尤其是生活环境或社会地位的改变；②有理由推断生活事件和人格基础对导致精神障碍均起重要作用；③以忧虑、烦恼、抑郁、焦虑、害怕等情感症状为主，并至少有下列 1 项：适应不良的行为障碍，如退缩、不注意卫生、生活无规律等；生理功能障碍，如睡眠不好、食欲不振等；④存在见于情绪性精神障碍（不包括妄想和幻觉）、神经症、应激障碍、躯体形式障碍、品行障碍的各种症状，但不符合上述障碍的诊断标准。

（2）严重程度标准：社会功能受损。

（3）病程标准：精神障碍开始于心理社会刺激（但不是灾难性的或异乎寻常的）发生后 1 个月内，符合诊断标准至少 1 个月。应激因素消失后，症状持续一般不超过 6 个月。

（4）排除标准：排除情感性精神障碍、其他应激障碍、神经症、躯体形式障碍以及品行障碍。

（二）鉴别诊断

1. 急性应激障碍

（1）癔症：常可在应激事件后发病，但癔症表现更为多样化，并有夸张或表演性，给人以做作的感觉。病前性格有自我为中心、富于幻想、喜好文艺等特点。癔症发作具有暗示性，且多次反复发作。

（2）心境障碍：可在应激源作用下发病，其主要症状以情感异常占优势，疾病过程以双相情感障碍为多见，且病程较长，有循环发作趋向。

（3）急性器质性脑病综合征：在感染、中毒等因素导致的谵妄状态，可表现意识障碍、定向力障碍、精神运动性兴奋等状态，此时应与应激反应相鉴别。器质性脑综合征常见丰富生动的幻觉，尤其是幻视；其意识障碍有忽明忽暗的波动特点；整个临床表现也多在夜晚加剧。此外，还可观察到相应的阳性体征和实验室检查异常结果。

2. 创伤后应激障碍

（1）抑郁和焦虑障碍：抑郁障碍有兴趣下降、与他人疏远隔离、感到前途渺茫等表现，但单纯的抑郁障碍不存在与创伤性事件相关联的闯入性回忆与梦境，也没有针对特定主题或场景的回避。同样，以上这些特点也使 PTSD 区别于广泛性焦虑障碍。然而，PTSD 与焦虑、抑郁并存的情况很常见，若临床症状符合相应的诊断标准，应给出所有诊断。对病史的详细询问有助于了解各障碍间的相互关系。

（2）器质性精神障碍：在遭受创伤性事件时，器质性精神障碍可能加重。但器质性精神障碍有器质性疾病证据，精神症状随器质性疾病的转化而消长。癫痫和酒、药物滥用可能诱发或加重 PTSD 症状。酒、药的急性中毒状态或戒断状态有时很难与 PTSD 区分，需注意观察，在酒、药的效应消除后再作判断。

3. 适应障碍

（1）抑郁症：抑郁症的情绪异常较重，并常出现消极念头，甚至有自杀的企图和行为。整个临床表现有早晚变化规律。若长期观察可从病程方面予以鉴别，不少还有躁狂的循环发作。

（2）焦虑症：主要是与广泛性焦虑症的鉴别，本病不仅病程较长，且常伴有明显的自主神经系统失调症状，睡眠障碍也很突出。病前无值得重视的应激源可寻。

（3）人格障碍：人格障碍虽然与适应性障碍发病有不可忽视的关联，但不是临床的显著表现。实践中可见人格障碍能被应激源加剧，但人格障碍早在青少年时期即已明显，应激源不是人格障碍形成的主导因素。病人并不为人格异常所苦恼，而基本上持续到成年甚至终生。在此也要指出，人格障碍出现新的症状符合适应障碍诊断标准时，两个诊断应同时并列，如偏执性人格障碍和抑郁心境的适应障碍。

二、中医辨证与辨病

1. 怒证　有情志不遂，或情志突变的疾病因素，出现不可控制的发怒，性情急躁或突然暴怒、狂怒，伴有烦躁、胸胁胀闷、面赤头痛等。

2. 忧思证　情志不遂引发，闷闷不乐，忧愁不解，思虑难排，伴失眠多梦等为主要表现。

3. 悲证　情志因素引发，悲哀若哭或遇事易激动流泪，且不能自控。

4. 惊恐证　受到惊吓或恐怖刺激后发病，表现为惊慌、恐惧、易受惊吓、心中惕惕不安、睡眠不安易醒、自汗气短等。

【治疗】

一、治疗原则

心理治疗与药物治疗相结合，两种方法必须协调配合，相辅相成，才能提高疗效，缩短疗程，达到治愈的目的。心理治疗首先应该建立良好的医患关系，对疾病性质作适当解释，一般以支持性心理治疗为主，结合认知、行为治疗，帮助病人选择处理应激的适当途径，增强应对能力，强化病人的心理素质，减少由于疾病引起的损害。中医学"以情胜情"的心理治疗方法，针对病人五志过极的病理特点，运用五脏互约，情志相胜的理论，用一种情志去纠正相应所胜的情志，便可调节这种情志过激引起的病变。

药物治疗以抗焦虑、抗抑郁剂为主；对表现精神运动性兴奋、言行紊乱者，可酌情选用抗精神病药，一般剂量较小，中病即止。中医的针灸与中药辨证论治，可缓解急性症状，提高机体应激能力。

二、西医治疗

（一）急性应激障碍

1. 心理治疗　主要是解释疾病性质，鼓励病人正视困境，积极应对；调动社会支持系统，解决病人的实际困难。

2. 药物治疗　急性期对症治疗，对那些表现激越性兴奋的病人，应用适当的抗精神药物后，使症状较快缓解，便于进行心理治疗。若病人有情绪障碍或睡眠困难，可分别投以抗抑郁药或抗焦虑药。药物剂量以中、小量为宜，疗程不宜过长。对处于精神运动性抑制状态病人的不能主动进食，还要给予输液，补充营养，保证每日的热量和其他支持疗法及照顾。

（二）创伤后应激障碍

1. 药物治疗　抗抑郁剂除能改善睡眠及抑郁焦虑症状外，还能减轻闯入和回避症状。单胺氧化酶抑制剂和三环类抗抑郁剂对闯入性回忆与噩梦疗效较显著；选择性 5 - 羟色胺再摄取抑制剂对回避与麻木效果较好。在运用抗抑郁剂治疗 PTSD 时，剂量与疗程同抑郁症治疗，治疗时间和剂量都应充分。

根据病人症状特点，其他可以考虑选用的药物包括：抗焦虑剂、某些抗癫痫药物、锂盐等。除非病人有过度兴奋或暴力性的发作，一般不主张使用抗精神病药物。

2. 心理治疗　主要采用危机干预的原则与技术，侧重于提供支持，帮助病人接受所面临的不幸与自身的反应；鼓励病人面对事件，表达、宣泄与创伤性事件相伴随的情感。治疗者要帮助病人认识其所具有的应对资源，并同时学习新的应对方式；为病人及其亲友提供有关 PTSD 及其治疗的知识也很重要，还需要动员病人家属及其他社会支持系统，帮助病人解决困难。

（三）适应障碍

1. 心理治疗　心理治疗是适应性障碍的主要治疗手段。随着时间的推移，适应障碍可自发缓解，或转化为更为特定、更为持久，或更为严重的其他障碍。因此，心理治疗应根据病人的特点，给予指导性咨询、支持性心理治疗、认知行为治疗等，帮助病人消除应激源，包括改变应对应激性事件的态度和认识；提高病人的应对能力；消除或缓解症状。

2. 药物治疗　为加快情绪异常症状的缓解，可根据具体病情选用抗焦虑剂或抗抑郁剂作为辅助治疗手段，以低剂量、短疗程为宜。在药物治疗的同时，心理治疗应继续进行，特别是对那些恢复较慢的病人，更为有益。

三、中医治疗

（一）辨证论治

1. 肝郁化火
症状　烦躁易怒，两胁胀痛，口苦咽干，面赤头痛；舌红苔黄，脉弦数。
治法　疏肝理气，清热泻火。
方药　丹栀逍遥散（《和剂局方》）加减。柴胡、当归、茯苓、白术、白芍、薄荷、生姜、甘草、丹皮、栀子。

2. 心脾两虚
症状　神思恍惚，善悲欲哭，多思善虑，叹气频作，心悸易惊，失眠多梦，纳呆体倦；

舌淡苔白，脉细。

治法　健脾养心，益气补血。

方药　归脾汤(《济生方》)加减。当归、黄芪、枣仁、远志、龙眼肉、木香、茯神、白术、人参、甘草。

3. 心肺气虚

症状　情绪低落，心神不宁，悲忧善哭，不能自控，心悸失眠，声低气怯；舌质淡，苔薄白，脉细弱。

治法　补益肺气，养心安神。

方药　甘麦大枣汤(《金匮要略》)加味。甘草、淮小麦、大枣、酸枣仁、柏子仁、合欢皮。

4. 心肾阴虚

症状　心慌善恐，坐卧不安，心悸怔忡，失眠多梦，腰膝酸软；舌红少苔，脉细数。

治法　补心安神，滋肾填精。

方药　天王补心丹(《摄生秘剖》)加减。生地黄、人参、丹参、元参、白茯苓、五味子、远志、桔梗、当归身、天门冬、麦门冬、柏子仁、酸枣仁、朱砂、龙眼肉。

（二）中成药

磁朱丸适用于心神不安，虚阳上浮者；枕中方适用于思虑过度，阴虚火旺者；归脾丸、天王补心丸适用于心血不足者；逍遥丸、舒肝丸适用于肝气郁结者。

（三）针灸治疗

主穴：太溪、神门。

配穴：肝郁气滞配太冲、阳陵泉；痰蒙心神配丰隆、太渊、太白；痰火扰神配丰隆、然谷。

【预后与调护】

预防疾病再次发生的措施包括减少生活中的应激源，提高心理素质，开展生活技能训练以提高病人应对应激源的能力等。

以社会心理环境的调护为主，应尽可能安排病人脱离或调整处境不良的环境，给予社会支持，积极帮助病人解决现实困难，有利于消除症状；帮助病人学习应对方式，调整性格，可增强应激能力，避免复发。

【复习思考题】

1. 常见应激障碍有哪些临床特点及治疗原则？
2. 应激障碍怎样辨证论治？

第十五章
心理因素相关生理障碍

第一节 进食障碍

进食障碍（eating disorder）是指以进食行为异常为显著特征的一组综合征。主要包括神经性厌食、神经性贪食及神经性呕吐。一般不包括拒食、偏食及异嗜癖。

神经性厌食（anorexia nervosa）是指病人通过严格限制进食等手段，有意造成并维持体重明显低于正常标准为特征的进食障碍。常有营养不良、代谢和内分泌障碍，可有间歇发作的暴饮暴食。该病常见于青少年女性，30岁以后发病者少见。国外报道12~18岁女性患病率为0.5%~1%，我国尚缺乏流行病学资料。

神经性贪食（bulimia nervosa）是以反复发作性地、不可控制地、冲动性地暴食，食后采用自我诱吐、导泻、利尿、禁食、过度锻炼等方法以避免体重增加为主要特征的一组进食障碍。可与神经性厌食症交替出现，多数病人是神经性厌食症的延续者。女性中神经性贪食症的患病率为1%~3%，男女之比约为1:10，平均起病年龄为16~20岁。

神经性呕吐（vomiting nervosa）是一组自发或故意诱发反复呕吐的精神障碍，又称心因性呕吐，通常在紧张或负性情绪下发生反复发作的不自主呕吐。呕吐物为刚进的食物，不伴有其他明显症状。

进食障碍相当于中医的"厌食"、"食㑊"、"呕吐"。属于中医文献中"食郁"、"纳呆"、"纳差"、"不思食"、"不能食"等范畴。《丹溪心法·六郁》曰："食郁者，嗳酸，腹饱不能食"。《内经》称"不欲食"，《伤寒论》称"不欲饮食"，后世医家有多种称谓。厌食多因情志不畅，惧怕肥胖而节食等日久而成。是以长期厌恶饮食、消瘦疲乏为主要表现的郁病类疾病。食㑊是因胃肠及胆腑湿热，肝脾不和，运化传导异常，食物经胃肠移易而过，食虽多而不生肌肉。《素问·气厥论》："大肠移热于胃，善食而瘦，又谓之食㑊；胃移热于胆，亦曰食㑊。"临床以发作性多食为主，相当于西医学的神经性贪食。呕吐见于多种疾病，神经性呕吐常由情志失调、脾胃素虚，致肝脾不和，胃失和降，食随气逆而致呕吐。呕吐的发生与情志不遂有密切关系，客观检查并无特殊改变的脾系疾病。

【病因病理】

一、西医病因病理

神经性厌食的病因未明，可能与以下因素有关：①社会文化因素：在发病中起着很重要的作用。现代社会文化观念中,把女性的身体苗条作为自信、自我约束、成功的代表。这无疑给女性以极大的压力。②生物学因素:病人的同胞中同病率为 6% ~ 10%,高于普通人群,提示遗传因素起一定作用。另有研究提示神经性厌食存在去甲肾上腺素、5 - 羟色胺功能异常。③心理因素:该症常和情感障碍、强迫症、焦虑症相伴发,多具有拘谨、刻板、强迫的性格特点及完美主义倾向。有人提出该病的发生与青少年性发育和心理生理的不同步有关,病人对日益丰满的躯体难以接受,拒绝成熟。

神经性贪食的病因及发病机制不明,可能与多种因素有关。孪生子有较高的同病率,提示遗传因素起一定作用。在生化方面可能与 5 - HT 功能失调有关,下丘脑 5 - HT 释放降低可引起暴饮暴食和其他行为障碍。应激经历越多的女性,其暴食的危险性越大。从心理学机制而言,"苗条"文化既可产生对食欲的压抑,也可呈反转相,表现为暴饮暴食。因此,有人认为神经性厌食和神经性贪食是同一种疾病的不同表现形式。

神经性呕吐常与心理社会因素有关,无明显器质性病变。

二、中医病因病机

1. 厌食　情志不畅,木郁克土,胃气不健;曲解健美,惧怕肥胖,过分节制饮食,久则脾胃气机抑遏,脾胃虚弱而成。该病气血营阴亏少为本,气郁、食积为标,病性多属虚实夹杂。

2. 食㑊　内伤七情,肝胆疏泄失司,木郁克土,肝脾不和,痰湿内蕴,气郁化火,移热于胃肠,腐熟传导异常,食物经胃肠移易而过,发为食㑊。食虽多,因速过胃肠,不及化生精微,形体失充。病性以实证为主,胃热炽盛、痰热内扰为多见。

3. 呕吐　郁怒伤肝,肝失条达,横逆犯胃,胃失和降。《景岳全书·呕吐》云:"气逆作呕者,多因郁怒,致动肝气,胃受肝邪,所以作呕。"或忧思伤脾,脾失健运,食停难化,胃失和降,亦可致呕。另外,脾胃素虚,水谷易于停留,偶因恼怒,食随气逆,而致呕吐。

【临床表现】

一、神经性厌食

对"肥胖"的强烈恐惧和对体形、体重的过度关注是病人临床症状的核心。临床上约有 1/3 的病人病前有轻度肥胖,继而过分有意地限制饮食,使体重迅速下降。有些病人利用运动、呕吐、导泻等手段减轻体重。多数病人存在体像障碍,即使十分消瘦仍认为自己过胖。病人有皮肤干燥、苍白、皮下脂肪减少,可因低蛋白血症而出现水肿,或因进食减少而出现低血糖反应,部分病人因衰竭或感染而死亡。常伴有严重的内分泌功能紊乱、女性闭经、男性性欲减退或阳痿。如果发生于青春期前,可致青春期发育延缓,甚至停滞。

临床上常见情绪不稳定、焦虑、抑郁、强迫观念等症,严重者可出现自杀行为。神经性厌食不等于食欲减退,有些甚至食欲良好,病人因饥饿难忍而偷食、暴食之后又设法呕吐或催吐。病人往往对治疗的合作程度较差,不承认体重过低、进食过少是病态,常因闭经等躯体症状而就诊,多数病人的社会功能基本正常。

二、神经性贪食

发作性暴食是本症的主要特征。暴食发作时，食欲大增，吃得又多又快，甚至一次吃进常人食量的数倍，直到难以忍受为止。常伴有情绪改变，如焦虑和抑郁，多与体重和体型有关。病人过分重视身体外形且常常对自己的体形不满意。暴食后出现厌恶、内疚、担忧，有的为此而产生自杀观念和行为。该病的发作频率不等，多数为一周内发作数次。为了抵消暴食引起的体重增加，病人常采取多种手段增加排泄、减少吸收或过度运动，如食后呕吐与导泻、服利尿剂与减肥药、减少食量或禁食等。发作间期食欲多数正常，仅少数食欲下降。多数病人能控制体重，体重正常或略增加；不足 1/4 的病人体重下降。贪食往往明显影响病人的社会和职业功能。

贪食是一种危险的行为模式，可以出现神经内分泌调节紊乱和各器官功能的严重损害。如伴有自我催吐、导泻者，则更危险，它可因消化道出血或其他并发症而死亡。

三、神经性呕吐

临床表现与神经性厌食有部分重叠，但神经性呕吐患者总的进食量不减少，因而体重无显著减轻，体重保持在正常体重的 80% 以上，且无控制体重的动机和行为。患者可有害怕发胖或减轻体重的想法。呕吐几乎每天发生，常与心情不愉快、心理紧张、内心冲突有关。呕吐不影响下次进食的食欲。

【诊断与鉴别诊断】

一、西医诊断与鉴别诊断

（一）诊断要点（CCMD-3 诊断标准）

1. 神经性厌食

（1）明显的体重减轻（比正常平均体重减轻 15% 以上），或者 Quetelet 体重指数（体重公斤数/身高米数的平方）为 17.5 或更低，或者青春期前不能达到所期望的躯体增长标准，并有发育延迟或停止。

（2）自己故意造成体重减轻，至少有下列一项：①回避"导致发胖的食物"；②自我诱发呕吐；③自我引发排便；④过度运动；⑤服用厌食剂或利尿剂等。

（3）常有病理性怕胖（超价观念）、内分泌紊乱症状。

2. 神经性贪食

（1）存在一种持续的难以控制的进食和渴求食物的优势观念，一次可进食大量食物的贪食发作；一周发作 2 次，至少持续 3 个月。

（2）至少用下列一种方法抵消食物的发胖作用：①自我诱发呕吐；②滥用泻药；③间歇禁食等。

（3）常有病理性怕胖（超价观念）。

（4）常有神经性厌食既往史，二者间隔数月至数年不等。

（5）排除神经系统器质性病变所致的暴食，及癫痫、精神分裂症等精神障碍继发的暴食。

3. 神经性呕吐

（1）自发的或故意诱发的反复发生于进食后的呕吐，呕吐物为刚吃进的食物。

（2）体重减轻不显著（体重保持在正常平均体重值的80%以上）。

（3）排除躯体疾病导致的呕吐，以及癔症或神经症等。

（二）鉴别诊断

1. 神经性厌食

（1）正常节食：正常节食虽然通过限制饮食以达到身材苗条、减轻体重之目的，但食欲正常，无体像障碍和内分泌紊乱，当达到理想体重时能适可而止。

（2）抑郁症：神经性厌食症可伴发抑郁症状，而抑郁症病人的食欲减退是继发于情绪抑郁或自责自罪妄想。以情绪症状占主导，同时有思维、行为的改变及抑郁症自身的生物学节律，可资鉴别。在少数情况下，不排除二者并存的可能性。

2. 神经性贪食

（1）Kleine – Levin 综合征：除发作性贪食外，还伴有发作性嗜睡、定向障碍、躁狂样冲动等精神症状，男性多见。

（2）颞叶癫痫：暴食行为常伴有抽搐史或精神自动症的表现，脑电图、CT 可有特征性改变。

3. 神经性呕吐 器质性病变引起的呕吐，具备相应器质性疾患的症状、体征及实验检查异常，呕吐只是器质性疾病的一种症状，鉴别诊断要点是了解呕吐的原因。

二、中医辨证与辨病

1. 厌食 辨虚实：实证厌食，多因情志不遂，肝郁横逆克制脾土；起病急，厌恶进食，甚者见食物则恶心，常伴有精神症状。虚证厌食，多为脾胃虚弱，胃阴不足而致；起病缓慢，病程较长，表现为长期拒食、神疲乏力、面色少华等。

2. 食㑊 食㑊（贪食）病位在胃，为胃中有热，消谷善饥而致。临床表现食欲旺盛，体重不增加，口渴欲饮，大便干结等；若痰热内扰，则伴有胸胁满闷、恶心欲呕等症状。

3. 呕吐 辨虚实：实证呕吐，多因七情因素，病邪犯胃所致；起病急，病程短，呕吐量多，呕吐物多为酸腐臭秽。虚证呕吐，常为脾胃气虚，胃阴不足而成；起病缓慢，病程较长，呕而无力，时作时止，常伴有精神萎靡、倦怠乏力等。

【治疗】

一、治疗原则

进食障碍的治疗原则在于营养状况的恢复和正常进食行为的重建，打破由于营养不良对躯体和心理影响，以及持续进食障碍和不良行为模式的恶性循环。

中西医结合治疗进食障碍应突出辨病与辨证相结合的原则。应从总体上把握神经性厌食、贪食及呕吐的发病规律。急性期主要采用以西医治疗为主的方法，对症支持治疗以改善营养状况，缓解症状；病情稳定后则以中医治疗为主，进行辨证治疗。中医辨病要以进食障碍的病位为基础，把握脾胃不和是该病整个发病过程的核心病机，调和脾胃是总的治疗原则，对不同时期的不同病机进行辨证施治。厌食初期体实，宜采用疏肝理气之法，病久正虚或素体虚弱应益气养阴、补脾健胃；贪食以清泄胃热为要，但要考虑痰热作祟；呕吐病机较为复杂，神经性呕吐多因七情因素，病邪犯胃所致。治疗当辨虚实，病初体实以疏肝解郁为主，久病正虚又当益气健脾、滋阴益胃。若虚实夹杂，则攻补施治。

　　中西医结合治疗进食障碍在整个治疗过程中可以突显其优势，较单一疗法的疗效可靠。急性期西医迅速缓解病情，恢复期发挥中医特色的辨证治疗，二者结合对提高整体临床疗效及远期疗效具有独到优势。

二、西医治疗

（一）神经性厌食

1. 心理治疗　首先要取得病人的合作，了解其发病诱因，给予认知治疗、行为治疗和家庭治疗。认知治疗主要针对体像障碍，进行认知行为纠正；行为治疗主要采取阳性强化法的治疗原理，物质和精神奖励相结合，达到目标体重后给予奖励和鼓励；系统的家庭治疗有助于消除起病的家庭因素，缓解症状，减少复发。

2. 躯体治疗

（1）躯体支持治疗：供给高热量饮食，给予静脉输液或高静脉营养治疗，补充各种维生素及微量元素。

（2）促进食欲：餐前肌注胰岛素可促进饮食，但要防止低血糖反应。

（3）精神药物治疗：抗抑郁药、抗精神病药、锂盐、抗癫痫药、抗焦虑药等均可试用，常用舒必利每日 200～400mg，对单纯厌食者效果较好；氯米帕明每日 50～200mg，对伴贪食诱吐者效果较好。

（二）神经性贪食

治疗方案包括营养状况的恢复、药物治疗和心理治疗三个方面。

抗抑郁药治疗贪食症有一定疗效，米帕明、去甲米帕明、曲唑酮、氟西汀等能减轻贪食症状，改善焦虑及抑郁心境。卡马西平、碳酸锂、苯妥英钠对部分贪食症有效。上述药物使用剂量类似治疗心境障碍。另外，小剂量氟哌啶醇对部分病人有效。心理治疗的方法有认知行为治疗、精神分析及家庭干预，改变病人对体型、体重的不恰当看法，改善抑郁情绪，减少贪食行为。

（三）神经性呕吐

行为治疗（厌恶治疗或阳性强化）；小剂量药物如舒必利、氟西汀治疗有效；注意对症支持治疗。

三、中医治疗

（一）辨证论治

1. 厌食

（1）肝郁气滞

症状 长期食欲不振，厌恶进食，甚至食则恶心欲呕，精神抑郁，胸胁胀闷，善叹息；舌淡，苔薄白，脉弦。

治法 疏肝理气。

方药 柴胡疏肝散（《景岳全书》）加减。柴胡、白芍、川芎、香附、枳壳、甘草、陈皮。胁肋胀闷较甚者，加郁金、青皮、佛手疏肝理气；肝气犯胃，恶心欲呕者，加旋覆花、苏梗、代赭石、法半夏和胃降逆。

（2）脾胃气虚

症状 长期食欲不振，甚至厌食、拒食，恶心欲吐，神疲乏力，面色少华，大便溏薄；舌淡，苔薄白，脉缓无力。

治法 补脾健胃。

方药 参苓白术散（《和剂局方》）加减。人参、白术、茯苓、扁豆、山药、甘草、莲肉、桔梗、砂仁、薏苡仁、大枣。若脾虚失运，胃脘不舒者，加木香、枳壳、厚朴以理气助脾的运化功能。

（3）脾虚食积

症状 长期厌食，纳少，食后脘腹痞胀，恶心嗳腐，腹大而胀，便溏不爽或有腐臭气；舌淡苔腐或腻，脉弦缓。

治法 补脾健胃，消食导滞。

方药 健脾丸（《证治准绳》）加减。党参、白术、陈皮、麦芽、山楂、神曲、砂仁、肉豆蔻、山药、茯苓、木香、黄连。若气郁较重，胀满明显者，加柴胡、郁金、枳壳疏理肝气，健运脾胃。

（4）胃阴亏虚

症状 长期纳少，厌食，胃脘嘈杂，口燥咽干，形体消瘦，大便干结，小便短黄；舌红少津，苔薄黄，脉细数。

治法 滋阴益胃。

方药 麦门冬汤（《金匮要略》）加减。人参、麦冬、粳米、甘草、半夏。不思饮食甚者，加麦芽、扁豆、山药益胃健脾。口干咽燥者，加石斛、花粉滋养胃阴。

2. 食㑊

（1）胃热炽盛

症状 食欲旺盛，消谷善饥，体重下降，口渴欲饮，大便干结；舌红，苔黄，脉弦数。

治法 清胃泄热。

方药 清胃散（《脾胃论》）加减。黄连、升麻、生地、丹皮、当归。胃热较甚者，加石膏、知母以清胃热。

（2）痰热内扰

症状　消谷善饥，胸胁满闷，口干口苦，咯粘痰，恶心欲呕；舌红，苔黄腻，脉弦滑数。

治法　清热化痰。

方药　温胆汤（《三因极一病证方论》）加减。制半夏、陈皮、茯苓、甘草、生姜、竹茹、枳实、黄连。胃脘满闷者，佐以枳实、厚朴行气散结，消痞除满。

3. 呕吐

（1）肝气犯胃

症状　呕吐吞酸，嗳气频作，胸胁满闷，每因情志不遂而呕吐吞酸更甚；舌边红，苔薄腻，脉弦。

治法　疏肝理气，和胃止呕。

方药　四逆散合半夏厚朴汤（《金匮要略》）加减。柴胡、枳壳、白芍、厚朴、紫苏、半夏、茯苓、生姜、甘草。气郁化火，心烦口苦者，加左金丸清热止呕。

（2）脾胃虚弱

症状　呕吐无力，食少纳呆，神疲体倦，少气懒言，面色无华；舌质淡，脉弱。

治法　益气健脾，和胃降逆。

方药　香砂六君子汤（《古今名医方论》）加减。人参、茯苓、白术、甘草、砂仁、木香、陈皮、半夏。若脾阳不振，畏寒肢冷者，加附子、干姜温中健脾；若中气大亏，少气乏力者，加黄芪、升麻升阳举陷。

（3）胃阴不足

症状　呕吐时作，呕量不多，或仅唾涎沫，时作干呕，口燥咽干，胃中嘈杂，似饥而不欲食；舌红少津，脉细数。

治法　滋养胃阴，降逆止呕。

方药　麦门冬汤（《金匮要略》）加减。人参、麦冬、粳米、甘草、半夏。阴虚甚，五心烦热者，加石斛、花粉、知母养阴清热；呕吐较甚者，加橘皮、竹茹、枇杷叶。

（二）中成药

柴胡舒肝丸适用于肝气犯胃者；人参归脾丸适用于脾胃气虚者。

（三）针灸治疗

1. 厌食　取穴然谷，或章门、期门、足三里、三阴交等，针用平补平泻。灸中脘、足三里等穴。

2. 食㑊　取穴脾俞、胃俞、足三里、中脘、天枢、丰隆等，针用泻法。

3. 呕吐　主穴内关、中脘，配穴足三里、公孙、丰隆、阳陵泉、肝俞、脾俞、隐白。实证先针灸主穴，泻法，宜留针。肝气犯胃者，取穴肝俞、脾俞、阳陵泉。

【预防与调护】

1. 预防要点　进食障碍的产生与心理因素密切相关，预防该病的发生应从心理卫生科普宣传着手，做好高危人群的心理保健工作。社会舆论方面应大力提倡健康时尚美，不应片面追求病态的苗条，从而减少该病的发生。

2. 调护要点 根据病人的发病情况及心理状况加强心理护理，做好心理指导，避免精神刺激；针对病情制定合理饮食，以进食清淡的高营养饮食为宜，忌食生冷、辛辣、香燥之品。同时改善睡眠，适当户外运动，做到劳逸结合。

第二节 睡眠障碍

睡眠障碍（sleep disorder）是指各种心理社会因素引起的非器质性睡眠与觉醒障碍。主要包括失眠症、嗜睡症、睡眠 - 觉醒节律障碍、睡行症、夜惊、梦魇等。

失眠症和嗜睡症为最常见的睡眠障碍。失眠症（insomnia）是指持续相当长时间睡眠的质和/或量的不满意状况；嗜睡症（hypersomnia）是指白天睡眠过多，并非由于睡眠不足或者药物、酒精、躯体或精神疾病所致。

睡眠障碍可引起病人焦虑、抑郁或恐惧心理，并导致精神活动效率下降，妨碍社会功能。据统计，我国一般人群睡眠障碍患病率为30%～40%。

睡眠障碍相当于中医的"不寐"、"多寐"，属于中医文献中"不得眠"、"目不瞑"、"不得卧"、"欲眠"、"嗜寐"等范畴。早在《内经》即有关于睡眠生理、病机的论述。如《灵枢·大惑论》云："夫卫气者，昼日常行于阳，夜行于阴，故阳气尽则卧，阴气尽则寤。"《素问·逆调论》指出："胃不和则卧不安"；《灵枢·海论》："髓海不足，则脑转耳鸣，胫酸眩冒，目无所见，懈怠安卧。"指出了肾精亏虚，髓海不足，元神疲惫而出现的懈怠嗜睡病证。《金匮要略·血痹虚劳病》中亦有"虚劳虚烦不得眠"的论述。《景岳全书·不寐》进一步对不寐的原因作了分析："盖寐本乎阴，神其主也，神安则寐，神不安则不寐；其所以不安者，一由邪气之扰，一由营气不足耳。有邪气多实，无邪者皆虚。"

【病因病理】

一、西医病因病理

1. 心理因素 病人对睡眠、健康过分关注和担心。由于生活及工作中的压力造成精神紧张、不安、焦虑、抑郁等影响睡眠。

2. 环境因素 环境嘈杂、空气污浊、居住拥挤或突然改变睡眠环境，或工作与起居无常、跨时区旅行等，均可影响睡眠。

3. 生理因素 精神疾病和躯体疾病、饥饿、疲劳、性兴奋等影响睡眠。此外，从小养成的睡眠习惯及遗传、性格因素等也是造成睡眠障碍的原因。

4. 药物及食物因素 如长期饮酒、咖啡、茶，或安眠药依赖或戒断等均可造成睡眠障碍。

目前研究认为下丘脑、脑干、丘脑、上行网状系统等与睡眠和觉醒有非常重要的关系，这些部位的病理改变均可引起睡眠障碍。另外，中枢神经介质参与睡眠过程，如 5 - 羟色胺、乙酰胆碱、多巴胺、去甲肾上腺素等。

二、中医病因病机

中医学认为正常情况下卫气昼日常行于阳，夜行于阴，阳气尽则卧，阴气尽则寤。故各种致病因素导致阴阳平衡失调，即可出现睡眠障碍，如不寐或多寐等。

（一）不寐

1. 情志失调，肝火内炽　因情志所伤，肝失条达，郁而化火，火性上炎，扰乱心神，致心神不宁而不寐。

2. 阴虚火旺，心肾不交　素体阴虚，或久病之人，肾阴耗伤，阴虚火旺，肾水不能上奉于心，水不济火，则心火独亢而不寐；或心阴不足，心火内炽，不能下交于肾，心肾不交，热扰神明，心神不宁，因而不寐。《景岳全书·不寐》："总属其阴精血之不足，阴阳不交，而神有不安其室耳。"

3. 饮食不节，痰热扰心　饮食不节，脾胃受损，胃气不和，宿食停滞，壅遏于中，酿为痰热，扰乱心神致不能安寐。

4. 思虑太过，损伤心脾　因思虑劳倦太过，伤及心脾，既可暗耗心脾阴血，又可损伤心脾阳气。心血不足，则心神失养而不寐；脾气虚则运化失司，营血不足，心失所养，故不寐。《景岳全书·不寐》："劳倦思虑太过者，必致血液耗亡，神魂无主，所以不寐。"

5. 心虚胆怯，心神不安　由于卒然惊恐，气陷胆伤，致心虚胆怯，决断无权，故心神不安，恐惧而不能入睡。《沈氏尊生书·不寐》："心胆俱虚，触事易惊，梦多不详，虚烦不眠。"

（二）多寐

1. 痰湿阻遏，阳气不振　因冒雨涉水，或坐卧湿地，或饮食不节，过食生冷，或素体脾虚湿盛等，致湿困脾阳，或湿聚成痰，阳气被遏，阳气不振而多寐。如《血证论》谓："身体沉重，倦怠嗜卧者，乃脾经有湿。"

2. 肾气亏虚，阳衰阴盛　素体肾阳不足，或久病失治、误治，阳气被克伐，阳虚阴盛，昏沉欲睡；或劳伤过度，肾精亏损；或年高体衰，髓海空虚，头昏欲睡。

【临床表现】

一、失眠症

主要表现为难以入睡，睡眠浅；易醒，多梦，早醒，无睡眠感；亦有多梦，醒后不易再睡；醒后不适感，疲乏，或白天困倦等。

二、嗜睡症

临床表现为并无夜间睡眠时间减少，但白天睡眠过多；有时睡眠发作；睡眠持续时间较长，醒来时达到完全清醒状态的过渡时间延长。这种睡眠发作频率不高，病人能有意识地阻止其发生，睡眠过程中能被唤醒。

【诊断与鉴别诊断】

一、西医诊断与鉴别诊断

（一）诊断要点（CCMD-3诊断标准）

1. 失眠症

（1）几乎以失眠为唯一症状，包括难以入睡、睡眠不深、多梦、早醒、醒后不易再睡、醒后不适感、疲乏，或白天困倦等。

（2）心理上极度关注失眠，对睡眠数量、质量的不满引起明显的苦恼或社会功能受损。

（3）至少每周发生3次，并至少持续1个月。

（4）排除躯体疾病或精神障碍疾病导致的继发性失眠。

2. 嗜睡症

（1）白天睡眠过多，或睡眠发作。

（2）不存在睡眠时间不足。

（3）不存在从唤醒到完全清醒的时间延长，或睡眠中呼吸暂停。

（4）无发作性睡眠的附加症状，如卒倒症、睡眠瘫痪、入睡前幻觉、醒前幻觉等。

（5）病人为此明显感到痛苦或影响社会功能。

（6）几乎每日发生，并至少持续1个月。

（7）排除由于睡眠不足、药物、酒精、躯体疾病所致嗜睡，或某种精神障碍的部分症状。

（二）鉴别诊断

1. 继发性失眠　继发性失眠一般有引起失眠的明显原因，如躯体因素的疼痛、瘙痒、喘息、吐泻等；环境改变，如生活习惯的改变、更换住所、声音嘈杂、光线刺激；生物药剂因素，如咖啡、浓茶、中枢兴奋药、戒断反应等；各种神经精神疾病等。当这些因素消失后睡眠好转。

2. 睡眠呼吸暂停综合征　有白天嗜睡症状；但睡眠时可有阻塞性睡眠呼吸暂停发作，常伴有极强的鼾音及呼吸暂停而中断，血氧饱和度下降可资鉴别。

二、中医辨证与辨病

1. 不寐　不寐的临床特征为入寐困难，或寐而不酣，或时寐时醒，或醒后不能再寐，或整夜不能入寐。

（1）辨脏腑：不寐的主要病位在心，为心失所养或心神不安所致，但与肝、脾、胆、胃、肾等脏腑的阴阳失调有关。如情志所伤，急躁易怒多为肝火内炽；饮食所伤，脘闷苔腻为胃气不和；心烦不寐，健忘耳鸣为心肾不交；面色不华，神疲乏力为心脾两虚；惊恐不安，心悸气短为心胆气虚。

（2）辨虚实：不寐实证为火热扰神，心神不宁；如肝郁化火或痰热内扰或心火亢盛的特点为心烦易怒、口苦咽干、便秘溲赤、不能入睡或整夜不眠。虚证为心血不足，心神失养；如心脾两虚，或阴虚火旺，或心胆气虚的特点为心悸健忘、面色不华、神疲瘦弱、脉细弱。

2. 多寐 多寐的临床特点为时时欲寐，呼之能醒，醒后复睡。

（1）辨病位：主要在心、脾、肾。如脾虚湿困，心阳不振所致困倦欲卧、纳差、食后嗜睡；肾精亏损，阳气虚衰所致畏寒肢冷，头晕耳鸣。

（2）辨虚实：实证多为痰湿中阻，阳气被遏；特点为胸闷，纳差，身重嗜睡，苔腻，脉滑有力。虚证属阳气不足；特点为短气乏力，倦怠嗜睡，面色不华，畏寒肢冷，脉弱。

【治疗】

一、治疗原则

睡眠障碍的治疗以重建正常的睡眠节律为目标，针对病因采用中西医结合治疗，即审因论治，综合治疗为原则。有器质性疾病者应治疗原发病为主。由心理、社会因素造成者以心理治疗、行为治疗为主，辅以药物治疗。中西医结合治疗能扬长避短，提高疗效。对于严重的睡眠障碍，可先短期内用西药"急则治其标"，以减轻症状，缓解焦虑。继以中药、针灸等辨证施治，并结合心理治疗，调理脏腑功能，以"缓则治其本"；病情较轻者以心理治疗，或配合中医药治疗即可。苯二氮䓬类和中枢兴奋剂等药物不宜长期使用，以免造成药物依赖。

二、西医治疗

1. 心理治疗 心理治疗可帮助病人消除引起睡眠障碍的心理因素；了解有关睡眠知识，改变病人不良的生活和睡眠习惯，减少预期性焦虑、紧张、恐惧。行为治疗可使病人学会自我放松情绪，调整睡眠时间，促进正常睡眠。亦可使用生物反馈治疗。

2. 药物治疗 药物治疗可作为辅助治疗手段，应避免形成药物依赖。失眠症可选择苯二氮䓬类药物改善睡眠，并能减轻焦虑症状，治疗时间一般不超过3周；非苯二氮䓬类催眠药，如佐匹克隆等，在改善睡眠的同时，较少产生药物依赖，亦可作为苯二氮䓬类药物的替代品。对伴有抑郁症状者，可选用抗抑郁剂，如多塞平、曲唑酮等。嗜睡症一般采用低剂量中枢神经兴奋剂短期治疗，如每日用哌甲酯10mg。

三、中医治疗

（一）辨证论治

1. 不寐

（1）肝郁化火

症状　不寐，性情急躁易怒，不思饮食，口渴喜饮，目赤口苦，小便黄赤，大便秘结；舌红苔黄，脉弦而数。

治法　疏肝泻热，佐以安神。

方药　龙胆泻肝汤（《兰室秘藏》）加味。龙胆草、黄芩、栀子、泽泻、车前子、当归、生地、柴胡、甘草；加茯神、龙骨、牡蛎以安神。若胸闷、胁胀、善太息者，加郁金、香附等疏肝解郁。

（2）痰热内扰

症状　头重不寐，痰多胸闷，恶食嗳气，吞酸恶心，心烦口苦，目眩；舌红苔黄腻，脉滑数。

治法　化痰清热，和中安神。

方药　温胆汤（《备急千金要方》）加味。半夏、橘皮、茯苓、甘草、枳实、竹茹、生姜、黄连、山栀。若心悸、惊惕不安者，加珍珠母；痰湿阻滞，胃气不和者，加神曲、山楂、莱菔子。

（3）阴虚火旺

症状　心烦不寐，心悸不安，头晕耳鸣，健忘，腰酸梦遗，五心烦热，口干少津；舌红少苔，脉细数。

治法　滋阴降火，养心安神。

方药　黄连阿胶汤（《伤寒论》）加味。黄连、阿胶、黄芩、鸡子黄、芍药、柏子仁、酸枣仁。若心火旺而心烦不寐，口舌生疮者，可用朱砂安神丸（《医学发明》）；心阴虚为主者，可用天王补心丹（《摄生秘剖》）。

（4）心脾两虚

症状　多梦易醒，心悸健忘，头晕目眩，体倦神疲，饮食无味，面色少华；舌淡，苔薄，脉细弱。

治法　健脾益气，补血安神。

方药　归脾汤（《济生方》）加减。党参、白术、黄芪、茯神、酸枣仁、龙眼、木香、炙甘草、当归、远志、生姜、大枣。

（5）心虚胆怯

症状　不寐，多梦易惊，心悸胆怯，遇事善惊，气短倦怠，小便清长；舌淡，苔薄，脉弦细。

治法　益气镇惊，安神定志。

方药　安神定志丸（《医学心悟》）加减。茯苓、茯神、远志、人参、石菖蒲、龙齿。

2．多寐

（1）痰湿困脾

症状　困倦欲睡，头重如裹，四肢困重，食纳减少，胸脘满闷，口粘不渴，大便不实；舌苔白腻，脉濡缓。

治法　燥湿化痰，健脾醒神。

方药　平胃散（《和剂局方》）合二陈汤（《和剂局方》）加减。苍术、厚朴、生姜、大枣、半夏、陈皮、茯苓、甘草；薏苡仁、泽泻、白蔻仁、石菖蒲。若食后腹胀，困倦嗜卧，为脾虚不运，中气下陷，可用补中益气丸（《脾胃论》）加神曲、麦芽。

（2）肾阳虚衰

症状　疲惫欲卧，精神萎靡，尿少浮肿，腰部冷痛，胫膝发凉，畏寒蜷缩，唇甲青紫，口淡不渴；舌质紫黯，苔白润，脉微细。

治法　益气温阳，振奋元神。

方药　附子理中丸（《和剂局方》）合四逆汤（《伤寒论》）加减。炮附子、人参、炮姜、炙甘草、白术。

（3）肾精不足

症状　嗜睡困乏，耳聋耳鸣，善忘，思维迟钝，神情呆滞，任事精力不足，目昏懈怠；舌质淡，脉细弱。

治法　滋肾填精，健脑醒神。

方药　左归丸（《景岳全书》）加减。熟地、山药、山萸肉、菟丝子、枸杞子、川牛膝、鹿角胶、龟板胶。

（二）中成药

朱砂安神丸适用于心火旺，心神不宁者；归脾丸适用于心脾两虚者；天王补心丸适用于心阴虚者；济生肾气丸适用于肾阳虚衰者。

（三）针灸治疗

1. 体针

（1）不寐：以养心安神为主。根据辨证选取所属经脉原穴，或背俞穴，毫针刺用补法或平补平泻手法，或针灸并用。

主穴：神门、三阴交。配穴：肝郁化火，肝阳上亢者，配肝俞、间使、太冲；阴虚火旺，心肾不交配者，心俞、肾俞、太溪；心脾两虚者，配心俞、厥阴俞、脾俞；心胆虚怯者，配心俞、胆俞、大陵、丘墟；脾胃不和者，配胃俞、足三里。

（2）多寐：以开窍醒神为主，根据辨证取穴。

主穴：人中、合谷、曲池、足三里、少商、风池、天柱等。

配穴：脾虚、湿阻、痰浊者，配脾俞、中脘、足三里；肾虚髓海不足者，配肾俞、照海、太溪，灸命门；心脾两虚者，配百会、足三里、三阴交、内关、神门。

2. 耳穴贴压
不寐选神门、心、脾、肾、皮质下；多寐加肾上腺。埋压王不留行子，使局部有酸胀感，每日自行按压数次，3~5 日换子。

【预防与调护】

弄清导致睡眠障碍的原因、特点和规律，耐心细致地做好心理调整。调摄精神状态，保持良好情绪，消除紧张和忧虑情绪；调整和改善睡眠环境，培养良好的生活习惯；劳逸结合，适当进行体育运动；改变不良的生活行为方式，戒除烟酒，睡前不喝茶与咖啡等饮料。

嗜睡与阳气不足、阳气郁闭，痰湿困脾关系密切，故勿居潮湿之地，饮食要节制肥甘厚味，选清淡而营养丰富的食物。严格遵守作息时间，白天增加活动以改善过度嗜睡。

第三节 性功能障碍

性功能障碍（sexual dysfunctions）是指个体性活动不满意，不能充分体验性交所必需的生理反应和体会不到相应的快感。主要表现形式有性欲减退、阳痿、早泄、性乐高潮障碍、阴冷、阴道痉挛、性交疼痛等。

90%的性功能障碍为心理社会因素所致，10%合并有器质性因素。由器质性因素所致者不单独诊断为性功能障碍。临床常见性欲减退（sexual hypoactivity）、阳痿（impotence）、早泄（premature ejaculation）及阴冷（female failure of genital response）等。

性功能障碍相当于中医的"性冷"、"阳痿"、"遗精"、"早泄"、"滑精"、"梦遗"等。中医早在《内经》就确立了以"肾"为轴心的性机能学说；《难经》进一步提出肾间动气、命门之火及元气与性机能相关的理论；《诸病源候论》从脉证和病因病机的角度，阐述了多种性功能障碍与肾的关系；有关阳痿、性冷、不射精等有关性功能障碍的描述还可见于许多中医典籍，如《千金要方》、《景岳全书》等，并强调通过治疗性功能障碍，维持性生活和谐，促进健康。正如《景岳全书》提出："阴阳之道，合则聚，不合则离；合则成，不合则败。"而历代中医学家对性功能障碍的治疗多以"阳痿"立论，倡导辨证论治的法则。

【病因病理】

一、西医病因病理

害怕性交失败而产生焦虑恐惧情绪，影响阴茎的勃起和阴道润滑，造成性交困难和性交疼痛。在性交过程中没有全身心地投入，或过分理智，或性交过程程式化，无疑会影响性交的快感体验。夫妻双方缺乏对性交体验的交流也是造成性功能障碍的重要原因之一。缺乏性生理、性心理和避孕有关的知识造成对性生活的忧虑，也易导致性功能障碍。

性交焦虑是引起性功能障碍的重要心理原因，根源于男性一次性交的不成功，女性曾受性骚扰的厌恶经验，父母或其他人的过分警告与宗教禁戒等。最初性生活的不顺利对以后的性功能障碍有重要影响。

多数研究表明，纯粹的器质性性功能障碍是不多见的。负性生活事件是影响性生活质量的现实原因。工作压力过大、长期精神压抑、紧张过度常常会使性生活力不从心，或不能达到满意的效果。

二、中医病因病机

中医认为，性功能与多个脏腑经络关系密切，只有依靠机体各脏腑经络的协调统一，才能维持性功能的正常。各脏腑经络的病变亦可以对性功能产生影响，甚至引起性功能障碍。心主神明，主明则下安，性功能也是如此；内伤七情，思虑过度，狂喜大忧，恐惧怵惕，则神明失主而致性事失调。肾主生殖，内寓元阴元阳，少火旺盛，则功能正常。若肾不摄精，或命门火衰，可导致阳痿、性冷、早泄、性欲低下、遗精等性功能障碍。肝为将军之官，主疏泄条达，体阴而用阳。若肝失疏泄，阳事失其主，可致阳痿、强中、早泄、不射精、性欲倒错等疾患。脾主运化，主输布精微，宗筋得养则性功能正常。若以酒为浆，过食肥甘，损伤脾胃，湿热内生，下注阴器，导致阳痿、强中、遗精、早泄、性欲低下等症。各脏腑经络的病变均可影响男性性功能，其中与肝肾两脏关系最为密切。《内经》认为肝主疏泄和肝藏血，前阴为肝之经络循行部位，宗筋为肝所主，肝筋结于阴器。如《灵枢·经筋》曰："足厥阴之筋……上循阴股，结于阴器，络诸筋。其病……阴器不用，伤于内则不起，伤于寒则阴缩入……"《素问·痿论》进一步阐明阳痿病因定位于肝："思想无穷，所愿不得，意淫于外，入房太甚，宗筋弛纵，发为筋痿，及为白淫。"故曰："筋痿者，生于肝使内也。"肝主疏泄气机，气行则血行通畅，宗筋得养，则性功能正常；反之，肝疏泄失职，气血失畅，瘀血阻于宗筋络脉，可导致多种性功能障碍。

【临床表现】

一、性欲减退

性欲减退是指成年人持续存在性兴趣和性活动的降低，甚至丧失。病人性活动不易启动，对配偶或异性缺乏性的要求，性思考和性幻想缺乏。一般人群中性欲减退的比例不明，据文献报道，男性为16%～20%，女性为20%～37%。

二、阴冷

阴冷指成年女性有性欲，但难以产生和维持满意的性交所需要的生殖器的适当反应，如阴道的湿润和阴唇的膨胀，以致阴茎不能顺利地插入阴道。

冷阴从生理上说是一种性唤起障碍。从主观上来说是缺乏动情感受，不能产生性的乐趣。可分原发性和继发性；完全性和境遇性。境遇性阴冷常常预示夫妻关系不良。

三、阳痿

阳痿是临床上最常见的男性性功能障碍。是指性交时阴茎不能勃起，或勃起不坚，或勃起不能维持，以致不能插入阴道，或不能完成性交全过程的一种病症。但在手淫时，睡梦中，早晨醒来时可以勃起。

四、早泄

早泄是指阴茎尚未进入阴道、正当进入阴道时或进入不久即发生射精，以致性交双方都不能得到性快感或满足。如果性冲动过分强烈，或对性交期待过久，或性交对象选择不当，或性交没有安静舒适的场所，或性交时缺乏安全感而极度紧张者可能发生提前射精。早泄一般由心理因素所致。几乎每一个男性都曾有过早泄经历，偶尔在一些特定场合出现者，属正常现象。因此，只有持续3个月以上的射精过早并排除器质性原因方可诊断。

【诊断与鉴别诊断】

一、西医诊断与鉴别诊断

（一）诊断要点

根据 CCMD - 3 诊断标准与心理社会密切相关的性功能障碍有多种表现形式，互相之间有一定程度的关联，对某一具体病人可以存在一种以上的性功能障碍，可以多种诊断并列。

1. 性欲减退

（1）符合非器质性性功能障碍的诊断标准。

（2）性欲减低，甚至丧失，表现为性欲望、性爱好，及有关的性思考或性幻想缺乏。

（3）症状至少已持续 3 个月。

2. 阳痿

（1）男性符合非器质性性功能障碍的诊断标准。

（2）性交时不能产生阴道性交所需的充分阴茎勃起（阳痿），至少有下列 1 项：①在做爱初期（阴道性交前）可充分勃起，但正要性交时或射精前，勃起消失或减退；②能部分勃起，但不充分，不足以性交；③不产生阴茎的膨胀；④从未有过性交所需的充分勃起；⑤仅在没有考虑性交时，产生过勃起。

3. 阴冷

（1）女性符合非器质性性功能障碍的诊断。

（2）性交时生殖器反应不良，如阴道湿润差和阴唇缺乏适当的膨胀，至少有下列两项：①在做爱初期（阴道性交前）有阴道湿润，但不能持续到使阴茎舒适地进入；②在所有性交场合，都没有阴道湿润；③某些情况下可产生正常的阴道湿润（如和某个性伙伴、或手淫过程中，或并不打算进行阴道性交时）。

4. 早泄

（1）符合非器质性性功能障碍的诊断。

（2）不能推迟射精以充分享受做爱，并至少有下列 1 项：①射精发生在进入阴道前夕或刚刚进入阴道后；②在阴茎尚未充分勃起进入阴道的情况下射精。

（3）并非因性行为节制，继发阳痿或早泄。

（二）鉴别诊断

1. 躯体疾病所致性功能障碍　各种躯体疾病都可以影响性功能，通过详细了解既往病史可以提供依据。常见疾病有慢性风湿病、高催乳素血症、神经退行性变疾病、心血管疾病以及消化系统疾病、泌尿系统疾病等导致的性欲减退；内分泌失调的类睾酮水平不足、影响阴茎功能的神经性疾病、影响阴茎动脉血流的血管性疾病等导致的阳痿。

2. 药物所致性功能障碍　许多药物可以引起性功能障碍，停药后常可逐渐恢复正常。如抗雄性激素作用引起性欲减退；某些抗精神病药、抗抑郁药及饮酒、吸入尼古丁导致阳痿等。

二、中医辨证与辨病

1. 辨性冷　性冷相当于西医的阴冷。是指女性性欲低下，长期对性生活缺乏快感甚至厌恶为主要表现的女性性功能障碍。以肾气亏虚为主要病机。

2. 辨阳痿早泄　中医阳痿、早泄，与西医阳痿、早泄名称、内容基本相同。阳痿是指男性在青壮年期性交时阴茎不能勃起，或勃而不坚，不能插入阴道；早泄是指男方与女方尚未完全接触或刚接触即射精，阴茎随即萎软。两者主要是肾虚所致。

【治疗】

一、治疗原则

虽然中西医的各种治疗方法和具体实施手段各异，但均强调心理因素相关的性功能障碍的治疗关键在于消除焦虑、恢复性行为的自然属性。这包括在中医辨证施治原则的指导下，应用中药及针灸的方法；补虚泻实，对病人的脏腑功能进行调节以期心身和谐；或结合现代心理治疗、行为治疗等相关方法，以消除引起性功能障碍的心理因素。严重者可结合药物治疗。

二、西医治疗

1. 西药治疗

（1）性欲减退或缺失：①多巴胺能药物：反苯环丙胺（tranylcypromine）、育亨宾（yohimbine）、溴隐亭等有增强性欲，维持勃起的作用；②激素类：睾酮，以注射剂效果较好，用于女性可增强性欲。

（2）阳痿：西地那非（sildenafil）是治疗阳痿的重要药物，可增加阴茎充血达到充分的勃起。西地那非只有在性刺激、性兴奋时增加阴茎的勃起，对于轻到中度的心因性勃起障碍效果较好，对某些器质性勃起障碍也有一定的疗效。另外，注射育亨宾、体外负压疗法、阴茎海绵体注射等也有一定的疗效。

（3）早泄：氯米帕明、氟西汀、阿米替林等药物有延缓射精作用，改善焦虑、抑郁情绪。

2. 心理治疗　需因人、因病而定，博采众家之长来决定具体治疗方法。西方多认同 Masters 和 Johnson 的夫妻直接快速治疗，使病人在相互配合中来贯彻性技术的学习和性治疗的实施，以端正性行为的态度和提高性知识的教育。

Masters 和 Johnson 认为，性功能障碍问题的焦点是有障碍的行为，而不是无意识的内心冲突。与心理分析疗法不同，他们主张性的问题是由于过去学习过程中条件反射的形成或习惯的建立受到干扰的结果，后来又在一定条件下不断地发展和强化。而性治疗的宗旨是改变过去形成错误的行为方式。

三、中医治疗

(一) 辨证论治

1. 性冷

（1）肾气亏虚

症状　性欲低下，面色㿠白，腰酸腿软，形寒怕冷，神疲倦怠，或见阳痿；舌质淡胖，脉沉细，尺脉弱。

治法　温肾壮阳。

方药　五子衍宗丸(《丹溪心法》) 加味。韭子、菟丝子、仙茅、巴戟天、淫羊藿、蛇床子、鹿角、女贞子、枸杞子、覆盆子、五味子、车前子。夜寐不安者，加夜交藤、灵芝；阴茎不易勃起者，加阳起石。

（2）心脾两虚

症状　性欲低下，多见善虑，心悸胆怯，失眠健忘，面色不华，头晕神疲，食欲不振，阳事日衰；舌淡，脉细弱。

治法　补益心脾。

方药　归脾汤(《济生方》) 加减。白术、党参、黄芪、龙眼肉、炙甘草、当归、黄芪、茯神、远志、酸枣仁；加仙灵脾、鹿角霜、肉苁蓉振奋阳气，提高性欲。

（3）肝气郁结

症状　性欲低下，情绪不宁，善叹息，胸胁胀满，失眠；舌质淡苔薄，脉弦细。

治法　疏肝解郁。

方药　逍遥散(《和剂局方》) 加减。柴胡、白芍、当归、香附、茯苓、炙甘草、薄荷；加枸杞子、女贞子滋肝阴；加淫羊藿振奋阳气。

2. 阳痿

（1）命门火衰

症状　阳事不举，精薄清冷，头晕耳鸣，面色㿠白，精神萎靡，腰膝酸软，畏寒肢冷；舌淡苔白，脉沉细。

治法　温补下元。

方药　右归饮(《景岳全书》) 合赞育丹(《景岳全书》) 加减。鹿角胶、菟丝子、淫羊藿、肉苁蓉、韭菜子、蛇床子、杜仲、附子、肉桂、仙茅、巴戟天、鹿茸、熟地、当归、枸杞子、山茱萸。气血薄弱者，治宜左归丸。

（2）心脾受损

症状　阳事不举，精神不振，夜寐不安，胃纳不佳，面色不华；舌质淡，苔薄腻，脉细。

治法　补益心脾。

方药　归脾汤(《济生方》) 加减。党参、黄芪、白术、茯苓、炙甘草、酸枣仁、远志、龙眼肉。

（3）肝郁不舒

症状　阳痿不举，情绪抑郁或烦躁易怒，胸脘不适，胁肋胀闷，食少便溏；苔薄，脉弦。

治法　疏肝解郁。

方药　逍遥散（《和剂局方》）加减。柴胡、白芍、当归、白术、茯苓、甘草。

（4）湿热下注

症状　阴茎萎软，阴囊潮湿，臊臭，下肢酸困，小便黄赤；苔黄腻，脉濡数。

治法　清化湿热。

方药　龙胆泻肝汤（《兰室秘藏》）加减。龙胆草、黄芩、栀子、柴胡、车前子、泽泻、当归、生地。

3. 早泄

（1）阴虚火旺

症状　临房易早泄，性欲亢进，阳事易举，多梦遗精，腰膝酸软，口干心烦，心悸不寐，潮热盗汗，头晕目眩；舌质红，苔薄黄，或无苔，脉细数。

治法　滋阴降火，益肾固精。

方药　知柏地黄丸（《医宗金鉴》）加减。生地黄、山茱萸、枸杞子、知母、黄柏、泽泻、牡丹皮、金樱子、五味子、龙骨、牡蛎。

（2）肝经湿热

症状　临房早泄，性欲亢进，烦躁易怒，胁痛纳呆，阴痒尿痛，口苦而粘腻，小便黄赤或淋漓不尽；舌质红，苔黄腻，脉弦数。

治法　清泻肝经湿热。

方药　龙胆泻肝汤（《兰室秘藏》）加减。龙胆草、栀子、黄芩、夏枯草、车前子、木通、泽泻、生地黄、柴胡、芡实、甘草。若阴部红热，或见肿硬者，加蒲公英、土茯苓；胁肋、小腹、睾丸胀痛者，加川楝子、橘核。

（3）肾气亏虚

症状　入房早泄，性欲减退，阴茎勃起迟缓，腰膝酸软，精神萎靡，夜尿频多，畏寒肢冷，面色少华；舌质淡胖，苔薄白，脉沉弱。

治法　温补肾气，固精止泄。

方药　赞育丹（《景岳全书》）加减。肉桂、附子、淫羊藿、巴戟天、仙茅、肉苁蓉、熟地黄、枸杞子、山茱萸、金樱子、桑螵蛸、茯神。

（4）心脾两虚

症状　临房早泄，精液稀少，心悸少眠，气短神疲，形体消瘦，纳呆便溏，头晕自汗，面色少华；舌质淡，苔薄白，脉细弱。

治法　补益心脾，固精止泄。

方药　归脾汤（《济生方》）加减。黄芪、党参、白术、炙甘草、当归、龙眼肉、木香、茯苓、酸枣仁、芡实、龙骨、牡蛎。

（二）中成药

逍遥丸适用于肝气郁结者；柏子养心丸适用于心血不足者；济生肾气丸适用于肾阳虚者；六味地黄丸适用于肾阴虚者。

（三）针灸治疗

1. 性冷

（1）肾气不足型：选穴肾俞、脾俞；关元、气海、足三里。

（2）心脾两虚型：选穴脾俞、足三里、心俞、气海、神门、内关。

（3）肝郁气结型：选穴肝俞、神门、内关、三焦。

2. 阳痿

（1）命门火衰型：选穴长强、会阴、关元、肾俞、命门、太溪。

（2）心脾受损型：选穴神门、会阴、膻中、心俞、肾俞、厥阴俞。

（3）肝郁不舒型：选穴会阴、曲骨、急脉、中极、阳陵泉、行间。

（4）湿热下注型：选穴会阴、曲泉、中脘、天枢、肝俞。

3. 早泄　主穴：关元、气海、肾俞、三阴交，随证配穴。

【预防和调护】

加强性教育，普及性心理、性生理常识，对预防性问题的发生、提高全社会的性健康水平和生活质量有重要意义。须注意以下问题：

1. 性功能障碍治疗取得成功的关键，在于男女双方的感情基础、婚姻关系和谐。

2. 遵循男女双方共同参与的原则。

3. 让病人知道"性"不仅仅是性交，人类还有许多非性交的性表达方式。

4. 在医生指导下，性感集中训练旨在令病人情绪放松，通过从非性感区向性感区过渡的触摸，提高有关的身体感觉能力，同时开展语言交流，消除对性的忧虑。在增进男女双方相互情感交流和理解的基础上，根据训练的进展，决定恢复性交的时机。性感集中训练适用于大多数性功能障碍的治疗。

【复习思考题】

1. 神经性厌食的基本概念及其临床表现如何？

2. 神经性厌食中医如何进行辨证施治？

3. 失眠症、嗜睡症的临床表现有哪些？

4. 中医对不寐如何进行辨证施治？

5. 性功能障碍的常见病因有哪些？临床上有哪几种类型？

6. 中医对阳痿如何进行辨证施治？

第十六章
人格障碍与性心理障碍

第一节 人格障碍

人格（personality）一词来源于拉丁语 persona。人格是指一种固定的思维、情感和行为方式。它是个体独特的生活方式和人际交往模式的总和，具有显著的惯常性和恒定性。人格是在个体发育过程中逐渐形成的，是先天素质和后天环境因素共同影响的结果，因此它又有一定的可塑性。

人格障碍（personality disorder）是指人格特征严重偏离特定的文化观念、思想、情感和人际关系中人们普遍的模式。它明显影响病人的社会功能与职业功能，造成对社会环境的适应不良，病人遭受痛苦和/或使他人遭受痛苦，或给社会带来不良影响。人格障碍通常起始于童年、青少年或成年早期，并持续发展至成年或终生。部分人格障碍在成年后可有所缓解。1982 年和 1993 年我国部分地区精神疾病的流行病学调查结果显示，患病率均为 0.1‰。目前国外患病率调查结果大部分在 2% ～10% 。

中医对人格分类的理论基础是建立在阴阳五行之上。《灵枢·通天》根据人的自然禀赋不同，以阴阳的盛衰为基础，把人群分为太阴之人、少阴之人、太阳之人、少阳之人、阴阳平和之人等 5 种不同类型，即所谓"五态人格"。并分别指出了他们在气质、性格等方面的特征，同时提出因人施治的不同法则。另外，《灵枢·阴阳二十五人》还根据人体不同的气质、性格特征，在木、火、土、金、水五种基本类型的基础上，将五形人又分为 25 种不同类型。在每一形中有一种最具典型特征的主体类型，即禀本气最全的；其余四种不典型者，即禀气之偏的。中医不但认识到人有不同的人格特征，而且意识到不同类型人格的人，在今后健康与疾病过程中表现出来的特征也不尽一致。在疾病的辨证论治中，既要重视先天禀赋，还要做到同中求异，异中求同，因人制宜。

【病因病理】

一、西医的病因病理

1. 遗传因素与脑发育因素 人格障碍的双生子研究发现，同卵双生子中共同犯罪率为 55% ，异卵双生子中共同犯罪率为 17% 。另有人格障碍的寄养子研究发现，即使从小寄养在别处，但与对照组比较仍然是人格障碍者的子女患病率较高。染色体检查发现，XYY 核型者的犯罪率高于普通核型的人。这些均说明人格障碍与遗传因素有明显关系，总体遗传度为 40%~60%。

有人发现，脑炎、颞叶癫痫及脑外伤是人格障碍的诱发因素，约 50% 的人格障碍者本身存在脑电图异常，如常见慢波增多等，提示病人可能有脑成熟障碍。

2. 心理发育因素　童年的精神创伤与不合理的教养，影响良好人格的形成。如婴儿期失去了母爱或父母离异，可能形成儿童的反社会人格；父母无意识地放任孩子说谎、做坏事，会招致孩子人格不稳定和混乱；在孤儿院成长的孩子后来形成内向性格者较多。学校教育与家庭教育对儿童有不切实际的希望，使儿童长期在"失败"中度日，由于学习成绩较差，始终承受着老师的鄙视和同学的排挤，会使儿童形成不良人格。

3. 社会环境因素　不同的社会环境和文化塑造不同的性格。成年期之前各个阶段的不良家庭环境和社会环境，对人格障碍的形成具有十分重要的影响。某些社会和家庭环境与特定人格障碍之间有密切的关系。如青少年法律意识淡薄，自制能力低下，易受不良生活习惯的影响；社会上的金钱至上，造成人生价值观的扭曲；社会风气恶劣，受黄色淫秽文化的不良影响，均是形成人格障碍的消极因素。

二、中医病因病机

中医认为，人的禀性不仅受阴阳五行的制约，而且受天时、地利与人本身的影响。以形态而言"浙人、广人、齐鲁之人、湘湖之人可一望而辨之"。五形之人，二十五变，如得其形不得其色，或形胜色，或色胜形均是异常病态，只有形色相得才算正常。中医不仅注意形色变化，而且研究地理变化、历史变化对人格的影响，强调人格与天地、时间，与人文环境普遍联系，注重人格与内在阴阳变化的关系。中医认为，人体阴阳不能偏离，阴阳太过与不及均非常态，只有阴阳调和才是正常。阴阳平和的人"居处安静"，情绪稳定，顺应自然，有较好的社会适应性。阳气过盛之人，因血清而气滑，浮阳外越；而阴气过盛之人因"阴人血气浊而气滞，故神不能自畅"。这类人做事、为人均不能切合实际，常有较严重的社会适应不良。《灵枢·通天》说"众人之属，不如五态之人者"；"五态之人，尤不合于众者也"，即五态之人有异于常人的异常品行。

【临床表现】

1. 偏执性人格障碍（paranoid personality disorder）　是指一组以广泛的猜疑和偏执为特点的人格障碍。其特点为：①对挫折和遭遇过度敏感；②对侮辱和伤害不能宽容，长期耿耿于怀，与人难以相处；③多疑，容易将别人的友好行为误解为敌意或轻视，把遇到的各种困难都归咎于别人，或命运所使，常常将外界社会看成是"不该如此"的荒谬想法；④明显超过实际所需的好斗，对个人权利的执意追求；⑤容易产生病理性嫉妒、猜疑，怀疑周围的事件是"阴谋"，因此过分警惕和抱有敌意，但不是妄想；⑥过分自负和自我为中心，自觉受到压制，反复诉讼等。这类障碍常合并抑郁症、强迫症、酒精依赖和药物滥用等。

2. 分裂样人格障碍（schizoid personality disorder）　是以情感冷漠及人际交往缺陷为特点，以观念和行为外貌奇异为征象，生活上偏爱独处。表现为：①性格明显内向，为人孤独，不合群；②表情呆板，情感冷漠，对人缺乏起码的温和与爱心，没有知心朋友，没有社会往来，别人对其评价无所谓；③行为退缩，外表不善修饰，沉默好静，与世无争，对任何事情均兴味索然；④有繁多的白日梦或幻想，但一般未脱离现实；⑤在表达攻击或仇恨上显得无力，在面对紧张情况或灾难时，显得漠不关心，无动于衷。

3. 反社会性人格障碍（antisocial personality disorder） 以行为不符合社会规范，经常违法，对人冷酷无情为特征；男性多于女性；病人往往在童年或少年期（18 岁以前）就出现品行问题，如抽烟、喝酒、逃学、斗殴、说谎、虐待动物、过早性行为等，成年后表现为各种反社会行为，甚至演变为各种违法乱纪行为。其表现为：①常妨碍公共利益，无视他人的权利和感情，只顾满足自己一时的快乐和欲望，且不择手段；②不负责任、撒谎、欺骗、伤害他人等习以为常，在做了违法乱纪的事情后缺乏内疚、罪责及无羞耻感，强词夺理，为自己辩护；③冷漠、粗暴、易激惹，有时挑起事端、斗殴、攻击他人；④不吸取教训，惩罚也难以令其悔改。在集体中虽人数极少，但危害极大，最易违法犯罪。临床上反社会性人格障碍、社会性病态和病态人格这三个术语基本上可以通用。

4. 冲动性人格障碍（impulsive personality disorder） 以情感爆发和明显的行为冲动为特征，又称暴发或攻击性人格障碍，男性较女性多。表现为情绪极不稳定，易激惹，好争吵，常因小事而暴跳如雷，甚至使用暴力攻击，对攻击冲动缺乏自控能力；有时对自己的行为虽然后悔，但不能自我控制而再度发生；做事没有预见和计划，很难坚持长时间的工作。

5. 表演性（癔症性）人格障碍（histrionic personality disorder） 过分感情用事，以夸张性言行吸引别人的注意力为特征。具体表现为：①情绪化。表现在总是以自己当时的感受来决定自己的好恶；无论对人对事，情感总是走极端。②富于表演色彩和夸大色彩。表现在日常生活的各个方面，如谈话的语调和动作等。③自我为中心。表现为在群体中以各种方式突出自己，另一方面总是争强好胜，不顾别人的感受，人际关系紧张。④好幻想，甚至用幻想代替现实。⑤喜欢寻找刺激而过分进行社交活动，甚至卖弄风骚，挑逗异性，给人以轻浮的感觉。

6. 强迫性人格障碍（obsessive-compulsive personality disorder） 以过分的小心拘谨、严格要求、完美主义与内心不安全感为特征。男性患病率是女性的 2 倍。约 70% 的强迫症病人，病前有强迫性人格障碍。具体表现为：①对任何事情过于按部就班，常拘泥于小节，生怕有所遗漏；②常有不安全感，穷思竭虑，反复核对检查，唯恐有所差错；③刻板、固执，要求别人按规矩办事，缺乏灵活性，且事无巨细，事必躬亲；④过分沉溺于职责义务和道德规范，过度投入工作，缺少社会交往和娱乐；⑤常处于紧张、焦虑之中，神经得不到松弛；⑥过分节俭，甚至吝啬。

7. 焦虑性人格障碍（anxious personality disorder） 以一贯紧张，提心吊胆，不安全感及自卑为特征。一般从童年起就表现得胆小怕事，易惊恐，敏感怕羞。因习惯性地夸大日常环境中的潜在危险而回避某些活动的倾向。在新的情况下易发生焦虑反应，也易患焦虑症。

8. 依赖性人格障碍（dependent personality disorder） 以极度依赖他人的照顾，且害怕与人分开为特征。表现为过分被动、无主见、自卑和远离人群；自以为愚笨，对别人的意见从不反驳，对长辈和上级绝对服从，对配偶百依百顺。生活中的大事总是靠别人来替自己做出决策，或指明方向，哪怕是很小的决定。

【诊断与鉴别诊断】

一、西医诊断与鉴别诊断

（一）诊断要点（CCMD-3诊断标准）

1. 症状标准　个人的内心体验与行为特征（不限于精神障碍发作期）在整体上与其文化所期望的和所接受的范围明显偏离，这种偏离是广泛、稳定和长期的，起始于儿童期或青少年期，并至少有下列1项：

（1）认知（感知及解释人和事物，由此形成对自我及他人的态度和行为的方式）的异常偏离。

（2）情感（范围、强度及适切的情感唤起和反应）的异常偏离。

（3）控制冲动及满足个人需要的异常偏离。

2. 严重标准　特殊行为模式的异常偏离，使病人感到病重或社会适应不良。

3. 病程标准　开始于童年、青少年期，现年18岁以上已持续2年。

4. 排除标准　人格特征的异常偏离并非躯体疾病或精神障碍的表现及后果。躯体疾病及精神障碍所致人格特征偏离正常，称为人格改变。

（二）鉴别诊断

1. 神经症　虽有性格改变，但大多数神经症是在人格已形成后发展起来的，在一定的精神刺激下发病，故有明显的发病时间和病期；神经症病人能体验自身的痛苦，适应环境能力较好，能与正常人交往；自知力完整，经治疗后一般能使之好转。

2. 躁狂症　细心观察可发现躁狂发作有情绪高涨、言语动作增多、兴奋性增强等基本症状，且可与抑郁交替出现。病程呈反复发作，可自行或药物缓解，间歇期基本正常。如结合病史及病前人格特征，与人格障碍不难区别。

3. 精神分裂症　病前没有明显的社会适应不良，但有明显的病期。发病后逐渐出现情感淡漠及思维活动异常，脱离现实，产生思维破裂、幻觉、妄想等，知、情、意互不协调。

二、中医辨证与辨病

1. 太阳之人　阳气亢盛，生活不拘谨，"无能而虚说"。不思考，说大话，做事不求实际，失败也不知悔改。常表现出自高自大的样子。

2. 太阴之人　阴气旺盛，"贪而不仁"。贪婪而拘谨，没有同情心，我行我素，内心深藏，面色阴沉，行动迟缓。常表现为卑躬屈膝的样子。

3. 少阴之人　阴盛阳少，好算计人，好占小便宜，"好伤好害"。喜欢别人失败，而不喜欢别人胜利，见人有所得反而怀恨在心，缺乏温情。行动隐秘，常坐立不安。

4. 少阳之人　多阳少阴，做事精审，很有自尊心，稍有小小的地位，就过高地自我宣传，善于对外交际，不愿默默无闻地埋头工作。

【治疗】

一、治疗原则

综合治疗为主。心理治疗着重强调人格重建，改善病人的社会和心理适应能力，重建信心，纠正不良习惯与行为。药物治疗不能改善人格障碍，只用于应激和情绪症状的处理，不能长期应用。中医药治疗的不良反应轻，依从性较好，适合长期治疗。治疗年龄越早，疗效相对较好。

二、西医治疗

1. 药物治疗　对冲动、攻击行为及情绪不稳定者，给予小剂量的抗精神病药，或碳酸锂、卡马西平治疗；焦虑、抑郁情绪可适当用苯二氮䓬类药物，或抗抑郁药治疗。

2. 心理治疗　原则是改善病人的社会和心理环境。如尽量使周围的人不歧视病人，并予以关怀；训练病人尊重他人和尊重自己。在建立良好医患关系基础上，帮助病人认识自己的缺陷，矫正不良习惯，培养健全人格，改善与家庭、同事、同学之间的关系。此外，习惯养成法是备受推崇的一种较好方法，尤其适用于矫正儿童行为不良。

3. 教育和训练　主要针对病人心理特征安排恰当的社会职业，以发挥其长处，从而达到自我实现的目的。对于有一定强迫性人格的完美主义者，其做事认真，一丝不苟，可安排做文秘，保管信息资料等工作；表演型人格，易于学习演艺才能，适宜搞文艺工作等；与心理治疗相比，教育训练更显重要。

三、中医治疗

（一）辨证论治

1. 肝郁化火
症状　忧虑，紧张焦虑，坐卧不安，少寐，口渴，溲黄；舌质红，苔黄厚，脉弦。
治法　解郁清热。
方药　栀子柴胡汤（《症因脉治》）加减。山栀、柴胡、枳壳、木通、知母、白芍、龙骨、牡蛎、生地、甘草。

2. 痰气郁滞
症状　郁郁寡欢，食欲不振，少寐夜惊；舌红，苔白厚，脉细涩。
治法　化痰解郁。
方药　十味温胆汤（《证治准绳》）。半夏、竹茹、枳实、陈皮、甘草、茯苓、生姜、大枣、人参、五味子、酸枣仁、远志。

3. 心脾气虚
症状　心神不宁，食不甘味，善悲，惊悸，纳呆，倦怠；舌淡红，苔白，脉细。
治法　养心安神，健脾益气。
方药　安神定志丸（《医学心悟》）加减。人参、茯苓、茯神、远志、黄连、石菖蒲、酸枣仁、紫草、金樱子。

（二）针灸治疗

1. **肝气郁结** 取穴肝俞、内关、太冲、阳陵泉。
2. **心脾气虚** 取穴足三里、脾俞、丰隆、然谷。

【预防与调护】

1. **预防要点** 人格障碍治疗效果有限，预后较差。因此，在幼年时期培养健全的人格对预防人格障碍的发生尤为重要。早期发现、教育培养等有望改善人格障碍的进一步发展。部分人格障碍到一定年龄后会渐渐缓和，通过引导和各种治疗可趋向好转。

2. **调护重点** 重在防止偏激行为发生所造成的危害。长期的心理治疗和教育有益于病人对社会的适应。

中医的心理养生可能对部分人格障碍有所改善，譬如注重道德修养，"顺时调神"，以求得情志活动与自然环境的和谐统一，使人"外无贪而内清静，心平和而不失中正"；和与中正，在古代学者看来是维持心理平衡的最佳境界。

第二节　性心理障碍

性心理障碍（psychosexual disorder）又名性变态（sexual deviation），是指以两性性心理和行为明显偏离正常，并以这类性偏差作为性兴奋、性满足的主要或唯一方式为主要特征的一组精神障碍。性心理障碍常不以生殖为目的，违背社会习俗；其性变态行为是一种习惯的、刻意追求的嗜好性行为，它使正常的异性恋受到某种程度的破坏、干扰或影响，而其他精神活动并无明显异常。

性心理障碍可分三个类型：性身份障碍（gender identity disorders）、性偏好障碍（disorders of sexual preference）、性指向障碍（sexual orientation disorders）。

中医文献对性心理障碍可以归类到"恋童"、"犬交"、"兽交"、"奸尸"、"鸡奸"（或"娈奸"）、"阴阳人"等范畴。中医对性的认识向来主张"谨独"而不生淫念，并告诫："欲不可纵，纵欲成灾，乐不可极，乐极生哀"。中医对人的性活动，自有其看法，《玉房秘诀》认为"凡人之所以衰微者，皆伤于阴阳交接之道。……能知阴阳之道者成五乐，不知者，身命将废，何得欢乐？可不慎哉！"又说："天地得交接之道，故无终竟之限，人失交接之道，故有废折之渐，能避渐伤之事，而得阴阳之术，则不死之道也。"把交合之道，看得与天地运行规律一样奥妙、重要，并认为房事失和是人体早衰的原因之一。

【病因病理】

1. **生物因素** 大多数性心理障碍病人并未发现生物学上的改变。在同性恋的研究中仅发现少数病人有内分泌异常或性染色体的畸变，遗传或体质上的细微因素对性心理障碍的形成可能起到了一定的作用。

脑部轻度损害可能是生物因素之一。有报道颞叶癫痫病人伴有恋物症和异装症；还发现许多男性性偏好者（包括露阴症、恋物症、性施虐和性受虐症等）有轻度颞叶损害，这种损害多在 3 岁以前发生，往往由于产伤、脑炎或脑膜炎引起，经 CT 检查可获得佐证。

2. 社会心理因素　正常的异性恋爱受到挫折，如恋爱受挫、夫妻关系不融洽、与异性交往困难等；生活和工作压力，如工作失意、挫折乃至失业、人际关系紧张等；幼年不恰当的性刺激，如经常目睹家庭中成年人性活动、被教唆、成为性侵害的受害者等；幼年不恰当的教养方式和生长环境，如将女孩当男孩教养，或反之，同胞中性别比例严重失调，他或她是多个同胞中唯一异性等。

性心理障碍的产生与文化背景有一定的关系。如某种社会认同同性恋，在一些西方国家对同性恋相当宽容；在中国明清一个阶段，有富豪阶层流行过同性恋，当时常收养着"恋童"。

【临床表现】

一、性身份障碍

性身份障碍，常常是指易性症（transsexualism），其特征为心理上的性别认定（心理性别）和实际的生理性别相反，并有强烈改变生理性别的欲望。易性症发生率估计为 1/5 万 ~ 1/10 万，男性多于女性，男女比率约为 3∶1。

易性症者常为自己不是异性而深感苦恼，甚至由于渴求异性而改变自己装束，希望自己有异性的生殖器官。如男性专注于女性常规活动，表现为偏爱女装，或强烈渴望参加女性游戏或娱乐活动，拒绝参加男性的常规活动，愿意长成女儿貌，喜爱有阳刚之气的男性；甚至表示不要阴茎和睾丸，固执地要求隆胸或做人工阴道手术，在得不到满足时甚至自行切除阴茎或睾丸，服用雌激素。男性病人约三分之二不愿结婚。女性病人不愿自己有乳房和月经，否定自己的女性解剖结构，希望自己长阴茎和站着解小便；固执地表明厌恶女装，并坚持穿男装等。

二、性偏好障碍

性偏好障碍的特征是性欲唤起和性满足的方式明显异乎常态，并形成长期的或唯一的方式。

1. 恋物症（fetishism）　是指病人反复直接从无生命的物体或异性体表接触的物品中获得性兴奋的一种偏好。绝大多数为男性，初发于青少年性成熟期。所依恋物品可以是任何东西，常见直接与异性身体接触的东西（一般为贴身的衣物），也可以是某些特殊附属物件（如指甲、头发、尿便等）。恋物者因所恋物品而引起性联想、性兴奋，借助手淫达到性高潮；他们为了获得这些物品不惜采取各种手段。但对刺激生殖器官的性器具的爱好不属于恋物症。

2. 异装症（transvestism）　是恋物症的一种特殊形式。通过反复穿着异性服装而体验异性角色，引起性兴奋，得到性满足。异装症以男性多见，一般在 5 ~ 14 岁之间开始萌发对异性装束的兴趣，到青春期就产生与异性装束有关的色情幻想，并以此来唤起性兴奋，当这种行为被抑制时会引起情绪不安。病人性识别没有问题，也不要求使自己性别生理解剖特点得到改变，只是一种性行为手段方式的异常。

3. 露阴症（exhibitionism） 指反复在不适当的环境中对异性公开暴露自己的生殖器官，引起异性情绪紧张反应，从而得到快感，以此作为缓解性欲的紧张和获取性满足的主要或唯一来源。男性居多，男女比率约为4：1。大多数发生在青年早期，一般至少持续半年以上。病人多数性格内向、腼腆、拘谨，同时是人格不健全者或婚姻失败者，缺乏正常性生活；意识清楚，几乎总是伴有手淫，但一般没有与"暴露对象"性交的意愿或要求，事后往往后悔，但又不能自控。

4. 窥阴症（voyeurism） 是指一种反复窥视异性阴部、裸体或他人性活动，以满足性兴奋的强烈欲望，并付之行动。病人可当场手淫或事后回忆窥视场景而手淫以得到性满足。这类病人大多没有异性恋，以窥阴方式作为性满足的主要或唯一来源；一般不会暴露自己的生殖器，也没有同受窥视者发生性关系的愿望。该症几乎只见于男性，持续时间至少半年以上；大多性格内向、孤僻，缺乏与异性交往的能力，或婚姻受挫的人格不健全者。

5. 摩擦症（frotteurism） 指反复在拥挤的环境下用生殖器摩擦、顶触异性身体，以达到性兴奋的目的。病人一般没有与摩擦对象进行性交的要求，或暴露自己生殖器的愿望。该症多见于年青男性。

6. 性施虐症（sadism）与性受虐症（masochism） 在性生活中对异性对象施以精神上或肉体上的折磨，并从中获得性满足，称为性施虐症；为此而杀人者，称为色情杀人狂（lust murder）；以接受这种方式来达到性满足的称为性受虐症。两者可单独存在，也可以并列存在。性施虐症以男性多见，一般持续至少半年以上。正常性生活中为增加性快感而轻度的施虐或受虐不属于性施虐症和性受虐症。性施虐症的人格常是内向、孤僻、缺乏男子气概。这类病人有性卑劣感，对女性怀有仇恨心。男性受虐症多见于阳痿病人；女性受虐症往往是有癔症性人格障碍者。

三、性指向障碍

性指向障碍是指性欲指向是同性。有多种表现形式，而同性恋最常见。程度较轻者只是纯精神性的，主要是思想和情感上的依恋，但多数有具体的性活动。如果性欲与性活动既指向异性又指向同性，则称双性恋。

性指向障碍常起源于幼年，但此时同性恋的倾向是模糊的。到青春期后性爱倾向明朗化，他们（她们）对同性开始感兴趣，而对异性排斥。可伴发心理障碍，譬如当事人并不希望这样下去或对此犹豫不决，因而感到焦虑、抑郁和内心痛苦不堪。

有同性性行为的两人中可能只有一个是真正的同性恋者，另一个为异性恋者。如果双方都为真正同性恋者，在性行为中会轮流更换主动位置，而在心理上他们都会认定自己处于主动地位。

同性恋者之间的性欲满足方式有各种各样，一部分只是精神上的结合，他们情投意合，互相眷恋，即没有肉体上的两性活动，这只占少数。绝大多数同性恋要进行肉体上的性爱活动，包括拥抱、抚摸、接吻、相互手淫、口交、肛交、阴部相互摩擦，以及使用人工器具进行性活动等。

【诊断与鉴别诊断】

一、诊断要点

1. 符合性心理障碍的基本特征，病程要持续 6 个月。
2. 易性症的病程 2 年以上。
3. 检查有关的性激素和染色体的异常并排除器质性病变。
4. 排除精神分裂症等其他精神异常。

二、鉴别诊断

1. 某种特殊环境下一过性的性形式异常 正常性爱活动中的施虐与受虐；长期在孤独的环境中，因为无法通过正常渠道满足性要求而采取的某些异常性行为等。这些性行为只要不演变成为"长期或惟一的模式"，一般不视为"性变态"。

2. 精神分裂症 病人在幻觉妄想等精神病性症状的影响下，可以出现性变态行为，但分裂症的性变态一般无固定模式，症状随精神病性症状的变化而变化，当分裂症好转后，其变态行为亦随之消失。病人无自知力，工作生活能力严重受损。

【治疗】

一、治疗原则

对性心理障碍的彻底治疗是困难的，但可以用各种措施对症治疗，以缓解心理压力，减轻症状，防止出现一些继发的行为问题和社会问题。治疗包括正面教育、心理治疗和行为矫正为主；中西药物治疗主要是改善情绪问题以及继发的神经症症状。

二、西医治疗

1. 心理行为治疗 通过耐心的启发，引导病人思考，帮助其分析、领悟动机与行动的关系及致病的原因，并指出其危害性。譬如让病人明确这种行为与所在社会环境的民俗文化习惯相悖，面临家庭问题、升学就业问题及法律制度问题等等。也可采取各种认知行为疗法矫正性变态心理行为，如有人主张培养男同性恋者对男性化的女人的感情，女同性恋者对女性化的男人的感情来进行治疗。用厌恶治疗，改善病人的性变态行为等。

2. 躯体治疗 对那些异性症病人要求手术，改变性别者必须谨慎对待，因手术前他们自己不能接受自己，手术后社会也难以接纳他们，而且还应履行相应的法律程序。抗焦虑药与抗抑郁药，可改善睡眠和减轻焦虑抑郁情绪，从而获得一定治疗效果。

三、中医治疗

(一) 辨证论治

1. 肝气郁结，心神不宁

症状　由于性变态心理得不到满足而精神紧张，时有惊恐、焦虑，注意力涣散，坐立不安，出汗，尿频，社会适应不良；舌淡红苔薄白，脉弦细。

治法　舒肝解郁，养心安神。

方药　逍遥散（《和剂局方》）合甘麦大枣汤（《金匮要略》）加减。柴胡、当归、炒白芍、浮小麦、大枣、炙甘草、百合、郁金、柏子仁、朱茯苓、丹参。胸闷，胸痛者，加瓜蒌、薤白；胸脘痞闷者，加厚朴花、玫瑰花；郁火多汗者，加栀子、丹皮、青蒿；心肾不交的失眠，或心阴不足、心火偏旺者，加黄连、阿胶；肾阴不足，伴虚风作眩者，加龟板、龙骨。

2. 阴虚阳亢

症状　性欲亢盛，久交不泄，腰膝酸软，五心烦热，头晕耳鸣，口干不欲饮；舌红少苔，脉弦数。

治法　滋阴补肾，清肝泻火。

方药　知柏地黄汤（《小儿药证直诀》）加减。知母、黄柏、生地、山药、丹皮、泽泻、茯苓、玄参、柴胡、白芍、甘草。阴部湿痒，灼热疼痛者，加龙胆草、栀子、土茯苓。

(二) 针灸治疗

1. 肝气郁结　取穴肝俞、神门、内关、三焦。

2. 阴虚阳亢　取穴肾俞、脾俞、关元、气海、足三里。

【预防与调护】

1. 预防要点　性心理障碍一旦形成治愈较难，因此预防是关键。

（1）良好的家庭和社会环境，儿童青少年的性心理教育，培养良好人格素质是一级预防的关键。

（2）对公众进行健康性教育，保持乐观情绪，完善人格，建立良好的人际关系对预防性心理障碍的发生有重要意义。

2. 调护要点　应该重在正面教育，帮助病人解决生活、工作中的实际问题，调整生活方式，建立积极向上的生活态度。

【复习思考题】

1. 人格障碍的诊断标准是什么？
2. 何谓"五态人格"？其中病态人格各有何特点？
3. 与违法犯罪关系最为密切的人格障碍是哪个类型？其主要表现是什么？
4. 同性恋有几种类型？有何临床特征？

第十七章

儿童少年期精神障碍

第一节 概 述

发生于儿童少年时期，由于各种原因引起的精神障碍，称作"儿童少年期精神障碍"。研究发生于这一时期的各种精神和行为障碍的临床学科，称之为"儿童少年精神医学"（child and adolescent psychiatry）。研究的内容包括这类障碍的病因病理、临床表现、病程转归和防治措施，以及如何促进儿童少年心理健康和社会功能的健全。

一、儿童少年期精神障碍的分类

儿童少年期精神障碍主要包括儿童少年期心理发育障碍和行为情绪障碍。儿童青少年心理发育障碍主要指在言语和语言、学习和运动、社会交往、智能等方面的发育延迟或异常，在 CCMD－3 中包括言语和语言发育障碍、学校技能发育障碍、运动技能发育障碍和广泛性发育障碍，并将以智力发育低下为主要临床特点的精神发育迟滞和心理发育障碍并归于一类。儿童少年期行为和情绪障碍包括注意缺陷与多动障碍、品行障碍、抽动障碍、特发于童年的情绪障碍、非器质性遗尿症和遗粪症、喂食障碍和异食癖、刻板性运动障碍及口吃等。

1. 言语与语言发育障碍 是指在发育早期就有正常语言获得方式的紊乱，表现为发音、语言理解，或语言表达能力发育的延迟和异常，从而影响学习、职业和社交功能。这种情况并非因神经或言语机制的异常、感觉缺损、精神发育迟滞或周围环境因素所致。如特定言语构音障碍、表达性语言障碍、感受性语言障碍、伴发癫痫的获得性失语。

2. 特定学校技能发育障碍 是指儿童在学龄早期，同等教育条件下，出现学校技能的获得与发展障碍。这类障碍不是由于智力发育迟缓、中枢神经系统疾病、视觉听觉障碍、或情绪障碍所致。多起源于认知功能缺陷，并以神经发育过程的生物学因素为基础。可继发，或伴有行为或情绪障碍，但不是其直接后果。如特定阅读、拼写、计算技能障碍及混合性障碍等。

3. 特定运动技能发育障碍 是指运动技能发育的明显迟缓，常有视觉空间－运动功能的障碍，但不是由于神经系统疾病或运动系统缺陷所致。

4. 广泛性发育障碍 是指一组起病于婴幼儿期的全面性精神发育障碍，主要为人际交往和沟通模式的异常，如言语和非言语交流障碍，兴趣与活动内容局限、刻板、重复。症状常在 5 岁以内已很明显，以后可有缓慢的改善，如儿童孤独症、Asperger 综合征、Rett 综合征、Heller 综合征等。

二、儿童少年期精神障碍的特点

1. 病因　影响儿童心理发育的因素决定于两个方面，即生物因素或遗传因素、环境因素或教育因素。一般来说，前者对儿童的生理发育起主要作用，后者只是对其发育的快慢和质量起影响作用。儿童少年正处在生长发育期，因此更容易受到生物学因素以及环境因素的影响，产生发育、情绪、行为、精神等障碍。如先天遗传因素、生化和内分泌的影响、脑损伤；家庭因素、学校因素、社会文化因素等。儿童少年期精神障碍方面，尤其要详细询问家族史、发育史和以往健康状况，智力测验和社会适应能力测验尤为重要。早期发现和早期干预对各种发育障碍的预后均有重要意义。

2. 临床表现　由于儿童尚处在心理发育阶段，其精神症状单调贫乏，随着年龄的逐渐增长，精神症状也渐复杂，并趋于成人。突出表现在言语障碍、运动和行为障碍、意识障碍以及感知障碍和抽搐等方面。精神疾患的临床表现和儿童的心理发育水平一般是一致的，也与儿童的生活经历、生活感受，以及教育密切相关。

儿童心理发育障碍的特点：

（1）一般症状出现在早期，即在婴儿期、儿童期和少年期就发病，因类别差异，而发病时间有所不同。譬如重度的精神发育迟滞、先天愚型、苯丙酸酮尿症和其他一些疾病，常在出生后即可辨认。2/3 孤独症在出生后不久就显现，而轻度精神发育迟滞和特定发育障碍则常在入学后才被发现。

（2）存在性别差异：轻度发育迟滞中男女的比例为 2∶1，特定发育障碍（WHO 报道）男孩多于女孩。孤独症的男女比例为 3∶1～6∶1，儿童多动症及抽动障碍也是男多于女。

3. 治疗　儿童少年精神障碍预后较差。因此特别强调预防为主，早期发现，早期治疗。临床以综合治疗为主，包括药物治疗、心理治疗、行为治疗和综合训练等。

三、儿童少年期精神障碍的中医认识

中医论述儿童少年期心理发育与精神障碍，常在"五迟"、"五软"、"解颅"、"夜惊"、"夜啼"等病变中论述。随着疾病发生发展，同时或伴随的痴、呆、傻等精神症状逐渐凸显出来。其病因大多源于父母，秉于先天，但发生与发展与后天调护、膳食等因素有关。在治疗方面，由于小儿脏腑娇嫩，形气未充，体属稚阴稚阳。因此，在治疗中强调中病即止，心身并调，合理调护。慎用大苦、大寒、大辛、大热以及大毒、攻伐的药物治疗。

第二节　精神发育迟滞

精神发育迟滞（mental retardation，MR），是一组起病于发育成熟（18 岁）以前，由于先天或后天的生物学方面或社会的、心理方面的不利因素，使精神发育不全或精神发育受阻，表现为智力低下和社会适应不良的综合征。临床上曾使用过"弱智"、"智残"等名称。

因为极轻的 MR 难以与正常人区分，所以其患病率也不易准确得出。一般认为，患病率在 1%～3% 的范围，90% 以上为轻度，中重度仅为 0.1% 左右。1985～1990 年在全国 8 省市中 0 ~ 14 岁儿童精神发育迟滞流行病学调查显示：城市总患病率为 0.7%，农村为 1.41%。男孩患病率城市为 0.78%，农村为 1.43%；女孩患病率城市为 0.62%；农村为 1.39%。

精神发育迟滞的等级划分，主要根据智力和社会适应能力来评定。由于适应能力量表测定还不够成熟，目前常根据智力低下程度及参考其他方面的情况将 MR 划分为 4 级：轻度者智商在 50 ~ 69，学习及工作能力差，语言理解和使用能力延迟；中度者智商在 35 ~ 49，不能适应普通学校学习，只能从事简单劳动，但质量差、效率低，词语贫乏；重度者智商在 20 ~ 34，不能学习和劳动，言语功能严重受损，不能有效进行语言交流；极重度者智商在 20 以下，社会功能全无，不会逃避危险，无言语功能，生活完全不能自理。

【病因病理】

一、西医病因病理

病因有生物学性和心理社会性两类。以前较重视生物学因素，现在逐渐认识到心理社会学因素对脑发育同样起重要作用。

生物学因素可分为先天和后天两类。先天又分为遗传异常和胎儿期损害。由于遗传学的进展，近年来不断发现新的这类遗传病种达千种以上。理化因素对孕妇影响，引起胎儿出生后 MR 已逐渐受到重视，尤其是环境污染、滥用药物。轻度 MR 多为原因不明，而中重度以上者大都可以明确原因。目前已能明确原因的有以下几个方面：

1. 出生前阶段

（1）遗传因素：指基因及染色体异常引起神经系统发育不良、畸形，如唐氏综合征（Down's syndrome）；遗传代谢缺陷性疾病，如高雪氏病（Gaucher's syndrome）、苯丙酮尿症、半乳糖血症等，其中代谢缺陷性疾病种类特别多，但多属罕见类型。

（2）胎儿期获得性疾病：指这一时期母亲受到感染，如病毒感染、弓形虫感染，腹部受到放射线照射，服用某些药物或受到有毒物质侵害，以及母体营养不良或患有严重疾病等。怀孕前 3 个月属胎儿神经系统发育形成时期，这个时期的致病因素对脑的发育损害特别严重。

2. 围产期 这一时期包括早产、难产、分娩过程中的脑损伤、感染、新生儿窒息引起的脑缺氧等。

3. 出生后阶段 这一时期可延长到 18 岁左右，但关键在学龄前期影响最大，即 6 岁以前，其次是 6 ~ 12 岁的小学学龄期影响最大。小儿 2 岁以前脑发育最快，同样的致病因素，在这一时期对脑的影响更为严重，而这一时期小儿遭遇的病因也相对较多，除前述两阶段造成的脑损害仍然会继续造成进一步影响外，还会有感染、颅脑外伤、脑缺氧、中毒、内分泌或代谢疾病、癫痫、婴幼儿期严重营养不良，或因为盲、聋，或因严重缺乏受教育的机会而影响智力及社会适应能力。

二、中医病因病机

本病不外乎先天和后天两种因素的影响。先天因素包括父母体质素虚，精气衰惫；或母亲久为疾病所染，健体屡遭涂瘵；或父母嗜欲偏激，胎儿禀气不良；或妊期贪色纵欲，伤及胎形；或孕母受惊，邪气乘心；或外感内伤，致使胞体受损等皆可导致胎儿降生以后血亏气怯，脑髓虚损。

后天影响是指幼儿在出生后因某些有害因素刺激而导致脏腑功能不调，气血虚损，百脉宗筋失其濡养；或小儿重病久病而致津液内竭，或脾虚胃弱，清阳不举，以致化源竭绝；或病及肝肾，气血两亏，均可导致小儿肾精不足，髓海不固而产生智力低下之症。智力低下绝大多数为虚证或虚实夹杂证，实证很少。

【临床表现】

1. 智力发育障碍

（1）轻度：智商在50～69分之间。在婴幼儿期即可表现出智力发育较同龄儿童迟缓，成年后可达到9～12岁的心理年龄。表现为语言发育延迟，词汇不丰富，理解和分析能力差，但无明显语言障碍；学习成绩较差，在普通学校中学习常不及格；能从事简单的劳动或技术工作，生活能自理，但抽象思维能力、创造能力较差。

（2）中度：智商在35～49分之间。幼年的智力和运动功能发育明显比正常儿童迟缓，语言发育较差。表现为发音含糊不清；虽能掌握日常生活用语，但词汇贫乏；不能适应普通学校的学习，只能计算个位数加减法；能从事简单的劳动，但质量差、效率低；在督促、帮助下能学会自理简单生活。成年后可达6～9岁的心理年龄。

（3）重度：智商在20～34分之间。成年后可达3～6岁的心理年龄。言语功能严重受损，不能进行有效的言语交流，不能学习和劳动，不会计算；生活不能自理，运动功能明显受损，可伴有癫痫、先天畸形。

（4）极重度：智商在20分以下。完全没有语言能力，不会讲话，不能走路，不认识亲人，以原始情绪表达需求，完全缺乏生活自理能力，大小便失禁，无法接受训练。成年后可达到3岁以下的心理年龄。大多数出生时常合并严重脑损害，有明显的先天畸形。

2. 精神症状
部分病人可伴有注意缺陷；情绪障碍的忧郁、情绪不稳、焦虑、恐惧、易激惹；行为障碍的幼稚、孤独、退缩、动作减少、刻板动作、强迫行为、自伤、攻击行为和品行障碍等。

3. 躯体症状
常见食欲减退或贪食、便秘、失眠或嗜睡、体重下降等。

【诊断与鉴别诊断】

一、西医诊断与鉴别诊断

（一）诊断要点（CCMD-3）

1. 起病在18岁之前。
2. 智商低于70。
3. 存在不同的社会适应困难。

根据智力发育水平和智商测验结果确定精神发育迟滞的严重程度。智商在70～90者列为边缘状态。所有确诊为精神发育迟滞者，都应该通过病史、体查及遗传学、代谢和内分泌等实验室检查,尽量找出致病原因,达到病因学诊断。这样有利于对因治疗,也为指导优生优育创造条件。

(二)鉴别诊断

1. 暂时性发育迟缓 由于躯体或心理因素,譬如罹患严重营养不良、慢性疾病、学习条件受限等引起智力发育延迟;但若除去这些因素,便可在短期内迅速追上正常水平。

2. 特定性发育障碍 由于特定运动技能、学校技能或言语语言技能均可影响儿童能力的发挥,引起学习、人际交往与社会适应能力降低。但患儿除特定的发育障碍以外,其他心理发育均属正常,在不涉及这些特定技能的时候,可以完成学习任务。

3. 儿童孤独症 突出表现在对他人全面缺少感情,顽固地孤独及依恋某些东西,部分患儿在一般性智力落后的背景下,可有某方面的特殊能力,一般无显著痴呆容貌。

4. 儿童多动症 因注意力不集中而引起学习困难,易被认为智力落后。但通过智力测验多属正常范围,仅以注意缺陷、多动、情绪不稳、冲动任性为其特征。

5. 儿童精神分裂症 精神症状会引起学习困难、社会交往能力差,但发病前属正常。起病后有一个进行过程,可出现情感淡漠、不协调、行为异常、思维紊乱等。

二、中医辨证与辨病

1. 辨虚实 实证少见,虚证多见。常由于脾肾两虚,或气损血亏,导致肾精不固,髓海不足,从而产生智力低下。

2. 辨病位 由于五脏各自所属器官不同,历代医家认识不尽一致。如心之声为语,故言语、语言障碍多为心病;肝藏血主筋,发为血之余,故头发不荣、行动迟缓多为肝病;肾主骨,齿为骨之余,故出牙迟、齿不坚、站不稳、天柱骨弱、项背软弱无力多为肾之病;脾主四肢,中焦之气不足,不能濡养四肢,故手足软弱无力;口为脾窍,故口软进食困难,说话无力当属脾病。

【治疗】

一、治疗原则

精神发育迟滞的病因大多不明,而且一旦发生难以逆转,因此重在预防。治疗的原则是早期发现,早期诊断,早期干预;应用医学、教育、社会和职业训练等综合措施,促使病人社会适应能力得到发展。中药与针灸治疗对改善脑功能有所帮助,临床应用较为安全,可与西药联合应用。

二、西医治疗

1. 特殊教育与训练 通过一定的教育与训练,使 MR 儿童的潜在能力发挥到最大限度。通过特殊教育与训练,使轻度和一部分中度 MR 儿童达到能承担大部分家务,学会一定的知识、技能,成年后能参加简单的劳动,达到或接近自食其力的能力;使中度和重度 MR 儿童能承担极简单的家务。特殊教育训练最好在 3 岁以前开始,最迟不要超过 6 岁,这样可以提高潜在智力和社会适应能力。对于学龄期 MR 儿童采取所谓补偿教育，其方法有培智学校、辅读班、随班就读等。教学课程与普通小学内容基本相同，不同的是重点知识少、学习年限长等。

2. 一般治疗

（1）病因治疗：只适用于少数病因已查清的病人，如苯丙酮尿症，用低苯丙氨酸饮食；半乳糖血症，停用乳品类食物，避免病情进展；对于先天性甲状腺功能不足，除饮食疗法予以预防外，尚有甲状腺素替代疗法。先天性脑积水、神经管未闭等可进行外科治疗。对单基因遗传病可用基因治疗。

（2）药物治疗：①对症治疗：30%～60%病人伴有各种神经精神症状，为了给教育训练创造良好条件，对于有精神运动性兴奋、冲动攻击行为者应视患者年龄和症状严重程度而选用氟哌啶醇每日 1～16mg（12 岁以上）或 0.5～8mg（12 岁以下），奋乃静每日 2～20mg 治疗。有癫痫发作者，用抗癫痫药治疗。伴多动症儿童可试用哌甲酯，每日 5～40mg 治疗。②益智治疗：主要用促进脑功能发育和改善脑代谢的药物，常用药有 γ - 氨酪酸、茴拉西坦、奥拉西坦、尼拉西坦，以及脑活素等。

三、中医治疗

（一）辨证论治

1. 肝脾两虚，痰湿内积

症状　终日不言不语，不恋饮食，常蜷卧，反应迟钝，智力低下，筋骨萎弱，面色无华；舌淡苔白，脉细弱。

治法　开郁逐痰，健脾理气。

方药　洗心汤（《辨证录》）加减。人参、茯神、生枣仁、半夏、陈皮、神曲、甘草；加附子、菖蒲。

2. 先天不足，元气亏虚

症状　神情呆钝，过期不能语言，发育迟缓，头项软弱，四肢无力，唇淡；苔少。

治法　补益元阳。

方药　壮元丸（《赤水玄珠》）加减。菖蒲、远志、茯神、巴戟天、人参、地骨皮。

（二）针灸推拿疗法

1. 针刺　取穴哑门、劳宫、间使、神门等，隔日 1 次，10 日为一疗程，适用于语言发育障碍者。

2. 推拿　上肢取穴大椎、肩井、肩髃、合谷等；下肢取穴肾俞、命门、腰阳关、环跳、殷门、委中、承山、足三里、阳陵泉等，每日 1 次，10 次为一疗程，用于治疗动作迟缓者。

【预防与调护】

1. 预防要点　实施优生优育，做好孕妇保健和产前检查，防止难产和产伤。及时治疗各种对神经精神发育有影响的疾病。合理教养，促进正常智力发育。

2. 调护要点　提高补偿能力，减少功能缺陷。通过对患儿行为和生活方式的指导，教育与咨询以矫正或部分矫正患儿行为，尽可能减少功能缺陷。

第三节　儿童孤独症

儿童孤独症（childhood autism）是发生在儿童早期的感情联系、语言交往、刻板重复动作、兴趣狭窄和认知功能不良的发育障碍。广泛涉及语言、感知、情感、思维、人际交往和动作等多个方面，属于广泛发育障碍范畴。

本病患病率为 2～13/万。男女比例为 4∶1～5∶1，我国统计为 6∶1～9∶1。有人认为女孩的病情一般偏重。

本症相当于中医的"五迟"、"呆症"。表现为语言发育不良、呆钝、言语匮乏、情感异常及缺乏社会交往能力。

【病因病理】

一、西医病因病理

自从 1943 年 Kanner 提出孤独症概念后，很多学者从家庭、社会心理、生理病理、解剖、生化、免疫、遗传学等进行研究，但病因仍未明确。有关研究如下：

1. 遗传学研究　根据家系及双生子同病率的研究，提示有一亚群通过隐性基因遗传而发病。并有人认为孤独症与染色体脆性位点关系密切。

2. 出生前（或孕前）和围产期因素　多种原因引起脑损害是出生后不久就表现孤独症的病因，如妊娠感染、产伤、宫内窒息等原因。

3. 免疫学研究　可观察到部分患儿 T 淋巴细胞数量减少，辅助 T 细胞和 B 细胞减少，抑制 - 诱导 T 细胞缺乏，自然杀伤细胞活性下降。而婴幼儿或新生儿期易受感染，导致神经系统受损等。

5. 神经病理学研究　30%～75% 的患儿有动作笨拙、舞蹈样动作、姿势和步态异常，提示有基底节、新纹状体、额叶中间部位或边缘系统的功能失调。

6. 神经内分泌与神经递质研究　与多种神经内分泌和神经递质功能失调有关。如 5 - 羟色胺和儿茶酚胺发育不成熟，松果体 - 丘脑下部 - 垂体 - 肾上腺轴异常，引起 5 - 羟色胺和内啡肽增加，以及促肾上腺皮质激素分泌减少。血浆内啡肽水平与患儿的孤独、情感麻木、刻板运动等严重程度有关。

二、中医病因病机

1. 先天致病因素　指父母先天禀赋异常或不足。对胎儿正常发育期的不良影响和恶性刺激，如母体受外来淫邪侵袭，意外创伤或情志伤害等，导致胎儿出生后神情呆滞等。

2. 后天致病因素　后天因素可以加重病情。由于调护不当，疏于小儿饮食起居及护理，伤及脾肾，或伤及心脾，引起小儿精神萎靡、神情呆钝、智力低下、语言减少、面色肌肤苍白等。

【临床表现】

1. 缺乏社会交往能力　与周围人建立不起感情，甚至与父母都是如此。抱在怀里的孩子不会将身子贴近妈妈，也不微笑，软弱无力和冷淡。到 6～7 个月还分不清亲人与陌生人，不理会别人的喜怒哀乐，不会与人对视。稍年长时，不能与其他小朋友建立友谊。

2. 语言交往障碍　约 50% 的患儿始终不能发育有用的语言。有的语言发育迟缓，当有语言时也出现音调怪异，或只字片语，或只是简单模仿语言，或用错代词。因不理解别人的话，故也不能与人对答。

3. 兴趣狭窄和强迫行为　对儿童玩具不感兴趣，而对一些非玩具的东西有奇特的偏爱，可经久不厌，如对砖块，或对一件物品不可克制地用手去摸，放在鼻子上闻，或捻弄自己手指等。智力稍好一点的患儿常重复提同一问题，不厌其烦。

4. 感知和动作障碍　对某些刺激感觉迟钝和麻木，如手指被压伤不叫痛。有时对突如其来的声响若无其事，喊叫其名字也无反应。但对某些刺激又特别敏感，如笛声、吸尘器的轰鸣声或光照亮度的突变可引起躲避和烦躁不安，感觉迟钝和过敏可出现在同一个人身上。患儿常坐不住，无目的地走动或蹦跳，也有时撞自己的头、拍打身体、咬硬东西，摇晃或旋转身体。

5. 智力障碍　智商在 50 以下者占 40%～60%，智商 50～70 者占 25%，智商 70 以上者亦占 25%。根据智力水平，孤独症儿童可分为高智商型，即智商正常或接近正常；低智商型，即有明显智力缺陷。去就医者，多是低智商型，智力较好者易被家长视为脾气古怪，而不视其为疾病。

【诊断与鉴别诊断】

一、西医诊断与鉴别诊断

（一）诊断要点

1. 起病于 3 岁以内。
2. 有社会交往质的缺陷、言语交流质的缺陷。
3. 重复刻板的行为，活动和兴趣范围狭窄，坚持环境和生活方式的不变。
4. 排除儿童精神分裂症、精神发育迟滞、Rett 综合征、Heller 综合征、Asperger 综合征等其他广泛发育障碍，方可做出诊断。

非典型孤独症仅有部分症状符合孤独症的症状标准，或起病年龄不典型，即常起病于 3 岁之后。

孤独症的筛查有孤独症行为评定量表（ABC 量表），儿童期孤独症评定量表（CARS）等。

（二）鉴别诊断

1. 精神发育迟滞 儿童孤独症患儿常伴有精神发育迟滞，如患儿同时符合精神发育迟滞和儿童孤独症诊断标准，则两个诊断均需做出。对智力发育正常的孤独症儿童，因其社会适应能力比较差，也易被误诊为精神发育迟滞，此时，智力检查结果有助于鉴别诊断。

2. 精神分裂症 少年前期或少年期起病者，家族中患病率较高，出现幻觉、妄想、思维破裂、词的混杂等症状。在智力测验得分中，精神分裂症的理解力高于孤独症儿童。

3. 儿童多动症 活动过多，注意缺陷，冲动任性，常有学习困难，但没有社会交往缺陷、言语障碍以及兴趣和活动内容局限等症状。

4. 其他广泛发育障碍

（1）Asperger 综合征：类似于儿童孤独症的特征，有社会交往障碍，兴趣狭窄和刻板重复动作。与儿童孤独症的不同在于语言和认知发育并不迟滞，多数患儿智力正常但动作拙笨。

（2）Rett 综合征：病因不清，是一种至今只见于女孩的渐进性脑病。早期发育正常，起病于 7 ~ 14 个月时。随之，从原来获得的语言，动作及智能发生渐进性衰退。神经系统症状及体征较突出，如共济运动失调、肌张力失常、脊柱侧凸或后凸等。上肢肌张力增高的患儿可出现上肢弯曲放在胸前或额前的特殊姿势，有的甚至出现全身强直的严重症状。

（3）Heller 综合征：又称婴儿痴呆或童年瓦解性精神障碍。起病前有一段确切的正常发育期，一般 3 ~ 4 年，至少 2 年内是正常的。发病前有一"前驱期"，表现为烦躁、焦虑、易激惹、多动。数月之后各种能力迅速倒退，以至过去获得的能力很快丧失，表现为语言少、词语贫乏或不能表达、活动过度、刻板重复动作、对周围环境失去兴趣、生活不能自理，甚至不能控制大小便。

二、中医辨证与辨病

本病患儿社会交往能力差，神情呆滞，缺乏兴趣，感知障碍或智力低下，中医视为心脾两虚和肝肾阴虚居多。

【治疗】

一、治疗原则

本病是一种与神经生物学因素有密切关系的疾病，病因多种多样，确切的原因还未阐明，须进行综合治疗。特殊教育与行为训练十分重要，一般需家长参与，长期坚持治疗。

药物治疗的目的在于改变特定症状，同时取得患儿家属的合作，并审慎衡量用药的利弊。如用药 4 周内不见症状好转即可视为无效。如果治疗有效，在取得最佳剂量后连续用药 2 ~ 6 个月，然后停药 1 ~ 2 个月对照，以评价继续治疗的必要性和出现的不良反应。中医辨证论治以补虚为主，着重在心肝脾肾，亦可结合针灸治疗。

二、西医治疗

1. 教育训练与心理治疗

（1）特殊教育：学龄前一般适合在特殊教育学校和医疗机构中接受教育和训练，促进患儿的语言发育，提高社会交往能力，掌握基本生活技能和学习技能，这样病情有望得到较大改善。学龄期以后部分患儿可以到普通小学与同龄儿童一起接受教育，还有部分患儿仍然需要特殊教育。教育适合于任何年龄段的孤独症。采用个别化的教育可以最大限度地发挥儿童的潜在能力。

（2）心理治疗：行为训练和行为矫正在于发展不足行为，减少过度行为，消除不良行为，建立生活自理能力和基本行为规范。认知治疗能帮助病人认识自己与同龄人的差异，激发自身的潜力，发展有效的社会技能和人际合作态度。家庭治疗可以使父母了解患儿存在的问题，与治疗人员相互支持和协作，全力参与治疗。

（3）感觉综合训练：训练前要检查患儿有何种感觉障碍，是迟钝或是过敏，针对其发育水平做出具体训练计划。有以下5种感觉综合失调的训练：①前庭觉两侧统合障碍训练；②肌肉关节动觉障碍训练；③视觉空间知觉障碍训练；④听觉语言障碍训练；⑤触觉及其他反应失常训练。

2. 药物治疗

（1）中枢兴奋药：用于改善坐立不安、冲动行为和注意涣散。常用药为哌甲酯（methylphenidate），每日每千克体重0.3mg，最大剂量为每日每千克体重0.7mg。苯异妥英（phenylisohydation）亦有一定效果，起始剂量为每日5mg，最大剂量为每日40mg，治疗前和治疗中需定期检查肝功能。

（2）抗精神病药：氟哌啶醇用于改善冲动、攻击和刻板等行为症状，或情绪不稳定、容易发脾气等情绪症状以及精神病性症状。一般用量为每日0.25~4mg。氯氮平能缓解多动、自伤、攻击和对非生命物体依恋、社交障碍等症状。初始量为每日12.5~25mg，分2次口服，可斟酌逐渐加大药量，每日最大剂量不超过200mg。有文献报道利培酮、奥氮平能够消除伴随的精神病性症状，改善兴趣范围狭窄和刻板重复的行为方式。

（3）抗抑郁药：能减轻重复刻板行为、强迫症状，改善情绪问题，提高社会交往技能。米帕明治疗7岁以上伴遗尿症患儿，睡前服25mg。氯米帕明治疗伴强迫症状的患儿，初始量为每日25mg，分2次口服，每3~6天，每日每千克体重增加1mg，每日最大量为150mg，疗程在4周以上。

三、中医治疗

（一）辨证论治

1. 心脾两虚

症状　神情呆钝，智力低下，语言发育落后，很少用语言与人交往，缺乏兴趣，头发萎黄，面色、肌肤苍白，食少便溏；舌淡，脉细弱。

治法　益气养血，健脾养心。

方药　归脾汤（《正体类要》）加减。白术、茯神、黄芪、龙眼肉、酸枣仁、人参、木香、甘草、当归、远志；加生姜、大枣。

2. 肝肾阴虚

症状　身体发育不良，注意力不集中，烦躁不安，模仿语言或刻板重复语言，与他人建立不起正常人际关系，自汗盗汗，小便频数，或有遗尿，手足心热；舌红苔少，脉细。

治法　补益肝肾，滋阴养血。

方药　六味地黄丸（《小儿药证直诀》）加减。熟地、山萸肉、山药、泽泻、丹皮、茯苓；加远志、石菖蒲。

（二）针灸治疗

1. 心脾两虚　取穴足三里、气海、神门、内关、后溪、合谷、风府、上星、太冲等。

2. 肝肾阴虚　取穴关元、太冲、大椎、百会、四神聪等。

【预防与调护】

1. 预防要点　大多数孤独症患儿的社会交往和语言功能随着年龄的增长而有所改善，但其功能不足是一直存在的，为此需终生照顾和监护。大约2/3预后不佳，1/10近乎正常或大致正常，但很少见交友或结婚者。因此，该病的预防非常重要。包括做好妊娠保健工作，防治妊娠合并症的发生；防止各种产伤和新生儿感染、败血症及吸入性肺炎等疾病的发生；合理喂养等。减少疾病发生的各种高危因素是预防的重点。

2. 调护要点　包括关心患儿，动员家长积极参与治疗，防止患儿攻击、自伤、自残行为，及破坏行为发生。协助家属及患儿做好长期的教育与行为训练。

第四节　儿童多动症

儿童多动症（hyperactivity in children），又称注意缺陷与多动障碍（attention deficit and hyperactive disorder，ADHD），是发生于儿童时期，与同龄儿童相比，表现为同时有明显注意力集中困难，注意持续时间短暂，活动过度或易冲动的一组综合征。常伴有学习困难或品行障碍。

早在1845年德国医生Hoffmann曾描述儿童多动症；1966年Clements指出儿童多动症的体征中有轻微动作不协调，平衡及共济运动障碍等，认为是轻微脑功能失调的结果，并决定在病因等问题尚未完全阐明之前，暂把这种情况称为"轻微脑功能失调（minimal brain dysfunction，MBD）"。随后出版的DSM－Ⅲ和DSM－Ⅳ，先后定名为"注意缺陷障碍（attention deficit disorder，ADD）"和"注意缺陷与多动障碍"。

儿童多动症近半数在4岁以前起病，常在学龄期就诊。患病率为3%～5%。男孩患病显著多于女孩，男女之比为4∶1～9∶1。

本病一般归于中医的"失聪"、"健忘"、"疳症"、"虚烦"等范畴，在中医的许多文献中有类似病症的记载。如《诸病源候论》中指出："小儿脏腑实，血气盛者，则苦烦躁不安。"《临证指南医案》中指出："忧劳愤郁，而耗损心脾。宗养心汤及归脾汤法，精不凝而龙雷震荡，当壮水之主，合静以制动。"《类证治裁》亦云："夜不成寐，食不甘味，尫羸，脉细数，阴液内耗，厥阳外越，化火动风，烦躁煽动，此属阴损，最不易治。"并认识到该病与妊娠有关。《竹林女科》说："宁静即是胎教……气调则胎安，气逆则胎病，恼怒则气塞不顺……。欲生子好者，必先养其气，气得其养，则生子性情和顺，无乖戾之习。"

【病因病理】

一、西医病因病理

1. 遗传因素 家系调查发现，一级亲属患病率为10.9%～12.8%；二级亲属发病率为4.5%，父母双亲患病率为20%。单卵双生子同病率为51%～85.7%，双卵双生子的同病率为33.3%。

2. 神经生化假说 近年来研究发现病人有多巴胺和去甲肾上腺素功能低下，5－羟色胺功能亢进。此外，脑内血浆生长抑素和β内啡呔不足，影响脑的觉醒，也使注意力不能集中。

3. 神经生理病理因素 病人脑电图异常率可高达58.4%，脑电图显示慢波增多，快波减少，在额叶导联最为明显。正电子发射断层摄影（PET）显示，与注意和运动控制有关的运动前区及前额叶皮质的灌流量减少。核磁共振显像则发现额叶发育不良和双侧尾状核头端不对称。

4. 轻微脑功能损害因素 病人的母孕期或围产期的并发症多，占26.4%～43.9%。多动症儿童中约有半数可查到软性神经系统体征，或感觉统合失调。如触觉、体位感觉发育不良；前庭平衡觉及眼、手、口的协调运动均差，其发生率约占41%。

5. 心理社会因素 不良的社会文化环境、家庭不和睦、单亲家庭、父母性格不良，童年与父母分离或受到虐待、教养方式不当等，对于发病和症状的持续存在都起一定作用。

二、中医病因病机

1. 阴阳失调 小儿稚阴未充，稚阳未长，阴阳不充实。若先天不足，久病损体，或受药物攻伐，以致阳气损伤，阳虚不能根于阴，则虚阳浮动于外，致使神动不安而发病。阴不足则无以制阳，阳失制约则出现兴奋不宁、多动不安、烦躁易怒等阳有余的表现。大多数患儿神志涣散、健忘、动作迟滞、粗钝笨拙、或遗尿、脉细涩、形神不足，是阴虚阳盛的本虚标实之证。

2. 脏腑功能不足 本病主要和心、肝、脾、肾四脏有关。小儿生机旺盛，阳常有余，心火易亢，故临床易出现心阴不足，心火有余，心神不守的病理变化；病损则引起肝体之阴不足，肝阳偏亢，即可见性情执拗、冲动任性、动作粗鲁、兴奋不安等肝气有余之病象。《灵枢·本神》中云："肝藏血，血舍魂。"若肝血不足，则魂不守舍，而出现梦呓、梦游等兼症；若肝气疏泄不利，条达失宜，气机失调，则气血逆乱，或瘀滞不爽，均可导致急躁易怒等症状。小儿脾常不足，脾失濡养则静谧不足，可表现为兴奋多动、做事有头无尾、言语冒失、心猿意马、虽能自悟而不能自制。小儿脏腑柔弱，气血未充，肾气未盛，病后易出现肾气虚衰的病理变化，如动作笨拙不灵、听觉辨别能力差、遗尿等症状。同时肾水不能涵肝木，则肝阳易亢，肾水无以制火，则心火有余，而见心烦、急躁易怒等症。

【临床表现】

1. 注意障碍　主动注意保持时间达不到患儿年龄和智商相应水平。与同龄儿童相比，听课、做作业或参加活动不能持久，易被周围事物所吸引而分心；注意力经常转移，一件事没做完，又去做另一件事，难以听从指挥；听人讲话时，往往似听非听，心不在焉。

2. 活动过多　自幼好动，在需要安静的场合难以安静，活动明显增多。不能静坐，常在座位上扭来扭去，上课做小动作，或玩东西，或与前后座的同学来回讲话，别人讲话时好插嘴，抢答问题，干扰别人讲话。难以遵守集体活动的秩序和纪律，如游戏时抢着上场，迫不及待。好与同伴发生纠纷，在家翻箱倒柜，拆卸玩具、物品等。

3. 学习困难　由于注意涣散，影响学习效果，学习成绩时好时坏，或逐渐下降。有时计算，理解领悟也出现一些偏差。

4. 行为问题　幼稚任性，克制能力差，容易激惹、冲动，常不顾后果，铤而走险；易受外界刺激产生冲动，行为唐突冒失，挫折感强，但事后不会吸取教训。该病与品行障碍的同病率可达30%～58%。

5. 神经精神发育障碍　协调动作差，空间位置觉、前庭平衡功能等发育不良，因而精细动作完成困难，如翻手、对指、系鞋带、扣纽扣等不灵活；常左右难分，写字把偏旁写错等。少数伴有语言发育延迟、语言表达能力差、智力低下等问题。

【诊断与鉴别诊断】

一、西医诊断与鉴别诊断

（一）诊断要点

1. 起病在 7 岁之前（多在 3 岁左右），症状持续至少 6 个月以上。
2. 注意缺陷与活动过度必须同时存在，不管是在学校、家庭或其他场所都有同样表现。
3. 冲动、行为鲁莽、品行等问题不是必备症状，但有助于诊断；如果临床以行为障碍、情绪障碍或智力低下并存，应优先诊断上述疾病。
4. 多动障碍对病人的社会功能，如学业成绩、人际关系等产生不良影响。

（二）鉴别诊断

1. 精神发育迟滞、儿童孤独症　鉴别见前二节。

2. 抽动障碍　往往是多组肌群不自主抽动及不自主发声。从面部开始，如眨眼、举眉、努嘴、摇头，渐至扭脖子、耸肩、伸臂、伸腿、捶胸、长出气、憋气、甩手、腹肌抽动等，抽动时或相继出现异常的发声，如咳声、鼾声、犬吠声等，发病初期易误认为故意多动或顽皮；约半数患儿可伴有多动症的症状，但多动症患儿无抽动障碍的表现。

3. 精神分裂症　早期可表现为注意力不集中、活动过多，以及违纪行为、学习成绩下降，但随之出现精神分裂症的特异表现，如幻觉、妄想、情感淡漠、思维不连贯、思维贫乏、行为怪异等，以此鉴别。

4. 儿童情绪障碍　情绪障碍的首发和主要症状是情绪问题，病程呈发作形式，持续时间短暂。儿童多动症表现为长期持续性注意缺陷和活动过多，其焦虑或抑郁情绪多为受到批评，或因为要求没有得到满足而产生的情绪问题。

二、中医辨证与辨病

1. 辨虚实标本　本病实质是虚证，但也有标实之分。如多动、急躁、易发脾气为肝阳过亢之证；心神不定、难以静谧、注意力涣散为心脾不足，故本病多呈虚实夹杂。

2. 辨脏腑　神不定者，病位在心；志无恒者，病位在肾；性情急躁者，病位在肝等。

【治疗】

一、治疗原则

1. 不能歧视多动症儿童　他们的行为表现，不可视为思想问题或品行问题，不是批评责骂能够纠正的，更不能惩罚。他们是一种发育中的病理生理和病理心理现象，不要把这种儿童当一般的精神病来看待，以免造成心理创伤。

2. 心理行为治疗与药物治疗相结合　药物治疗可为心理教育创造条件。在应用药物的条件下，儿童多动的症状可以改善，更容易接受心理辅导和教育。

3. 中医治则

（1）调整阴阳是关键：脏腑、气血辨证论治是其具体体现。

（2）少年治肾：尽管各证型与脏腑气血盛衰有关，但"肾"为先天之本，与多动症关系更为密切，故少年治肾始终不可忽视。

（3）心身并治：以中医"形神相关"学说为基础，采取意疗、药物、针灸、推拿导引、食疗等方法以达到扶正祛邪，心身并调的目的。

二、西医治疗

1. 药物治疗

（1）中枢神经兴奋药：中枢神经兴奋剂，只限于6岁以上患儿使用。此类药物长期服用可影响发育，同时也为避免耐药性产生，每周六、周日和假日宜停药。药物常见不良反应有食欲减退、皮肤苍白、头晕、腹痛，其次为心率加快、精神紧张、失眠、皮肤过敏等，一些不良反应常在用药数周至半年后消失。疗程不定，一般可在整个学龄期间给药。

使用中枢神经兴奋剂时，常可诱发抽动症状。对有抽动障碍的患儿，可改用其他药物，或与抗精神病的药物合用为宜。抗精神病药可选用维思通等。

①哌甲酯：又名利他林（ritalin），为最常用药，有效率为75%～80%。有效剂量为每日每千克体重0.2～0.5mg，用药剂量有个体差异，需区别对待。从小量开始，一般用药量为每日5～10mg，必要时可增至40mg。

②苯异妥因：有效率为65%～70%。开始每日20mg，早上一次服。因该药起效慢，如

症状无明显改善，每隔2～3日可增加5～10mg，直到起效，一日总量以60mg为限。

③苯丙胺（amphetamine）：又名安非他明，有效率为70%～75%，口服每次2.5～10mg；最大剂量为每次15mg，每日30mg。小剂量开始，1～2周逐渐增至治疗剂量。

④其他中枢兴奋药：吡拉西坦（piracetam），儿童口服为每日每千克体重40mg，分2～3次服用；茴拉西坦（aniracetam）口服每日0.1～0.2g。上述两种药物在一定程度上有改善注意力，提高学习和记忆力的作用，且不良反应少。

（2）抗抑郁药：三环类抗抑郁药米帕明、阿米替林、氯米帕明，可任选一种服用，一般每日12.5mg，分两次口服，每3～6天增加一次剂量，最大剂量为每日75mg。此外，也可使用选择性5-羟色胺再摄取抑制剂，如氟西汀每日10～20mg为宜。

2. 家庭教育与学校教育　儿童正处在发育过程中，教育可起到积极的作用。在家庭教育中，父母应加强自身素质修养，为孩子树立良好的形象；应保持教育的协调一致性，训练孩子有规律的生活，并针对孩子的特点，扬长避短，因材施教。注意及时表扬长处，避免惩罚，禁止打骂教育。教师在讲课时要注意讲课艺术，用生动形象的讲解，启发孩子的思维，增加吸引力，提高孩子的注意力。

3. 心理治疗　认知行为治疗主要是教育患儿一些认知技巧，包括语言自我指导、解决问题策略、认知模式建立、自我监督、自我评估和自我强化，增强控制冲动行为的能力。治疗的形式有个别治疗和小组治疗。

感觉统合训练能改善注意力，稳定情绪，提高学习成绩。一疗程为40～60次。脑电生物反馈治疗亦有较好疗效。

三、中医治疗

（一）辨证论治

1. 肾阴不足，肝阳偏旺

症状　多动多语，烦躁易怒，冲动任性，难以自控，神思涣散，注意力不集中，动作笨拙不灵，指甲头发欠光泽，五心烦热，或面颊发热，少寐多梦，口干咽燥，喜冷饮；舌红，少苔或无苔，脉细数或细弦。

治法　滋阴潜阳，宁神谧智。

方药　知柏地黄丸（《医宗金鉴》）合孔圣枕中丹（《备急千金要方》）加减。知母、黄柏、生地、山药、泽泻、茯苓、山萸肉、丹皮、远志、菖蒲、煅龙牡。烦躁不安明显者，加钩藤、紫贝齿、珍珠母；多动任性严重者，加龟板、熟地。

2. 心脾气虚，心神失养

症状　多动、多语、少激动，神思涣散，注意力不集中，面色少华，形体羸瘦，夜寐多梦，易惊少寐，健忘，易倦，偏食纳呆，语言迟缓；舌质淡嫩，苔薄白或少苔，脉细弱。

治法　益气健脾，养心宁神。

方药　归脾汤（《济生方》）合桂枝加龙骨牡蛎汤（《金匮要略》）加减。党参、白术、黄芪、当归、茯苓、远志、酸枣仁、桂枝、白芍、煅龙牡、菖蒲、炙甘草。纳呆者，加神曲、炒谷芽、炒麦芽；脾虚便溏者，加煨木香、葛根、炒山药。

3. 湿热内蕴，痰火扰心

症状　多动多语，神思涣散，哭笑无常，躁动不安，冲动任性难以自控，胸闷脘痞，口苦纳呆，大便秘结；舌红，苔黄腻，脉滑数。

治法　清热利湿，化痰宁心。

方药　黄连温胆汤（《六因条辨》）加味。陈皮、法半夏、茯苓、甘草、竹茹、瓜蒌、枳实、黄连、石菖蒲，加珍珠母。痰多者，加天竺黄、胆南星、礞石；失眠者，加夜交藤；记忆力差者，加远志、五味子、熟地、山萸肉；面青唇紫，毛发不荣，兼血瘀者，加红花、桃仁、牛膝。

（二）针灸治疗

1. 肾阴不足，肝阳偏亢　取穴内关、太冲、大椎、曲池。

2. 心脾气虚，心神失养　取穴风府、风池、间使、上星、足三里、太冲。

3. 湿热内蕴，痰火扰心　取穴大椎、内关、丰隆等。

【预防与调护】

1. 预防要点

（1）优生优育：勿早婚早孕或超龄生育，以免婴儿先天不足。

（2）注意遗传因素：提倡婚前体检，防止近亲结婚，配偶双方要避免癫痫或精神疾患。

（3）加强卫生保健：养成良好饮食习惯，合理营养，保证充足睡眠，居室空气新鲜，光线充足，清洁卫生。加强体育锻炼，防止疾病发生。家庭团结和谐，精心抚育孩子，培养儿童良好品德。

2. 调护要点

（1）精神调摄：建立治病信心，主动治疗，锻炼意志，增强毅力，提高学习兴趣。

（2）管理教育：医生、老师、家长要体谅关心患儿，加强正面教育，切忌简单粗暴与歧视，避免损害儿童自尊心或产生敌意，但又不能放任自流。防止患儿攻击、破坏及其他危险行为，杜绝意外事故发生。

（3）慎察疗效：密切观察病情，及时调整药物和剂量，注意巩固疗效，不得擅自随便终止治疗。

第五节　抽动障碍

抽动障碍（tic disorders，TS），是指一组病因未明，起病于儿童和青少年时期，主要表现为不自主的反复、快速的一个或多个部位肌肉抽动和简单发声抽动的综合征。抽动分为简单运动抽动和复杂运动抽动；复杂发声抽动和简单发声抽动。根据发病年龄、临床表现、病程长短和是否伴有发声，分为：①短暂抽动障碍（transient tic disorder）；②慢性运动或发声抽动障碍（chronic motor or vocal tic disorder）；③Tourette 综合征（Tourette's syndrome），又称发声与多种运动联合抽动障碍。

短暂抽动障碍多在 18 岁以前发病，4～7 岁儿童多见，发病率在 1%～7%，最高可达 4%～23%，男女之比是 3：1～4：1；慢性运动或发声抽动障碍以 15 岁以前多见，患病率为 1%～2%；Tourette 综合征在整个人群的发病率为 0.07%（美国），5～7 岁多见，14～16 岁仍有发作，8～12 岁人群的患病率约为 2.42‰，男女之比为 3：1。

本病中医多归于"慢惊风"、"瘛疭"、"抽搐"、"筋惕肉瞤"、"肝风证"、"风痰证"等范畴。《幼科证治准绳·慢惊》描述："……胃中有风，瘛疭渐生，其瘛疭症状，两肩微耸，两手下垂，时复动摇不已，名曰慢惊。"《小儿药证直诀·肝有风甚》曰："凡病或新或久，皆引肝风，风动而上于头目，目属肝，肝风入于目，上下左右如风吹，不轻不重，儿不能任，故目连扎也。"

【病因病理】

一、西医病因病理

1. 遗传因素 该病男性具有阳性家族史者为 45.9%，女性者为 62.2%。对 13 对双生子研究发现，单卵双生子同病率为 77%，双卵双生子同病率为 25%。另有研究表明寄养亲属中抽动障碍的发病率显著低于血缘亲属。研究证实遗传与 Tourette 综合征病因有关，但遗传方式不清楚。

2. 神经生化因素 Tourette 综合征与神经生化之间的关系非常复杂，目前研究可能存在下列关系：

（1）多巴胺活动过度或多巴胺受体超敏：氟哌啶醇、哌迷清等多巴胺受体拮抗剂可减少发声和抽动症状，利他林、苯丙胺等多巴胺兴奋剂则加重抽动。

（2）去甲肾上腺素功能失调：应激情况下抽动症状加重，脑脊液中去甲肾上腺素的代谢产物 MHPG 水平增高。降低中枢去甲肾上腺素活性的苯胺咪唑啉对本病有治疗作用。

（3）5-羟色胺代谢异常：色氨酸羟化酶活性降低。40% 的病人对 5-羟色胺再摄取抑制剂治疗有效，也间接证实 5-羟色胺水平降低。

（4）内啡肽假说：阿片受体拮抗剂纳曲酮能减轻抽动和注意缺陷症状。

3. 器质性因素 抽动障碍的软性体征异常发生率约 57.9%，如翻手试验阳性，空间位置觉异常，连带运动阳性。脑电图异常率可达 68%。部分病人有围产期并发症，少数有头部外伤史。

4. 心理因素 儿童在家庭、学校以及社会中遇到的各种心理因素，如不良的环境、不正确的教育方法、家庭生活事件、亲子不融洽等；或者引起儿童紧张、焦虑情绪的原因都可能诱发抽动症状，或使抽动症状加重。

二、中医病因病机

本病的病因与先天禀赋、情志所伤、难产及产伤，或外感六淫、饮食调理不当等有关。病位在肝（胆）、脾、肾。病性多为风、痰、火邪。

小儿胆气未充，神气不坚，最易受惊。胆为清净之府，喜温和而主升发。由于惊骇，气机逆乱，木郁不达，胃气不和，致使精微不布，痰浊内聚，进而化热生风，发为瞬目和肌肉胭惕。

　　小儿先天不足，多与肾有关。肾阴不足，精血髓亏，脑失所养，影响智力。肾主水，心主火，肾水不足，不能上济心火，水火失济，则心神不宁，神不守舍；言为心声，故心不能言则显现重复语言，或有骂人秽语出现。肾水不涵肝木，则肝阳独亢，肝火旺则引动肝风出现抽搐，甚则性情暴戾。肾阴不足，又可引起相火内炽，痰随火升，循经上逆，痹阻咽喉，形成木火刑金之势，金鸣异常发为怪声。

【临床表现】

　　1. 短暂性抽动障碍　主要为简单运动抽搐，通常局限于头颈部和上肢。如脸部肌肉抽动、挤眼、龇牙咧嘴等；或头部抖动，点头，喉中咯痰声，扭脖子；或四肢扭动，摇动手臂，抖动腿等简单形式；也可多个部位的复杂抽动，如蹦跳、蹈脚、屈膝、拍打自己等。少数可有简单发声抽动。病程至少持续 2 周，但不超过 1 年。

　　2. 慢性运动或发声抽动障碍　常见简单和复杂的运动抽动形式，也可见伴有发声的抽动，但两者不同时存在。抽动部位，常起于头面，渐至颈肩及躯干、四肢。同一患儿，表现常为同一抽动形式，也有抽搐、发声交替更换。每日都有症状出现，也有间歇发作者，但休止期很少超过 2 个月。整个病程持续常在 1 年以上，甚至终生罹病。

　　3. Tourette 综合征　以进行性的多部位运动抽动和发声抽动为特征。多为复杂性抽动，两者多同时出现。抽动可在短时间内受意志控制，在应激下加剧，睡眠时消失。部分患儿伴有模仿言语、模仿动作，或强迫、攻击、情绪障碍。本病 18 岁前起病，病程延续 1 年以上，且 1 年中症状缓解不超过 2 个月。

【诊断与鉴别诊断】

一、西医诊断与鉴别诊断

（一）诊断要点

　　根据病史和精神症状，起病在儿童时期，开始于头面部的运动性抽动和发声抽动，除外其他抽动原因，可诊断为本病。再从病程、临床症状的严重程度以及发声抽动与否，可判定抽动障碍的种类。辅助检查有翻手试验、连带运动试验；Stobs 抽动障碍检查提纲、Hopkins 运动和发声抽动量表、抽动严重程度总体量表等可以用来评价抽动症的类型和严重程度。

（二）鉴别诊断

　　1. 风湿性舞蹈症　又名小舞蹈症，是由链球菌感染引起。常有关节和心脏的风湿性病变，不自主运动为较大幅度的舞蹈样动作，非刻板动作，不受意志控制，肌张力减弱，抗"O"增高，血沉加快，且抗风湿治疗有效，以此鉴别。

　　2. 慢性进行性舞蹈症　又称 Huntington 氏病，为一种基底节及大脑皮质变性的常染色体显性遗传疾病，以慢性进行性舞蹈样动作和痴呆为特征。多见于成年期起病，舞蹈动作较缓慢，幅度大，肌张力下降等有助于鉴别。

3. 强迫症　强迫性抽动动作与抽动障碍的运动抽动相似。但是，强迫症状是有意识的动作，患儿主观上知道自己的动作无意义、不必要，有克服的愿望，由于这种自我强迫和反强迫的同时存在使患儿感到焦虑和痛苦，部分强迫性动作继发于强迫性怀疑等强迫性思维。抽动障碍则缺乏这些特点，据此相鉴别。

4. 肌阵挛　由于感染、脑血管病、颅内肿瘤或变性疾病所致颅内器质性改变，为一组肌肉或多处肌肉发生突然快速的阵挛；而癫痫发作也可有肌阵挛。EEG、CT、MRI 均有一定的诊断和鉴别价值。

5. 儿童癔症　发作时可表现为抽动样，或痉挛样的行为异常，但癔症有确切的心理因素，症状变化与心理因素有关，去除心理因素，并经过相应的心理治疗以后症状可完全缓解。抽动障碍虽然在应激的情况下症状加重，但在没有心理因素的情况下同样有抽动症状发生。

二、中医辨证与辨病

1. 辨病位　本病为肝、脾、肾三脏功能失调所致，以肝的失调最为重要，如肝风内动证。

2. 辨病性　多为风、火、痰、湿聚积体内而发病。风为阳邪，其性主动，故症状时轻时重，多有变化，这是本症主要病因病机。风可夹火、痰、湿为患，亦可风火痰湿并存，虚实并见。临床辨证主要在于察其脉，辨寒热虚实、兼症的轻重程度。

【治疗】

一、治疗原则

药物治疗与心理治疗相结合。药物剂量宜小，心理治疗以支持性心理治疗为主，同时要避免诱发及加重抽动的各种因素。对短暂抽动障碍，又有明显心理因素引起者，可偏重于心理治疗和生物反馈治疗；对慢性运动或发声抽动障碍、Tourette 综合征，或影响生活与学习者，要积极采取药物治疗，这样易于消除孩子自卑心理，有益于身心健康。

中医以辨病与辨证相结合，通过调整阴阳、增强体质、减少复发为纲。本病来渐去缓，贵在坚持治疗。必待痰浊祛，风火熄，筋脉润，脏气平和，则病可解。若以强制之法，急功近利之图，虽取效甚捷，然实难以根治。治疗原则是先治标后治本，或标本兼顾。

二、西医治疗

1. 药物治疗

（1）氟哌啶醇：有效率为 60% ～85%，每个病例的有效剂量不尽相同，治疗必须个体化。一般首次剂量为每日 0.25mg，每 5 日增加 0.25mg，直至症状减少，又无不良反应出现为止。通常剂量范围为每日 1.5～10mg。

（2）泰必利（tiapride）：有效率为 76%～87%。初始剂量 50mg，每日 3 次，1 周后如症状仍控制不佳可再加量。常用治疗量为每日 50～100mg，分 3 次服，症状明显控制又无明显不良反应或不良反应很轻者，为合适剂量，坚持服 2～3 个月。

（3）可乐定（clonidne）：有效率50%~86%。适用于多动症患儿，或因服中枢兴奋剂而诱发抽动障碍者，或服氟哌啶醇、泰必利等治疗无效者。初始剂量为每日0.05mg，常用量为每日0.05~0.075mg；不良反应较轻，可以长期治疗。应注意低血压反应，有心脏疾病者会出现或加重心律失常。使用过程中应定期监测血压和心电图。对不愿服药的儿童，可用贴片剂，每片2mg，每次0.5~1片贴于耳后即可，每周更换1次。

（4）四氢小檗碱（tetrahydroberbeine）：总有效率为88.7%。用量为每次每千克体重1.5~2mg，每日2次，服3~4日后症状可减轻，约2周后病情可进一步缓解。

（5）利培酮：多用于15岁以上患儿。初始剂量为每次0.25~0.5mg，每日2次。若1~2周症状未明显控制，则每3日增加0.25mg，一般每日不超过5mg。

2. 心理治疗

（1）支持性心理治疗：主要是支持和帮助患儿正确认识疾病的特点，消除心理困扰，减少紧张、焦虑和抑郁情绪。在医师、家长和教师三者配合下鼓励患儿建立信心，参加自我锻炼，合理安排作息时间，避免过度劳累，提高适应能力。

（2）行为疗法：有消极练习法、自我监督法、松弛训练法、行为反向训练法等，对矫正抽动症状有一定疗效。

三、中医治疗

（一）辨证论治

1. 肝风内动

症状　性情固执，情志郁结不展，烦躁易怒，头痛头晕，咽喉不利；同时有摇头耸肩、挤眉弄眼、撅嘴、踢腿等不自主动作，动作频繁有力；或伴胁下胀满，唇红目赤，大便干结，小便短赤；舌红，苔白或黄，脉弦实，或洪大有力。

治法　清肝泻火，熄风镇惊。

方药　泻青丸（《小儿药证直诀》）加减。龙胆草、山栀、制大黄、防风、羌活、当归、川芎、钩藤、菊花、白芍。咽喉不利者，加山豆根、桔梗；胁下胀者，加柴胡、香附。

2. 痰热扰神

症状　头面、躯干及四肢肌肉抽动，动作多、快而有力；伴心烦口渴，喉中痰鸣，睡眠不安，或呕吐干哕；舌红苔黄或腻，脉弦大而滑数。

治法　涤痰清热，平肝安神。

方药　温胆汤（《三因极一病证方论》）加减。半夏、竹茹、枳实、陈皮、甘草、茯苓、钩藤、天麻、伸筋草。溲黄、面红目赤者，加黄连；抽动重者，加胆星、菖蒲、全蝎，炮甲；心神不安者，加枣仁、远志、龙骨。

3. 脾虚肝亢

症状　患儿体质较差，抽动无力，时发时止，时轻时重，精神萎弱，倦怠，面色萎黄，食欲不振，睡卧露睛，形瘦性急，喉中"吭吭"作声，大便溏薄，或干结，小便清长；舌淡，苔薄白，脉细弱无力。

治法　扶土抑木，健脾平肝。

方药　钩藤散(《婴童百问》)合异功散(《小儿药证直诀》)加减。太子参、茯苓、白术、白芍、钩藤、天麻、陈皮、炙甘草、半夏、全蝎、焦三仙。睡眠不安者，加枣仁；病情好转后用八珍汤继续治疗。

4. 阴虚风动

症状　多系抽动日久，形体憔悴，精神萎弱，手足心热，挤眉眨眼，耸肩摇头；合并头晕眼花，肢体震颤，汗出便干，口渴唇红；舌质光无苔，脉细数微弦。

治法　滋水涵木，降火熄风。

方药　三甲复脉汤(《温病条辨》)加味。制龟板、炙鳖甲、生牡蛎、生地、白芍、麦冬、阿胶、炙甘草、钩藤、僵蚕。食少者，加山药、白术；头昏者，加全蝎、天麻。

5. 风痰鼓动

症状　情志不舒，常摇头耸肩，步态不稳，皱眉眨眼，抽动有力；舌红，苔黄腻，脉弦数而浮。

治法　平肝熄风，清热化痰。

方药　清气化痰丸(《医方考》)加减。茯苓、陈皮、枳实、黄芩、半夏、胆星、胆草、钩藤、蝉蜕、白蒺藜、夏枯草。抽动重者，加琥珀末、炮甲片；目赤者，加谷精草。

（二）针灸治疗

1. 阳明积热　取穴内庭、曲池、偏历、四白。

2. 髓海不足　取穴哑门、廉泉、神门、复溜。

（三）按摩治疗

用双手拇指指腹按揉双侧内关、神门、灵道、风池、太阳、合谷各 1 分钟；推小天心、清心经、清肝经各 300 次，分推坎宫穴 10 次，治疗 2 ~ 3 周，每日 1 次。若症状好转，再治疗 2 周。

【预防与调护】

1. 预防要点　预防遗传、围产期各种不良因素，以及出生后各种对神经发育的不良影响因素；为儿童创造一个轻松的家庭、学校和社会环境，以减少精神压力。

2. 调护要点　避免诱发或加重抽动的因素，如过劳过累、焦虑紧张、感冒及躯体疾病等。

第六节　品行障碍

品行障碍（conduct disorder）是一种在儿童少年期严重违反相应年龄社会规范的，反复而持久的反社会攻击与对立违抗性行为。据国内调查，患病率为 1.45% ~ 13.6%，国外患病率为 5% ~ 25%，发病高峰在学龄期，男女之比约为 5∶1 ~ 6∶1。

【病因病机】

一、西医病因病理

1. 生物因素　研究发现反社会行为在双卵双生子中的同病率高于单卵双生子；寄养子研究发现有犯罪史的父母，其寄养子的反社会行为出现率高。中枢神经系统5-羟色胺水平低、雄性激素分泌过高，以及轻微脑功能障碍者，易出现攻击性行为。低智商与围产期并发症等因素与品行障碍有关。

2. 社会环境及家庭因素　家庭不良因素影响常常诱发并加剧品行障碍。譬如父母有精神病、酗酒、药物依赖、反社会人格及多次犯罪者；家庭结构破裂、父母经常吵架、斗殴及其他家庭暴力者，或过分放纵、溺爱或虐待子女者。不良社会环境易促成品行障碍，如经常接触暴力或黄色媒体宣传，结交抽烟、酗酒、斗殴、欺骗与偷窃等伙伴。

二、中医病因病机

中医认为先天禀赋不足，后天失于调护，最易形成脏腑功能不足的病理变化。肝阴不足，肝阳亢盛，则可见情志执拗，行为不合规范，不顾禁令；若肾水不能涵养肝木则肝阳易亢，肾水无以制火使心火有余，则见心烦易怒，攻击他人，发泄内心郁闷。若脾气不足，痰湿内蕴，化热化火，使痰火扰心，出现神志不安、暴戾等对抗性行为。

【临床表现】

1. 反社会性品行　经常说谎，暴怒，怀恨他人，存心报复；经常破坏物品，离家出走；长期与他人争吵不休，故意干扰别人；性格残忍，有偷窃、勒索、抢劫行为等。

2. 对立违抗行为　多见于10岁以下儿童，表现为不服从、违拗、挑衅，其品行变坏已超过一般儿童。

3. 其他品行障碍　品行障碍与儿童多动症同时存在，其同病率可高达30%～58%；品行障碍也常合并情绪抑郁、焦虑或易激惹等。有的患儿还存在发育不良、语言能力差、阅读困难、运动不协调以及认知能力差等。

【诊断与鉴别诊断】

一、西医诊断与鉴别诊断

（一）诊断要点

如果病程在半年以上，病人同时存在反社会行为、攻击与对立行为，出现的行为问题与年龄明显不相称，并排除心理发育障碍和其他精神疾病，即可诊断为反社会行为障碍。如若患儿是10岁以下，只出现对立违拗行为，没有反社会、攻击行为则可诊断为对立违抗行为障碍。

（二）鉴别诊断

1. 儿童多动症　患儿由于多动和冲动可能发生与同伴打斗或纠纷、违纪行为等，但多动症患儿常以注意力缺陷为主要表现，用中枢兴奋剂治疗有效，而不同于单纯的品行障碍，由此可以鉴别。如多动症患儿的确合并品行障碍，则应当作出双重诊断。

2. 精神发育迟滞　有确切的智力缺陷和社会适应能力差的证据。控制自己行为的能力差，易出现违法、对抗行为，这些症状是在智力低下的基础上产生的，因此与品行障碍有所区别。若患儿两类问题同时存在，且行为问题的严重程度不能完全归咎于智力低下，可以诊断为精神发育迟滞合并品行障碍。

3. 精神分裂症　患儿有精神分裂症的核心症状，如幻觉、妄想、情感淡漠及行为怪异等，而表现的违法、攻击和对抗行为仅仅是精神分裂症症状的一部分，经抗精神病药治疗后，这些症状也会随病情的好转而逐渐消失。但品行障碍不具备这些特点。

二、中医辨证与辨病

本病由于先天不足，以虚证、虚实夹杂证多见。常见证型有阴虚阳亢、痰火扰心。

【治疗】

一、治疗原则

1. 以教育训练和心理治疗为主。教育训练主要在学校和社区进行，而心理治疗由医生承担。对有行为问题和精神症状者辅以药物对症治疗。

2. 中医治则是标本兼治，调整脏腑功能和情绪，以达到"五脏安，血脉和利，精神乃居"。

二、西医治疗

1. 心理治疗

（1）行为治疗：包括行为模拟治疗和操作性处理法。行为模拟是基于观察学习的理论，通过观察别人的行为而进行学习的一种治疗法。通过治疗，使病人获得新的知识，建立正常的行为模式。操作处理法是一种矫正治疗法，目的在于取消不适当的行为模式。具体有：阳性强化法、消退法和游戏疗法等。

（2）认知治疗：与行为治疗相比，认知治疗更着重于帮助病人发现自己的问题，分析原因，考虑行为后果，并找到纠正自己的品行问题、错误认识的办法。

（3）家庭治疗：协调家庭关系，化解家庭矛盾，减少父母的不良行为习惯，为此家庭成员，尤其父母必须合作，通过评估后制订治疗方案才能收效。

2. 药物治疗　并无有效药物，只能对症治疗。对有冲动攻击行为者，可选用奋乃静、氟哌啶醇等；对有多动性行为者可选用哌甲酯、苯异妥英等；对抑郁、焦虑、强迫、恐怖情绪者，可选用三环类抗抑郁剂或5-羟色胺再摄取抑制剂，如氟西汀等；对焦虑者，以苯二氮䓬类药治疗为宜；对强迫恐怖者以氯米帕明治疗效果较好。

三、中医治疗

（一）辨证论治

1. 阴虚阳亢

症状　心烦易怒，冲动，脾气暴戾，常出现攻击行为；兼有心肝血虚者，可出现忧郁、恐惧等；舌红苔薄，脉细数。

治法　滋阴潜阳。

方药　大补阴丸（《医学正传》）加减。熟地、龟板、黄柏、知母、龙牡、远志。心肝血虚者，加丹参、当归。

2. 痰火扰心

症状　烦躁不宁，对立违拗难以制约，郁闷躁动；舌红苔黄腻，脉滑数。

治法　降火逐痰开窍。

方药　礞石滚痰丸（《玉机微义》）加味。大黄、黄芩、沉香、礞石、石菖蒲、炙远志、瓜蒌。

（二）针灸治疗

主穴：内关、大椎。

配穴：烦躁不安者，配印堂、神庭、照海。

【预防与调护】

1. 预防要点　由于家庭问题及不良社会交往可逐渐引发行为问题，并逐渐加重，因此必须早期干预，或预防疾病的发生。部分患儿随年龄增长或经过适当教育和治疗可逐渐恢复正常；部分患儿形成少年违法；部分患儿进一步发展成为成年期的违法犯罪和反社会人格。

2. 调护要点　从中医临床来看，不良行为导致的病症，大多为慢性虚损，某些不良行为长期下去，可使相关脏腑逐渐受到克伐，其结果是"使正真之气如削去之"。中医调护以意疗为主，常用方法有移情易性、劝说开导、暗示诱导、澄心静志、以意导引等法。

第七节　情绪障碍

情绪障碍（emotional disorders of childhood and adolescence）是指特发于童年期的焦虑、恐惧、强迫、抑郁、羞怯等异常情绪，患儿自身感到痛苦或影响他们的日常生活和学习，病程多呈短暂性。异常情绪发生与社会心理因素、儿童的发育和境遇有一定关系。1984年国内调查发现儿童各类情绪问题发生率为17.66%，1997年调查发现中学生情绪障碍总检出率为36.77%。儿童情绪障碍在儿童精神障碍中占第二位，仅次于儿童行为障碍，男女之比约为1：2，女性明显偏高，城市多于农村。

【病因病理】

一、西医病因病理

1. 遗传易感素质　如幼儿期胆怯、敏感或过分依赖、易于焦虑等。
2. 教养方式不当　对儿童过分放纵、过分保护、过于苛求或严厉惩罚。
3. 家庭结构缺陷　父母离异、亲人突然离去、儿童由其他人抚养。
4. 心理应激因素　由普通学校转入重点学校或重点班级，使学习成绩滑坡；受到严厉批评、斗殴或过分紧张疲劳等。

二、中医病因病机

中医认为素体虚弱、性情孤僻、怯懦，复伤七情所致。喜伤心，其气散；忧伤肺，其气聚；思伤脾，其气结；恐伤肾，其气怯；惊伤胆，其气乱。故本病为心脾肺肾胆亏虚，或痰热内阻所患。

【临床表现】

一、儿童分离性焦虑障碍（separation anxiety disorder of childhood）

由于儿童与依恋的人分离，出现情绪过度焦虑不安。多见于学龄前儿童，其焦虑程度甚至达到惊恐状态。他们担心亲人会遭到不测，或丧失亲人，有时述说躯体症状如头痛、腹痛、恶心等；也可出现烦躁或淡漠等情绪反应。

二、儿童恐惧症（phobia disorder of childhood）

指儿童对日常生活中的一般事物和情境产生过分的惧怕情绪，出现回避与退缩行为，这种惧怕不会因为解释而得到缓解和消失。本病多见于学龄前期，恐惧的对象繁多，如对躯体损伤的恐惧、对自然界现象的恐惧、对学校及其集体场合的恐惧，及对动物、昆虫、黑暗、尖锐声、死亡等的恐惧。恐惧症的发作，可有头痛、胃痛、心悸、尿频和大便次数增加等，还可出现焦虑与强迫症状。

三、儿童社交恐惧症（social phobia of childhood）

是一种儿童对陌生人或新环境发生焦虑、惧怕和回避行为反应。大多发生在 5～7 岁。表现为过分敏感、紧张、胆怯、害羞、退缩，因而不愿去陌生环境，拒绝到公共场所或拒绝上学，甚至哭闹，表现痛苦或不语。

四、儿童广泛性焦虑症（generalized anxiety with onset specific to childhood）

以烦躁不安、整日紧张无法放松为特征。常表现为好发脾气、注意力不集中、倦怠、肌肉紧张、睡眠紊乱等。儿童及少年广泛性焦虑的主诉症状及自主神经症状较成年人少。

【诊断与鉴别诊断】

一、西医诊断与鉴别诊断

（一）诊断要点

儿童分离性焦虑障碍、儿童恐惧症、儿童社交恐惧症，具有上述症状之一，病程持续 1 个月以上；儿童广泛焦虑症病程持续 6 个月以上。并严重影响正常生活、学习及日常交往活动；同时排除药物、躯体疾病和其他精神疾病或发育障碍后可做出相应情绪障碍的诊断。

（二）鉴别诊断

1. 广泛发育障碍　该病患儿亦有情绪障碍表现，不同的是该病是以婴幼儿期的全面精神发育障碍为特征。有言语和非言语交流障碍，该病患儿的兴趣与活动局限、刻板、重复。

2. 甲状腺功能亢进　本病经常会有较明显的情绪障碍，如焦虑、抑郁，或易激惹等。但患儿的情绪障碍是在器质性疾病基础上出现的，常有食欲亢进、出汗、脾气暴躁等；有甲状腺功能亢进的体征及实验室检查异常。

二、中医辨证与辨病

本病虚证居多，实证很少。主要有心虚胆怯、心脾血虚、阴虚内热、瘀血内阻等证。

【治疗】

一、治疗原则

1. 以心理治疗为主，适当使用抗焦虑与抗抑郁药。

2. 中医治则以补虚为主，祛邪为辅。虚证则益气养血滋阴，佐以宁心安神；实证则清火化痰，行瘀镇惊。注重正面教育、精神调摄，避免精神创伤，营造和谐的家庭和社会环境。

二、西医治疗

1. 心理治疗

（1）支持性心理治疗：常对儿童进行感情的交流，对儿童的痛苦要予以同情，耐心辅导儿童改正不良生活习惯，适应环境，增强信心，并指导患儿克服心理障碍的策略。

（2）认知治疗：目标在于发现患儿偏颇的认知观念以及赖以形成的过程，并加以纠正，提高其社会适应能力。特点是着眼于目前，就事论事，并鼓励患儿自助，与治疗者形成治疗同盟。

（3）行为治疗：包括系统脱敏法、示范法、操作法、阳性强化法和冲击疗法等。能消除或改善患儿非功能性或非适应性的心理与行为。

2. 药物治疗　药物可以改善患儿的情绪，为心理治疗创造条件。常用药有：抗焦虑药地西泮、艾司唑仑。亦可以选用三环类抗抑郁药氯咪帕明、多塞平；或5－羟色胺再摄取抑制剂治疗，如舍曲林、帕罗西丁，后者较前者的不良反应小。以小剂量开始，并缓慢加量，病情缓解后，逐渐减药，不宜长期用药。

三、中医治疗

（一）辨证论治

1. 心虚胆怯

症状 心悸胆怯，善惊易怒，精神涣散，神思不安，坐卧不宁，多虑；舌淡苔薄白，脉弦细。

治法 镇惊定志，宁心安神。

方药 安神定志丸（《医学心悟》）加减。茯神、远志、人参、石菖蒲、龙齿、磁石、琥珀、炙甘草、炙黄芪。失眠者，加枣仁、柏子仁。

2. 心脾血虚

症状 多疑心悸，食欲不振，恶心头晕，身倦乏力，面色无华；舌淡苔薄白，脉细弱。

治法 健脾益气，补血宁心。

方药 归脾汤（《正体类要》）加减。人参、白术、炙黄芪、当归、炙甘草、茯神、炙远志、枣仁、木香、龙眼肉、大枣、生姜。

3. 阴虚内热

症状 惊悸多虑，坐立不安，欲食不能食，恶心，口苦溲赤，少寐；舌红苔黄，脉数。

治法 养血滋肾，清热凉血。

方药 百合地黄汤（《金匮要略》）合知柏地黄丸（《医宗金鉴》）加减。百合、生地、熟地、知母、黄柏、山药、茯苓、炒枣仁、炙甘草、丹皮、赤芍。

4. 痰热扰心

症状 性情急躁，多言语，心烦，焦虑不安，口苦口干；舌红，苔黄，脉滑数。

治法 清热宁心，涤痰安神。

方药 黄连温胆汤（《六因条辨》）加减。黄连、法夏、陈皮、茯苓、炙甘草、胆南星、枳实、竹茹、大枣、枣仁、炙远志、竺黄、炒山栀。

（二）针灸治疗

1. 体针 主穴为神门、内关、百会、风府。心血虚者，加心俞、脾俞，用补法；痰郁者，加肺俞、合谷、列缺、天突、丰隆，用泻法。

2. 耳针 脑点、皮质下。

【预防与调护】

对儿童应采取正确的教育方式，讲理性，讲科学，不能以神怪等恐怖手段教育儿童；培养儿童勇敢、镇定的情绪。要倾听、关心、理解患儿，医患之间建立信任感，帮助患儿提高自信心，克服困难，适应环境。中医的意疗可起到治疗调护作用，可采用以情胜情法、破疑解惑法、习以平惊法和以意引导法。

【复习思考题】

1. 什么是精神发育迟滞？其治疗原则有哪些？
2. 试述儿童孤独症、抽动障碍的主要临床症状及中医治疗方法？
3. 儿童多动症的诊断要点是什么？如何辨证施治？
4. 抽动障碍的中医常见证型有哪几种？如何辨证施治？
5. 品行障碍有何临床特点？预后如何？
6. 试述特发于儿童期情绪障碍的病因和治疗原则。

附 录

关键词汉英对照

A

阿尔茨海默病　Alzheimer's disease，AD

阿片类药物　opiates

阿狄森病　Addison's disease

艾森克个性问卷　Eysenck Personality Questionnaire，EPQ

B

被动性服从　passive obedience

被害妄想　delusion of persecution

苯二氮䓬类　benzodiazepines，BDZ

苯甲酰胺类　benzamides

苯异恶唑类　benzisoxazole

苯异硫唑类　benzisothiazole

表演性人格障碍　histrionic personality disorder

病理象征性思维　symbolic thought

病理性赘述　circumstantiality

病理性醉酒　pathological drunkenness

不良反应症状量表　Treatment Emergence Symptoms Scale，TESS

不良性应激　distress

C

操作性条件反射　operant conditioning

场所恐惧症　agoraphobia

超价观念　overvalued idea

成瘾物质　substances

痴呆　dementia

痴呆综合征　dementia syndrome

迟发性运动障碍　tardive dyskinesia，TD

持续动作　persevered act

冲动性人格障碍　impulsive personality disorder

冲击疗法　flooding therapy

抽动障碍　tic disorders，TS

创伤后应激障碍　post traumatic stress disorder，PTSD

创伤性事件　traumatic event

错构症　paramnesia

错觉　illusion

D

呆小病　cretinism

单胺氧化酶抑制剂　monoamine oxidase inhibitors，MAOIs

单一恐惧症　simple phobia

癫痫　epilepsy

电抽搐治疗　electroconvulsive therapy，ECT

电休克治疗　electric shock therapy

丁酰苯类　butyrophenones

定向力　orientation

短暂抽动障碍　transient tic disorder

多受体作用药 multi – acting receptor targeted agents, MARTAs

多重人格 multiple personality

E

恶劣心境 dysthymia

儿童多动症 hyperactivity in children

儿童分离性焦虑障碍 separation anxiety disorder of childhood

儿童孤独症 childhood autism

儿童广泛性焦虑症 generalized anxiety with onset specific to childhood

儿童恐惧症 phobic disorder of childhood

儿童少年精神医学 child and adolescent psychiatry

儿童少年期情绪障碍 emotional disorders of childhood and adolescence

儿童社交恐惧症 social phobia of childhood

F

发声与多种运动联合抽动障碍 Tourette syndrome

反社会性人格障碍 antisocial Personality disorder

反射性幻觉 reflex hallucination

非现实性思维 unrealistic thinking

非甾体类抗炎药 nonsteroid anti – inflammatory drug, NSAIDs

分裂情感性精神病 schizoaffective psychosis

分裂样精神病 schizophrenia – like psychosis

分裂样人格障碍 schizoid personality disorder

吩噻嗪类 phenothiazines

否定妄想 delusion of negation

复合性国际诊断交谈检查表 Composite International Diagnostic Interview – Core Version, CIDI

复杂性醉酒 complex drunkenness

G

肝豆状核变性 hepatolenticular degeneration, HLD

感觉 sensation

感觉倒错 paraesthesia

感觉过敏 hyperesthesia

感觉减退 hypoesthesia

感知综合障碍 psychosensory disturbance

刚塞综合征 Ganser snydrome

高雪病 Gaucher's syndrome

工娱疗法 occupational and recreational treatment

关系妄想 delusion of reference

广泛性焦虑 generalized anxiety

H

汉米尔顿焦虑量表 Hamilton Rating scale for Anxiety, HAMA

汉米尔顿抑郁量表 Hamilton Rating Scale for Depression, HAMD

环性精神病 cyclothymia

幻触 tactile hallucination

幻觉 hallucination

幻视 visual hallucination

幻听 auditory hallucination

幻味 gustatory hallucination

幻嗅 olfactory hallucination

黄褐色环 Kayser – Fleischer ring, K – F ring

会诊 – 联络精神病学 consultation – liaison psychiatry, CLP

昏迷 coma

昏睡 sopor

混合型情绪表现的适应性障碍 adjustment disorder with mixed emotional features

获得性免疫缺陷综合征 acquired immunodeficiency syndrome, AIDS

J

机能性幻觉　functional hallucination

急性错乱状态　acute confusional state

急性短暂性精神病　acute and brief psychotic disorders

急性肌张力障碍　acute dystonia

急性脑病综合征　acute brain syndrome

急性应激反应　acute stress reaction

急性应激障碍　acute stress disorders

嫉妒妄想　delusion of jealousy

记忆　memory

记忆力减退　hypomnesia

记忆力增强　hypermnesia

继发性妄想　secondary delusion

家族性常染色体显性遗传　familial autosomal dominant，FAD

甲状腺危象　thyroid crisis

价值系统　belief system

假性痴呆　pseudo dementia

假性幻觉　pseudo hallucination

缄默症　mutism

简明精神病评定量表　brief psychiatric rating scale，BPRS

交互抑制　reciprocal inhibition

交替人格　alternating personality

焦虑，焦虑症　anxiety

焦虑性人格障碍　anxious personality disorder

焦虑性神经症　anxiety neurosis

焦虑性适应性障碍　adjustment disorder with anxiety

戒断状态　withdrawal state

紧张性木僵　catatonic stupor

紧张性兴奋　catatonic excitement

紧张症　catatonia

进食障碍　eating disorder

经典条件反射　classical conditioning

精神病理学　psychopathology

精神病学　psychiatry

精神刺激因素　actual stress factors

精神发育迟滞　mental retardation，MR

精神分裂症　schizophrenia

精神分析　psychoanalysis

精神活性物质　psychoactive substances

精神疾病　mental illness

精神神经症　psychoneurosis

精神外科治疗　psychosurgery

精神药物　psychotomimetic drug，psychotropic drug

精神依赖　psychological dependence

精神障碍　mental disorder

精神障碍诊断量表　diagnositic scale for mertal disorders，DSMD

精神障碍治疗药物　therapeutic drug

精神振奋药　psychostimulants

痉挛发作　convulsion rumfits

静坐不能　akathisia

惊恐障碍　panic disorder

酒精性幻觉症　alcoholic hallucinosis

酒精性嫉妒妄想　alcoholic delusion of jealousy

酒精性痴呆　alcoholic dementia

局限性遗忘　limited amnesia

K

康复医学　rehabilitation medicine

抗焦虑药　anxiolytic drugs

抗精神病药　antipsychotics or antipsychotic drugs

抗抑郁药　antidepressants

抗躁狂药　antimanic drugs

柯萨可夫综合征　korsakov's syndrome

柯萨可夫精神病　korsakov's psychosis

克－雅病　creutzfeldt－jakob's disease，CJD

刻板动作　stereotyped act

刻板言语　stereotypy of speech

恐惧，恐惧症　phobia

库欣综合征　cushing's syndrome

夸大妄想　delusion of grandeur

窥阴症　voyeurism

L

蜡样屈曲　waxy flexibility

老年斑　Senile Plaques, SP

滥用　abuse

类风湿性关节炎　rheumatoid arthritis, RA

类帕金森综合征　Parkinsonism

恋物症　fetishism

良性应激　eustress

临床总体印象量表　Clinical Global Impres-
　sions Scale, CGI

硫杂蒽类　thioxanthenes

露阴症　exhibitionism

逻辑倒错性思维　paralogic thinking

M

慢性脑综合征　chronic brain syndrome

慢性疲劳综合征　chronic fatigue syndrome,
　CFS

慢性运动或发声抽动障碍　chronic motor or
　vocal tic disorder

漫游性自动症　ambulatory automatism

矛盾意向　Ambitendency

朦胧状态　twilight state

梦样状态　oneiroid state

梦游症　somnambulism

明尼苏达多相个性调查表　Minnesota Mul-
　tiphasic Personality Inventory, MMPI

模仿动作　echopraxia

摩擦症　frotteurism

木僵　stupor

N

内感性不适（体感异常）　senestopathia

内向性思维　autistic thinking

内脏性幻觉　visceral hallucination

耐受性　tolerance

脑代谢药物　nootropic drugs

脑震荡后综合征　post - concussional syn-
　drome

逆行性遗忘　retrograde amnesia

P

哌啶类　piperidines

哌嗪类　piperazines

偏执性精神病　paranoid mental disorders

偏执性人格障碍　paranoid personality disor-
　der

品行异常的适应障碍　adjustment disorder
　with conduct disturbance

品行障碍　conduct disorder

平衡失调综合征　disequilibrium syndrome

普通醉酒　common drunkenness

Q

器质性木僵　organic stupor

器质性兴奋　organic excitement

潜隐记忆　kryptomnesia

强迫观念　obsessive idea

强迫性动作　compulsive act

强迫性对立思维　obsessive contradictory ide-
　as

强迫性怀疑　obsessive doubt

强迫性回忆　obsessive reminiscence

强迫性计数　obsessive count

强迫性穷思竭虑　obsessive ruminations

强迫性人格障碍　obsessive - compulsive per-
　sonality disorder

强迫性神经症 obsessive – compulsive neurosis

强迫性洗涤 obsessive washings

强迫性仪式动作 obsessive rituals

强迫意向 obsessive intention

强制性动作 forced act

强制性觅药行为 compulsive drug seeking behavior

强制性思维 forced thinking

青春痴呆 hebephrenia

青春性兴奋 hebephrenic excitement

轻微脑功能失调 minimal brain dysfunction，MBD

轻性精神病 minor psychosis

情感 affect

情感迟钝 emotional blunting

情感淡漠 apathy

情感倒错 parathymia

情感低落 depression

情感高涨 elation

情感幼稚 emotional infantility

情感性精神障碍 affective disorders

情感性精神病 affective psychosis

情绪 emotion

情绪和品行混合的适应性障碍 adjustment disorder with mixed disturbance of both emotion and conduct

躯体变形障碍 body dysmorphic disorder

躯体化障碍 somatization disorder

躯体疾病所致精神障碍 mental disorders due to physical diseases

躯体形式的疼痛障碍 somatoform pain disorder

躯体形式障碍 somatoform disorders

躯体依赖 physical dependence

躯体治疗 somatotherapy

全身适应性综合征 general adaptation syndrome GAS

R

人格 personality

人格解体 depersonalization

人格衰退 personality deferionation

人格转换 transformation of personatity

人格障碍 personality disorder

认知治疗 cognitive therapy

S

三环类抗抑郁药物 tricyclic antidepressants，TCAs

森田疗法 Marita therapy

社交恐惧症 social phobia

社区精神病学 community psychiatry

身心反应 somatopsychiatric reaction

神经精神病学临床评定表 Schedules for Clinical Assessment in Neuropsychiatry，SCAN

神经性呕吐 vomiting nervosa

神经性贪食 bulimia nervosa

神经性厌食 anorexia nervosa

神经元纤维缠结 neurofibrillary tangles，NFT

神经阻滞剂 neuroleptics

神经科学 neuroscience

神经衰弱 neurasthenia

神经症 neurosis

神游症 fugue

生理依赖 physical dependence

生物反馈疗法 bio – feedback therapy

生物 – 心理 – 社会医学模式 biopsychosocial medical mode

受虐症 masochism

失眠症 insomnia

施虐症 sadism

视物变形症 metamorphopsia

视物显大症 macropsia

视物显小症　micropsia
适应性障碍　adjustment disorder
嗜睡　drowsiness
嗜睡症　hypersomnia
双相障碍　bipolar disorder
双重定向　double orientation
双重人格　double personality
睡眠障碍　sleep disorder
顺行性遗忘　anterograde amnesia
司法精神病学　forensic psychiatry
思维　thought
思维被夺　thought deprivation
思维被广播　thought broadcast
思维奔逸　flight of ideas
思维不连贯　incoherence of thought
思维插入　thought insertion
思维迟缓　inhibition of thought
思维传播　thought sharing
思维化声　thought hearing
思维回响　thought echoing
思维鸣响　audible thought
思维贫乏　poverty of thought
思维破裂　splitting of thought
思维散漫　loosening of thought
思维云集　pressure of thought
思维中断　thought blocking
随境转移　distractibility

T

唐氏综合征　Down's syndrome
Tourette 综合征　Tourette syndrome

W

5－羟色胺－多巴胺受体拮抗剂　serotonin－
　dopamine antagonists，SDAs
5－羟色胺再摄取拮抗剂　selective serotonin
　reuptake inhibitors，SSRIs
妄想　delusion

妄想性痴呆　dementia paranoid
违拗症　negativism
未分化躯体形式障碍　undifferentiated soma-
　toform disorder
未分型的适应障碍　adjustment disorder，un-
　specified

X

席汉病　sheehan disease
系统脱敏疗法　systematic desensitization
系统性红斑狼疮　systemic lupus erythemato-
　sus，SLE
小舞蹈病，又称舞蹈病　Sydenham's chorea
心境　mood
心境稳定剂　mood stabilizers
心境障碍　mood disorders
心理冲突和应对方式　conflict and coping
　styles
心理卫生　mental health
心理治疗　psychotherapy
心身反应　psychosomatic reaction
心身疾病　psychosomatic disease
心身医学　psychosomatic medicine
心因性木僵　psychogenic stupor
心因性遗忘　psychogenic amnesia
欣快　euphoria
行为治疗　behaviour therapy
行为塑造　behaviour shaping
性变态　sexual deviation
性功能障碍　sexual dysfunctions
性偏好障碍　disorders of sexual perference
性身份障碍　gender identity disorders
性施虐症　sadism
性心理障碍　psychosexual disorder
性欲减退　sexual hypoactivity
性指向障碍　sexual orientation disorders
虚构症　confabulation
虚无妄想　nihilistic delusion

学习理论 learning theory

血管性痴呆 vascular dementia，VD

选择性5－羟色胺再摄取抑制剂 Selective Serotonin Reuptake Inhibitors，SSRIs

Y

厌恶疗法 aversion therapy

阳痿 impotence

阳性与阴性症状量表 Positive And Negative Symptoms Scale，PANSS

阳性症状群 positive symptoms

医学心理学 medical psychology

医院精神病学 hospital psychiatry

依赖 dependence

依赖性人格障碍 dependent personality disorder

胰岛素治疗 insulin therapy

遗忘 amnesia

遗忘综合征 amnestic syndrome

疑病妄想 hypochondriac delusion

疑病障碍 hypochondriasis

乙酰胆碱酯酶 AChE

异装症 transvestism

抑郁心境的适应性障碍 adjustment disorder with depressed mood

抑郁性木僵 depressive stupor

抑郁性神经症 depressive neurosis

抑郁障碍 depressive disorders

抑郁症 depression

易激惹 irritability

易性症 transsexualism

意识 consciousness

意识混浊 clouding of consciousness

意向倒错 parabulia

意志 will

意志减退 hypobulia

意志缺乏 abulia

意志增强 hyperbulia

癔症 hysteria

阴冷 female failure of genital response

阴性症状群 negative symptoms

应激 stress

应激相关障碍 stress－related psychogenic mental disorders

应激源 stressor

影响妄想 delusion influence

语词的杂拌 word salad

语词新作 neologism

预防医学 preventive medicine

原发性妄想 primary delusion

Z

灾难反应 catastrophic reactions

早发性痴呆 dementia praecox

早老性痴呆 presenile dementia

早泄 premature ejaculation

躁狂评定量表 Mania Rating Scale，MRS

躁狂性兴奋 manic excitement

躁狂抑郁性精神病 manic depressed insanity，MDI

谵妄状态 delirium

谵妄综合征 delirium syndrome

真性幻觉 genuine hallucination

震颤谵妄 delirium tremens

症状自评量表 Symptoms Checklist 90，SCL－90

知觉 perception

脂肪胺类 aliphatics

智能 intelligence

智商值 intelligence quotient

中西医结合精神病学 integral psychiatry combining traditional Chinese and western medicine

中医精神病学 psychiatry of traditional Chinese medicine

钟情妄想 delusion of love

重性精神病　major psychosis

周期性精神病　periodic psychosis

注意　attention

注意涣散　aprosexia

注意减退　hypoprosexia

注意缺陷与多动障碍　attention deficit and
hyperactive disorder，ADHD

注意缺陷障碍　attention deficit disorder，
ADD

注意狭窄　narrowing of attention

注意增强　hyperprosexia

注意转移　transference of attention

锥体外系不良反应　extrapyramidal symp-
toms，EPS

自杀　suicide

自杀动机　suicidal motivation

自杀死亡　committed suicide

自杀未遂　attempted suicide

自杀学　suicidology

自杀意念　suicide idea

自知力　insight

罪恶妄想　delusion of sin

作态　mannerism

常用西药索引

常用方剂及组成

一画

一贯煎（《柳州医话》）：沙参、麦冬、当归、生地黄、枸杞子、川楝子。

二画

十全大补丸（《和剂局方》）：熟地、白芍、当归、川芎、人参、白术、茯苓、炙甘草、黄芪、肉桂。

十味温胆汤（《证治准绳》）：半夏、陈皮、茯苓、甘草、枳实、酸枣仁、人参、五味子、远志、熟地黄。

十全育真汤（《医学衷中参西录》）：党参、生黄芪、生山药、知母、玄参、生龙骨、生牡蛎、丹参、三棱、莪术。

十补丸（《济生方》）：干地黄、山药、山萸肉、泽泻、茯苓、丹皮、桂枝、炮附子、鹿茸、五味子

二陈汤（《和剂局方》）：半夏、橘红、茯苓、甘草。

二阴煎（《景岳全书》）：生地、麦冬、枣仁、生甘草、玄参、茯苓、黄连、木通、灯心、竹叶。

二妙散（《丹溪心法》）：黄柏、苍术。

二至丸（《医方集解》）：女贞子、旱莲草。

七福饮（《景岳全书》）：熟地、当归、党参、白术、炙甘草、远志、杏仁。

八珍汤（《正体类要》）：党参、白术、茯苓、甘草、当归、白芍、熟地、川芎、生姜、大枣。

三画

大定风珠汤（《温病条辨》）：生地、麦冬、阿胶（烊化）、生牡蛎、龟板、鳖甲、火麻仁、白芍、五味子、生鸡子黄、甘草。

大补元煎（《景岳全书》）：人参、炒山药、熟地黄、杜仲、枸杞子、当归、山茱萸、炙甘草。

大补阴丸（《医学正传》）：知母、黄柏、熟地黄、龟板、鳖甲、猪脊髓。

大承气汤（《伤寒论》）：大黄、厚朴、枳实、芒硝。

大黄䗪虫丸（《金匮要略》）：大黄、䗪虫、水蛭、虻虫、蛴螬、干漆、桃仁、杏仁、黄芩、干地黄、芍药、甘草。

三甲复脉汤（《温病条辨》）：炙甘草、生地、白芍、麦冬、阿胶、火麻仁、牡蛎、鳖甲、龟板。

四画

天王补心丹(《摄生秘剖》)：人参、玄参、丹参、茯苓、五味子、远志、桔梗、当归、天冬、麦冬、柏子仁、酸枣仁、生地黄、辰砂。

天麻钩藤饮(《杂病证治新义》)：天麻、钩藤、石决明、山栀子、黄芩、杜仲、川牛膝、益母草、桑寄生、茯苓、夜交藤。

五子衍宗丸(《丹溪心法》)：枸杞子、覆盆子、菟丝子、五味子、车前子。

丹栀逍遥散(《古今医统大全》)：当归、白术、白芍、柴胡、茯苓、丹皮、薄荷、山栀子、煨姜、甘草。

乌头汤(《金匮要略》)：制川乌、麻黄、黄芪、白芍、甘草、蜂蜜。

六味地黄丸(《小儿药证直诀》)：熟地黄、山萸肉、山药、泽泻、丹皮、茯苓。

六味地黄汤(《小儿药证直诀》)：山茱萸、熟地黄、山药、泽泻、牡丹皮、茯苓。

孔圣枕中丹(《备急千金要方》)：龟板、龙骨、远志、石菖蒲。

五画

甘麦大枣汤(《金匮要略》)：甘草、小麦、大枣。

龙胆泻肝汤(《兰室秘藏》)：龙胆草、车前子、泽泻、当归、柴胡、木通、生地黄（近代方有黄芩栀子）。

左归丸(《景岳全书》) 熟地黄、山茱萸、枸杞子、山药、菟丝子、鹿角胶、川牛膝。

右归饮(《景岳全书》)：熟地黄、山萸肉、枸杞子、山药、杜仲、甘草、附子、肉桂。

平胃散(《和剂局方》)：苍术、厚朴、橘皮、甘草、生姜、大枣。

四物汤(《太平惠民和剂局方》)：当归、白芍药、川芎、熟地黄。

四逆汤(《伤寒论》)：附子、干姜、炙甘草。

四逆散(《伤寒论》)：柴胡、白芍药、枳壳、甘草。

四君子汤(《太平惠民和剂局方》)：人参、白术、茯苓、炙甘草。

四逆加人参汤(《伤寒论》)：制附子、干姜、炙甘草、人参。

归脾汤(《济生方》)：人参、黄芪、白术、茯神、酸枣仁、龙眼肉、木香、炙甘草、当归、远志、生姜、大枣。

生铁落饮(《医学心悟》)：天冬、麦冬、贝母、胆星、橘红、远志、石菖蒲、连翘、茯苓、茯神、玄参、钩藤、丹参、辰砂、生铁落。

失笑散(《和剂局方》)：五灵脂、蒲黄。

白虎汤(《伤寒论》)：石膏、知母、粳米、甘草。

白虎加桂枝汤(《金匮要略》)：知母、石膏、甘草、粳米、桂枝。

半夏厚朴汤(《金匮要略》)：半夏、厚朴、茯苓、紫苏、生姜。

六画

远志丸(《济生方》)：远志、石菖蒲、茯神、白茯苓、人参、龙齿。

地黄饮子(《宣明论方》)：生地黄、巴戟天、山萸肉、石斛、肉苁蓉、五味子、肉桂、麦冬、炮附子、石菖蒲、远志、生姜、大枣、薄荷。

百合地黄汤(《金匮要略》)：百合、地黄汁。

至宝丹(《和剂局方》)：朱砂、麝香、安息香、金银箔、犀角、牛黄、琥珀、雄黄、玳瑁、龙脑。

壮元丸(《赤水玄珠》)：山萸肉、杜仲、破故纸、龟板、鹿茸、菟丝子、远志、人参、茯苓、附子。

当归龙荟丸(《宣明论方》)：当归、龙胆草、栀子、黄连、黄柏、黄芩、芦荟、大黄、木香、麝香、青黛。

朱砂安神丸(《兰室秘藏》)：黄连、朱砂、甘草。

血府逐瘀汤(《医林改错》)：桃仁、红花、川芎、当归、白芍、生地黄、牛膝、枳壳、桔梗。

安宫牛黄丸(《温病条辨》)：牛黄、郁金、犀角、黄连、山栀、朱砂、冰片、珍珠、雄黄、黄芩、麝香、金箔衣。

安神定志丸(《医学心悟》)：茯苓、茯神、远志、人参、石菖蒲、龙齿。

导痰汤(《校注妇人良方》)：半夏、胆南星、枳实、茯苓、橘红、甘草、生姜。

异功散(《小儿药证直诀》)：人参、陈皮、茯苓、白术、炙甘草。

防风汤(《宣明论方》)：防风、麻黄、杏仁、秦艽、当归、葛根、黄芩、肉桂、赤茯苓、生姜、大枣、甘草。

七画

麦门冬汤(《金匮要略》)：麦冬、人参、半夏、甘草、粳米、大枣

杞菊地黄丸(《医级》)：熟地黄、山萸肉、山药、茯苓、泽泻、牡丹皮、枸杞子、菊花。

苏合香丸(《和剂局方》)：麝香安息香、丁香、青木香、白檀香、沉香、香附、荜拨、诃子、朱砂、白术、犀角（用水牛角代）苏合香油、冰片、乳香。

河车大造丸(《医方集解》)：紫河车、党参、熟地黄、天冬、麦冬、杜仲、龟板、茯苓、黄柏、牛膝。

附子理中丸(《和剂局方》)：炮附子、人参、白术、炮姜、炙甘草

八画

抽薪饮(《景岳全书》)：黄芩、石斛、木通、栀子、黄柏、枳壳、泽泻、甘草。

抵挡汤(《伤寒论》)：水蛭、虻虫、大黄、桃仁。

虎潜丸(《丹溪心法》)：龟板、黄柏、知母、熟地黄、白芍药、锁阳、陈皮、虎骨（狗骨代）、干姜。

知柏地黄汤(《医宗金鉴》)：知母、黄柏、熟地黄、山萸肉、山药、茯苓、丹皮、泽泻。

金匮肾气丸(《金匮要略》)：桂枝、附子、熟地黄、山萸肉、山药、茯苓、丹皮、泽泻。

定志丸(《备急千金要方》)：人参、茯神、石菖蒲、远志、甘草。

泻心汤(《金匮要略》)：大黄、黄芩、黄连。

泻青丸(《小儿药证直诀》)：当归、龙脑、川芎、山栀子、大黄、羌活、防风。

参苓白术散(《和剂局方》)：人参、白术、山药、莲子肉、炙甘草、茯苓、薏苡仁、砂仁、桔梗、白扁豆。

九画

栀子龙牡汤(经验方)：栀子、柴胡、枳壳、木通、知母、白芍、龙骨、牡蛎、生地、甘草。

栀子柴胡汤(《症因脉治》)：栀子、柴胡、黄芩、竹茹、知母、甘草。

指迷汤(《辨证录》)：党参、白术、半夏、神曲、胆南星、陈皮、石菖蒲、附子、肉豆蔻、甘草。

钩藤散(《婴童百问》)：钩藤、蝉壳、防风、人参、麻黄、白僵蚕、天麻、蝎尾、甘草、川芎、麝香。

香砂六君子汤(《古今名医方论》)：木香、砂仁、陈皮、半夏、党参、白术、茯苓、甘草。

顺气导痰汤(《李氏医鉴》)：半夏、橘红、茯苓、甘草、胆南星、枳实、木香、香附。

保元汤(《博爱心鉴》)：人参、黄芪、肉桂、甘草、生姜。

独活寄生汤(《备急千金要方》)：地黄、杜仲、牛膝、人参、桑寄生、当归、川芎、芍药、独活、细辛、桂心、茯苓、秦艽、防风、甘草。

养心宁心汤(经验方)：党参、酸枣仁、茯苓、黄连、菖蒲、紫草、金樱子、远志。

养心汤(《证治准绳》)：黄芪、茯苓、茯神、当归、川芎、炙甘草、半夏、柏子仁、酸枣仁、远志、五味子、肉桂、人参。

洗心汤 (《辨证录》)：人参、甘草、半夏、陈皮、附子、茯神、生酸枣仁、神曲、菖蒲。

十画

桂枝加桂汤(《伤寒论》)：桂枝、芍药、炙甘草、生姜、大枣。

桂枝加龙骨牡蛎汤(《金匮要略》)：桂枝、芍药、生姜、龙骨、牡蛎、甘草、大枣。

桃红饮(《类证治裁》)：桃仁、红花、川芎、当归、威灵仙。

桃核承气汤(《伤寒论》)：桃仁、大黄、桂枝、甘草、芒硝

真武汤(《伤寒论》)：附子、白术、茯苓、芍药、生姜。

柴胡疏肝散(《景岳全书》)：柴胡、枳壳、芍药、甘草、香附、川芎。

柴芍六君子汤(《医宗金鉴》)：柴胡、白芍、党参、茯苓、白术、陈皮、法夏、甘草。

逍遥散(《和剂局方》)：柴胡、白术、白芍药、当归、茯苓、炙甘草、薄荷、煨姜。

健脾丸(《证治准绳》)：党参、白术、茯苓、甘草、山药、陈皮、砂仁、木香、山楂、神曲、麦芽、黄连、肉豆蔻。

凉膈散(《和剂局方》)：大黄、芒硝、甘草、山栀、薄荷、黄芩、连翘

涤痰汤(《济生方》)：半夏、茯苓、胆南星、橘红、枳实、竹茹、党参、石菖蒲、甘草、生姜。

通窍活血汤(《医林改错》)：赤芍、川芎、桃仁、红花、老葱、鲜姜、红枣、麝香。

十一画

黄连温胆汤(《千金方》)：半夏、陈皮、枳实、竹茹、黄连、茯苓、甘草、大枣。

黄芪桂枝五物汤(《金匮要略》)：黄芪、桂枝、芍药、生姜、大枣。

黄连阿胶汤(《伤寒论》)：黄连、阿胶、黄芩、鸡子黄、芍药。

菖蒲郁金汤(《温病全书》)：石菖蒲、郁金、山栀子、连翘、木通、鲜竹叶、丹皮、竹沥、灯心、紫金片（即玉枢丹）。

救逆汤(《温病条辨》)：炙甘草、地黄、白芍、麦冬、阿胶、生龙骨、生牡蛎。

控涎丹(《三因极一病证方论》)：甘遂、大戟、白芥子。

紫雪丹(《温病条辨》)：滑石、石膏、寒水石、磁石、羚羊角、木香、犀角、沉香、丁香、升麻、玄参、炙甘草、朴硝、硝石、辰砂、麝香。

银翘散(《温病条辨》)：金银花、连翘、牛蒡子、薄荷、竹叶、桔梗、荆芥穗、鲜苇根、豆豉、甘草。

羚角钩藤汤(《通俗伤寒论》)：羚羊角、钩藤、桑叶、川贝、鲜生地、滁菊花、生白芍、生甘草、竹茹、茯神。

清气化痰丸(《医方考》)：胆南星、制半夏、陈皮、茯苓、枳实、杏仁、瓜蒌、黄芩。

清胃散(《兰室秘藏》)：当归、生地黄、牡丹皮、升麻、黄连。

清宫汤(《温病条辨》)：犀角、黄连、玄参心、连翘心、麦冬心、生地、银花、丹皮、竹叶卷心。

清瘟败毒饮(《疫疹一得》)：生石膏、犀角、生地黄、黄连、栀子、黄芩、知母、桔梗、赤芍、玄参、连翘、竹叶、丹皮、甘草。

十二画

葛花解酲汤(《兰室秘藏》)：葛花、砂仁、白蔻仁、木香、人参、白术、干姜、神曲、泽泻、猪苓、白茯苓、橘皮、青皮。

越鞠丸(《丹溪心法》)：川芎、苍术、香附、山栀、神曲。

痛泻要方(《景岳全书》)：白术、白芍、防风、炒陈皮。

温胆汤(《三因极一病症方论》)：半夏、陈皮、茯苓、甘草、竹茹、枳实、生姜、大枣。

犀角地黄汤(《备急千金要方》)：犀角（水牛角代）、生地黄、丹皮、芍药。

十三画以上

酸枣仁汤(《金匮要略》)：酸枣仁、知母、川芎、茯苓、甘草。

缩脾饮(《和剂局方》)：白扁豆、干葛、草果、乌梅肉、缩砂仁、甘草。

镇肝熄风汤(《医学衷中参西录》)：怀牛膝、生赭石、生牡蛎、生龙骨、生龟板、天冬、玄参、生杭芍、生麦芽、川楝子、茵陈、甘草。

薏苡仁汤(《类证治裁》)：薏苡仁、苍术、羌活、独活、防风、川芎、麻黄、桂枝、当归、川乌、生姜、甘草。

赞育丹(《景岳全书》)：熟地黄、当归、杜仲、巴戟肉、肉苁蓉、淫羊藿、蛇床子、肉桂、白术、枸杞子、仙茅、山萸肉、韭子、附子，或加人参、鹿茸。

礞石滚痰丸(《玉机微义》) 煅青礞石、大黄、黄芩、沉香、朴硝。

癫狂梦醒汤(《医林改错》)：桃仁、柴胡、香附、木通、赤芍药、半夏、大腹皮、青皮、陈皮、桑白皮、苏子、甘草。

蠲痹汤(《医学心悟》)：羌活、独活、桂心、秦艽、当归、川芎、海风藤、桑枝、乳香、木香。

主要参考文献

1. 曹幸徐等. 简明中西医结合精神病学. 西安：陕西科学技术出版社，2002
2. 陈可冀. 实用中西医结合内科学. 北京：北京医科大学中国协和医科大学联合出版社，1998
3. 郭子光等. 中医康复学. 成都：四川科学技术出版社，1986
4. 郝伟. 精神病学（第四版）. 北京：人民卫生出版社，2002
5. 湖南医学院. 精神医学基础. 长沙：湖南科学技术出版社，1981
6. 江开达. 精神医学新概念. 上海：上海医科大学出版社，2000
7. 焦树德主编. 实用中医心病学. 北京：人民卫生出版社，2001
8. 匡调元主编. 中国传统精神病理学. 上海：上海科学普及出版社，1995
9. 李清福等. 中医精神病学. 天津：天津科学技术出版社，1989
10. 李雪荣. 儿童行为与情绪障碍. 上海：上海科学技术出版社，1987
11. 李耀东等. 中医精神科临证备要. 北京：中医古籍出版社，1998
12. 凌锡森等. 中西医结合内科学（全国高等中医药院校中西医结合专业系列教材）. 北京：中国中医药出版社，2001
13. 沈渔邨. 精神病学（第四版）. 北京：人民卫生出版社，2002
14. 施杞等. 临床中医脑病学. 北京：科学出版社，1997
15. 苏诚炼. 现代中医心病学. 北京：北京科学技术出版社，1997
16. 孙广仁. 中医基础理论. 北京：中国中医药出版社，2002
17. 汪斌. 精神障碍的鉴别诊断（第二版）. 天津：天津科学技术出版社，2000
18. 汪斌. 心理障碍的检测诊疗技术. 厦门：厦门大学出版社，1994
19. 王彦恒. 实用中医精神病学. 北京：人民卫生出版社，2000
20. 王永炎. 中医内科学（高等医学院校教材 第六版）. 上海：上海科学技术出版社，2002
21. 王祖承. 精神病学. 北京：人民卫生出版社，2002
22. 魏书珍等. 儿童生长发育性疾病. 北京：人民卫生出版社，1996
23. 叶葶葶. 预防医学. 北京：人民卫生出版社，2002
24. 张伯华. 中医心理学. 北京：科学出版社，1995 年
25. 张登本. 中医神经精神病学（现代中医系列丛书）. 北京：中国医药科技出版社，2000
26. 张宏根等. 精神病学基础训练. 长沙：湖南科学技术出版社，2000
27. 中国中医研究院广安门医院. 实用中医脑病学. 北京：学苑出版社，1993
28. 中华医学会精神科分会. 中国精神障碍的分类与诊断标准. 济南：山东科学技术出版社，2001
29. 周庚生等. 中西医临床精神病学. 北京：中国中医药出版社，1998
30. 周惠成等. 脑科症状学. 北京：北京科学技术出版社，1982
31. 朱文锋等. 现代中医临床诊断学. 北京：人民卫生出版社，2003